"十四五"普通高等教育精品系列教材

# 认知症照护实务手册

▶ 主　编◎黄　琳　　隋国辉
▶ 副主编◎蔡山彤　　张　翼　梅超南

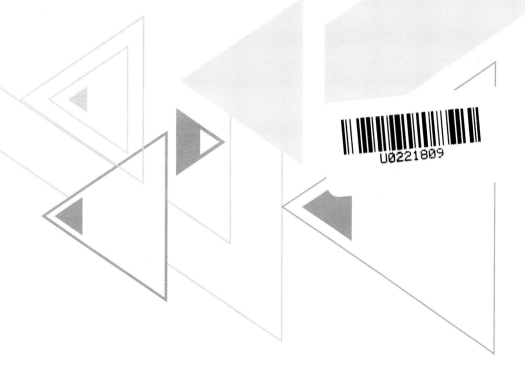

U0221809

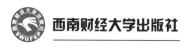

西南财经大学出版社

中国·成都

图书在版编目(CIP)数据

认知症照护实务手册/黄琳,隋国辉主编;蔡山彤,张翼,梅超南
副主编.—成都:西南财经大学出版社,2024.1
ISBN 978-7-5504-6031-7

Ⅰ.①认…　Ⅱ.①黄…②隋…③蔡…④张…⑤梅…　Ⅲ.①阿尔茨
海默病—护理—手册　Ⅳ.①R473.74-62

中国国家版本馆 CIP 数据核字(2023)第 251205 号

认知症照护实务手册
RENZHIZHENG ZHAOHU SHIWU SHOUCE
主　编　黄　琳　隋国辉
副主编　蔡山彤　张　翼　梅超南

策划编辑:李特军
责任编辑:李特军
责任校对:杨婧颖
封面设计:墨创文化　张姗姗
责任印制:朱曼丽

| | |
|---|---|
| 出版发行 | 西南财经大学出版社(四川省成都市光华村街 55 号) |
| 网　　址 | http://cbs.swufe.edu.cn |
| 电子邮件 | bookcj@swufe.edu.cn |
| 邮政编码 | 610074 |
| 电　　话 | 028-87353785 |
| 照　　排 | 四川胜翔数码印务设计有限公司 |
| 印　　刷 | 郫县犀浦印刷厂 |
| 成品尺寸 | 185mm×260mm |
| 印　　张 | 28.25 |
| 字　　数 | 616 千字 |
| 版　　次 | 2024 年 1 月第 1 版 |
| 印　　次 | 2024 年 1 月第 1 次印刷 |
| 印　　数 | 1—3000 册 |
| 书　　号 | ISBN 978-7-5504-6031-7 |
| 定　　价 | 56.00 元 |

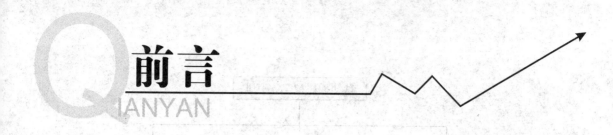

# 前言
QIANYAN

认知症，又称"失智症""老年痴呆症"，是以认知功能损害为核心症状的综合征，是由神经退行性变、脑血管病变、感染、外伤、肿瘤、营养代谢障碍等多种原因引起的一组症候群，表现为记忆力、计算力、判断力、注意力、抽象思维能力、语言功能减退，情感和行为障碍，独立生活和工作能力减退或丧失。随着全球人口老龄化的趋势加剧，这类疾病的发病率也在持续上升，给认知症老年人家庭和社会带来了巨大的压力。认知症在全球范围内对人们，特别是老年人产生了深远影响。本书主要针对的是老年人中的认知障碍群体，即"认知症老年人"。目前，全球大多数认知症老年人的照护工作由家庭成员承担。这不仅给家庭带来了较大的经济压力，也对社会以及国家产生了显著的影响，这种影响不仅体现在经济负担上，也体现在人力资源的消耗上。

在这样的背景下，本书借鉴了国内外丰富的认知症照护经验和专业知识，旨在为照护者提供一套全面、实用的指南。同时我们希望通过本书，让所有照护者能秉持一个理念，即我们的照护对象不是这个"病"而是那个"人"。因此本书从全人的视角帮助您看待和理解认知症老人。无论您是专业的医疗工作者，还是家庭照护者，甚至是认知症老年人的亲友，都能在这本书中找到有价值的信息和建议。

在本书中，我们用"认知症"来统称这一类以认知功能损害为核心症状的综合征。但在认知症分型中考虑到已经发布的疾病分类标准和诊治指南的广泛应用背景，本书中认知症分型采用《2018 中国痴呆与认知障碍诊治指南》中的专业术语。

《认知症照护实务手册》包括三个部分十六章。三个部分分别为认知症基础、认知症照护和认知症预防，见图 1。

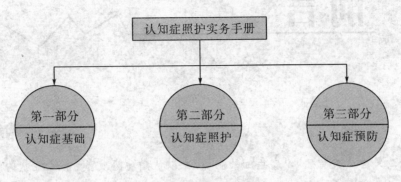

**图1　认知症照护实务手册**

第一部分：认知症基础。这一部分的内容涵盖了认知症的基本知识和照护者的基本技能。在第一章，我们深入了解了认知症的定义、症状、原因和类型、全人视角看待和理解认知症老年人以及认知症为什么需要全社会关注，为读者提供了全面的认知症概览。第二章强调了照护者自身健康的重要性，并提出了如何克服照护压力和成为一名合格的照护者的策略。第三章则专注于如何有效地与认知症老年人沟通，提供了一些实用的沟通技巧和策略。在第四章中，我们介绍了以人为本的照护理念，并探讨了在这一理念指导下的照护过程。最后，第五章详细解释了如何进行认知症评估，包括评估的目的、工具和应用场景。总的来说，这一部分为照护者提供了认知症照护的基础知识和技能，能帮助他们更好地理解和照护认知症老年人。

第二部分：认知症照护。这一部分主要聚焦于认知症老年人的具体照护实践和策略。第六章详细讨论了药物治疗的概念及意义、药物治疗效果的观察方法、治疗认知症常见的药物。第七章和第八章分别介绍了饮食照护和清洁照护的重要性和方法，帮助照护者确保老年人的营养和个人卫生。第九章则涉及排泄照护的内容，讲解了如何处理排泄问题。第十章探讨了行为和精神症状的照护策略，为照护者提供了应对老年人行为和精神症状的方法。第十一章和第十二章分别阐述了活动介入和康复训练的重要性，以及如何进行有效的活动和康复训练。第十三章关注了安全照护，提出了防止老年人受伤的策略。第十四章则是关于临终照护的内容，讲解了如何在老年人生命的最后阶段提供关怀和支持。最后，第十五章讨论了如何提供社会支持，帮助照护者获得更多的资源和帮助。总的来说，这一部分为照护者提供了全面的认知症照护策略和实践。这些策略和实践能改善老年人的生活质量并减轻照护者的压力。

第三部分：认知症预防。这一部分主要关注如何通过改变生活方式和行为习惯来预防或延缓认知症的发展。在第十六章中，我们详细讨论了针对没有认知功能障碍的健康人群，可从引发认知症的可控危险因素采取预防措施，包括保持身体健康、锻炼大脑、社交参与、控制心理压力、控制慢性疾病等。针对轻度认知功能障碍人群，认知症预防按照评估—计划—实施—评价的步骤进行。总的来说，这一部分提醒我们，虽然我们无法完全阻止认知症的发生，但是我们可以采取一些措施来降低患病的风险，或者在病情早期采取行动，以延缓病情的发展。

《认知症照护实务手册》也是一本为照护认知症老年人的人士设计的自助指南。每一章都被设计成独立的课程，并且所有课程都遵循相同的结构。在每个课程的开头，我们都会概述这个课程的重要性，它将如何帮助作为照护者的您，以及您将从中学到什么。每个课程都包含课前讨论、课时练习、重点提要、课堂活动和本章小结。这些元素都是为了帮助您更好地理解和掌握每个课程的内容。您可以选择按顺序阅读整本手册，也可以选择与您日常照护实践最相关的课程进行学习。此外，您也可以随时回顾和复习之前的课程。这本手册的设计旨在为您提供灵活和个性化的学习体验。

以下是您将在整本手册中遇到的课前讨论、重点提要和课时练习的指南的例子。这些练习和活动可以帮助您检查自己的学习情况，并以实际情况反思学习。

**【课前讨论】**

在你们当地，一般如何称呼"原本智力正常，70、80岁智力持续下降，对日常生活和社会生活产生障碍，比如：找不到回家的路、吃饭、洗澡和上厕所都需要他人协助、不认识亲人、朋友……"的老年人？

**【重点提要】**

除了核心症状，认知症还常伴随着一系列周边症状，被称为行为和精神症状，行为和精神症状可能出现在不同类型、不同阶段的认知症中，其发生是脑部因素、环境因素、身体因素和心理因素共同作用的结果。通过改善后面三个因素能在一定程度上减轻老年人的行为和精神症状的发生。

**【课时练习】**

请判断以下关于认知症的说法正确与否？

1. 健忘的人即患有认知症。（　　　）

2. 只有老年人才会患上认知症。（　　　）

3. 认知症是正常的衰老现象。（　　　）

4. 认知症的表现仅限于思维退化。（　　　）

**解析**：上述四个说法均不正确。根据前文对认知症的定义，认知症不等于普通的健忘。认知症是一种疾病，不是正常的衰老现象，且不仅仅只影响老年人。另外，认知症会影响到老年人的记忆、执行功能、注意力、语言、社会认知、判断力等多方面的认知能力，不仅仅是思维退化。

本书的主编为黄琳、隋国辉，副主编是蔡山彤、张翼、梅超南，另外，李巧霞、曾莲、王欣懿、解语、甘敬、张玲、朴海花、吴春兰、李沐淇、范慧娟、冯杰、张寒，陈擎、熊华、付瑶、熊娇龙也参与了本书的编写工作。

在这个充满挑战的照护过程中，我们希望这本手册能够为您提供方法、路径，帮助您找到最适合老年人的照护方式。让我们一起为改善认知症老年人的生活质量，以及提高照护者的生活满意度而努力。

《认知症照护实务手册》的出版为提高认知症照护的质量和效果提供了有力的支持。通过本手册的指导，服务认知症老人的照护者可以更好地应对认知症老年人的需求，并提供更加有效和综合的照护服务。希望本手册能为认知症老年人的照护工作做出积极的贡献。

黄琳

2023 年 7 月

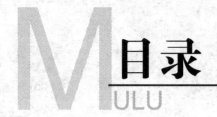

# 目录

# 第二部分　认知症照护

# 第三部分　认知症的预防

# 第一部分

## 认知症基础

# 第一章 认识认知症

## 学习目标

**1. 为什么这一课很重要？**

认知症是一种进行性的神经退行性疾病，会影响个体的认知功能，导致老年人的生活质量下降，同时也会给其家庭和社会带来巨大负担。但是，尽管认知症的影响如此巨大，许多人对该疾病的了解却很有限，这导致很多认知症老年人不能得到及时的诊断和治疗，也使他们的照护者面临巨大的压力和困扰。因此，每个人都应学习和理解认知症相关的知识，更加全面地看待认知症老年人，尊重他们的权利，维护他们的尊严，并提供更多的支持来帮助认知症老年人和他们的照护者。

**2. 这节课对我有什么帮助？**

掌握认知症的概念，了解认知症的病因、种类以及衰老带来的变化，掌握认知症的核心症状和周边症状，掌握不同阶段的典型表现，理解全人视角及全社会需要关注认知症的原因。

增强您照护认知症老年人的能力，包括判断不同认知症阶段，识别认知症的核心症状及行为和精神症状，积极应对家人可能患有认知症的情况等。

具备全人视角，能够尊重、理解、包容和支持认知症老年人。

**3. 我能学到什么？**

（1）什么是认知症？

（2）随着疾病的发展，认知症老年人会经历什么变化。

（3）认知症的诊断。

（4）认知症的原因及种类是什么。

（5）如何从全人视角看待和理解认知症老年人。

（6）如果您认为自己照顾的人患有认知症，该怎么办。

（7）为什么认知症需要全社会关注。

# 知识要点

（1）世界卫生组织（WHO）在《国际疾病分类》中将认知症定义为通常由多种疾病和损伤引起，导致认知功能损害的综合征。这种损害超出了与正常衰老相对应的程度，包括了记忆、执行功能、注意力、语言、社会认知、判断力等多方面的损害。

（2）认知症早期、中期、晚期三个阶段的表现有所不同。早期可能会经历轻微的记忆丧失和注意力集中困难；中期可能会面临更严重的记忆问题、语言障碍、方向迷失和日常生活技能下降等；晚期可能会丧失独立进行日常活动的能力，需要全天候的照顾和支持。

（3）认知症的核心症状是人的大脑细胞受损而导致的认知功能障碍，主要包括记忆障碍、定向障碍、理解力障碍、判断力障碍以及执行功能障碍和失语、失认、失用等。

（4）认知症的周边症状也被称为行为和精神症状，是在核心症状的基础上，与身体因素、心理因素、环境因素相互作用导致的一系列行为与精神表现的变化。

（5）衰老会导致身体机能下降、慢性疾病增加、睡眠质量下降、心血管系统变化等，这些身体变化会影响认知症老年人的症状表现，使之更加复杂和棘手。

（6）认知症的诊断通常需要医生进行全面评估，包括病史、身体检查、认知评估和相关的实验室检查。最终的认知症诊断需要综合以上多个方面的评估结果，由专业医生进行诊断。

（7）认知症的产生涉及多方面原因，如年龄、遗传、心脑血管疾病、头部创伤、生活方式、精神健康问题等，认知症的发生可能是多种因素交互作用的结果。

（8）认知症按照是否为变性病分类，可以分成变性病认知症和非变性病认知症。前者主要包括阿尔茨海默病、路易体痴呆、帕金森病痴呆、额颞叶变性等。后者包括血管性痴呆、正常压力性脑积水以及其他疾病如颅内损伤、感染、免疫、肿瘤、中毒和代谢性疾病等引起的认知症。

（9）很多人认为认知症老年人的行为变化是因为其性格发生改变，但真实原因却是疾病。全人视角鼓励我们全面地看待认知症老年人，尊重、理解和支持他们。

（10）如果您认为自己照顾的人患有认知症时，您可以采取的方法包括寻求医疗建议、了解病情、获得支持、制订照顾计划和照顾好自己。

（11）认知症需要全社会关注，因为随着人口老龄化的趋势，认知症的发病率在不断增加，且长期的照顾和治疗会给家庭和社会造成巨大的经济负担。

# 学习计划

| 内容 | 学习目标 | 课程活动 |
| --- | --- | --- |
| 什么是认知症 | ●掌握认知症的概念 | 课前讨论：在你们当地，一般如何称呼"原本智力正常，70、80岁智力持续下降，对日常生活和社会生活产生障碍"的老年人？<br>知识讲解：认知症的概念 |
| 随着疾病发展，认知症老年人会经历什么变化 | ●掌握认知症不同阶段的症状和表现<br>●掌握认知症的核心症状有哪些<br>●掌握认知症的行为和精神症状<br>●了解衰老带来的变化 | 知识讲解：认知症不同阶段的典型表现<br>知识讲解：认知症的核心症状<br>知识讲解：认知症的行为和精神症状<br>知识讲解：衰老带来的变化<br>课堂讨论：1. P奶奶产生情绪、行为问题的原因是什么？<br>2. 当P奶奶将想法告诉儿子时，儿子应该如何正确应对？ |
| 认知症的诊断 | ●了解认知症的诊断方法 | 知识讲解：认知症的诊断 |
| 认知症的原因以及种类是什么 | ●了解导致认知症的原因<br>●了解认知症的常见类型 | 知识讲解：认知症的原因<br>知识讲解：认知症的种类 |
| 如何从全人视角看待和理解认知症老年人 | ●理解如何全面看待认知症老年人 | 课堂活动：请判断关于认知症说法的正误<br>知识讲解：从全人视角看待和理解认知症老年人 |
| 如果您认为自己照顾的人患有认知症，该怎么办 | ●了解当怀疑身边人有认知症时应如何应对 | 知识讲解：自己照护的人有认知症症状时的应对方法<br>小问答：L爷爷应如何应对该情况？ |
| 为什么认知症需要全社会关注 | ●理解为何需要全社会关注认知症 | 知识讲解：认知症需要全社会关注 |

随着人口老龄化的加剧，认知症的发病率也呈上升趋势。然而，对于许多人来说，认知症仍然是一个陌生而神秘的领域。因此，了解认知症的基本概念和特点，对我们更好地认识和理解这一疾病至关重要。在本章中，我们将围绕认知症的定义、症状、诊断、原因及种类、全人视角看待和理解认知症老年人等方面进行介绍，以帮助您全面地认识认知症。

## 第一节　什么是认知症

### 【课前讨论】

在你们当地，一般如何称呼"原本智力正常，70、80岁智力持续下降，对日常生活和社会生活产生障碍，比如：找不到回家的路、吃饭、洗澡和上厕所都需要他人协助、不认识亲人、朋友……"的老年人？

上述案例中，读者的答案可能有很多，如老年痴呆、失智症、阿尔茨海默病等，这些都是和认知症相关的概念。虽然社会对认知症的认知有所提高，但仍然存在使用具有侮辱性或贬低意味的词语来描述认知障碍人群的现象。由于认知症在老年人中更常见，对于老年人中的认知障碍人群，本书统一称为"认知症老年人"。本书使用"认知症"一词来描述导致认知功能损害这一疾病，并对国内外认知症定义进行了梳理，旨在提供全面、科学和准确的认知症知识和信息。

世界卫生组织（World Health Organization，WHO）将认知症定义为：通常由多种疾病和损伤引起，导致认知功能损害的综合征。这种损害超出了与正常衰老相对应的程度，包括了记忆、执行功能、注意力、语言、社会认知、判断力等多方面的损害[①]。

日本认知症介护仙台研究中心将认知症定义为：由大脑的器质性障碍导致的，致使原本正常、发达的智力功能持续下降，对日常生活和社会生活产生障碍的状态[②]。

中国医师协会神经内科医师分会认知障碍疾病专业委员会将认知症定义为：一种以获得性认知功能损害为核心，并导致老年人日常生活能力、学习能力、工作能力和社会交往能力明显减退的综合征[③]。此后，广东省、广西壮族自治区等地颁布的《养老机构认知症

---

① World Health Organization. The ICD-11 Classification of mental and behavioral disorders：Diagnostic criteria for research [R]. Geneva：World Health Organization，2018.

② 认知症介护仙台研究中心. 认知症介护方法：进餐、洗浴、排泄篇 [M]. 仙台：北斗公司，2010：14.

③ 中国痴呆与认知障碍指南写作组，中国医师协会神经内科医师分会认知障碍疾病专业委员会. 2018 中国痴呆与认知障碍诊治指南（一）：痴呆及其分类诊断标准 [J]. 中华医学杂志，2018，98（13）：965-970.

老人照顾指南》① 和《养老机构认知障碍症老年人照护服务规范》② 中都沿用了类似的认知症概念界定。

认知症的概念在医学与心理学领域逐渐得到形成和发展。早期人们对认知症的研究主要集中在老年人的记忆问题上，之后逐渐扩展到其他认知能力损害的研究。最早对认知症进行系统研究的是德国神经病学家阿洛伊斯·阿尔茨海默（Alois Alzheimer），他于1906年首次描述了一种导致记忆丧失和认知功能下降的疾病，即后来我们所知的阿尔茨海默病。

随着人们对认知症研究的不断深入，学术界逐渐达成共识，认知症是一种慢性进行性的神经系统疾病，会导致老年人的认知能力（包括记忆、思考、理解、判断和沟通等）逐渐受损。WHO发布的《国际疾病分类》ICD-10中，认知症（dementia）属于精神和行为障碍（mental and behavioural disorders）之下的器质性、包括症状性的精神障碍类疾病，而到了最新版的ICD-11中，认知症则属于精神、行为或神经发育障碍类疾病。

认知症是一种随着时间推移逐渐损害大脑功能的疾病。

认知症影响社会的所有群体，与性别、社会阶层、种族群体或地理位置无关。

认知症不是正常衰老的一部分。尽管认知症在老年人中更常见，但年轻人也可能受到影响。

---

**【课时练习】**

请判断以下关于认知症的说法正确与否？

1. 健忘的人即患有认知症。（　　　）

2. 只有老年人才会患上认知症。（　　　）

3. 认知症是正常的衰老现象。（　　　）

4. 认知症的表现仅限于思维退化。（　　　）

**解析：** 上述四个说法均不正确。根据前文对认知症的定义，认知症不等于普通的健忘。认知症是一种疾病，不是正常的衰老现象，且不仅仅只影响老年人。另外，认知症会影响到老年人的记忆、执行功能、注意力、语言、社会认知、判断力等多方面的认知能力，不仅仅是思维退化。

---

① 广东省民政厅. 养老机构认知症老人照顾指南：DB44/T 2232-2020［S］. 广东：广东省市场监督管理局，2020.

② 广西养老服务标准化技术委员会. 养老机构认知障碍症老年人照护服务规范：DB45/T 2377-2021［S］. 广西：广西壮族自治区市场监督管理局，2021.

## 第二节 随着疾病的发展，认知症老年人会经历什么变化

随着认知症的发展，老年人会经历一系列的变化和挑战。这些变化涉及认知症不同阶段的典型表现、核心症状、行为和精神症状，以及衰老本身带来的影响。然而，每个人都是独特的，认知症对每个人的影响也不相同。没有两个人会以完全相同的方式出现相同的困难。因为决定认知症如何影响一个人的因素不仅仅是大脑损伤，还包括每个人的思想、情感、个性、生活经历、健康状况以及生活环境等其他因素。

### 一、认知症不同阶段的典型表现

将认知症分为不同的阶段可以帮助我们理解其进展和症状的变化，如表 1-1 所示。但需要注意的是，这只是一个指导性的框架，症状的严重程度和进展因人而异，不是所有患有认知症的老年人都会表现所有的症状，而且症状的出现和进展也因人而异。有些老年人可能在某个阶段出现特定的症状，而在其他阶段则没有。此外，不同类型的认知症可能会表现出不同的症状。

**表 1-1 认知症早期、中期和晚期的典型表现**

| 阶段 | 早期（健忘期） | 中期（混乱期） | 晚期（终末期） |
|---|---|---|---|
| 症状 | 经历轻微的记忆丧失、注意力不集中、执行复杂任务出现困难、语言出现障碍、情绪变化 | 更严重的记忆问题、语言障碍、时间空间人物定向力障碍、日常生活能力的下降 | 丧失独立进行日常活动的能力，需要全天候的照顾和支持 |
| 典型表现 | • 健忘的频率变高，如做饭会常常忘记关火、时常在找东西；<br>• 做不好相对复杂的事情，对器物的使用能力下降，如烹调能力下降；<br>• 言语表达出现困难，讲话不如以前流畅；<br>• 在不常去的地方会迷路，搭乘公共汽车等交通工具会下错站；<br>• 变得犹豫不决，多疑、猜忌，可能孤僻、爱发脾气 | • 变得非常健忘，如忘记已发生过的事情，如是否吃饭、洗澡等；<br>• 对于辨认人物、认识环境和区分时间等更加困难，如分不清早晨与黄昏和季节；<br>• 很难独自完成烹饪、清洁、购物等日常事务，需要他人的协助；<br>• 语言表达不连贯，缺乏逻辑性，慢慢失去阅读及语言能力；<br>• 在家附近或者熟悉的地方也会走失，搞不清楚方向，容易迷路；<br>• 情绪起伏比以前大，可能有过激行为，如突然发怒，大喊大叫 | • 记忆严重丧失，如无法再认出亲人、朋友；甚至忘记自己是谁；<br>• 现实感消失，如把电视剧里播放的戏剧误认为是真实的场景，甚至去攻击电视机；<br>• 几乎不说话或者只重复某句固定的话，无法与他人交流；<br>• 完全无法独立生活，失去自我照顾能力；<br>• 大小便失禁；<br>• 行走困难，需借助轮椅，甚至卧床不起，无法坐立、站立；<br>• 情绪表达困难，可能因为无法表达或听不懂意思而生气 |

## 二、认知症的核心症状

了解了不同阶段认知症的表现后，接下来我们进一步认识认知症的核心症状和周边症状。认知症的核心症状是认知功能障碍，主要包括记忆障碍、定向障碍、理解和判断力障碍、执行功能障碍、失语、失认、失用等。

**核心症状 1：记忆障碍**

认知症的记忆障碍和衰老带来的记忆衰退不同，患有认知症的老年人不仅会出现健忘症状，还会完全忘记自己经历过的事情。在疾病初期阶段，认知症老年人的健忘与普通人似乎没有什么区别，但随着疾病发展，认知症老年人不但记不住新事物，还会忘记过去经历过的事，甚至日常生活中的一些习惯性动作，例如怎样使用微波炉、打开手机等，也会忘得一干二净。

**核心症状 2：定向障碍**

定向障碍是仅次于记忆障碍的另一核心症状。定向障碍是按照时间、地点、人物的顺序发生的。由于记忆障碍以及理解力和判断力的下降，认知症老年人会不知道现在是什么季节，今天是哪一天、星期几，分不清早晚，接着会不知道自己身处何处，逐渐开始无法判断周围的人是谁和自己是什么关系等。

**核心症状 3：理解和判断力障碍**

理解和判断力障碍会导致认知症老年人很难理解一些通过常识就可以判断的事情。例如，对诈骗信息失去判断力、开车容易发生事故、没有办法根据天气和环境进行着装等。

**核心症状 4：执行功能障碍**

执行功能是指有逻辑地思考、为任务制定简单计划并付诸行动的能力。执行功能障碍导致认知症老年人无法完成基础的日常生活事务，例如，无法准备做饭食材；洗衣服时不会用洗涤液；不会使用家电；来到自动取款机前，却不知此为何物、如何使用等。

**核心症状 5：失语**

失语是指认知症老年人在没有听觉障碍和构音障碍的情况下，无法正常说话，在对话时会经常使用"那个""这个"等词语。而且认识的字也不会说了，即使想用语言来表达，也不能流畅地说出自己的想法。

**核心症状 6：失认**

失认是指认知症老年人在视觉功能良好的情况下，无法辨认和理解眼前看到的事物，如不知道牙膏和牙刷是什么。有些认知症老年人会出现"身体失认"现象，即无法感知自己的身体部位，也有老年人在照镜子时无法辨认镜子里的人是谁。

**核心症状 7：失用**

失用是指认知症老年人的身体运动器官功能正常，但是却无法完成相应的动作。最典型的是"更衣失用"，也就是无法正确地手脚配合，穿脱衣物。

【重点提要】

　　认知症的症状分为核心症状和周边症状，核心症状是由于人的大脑细胞受损而导致的认知功能障碍，是每个老年人都会出现的症状，常见的核心症状包括记忆障碍、定向障碍、理解和判断力障碍以及执行功能障碍和失语、失认、失用等。

### 三、认知症的行为和精神症状

　　除了核心症状，认知症还常伴随着一系列周边症状，即行为和精神症状（behavioural and psychological symptoms of dementia，BPSD）。这些症状可以是情绪困扰，如抑郁、焦虑、易怒、情绪波动等；也可以是行为问题，如烦躁不安、睡眠障碍、徘徊、激动、幻觉等。行为和精神症状的出现主要是以记忆障碍、定向障碍、理解和判断力的下降为基础，受周围环境、人际关系、身体状态、性格和心情等的影响，由不安、焦虑、混乱引起的。图1-1呈现了认知症核心症状与行为和精神症状的关系。

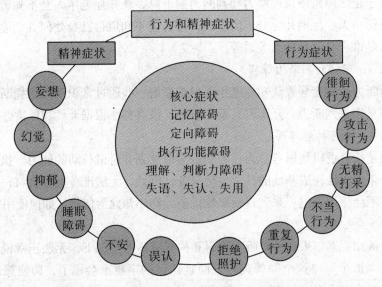

图1-1　认知症核心症状与行为和精神症状的关系

　　行为和精神症状的出现因个体差异而有所不同，某些认知症老年人可能表现出不安、焦虑和混乱，而其他老年人可能主要是激动、幻觉或其他的行为问题。表1-2列出了精神症状的类型和具体表现。

表1-2　精神症状的分类和具体表现①

| 精神症状分类 | | 具体表现 |
| --- | --- | --- |
| 妄想 | 被盗妄想 | 觉得自己的东西被偷了 |
| | 妄想不是自己家 | 在家里却觉得不是自己的家，想要回家 |
| | 妄想配偶假冒 | 怀疑配偶是假冒的 |
| | 被抛弃的妄想 | 觉得照护者或家人抛弃自己，想把自己送进养老院 |
| | 不义妄想 | 认为配偶、照护者、家人背叛了自己 |
| | 其他妄想 | 除上述情况外的其他妄想，信念与事实不符的情况 |
| 幻觉 | 幻视、幻听、幻嗅、幻触 | 实际上没有的东西，却能看见、听到、闻到、触到 |
| 抑郁 | 情绪低落 | 想死、自我贬低地发言、不开心等 |
| 睡眠障碍 | 夜间无法熟睡 | 多次起床走动、吵闹；白天熟睡时间长，有夜间睡眠障碍 |
| 不安 | 焦虑、不安 | 对未发生的事情感觉不安 |
| 误认 | 误认人物 | 把镜子里的自己和他人弄混 |

认知症老年人的精神症状往往会导致行为症状的出现，例如，有不义妄想的认知症老年人可能会出现攻击行为。表1-3列出了行为症状的类型和具体表现。

表1-3　行为症状的分类和具体表现②

| 行为症状表现 | 具体内容 |
| --- | --- |
| 攻击行为 | 对他人或物品施暴，如打、踢、咬等；或者虽然没有接触到他人身体或物体，但有威胁动作 |
| 言语攻击行为 | 说脏话、骂人、愤怒，但没有身体上的暴力 |
| 徘徊行为 | 到处走；漫无目的地徘徊；在同一个地方走来走去 |
| 不安行为 | 无法冷静，存在不安、愤怒等感情和实际行动 |
| 焦虑行为 | 伴随焦虑的行动、言语 |
| 不当行为 | 脱离社会常识的行为，例如，把东西藏在不合适的地方（例如把衣服扔到垃圾桶里）；不恰当性行为 |
| 无目的行为 | 在别人看来毫无意义的动作，如不停开关钱包、开关衣柜等 |
| 情绪化行为 | 喊叫、发出奇怪的声音；表现出悲伤，哭喊，流泪 |
| 无精打采 | 对日常活动和身边事情失去兴趣 |
| 重复同样的话 | 想回家、想打电话；重复同样的要求、问题、发言等 |

---

① 国际老年精神医学会. BPSD认知症的行动和心理症状［M］. 日本老年精神医学会，译. 东京：阿尔塔出版社，2005：29.

② 国际老年精神医学会. BPSD认知症的行动和心理症状［M］. 日本老年精神医学会，译. 东京：阿尔塔出版社，2005：29.

表1-3(续)

| 行为症状表现 | 具体内容 |
|---|---|
| 依赖不安 | 缠在照护者后面不愿离开；害怕一个人，甚至不能正常生活 |
| 拒绝照护 | 不想进行生活上必要的行动或者拒绝照护者的指示 |

行为和精神症状可能出现在不同类型、不同阶段的认知症老年人身上。相关研究表明，认知症的类型不同，其常见的行为和精神症状不同，例如，路易体痴呆的常见行为和精神症状是幻觉，血管性痴呆的常见行为和精神症状是抑郁、冷漠，额颞叶变性的常见行为和精神症状是冷漠、过度兴奋、不当行为、饮食习惯改变等，阿尔茨海默病的常见行为和精神症状是冷漠、焦虑、抑郁、睡眠障碍等，帕金森病痴呆的常见行为和精神症状是感觉障碍和睡眠障碍等。图1-2呈现了不同类型认知症常见的行为和精神症状。

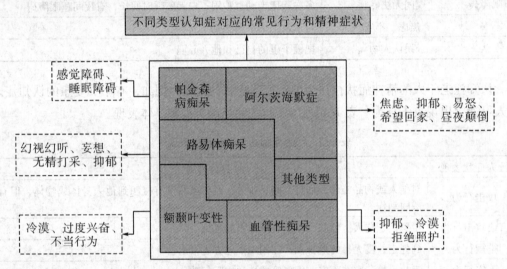

图1-2　不同类型认知症常见的行为和精神症状

行为和精神症状的发生是脑部因素、环境因素、身体因素和心理因素共同作用的结果。其中，脑部因素较难改善，而其他三个因素通过及时干预，有一定的改善空间。因此，在对认知症老年人进行照护时，我们应该结合他们的症状表现，分析其需求，针对性进行干预，这样才能取得较好的照护效果，进而减轻其行为和精神症状。

【重点提要】

　　除了核心症状，认知症还常伴随着一系列周边症状，即行为和精神症状。行为和精神症状可能出现在不同类型、不同阶段的认知症中，其发生是脑部因素、环境因素、身体因素和心理因素共同作用的结果。通过改善后面三个因素能在一定程度上减轻老年人的行为和精神症状的发生。

【课时练习】

P 奶奶患有认知症，目前和老伴儿一起居住，儿子请了一位护理员照顾两位老人。P 奶奶常常自己收拾好东西后又忘记放在了哪里，她常怀疑护理员在偷偷拿家里的物品。P 奶奶将想法告诉儿子，儿子不相信，并且告诉她是她老糊涂了。P 奶奶因此感到很沮丧、抑郁，并且经常发脾气，甚至说"我是家里多余的人"，几次离家出走，给家人造成很大的困扰。

请结合案例思考以下问题：

1. P 奶奶产生情绪、行为问题的原因是什么？

2. 当 P 奶奶将想法告诉儿子时，儿子应该如何正确应对？

解析：1. 本题中 P 奶奶产生沮丧、抑郁的情绪和离家出走的行为，都属于周边症状的范畴，其发生原因是周围人、环境对于其核心症状（记忆障碍）的应对不恰当。

2. 认知症老年人因记忆障碍有时会感到困惑、不安和焦虑，他们需要情感上的支持。当 P 奶奶将想法告诉儿子时，儿子首先应耐心倾听她的疑虑，理解她的感受，避免争辩或直接否认，应给予她表达情绪的空间；同时，通过温暖和关怀的方式向她解释，安抚她的情绪，并提供更多的陪伴，以减轻她的不安感。

## 四、衰老带来的变化

认知症是与年龄相关的疾病，在 65 岁以上的人群中更为常见。随着年龄的增长，人的大脑会经历一系列的变化，包括神经元减少、神经递质的变化等，这些变化可能导致认知功能下降；同时，衰老也会带来身体的变化，如身体机能的下降、慢性疾病的增加等。上述大脑和身体变化可能会影响认知症老年人的症状表现，使其更加复杂和棘手。在照护过程中，认知症和衰老的相互影响往往是难以拆分的。认知症可能加剧衰老带来的身体变化和功能下降，同时衰老带来的身体变化也可能加重认知症的症状，这使得照护者需要综合考虑老年人的认知功能和衰老的特点，制订个性化的照护计划。因此，认识衰老带来的变化也格外重要，因为它会使老年人变得更加脆弱，从而需要更多关注。表 1-4 详细列出了衰老所带来的变化。

表 1-4　衰老带来的变化

| 变化 | 具体内容 |
|---|---|
| 身体机能下降 | 身体的各项机能逐渐下降，如肌肉力量、平衡能力等 |
| 血液循环减慢 | 血液循环速度逐渐减慢，会影响身体的各项机能 |
| 免疫系统下降 | 免疫系统的功能会逐渐下降，可能导致身体对疾病的抵抗力下降 |

表1-4(续)

| 变化 | 具体内容 |
|---|---|
| 慢性疾病增加 | 慢性疾病的发生率也会逐渐增加,如高血压、糖尿病等 |
| 药物使用增加 | 由于老年人基础疾病多,存在同时服用多种药物的情况,可能会导致药物相互作用和不良反应 |
| 骨质疏松 | 骨骼会逐渐失去钙质,导致骨质疏松,增加骨折的风险 |
| 视力和听力下降 | 视觉和听觉功能下降,视力和听力可能会变差 |
| 消化功能下降 | 消化系统的功能下降,例如胃酸减少、肠道蠕动减慢,可能导致消化不良、便秘等问题 |
| 睡眠质量下降 | 睡眠质量下降,时长缩短,可能会经历失眠、频繁醒来等问题 |
| 皮肤变化 | 皮肤变得干燥、松弛和易受损,出现皱纹、色斑等老化迹象 |
| 心血管系统变化 | 心脏和血管的功能下降,增加心脏病和中风的风险 |

## 第三节 认知症的诊断

认知症是一类综合征,其诊断需要根据病史、神经系统体格检查、神经心理评估、实验室和影像学检查结果综合分析。认知症的诊断主要分为以下三个步骤①:

1. 确立认知症诊断

对于既往智力功能正常,之后出现认知功能下降(如记忆、执行、语言等损害)或精神行为异常,影响工作能力或日常生活,并且无法用谵妄或其他精神疾病来解释的老年人,可拟诊为认知症。认知功能或精神行为异常可通过病史采集或神经心理评估来客观证实。其至少具备以下五项中的两项:

(1)记忆及学习能力受损;

(2)推理、判断及处理复杂任务等执行功能受损;

(3)视空间能力受损;

(4)语言功能受损(听、说、读、写);

(5)人格、行为或举止改变。

---

① 中国痴呆与认知障碍指南写作组,中国医师协会神经内科医师分会认知障碍疾病专业委员会. 2018 中国痴呆与认知障碍诊治指南(一):痴呆及其分类诊断标准 [J]. 中华医学杂志,2018,98(13):965-970.

**【重点提要】**

国际认知症诊断标准主要有两个：世界卫生组织的《国际疾病分类》第 11 版（*International Classification of Diseases*，11th edition，ICD-11）和美国精神病学会的《精神疾病诊断与统计手册》第 5 版修订版（*The Diagnostic and Statistical Manual of Mental Disorders*，*Fifth Edition*，*Text Revision*（DSM-5-TR））。

2. 明确认知症病因

引起认知症的病因很多，不同病因的治疗方法和预后都不同。诊断认知症后，要根据老年人认知障碍起病形式、各认知域和精神行为损害的先后顺序及特征、病程发展特点以及既往史和体格检查提供的线索，对认知症的病因做出初步判断，然后选择合适的辅助检查，最终确定认知症的可能病因，尤其注意识别可治性、可逆性认知症。

例如神经变性认知障碍多隐匿起病，呈慢性进展性病程；非神经变性认知障碍多急性起病，呈快速进展性病程。变性认知症若单纯表现为认知/行为异常，则考虑老年人是否为阿尔茨海默病、额颞叶变性等；认知症叠加其他症状，如锥体外系症状则考虑是否为帕金森病、路易体痴呆等。非变性认知症中，血管性认知障碍占较大比例；其他引起急性、快速进展性认知症的病因众多，如感染性、代谢性、自身免疫性、肿瘤等，其中以克雅氏病、桥本脑病等较多见。根据上述认知症诊断步骤，我们可确定大多数认知症老年人的病因。

3. 判定认知症严重程度

根据临床表现、日常能力受损情况或认知评估等确定认知症的严重程度。临床一般常用日常生活能力量表（Activity of daily living scale，ADL）、临床痴呆评定量表（Clinical dementia rating，CDR）或总体衰退量表（Global deterioration scale，GDS）做认知症严重程度的诊断。日常生活能力减退是认知症的核心症状，对于不能完成神经心理评估者，可根据以下标准判断认知症的严重程度：

（1）轻度：主要影响其记忆力，但老年人仍能独立生活。

（2）中度：较严重的记忆障碍，影响到老年人的独立生活能力，可伴有括约肌障碍。

（3）重度：严重的智能损害，不能自理，完全依赖他人照顾，有明显的括约肌障碍。

以上是认知症的一般诊断步骤，如果怀疑自己或家人有认知症，请及时咨询医生进行评估和诊断。

# 第四节　认知症的原因及种类是什么

认知症的产生可能涉及多种因素，包括遗传、环境和生活方式等。表 1-5 是可能导致认知症的一些危险因素：

表 1-5　认知症的危险因素

| 因素 | 具体内容 |
|---|---|
| 年龄 | 年龄是认知症的最大风险因素。随着年龄的增长，患认知症的风险也会增加 |
| 遗传 | 一些类型的认知症，如阿尔茨海默病，可能有遗传因素，某些基因突变可能增加患病的风险 |
| 心脑血管疾病 | 高血压、心脏病、中风和糖尿病等心脑血管疾病可能增加患认知症的风险 |
| 头部创伤 | 严重或反复的头部创伤可能增加患认知症的风险 |
| 生活方式 | 不健康的生活方式，如吸烟、饮酒、缺乏运动和不均衡饮食，可能增加患认知症的风险 |
| 精神健康问题 | 抑郁症、双相情感障碍等精神健康问题可能与认知症有关 |
| 其他疾病 | 帕金森病、亨廷顿病、HIV、AIDS 等其他疾病也可能导致认知症 |

　　以上因素并不一定会导致认知症，也并非所有的认知症老年人都有以上风险因素。认知症的发生可能涉及多种因素的交互作用。

　　认知症包括许多种类，并不仅仅特指阿尔茨海默病。按照是否为变性病分类，认知症可以分成变性病认知症和非变性病认知症，前者主要包括阿尔茨海默病、路易体痴呆、帕金森病痴呆、额颞叶变性等。后者包括血管性痴呆、正常压力性脑积水以及其他疾病如颅内损伤、感染、免疫、肿瘤、中毒和代谢性疾病等引起的认知症。具体如表 1-6 所示。

表 1-6　认知症的分类①

| 类型 | | 内容 |
|---|---|---|
| 变性病认知症 | 阿尔茨海默病 | 阿尔茨海默病是一种缓慢而持续的神经系统变性疾病，会导致老年人的语言、认知和社会行为功能发生改变。阿尔茨海默病的典型症状主要为认知损害，包括：语言障碍、记忆力下降、判断能力障碍等 |
| | 路易体痴呆 | 路易体痴呆是以路易体为病理特征的神经变性疾病，多见于老年人，男性略多于女性。其主要的临床特点为波动性认知功能障碍、视幻觉和类似帕金森病的运动症状，老年人的认知障碍常在运动症状之前出现。与其他类型认知症不同的是，在路易体型认知症中，幻觉作为核心症状出现，并且很难消失 |
| | 帕金森病痴呆 | 认知功能障碍是帕金森病常见的非运动症状之一。在患帕金森病的老年人中，帕金森病痴呆的发生率约为 24%～31%。其主要临床表现有锥体外系症状（如姿势障碍、步态异常等）、认知障碍（早中期执行能力、注意力下降更为突出，晚期在注意力、执行能力、视空间能力及记忆力方面均表现出异常）、精神行为异常（以视幻觉和错觉更为常见） |
| | 额颞叶变性 | 额颞叶变性的特点是脑部萎缩在额叶及颞叶表现较为明显。临床特点是进行性痴呆、语言障碍，早期会出现人格改变。发病年龄为 35～80 岁（平均 58 岁），以女性多见，女性的患病率几乎是男性的 2 倍，其中 20%～40% 有家族史 |

---

① 中国痴呆与认知障碍指南写作组，中国医师协会神经内科医师分会认知障碍疾病专业委员会. 2018 中国痴呆与认知障碍诊治指南（一）：痴呆及其分类诊断标准 [J]. 中华医学杂志，2018，98（13）：965-970.

表1-6（续）

| 类型 | | 内容 |
|---|---|---|
| 非变性病认知症 | 血管性痴呆 | 血管性痴呆是脑血管疾病引起的认知功能障碍。血管性痴呆根据产生功能性障碍的脑部位不同，症状也会发生变化。症状交替出现是其特征之一，从早期开始就会出现步行障碍、手脚麻痹、口齿不清、易摔倒、尿失禁、感情失禁等症状 |
| | 其他认知症类型 | 正常压力性脑积水以及其他疾病如颅内损伤、感染、免疫、肿瘤、中毒和代谢性疾病等引起的认知症 |

# 第五节 如何从全人视角看待和理解认知症老年人

【课堂活动】

以下是一些常见的关于认知症的说法，请判断其正确与否。

1. 认知症只是老年人的正常衰老过程。（    ）

2. 认知症只影响记忆。（    ）

3. 认知症老年人无法参与决策。（    ）

4. 认知症老年人不能享受生活。（    ）

5. 认知症是遗传的。（    ）

6. 认知症老年人随地大小便的行为是有意为之或为老不尊。（    ）

7. 认知症老年人反复做同一件事，或者突然对以前喜欢的活动失去兴趣是由于疾病的影响。（    ）

解析：1. 认知症只是老年人的正常衰老过程，说法错误。这是一个常见的误解，认知症是一种疾病，而不是正常的衰老过程。老年人或多或少都会有一些记忆力下降，但如果已经影响到日常生活，比如忘记熟人名字，忘记如何从事日常活动等，可能就是认知症的症状，此时需要进一步筛查。

2. 认知症只影响记忆，说法错误。虽然记忆问题是许多认知症老年人的主要症状，但这并不是唯一的症状。它还可能影响注意力、判断力、思维、沟通等。

3. 认知症老年人无法参与决策，说法错误。虽然认知症会影响思维和判断，但这并不意味着认知症老年人在所有情况下都无法参与决策。在疾病早期，他们往往能够理解信息并做出决策。即使随着疾病不断发展，他们仍然可以在他们能理解的范围内参与决策。

4. 认知症老年人不能享受生活，说法错误。尽管认知症会带来挑战，但许多老年人仍然可以享受生活，参与他们喜欢的活动，并与他人建立有意义的关系。他们可能需要更多的支持，但他们仍然有能力体验快乐和满足感。

5. 认知症是遗传的，说法错误。虽然有些类型的认知症，如早发性阿尔茨海默病，有明显的遗传因素，但大多数认知症是由多种因素，包括年龄、健康状况、生活方式等影响的。如果有亲属患有认知症，并不意味着您一定会得这种疾病。

6. 认知症老年人随地大小便的行为是有意为之或为老不尊，说法错误。认知症老年人随地大小便的行为，并非他们有意为之，实际上是由于疾病影响了他们的大脑功能，导致他们可能忘记了如何找到厕所，或者在需要入厕时无法控制自己。

7. 认知症老年人反复做同一件事，或者突然对以前喜欢的活动失去兴趣是由于疾病的影响，说法正确。这些可能会出现的行为问题不是他们故意的，而是疾病导致的。

今天我们生活的环境对认知症老年人并不友好，很多人对认知症的理解存在误区，可能会误以为认知症老年人的行为是他们故意为之的，又或者是他们的性格改变造成的。然而，这些行为实际上是由于疾病影响了他们的大脑功能，导致他们无法控制自己的情绪，或者忘记如何进行日常活动。

全人视角鼓励我们看到认知症老年人的全部，而不仅仅是他们的疾病。他们是有情感、有需求、有生活经验的人，他们值得被尊重和理解。我们需要提供适当的支持，以帮助他们应对疾病带来的挑战，同时维护他们的尊严和尊重他们的自主权。我们每个人都可以通过学习和理解认知症有关的信息，改变我们的态度和行为，使社会对认知症老年人更加友好。这包括了解他们的需求，提供适当的支持以及尊重他们的权利和维护他们的尊严，我们也倡导用更多的政策和资源来支持认知症老年人和他们的照护者。

## 第六节  如果您认为自己照顾的人患有认知症，该怎么办

如果照护者认为自己照护的人有认知症的迹象，那么图1-3是一些可以采取的步骤：

（1）寻求医疗建议。如果照护者注意到老年人有一些可能是认知症的症状，如记忆力下降、困惑、语言问题、失去方向感等，应立即安排就医。医生可以进行一些评估以确定老年人是否存在认知症，并且可以提供治疗和管理症状的建议。

（2）了解病情。如果确诊为认知症，照护者应花时间去了解这种疾病以及它会如何影响老年人。有很多途径可以帮助您了解认知症，包括咨询医生、查询网络资源等。

（3）获得支持。照顾认知症老年人可能很具挑战性，所以寻求帮助和支持是很重要的，包括家人、朋友、社区服务、支持团体或专业护理人员。

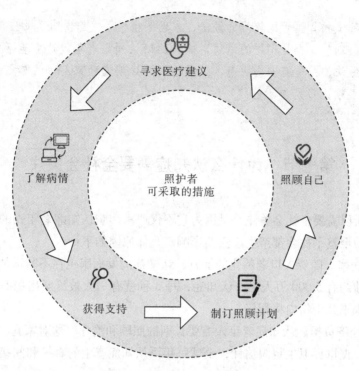

图 1-3　照护者可采取的措施

（4）制订照护计划。随着疾病的进展，认知症老年人可能需要更多的帮助和支持。制定照护计划可以帮助照护者理清这些需求，包括日常活动的帮助、医疗预约、药物管理等。

（5）照顾自己。为认知症老年人提供照护可能会对照护者的身心健康产生影响，所以照顾好自己也很重要。照护者应确保自己有足够的时间休息和放松，保持健康的饮食，进行有规律的运动，并寻求情绪支持。

【课时练习】

　　C 奶奶，68 岁，和老伴儿 L 爷爷一起生活。在过去的几个月里，C 奶奶的失忆现象越来越频繁。最近几次 C 奶奶去超市，总忘记要买什么而导致买了错的东西回家，这种情况维持了一段时间，L 爷爷感到很奇怪。

　　请思考，L 爷爷应如何应对该情况？

1. C 奶奶最近情况有些异常，考虑是否需要咨询医生。（　　　）

2. 向子女或者其他家人告知 C 奶奶的情况，寻求帮助。（　　　）

3. 不责怪她，下次去超市前提前列好购物清单。（　　　）

4. 让 C 奶奶单独出门，看看会发生什么。（　　　）

5. 以后再也不让 C 奶奶去超市买东西了。（　　　）

> **解析：** 选项 1 和 2 属于比较好的做法，求助医生和家人都说明了 L 爷爷对这个情况有足够的重视。选项 3 也是不错的做法，能够协助认知症老年人适应生活常态。选项 4 不是一个好的做法，一是有安全隐患，二是不利于 C 奶奶和家人建立支持和信任感；选项 5 不可行，很难让 C 奶奶不出门。

## 第七节　为什么认知症需要全社会关注

认知症之所以需要全社会关注，是因为它不仅严重影响认知症老年人的生活质量，还对家庭、社区乃至整个社会都产生广泛的影响。具体原因如下：

（1）高发病率。随着人口老龄化的加剧，认知症的发病率也在不断增加。据世界卫生组织统计，全球约有 5 000 万人患有认知症，每 3 秒就有一人被诊断出患有这种疾病。这一数字预计在未来几十年内将翻倍。

（2）社会经济负担。认知症老年人需要长期的照顾和治疗，这对家庭和社会造成了巨大的经济负担。据世界卫生组织估计，全球每年因认知症产生的直接和间接经济成本达到了一万亿美元。

（3）健康系统的压力。认知症老年人的照护和治疗需要大量的医疗资源，对健康系统产生了巨大的压力。

（4）需要早期干预。认知症在早期阶段往往没有明显的症状，许多人都是在疾病进展到较晚阶段才被诊断出来。早期干预可以延缓疾病的进展，改善认知症老年人的生活质量。因此，提高公众对认知症早期预防的意识，推广筛查和干预，是很重要的。

（5）科研挑战。尽管科学家已经对认知症有了一定的了解，但该疾病的具体病因和治疗方法仍不清楚。因此，加大对认知症的研究，寻找有效的预防和治疗方法，是全社会需要关注的科研挑战。

（6）缺乏公众认识。尽管认知症的影响如此巨大，但许多人对该疾病的了解却很有限。这导致许多人不能得到及时诊断和治疗，也使他们的照护者面临巨大的压力和困扰。

（7）需要政策支持。为了应对认知症的挑战，政府需要提供更多的政策支持，例如提供研究资金、改善诊疗服务、提供照顾者支持，以及加强对认知症的宣传等。

# 本章小结

认知症是一种进行性的神经退行性疾病，影响了个体的认知功能，包括记忆、思维、判断力和语言能力等方面。随着疾病的发展，认知症老年人会经历一系列的变化。在早期阶段，认知症可能表现为轻微的记忆问题，例如忘记约会、重复问题或遗忘新学习的信息。随着疾病的进展，认知症老年人可能会出现更严重的记忆问题，失去方向感，语言能力下降，难以执行日常任务，出现行为和情绪变化等。

认知症的核心症状包括记忆问题、思维障碍、注意力不集中、语言障碍和空间定向能力下降。此外，认知症还可能导致行为和精神症状，如焦虑、抑郁、幻觉、妄想和冲动行为等。

衰老本身也会带来一些认知变化，但与认知症不同，这些变化通常较为轻微，不会显著干扰个体的日常生活。

认知症的诊断通常需要医生进行全面评估，包括病史、身体检查、认知评估和相关的实验室检查。认知症的类型多种多样，包括阿尔茨海默病、血管性痴呆、额颞叶变性等。不同类型的认知症可能具有不同的病因和病理特征。

全人视角看待和理解认知症老年人意味着将他们视为具有尊严和权利的个体，尊重他们的意愿和决策，为他们提供个性化的支持和照顾。这包括建立良好的沟通和合作关系，提供适当的医疗和护理，关注他们的身体、心理和社交需求。

如果您认为照顾的人可能患有认知症，您首先应该寻求专业医生的评估和诊断。医生可以进行全面的评估，并提供适当的建议和治疗方案。

认知症需要全社会关注的原因是它对个体、家庭和社会都带来了巨大的负担。认知症不仅影响了认知症老年人的生活质量和功能，还对家庭造成了心理、经济等方面的压力。因此，全社会需要关注认知症，并提供支持和资源，推动研究和创新，以改善认知症老年人的生活质量。

总之，认识认知症对于理解和应对这一疾病至关重要。通过了解认知症的特点、诊断、原因和全人视角的重要性，我们可以为认知症老年人提供更好的支持和照护，同时推动社会对认知症的关注和关心。

# 第二章  做一个健康的照护者

## 学习目标

**1. 为什么这一课很重要？**

通过学习，您可以更好地理解照护挑战、掌握任务清单、应对照护压力，并成为一名合格且健康的照护者。这样，您就能够为认知症老年人创造一个温馨、有尊严的照护环境，帮助他们过上健康和幸福的生活。

**2. 这节课对我有什么帮助？**

了解照护认知症老年人面临的挑战、明确照护者角色、掌握任务清单、应对照护压力以及努力成为一名合格的照护者。通过学习，您可以更好地理解认知症老年人的状况，知道如何应对他们的需求，更好地理解照护者的角色意义，为他们提供适当的照护和支持。

提升照护认知症老年人的能力。通过明确照护者角色和掌握任务清单，您可以更好地组织自己的工作，确保老年人得到全面的照顾。此外，学习应对照护压力的方法和策略也可以增强您的应对能力。

培养您自我照顾和寻求支持的意识，确保您的身心健康和幸福感。

**3. 我能学到什么？**

（1）照护认知症老年人会面对哪些挑战。

（2）谁是照护者。

（3）照护者任务清单有哪些。

（4）照护者如何应对照护压力。

（5）如何成为一名合格的照护者。

## 知识要点

（1）照护认知症老年人的难点。面临的常见挑战有时间和精力的投入、情绪管理困难、行为管理困难、难以应对健康问题、沟通困难、社交隔离、经济压力、自我照护困难、感情压力和决策困难等。

（2）认知症老年人的照护者。这是指那些为他人提供日常生活照顾、医疗支持和情感支持的人。他们可以是正式的、受过专业培训和有资质的人员，如护士、养老护理员、社工等，也可以是非正式的家庭成员、朋友或志愿者等。

（3）照护者扮演的不同角色。照护者在认知症的不同阶段可能扮演不同的角色。但是，无论在哪个阶段，照护者的角色都是关键的，他们不仅提供实质性的照顾和支持，还扮演着情感支持者、倾听者、协调者和决策者等角色。

（4）照护者的任务清单。其包括日常生活照护、日常任务管理、行为和情绪问题处理、药物管理、情感支持、提供安全和舒适的环境、医疗预约和管理、处理法律相关事务、寻求支持和资源、照顾自己的健康和福祉、规划和协调照护计划等方面。

（5）帮助照护者克服照护压力的方法。这些方法有接受自己的感受、寻求支持、寻找休息时间、寻求专业帮助、建立支持网络、寻找喘息机会、关注自己的健康、确定优先事项、寻找乐趣和意义、培养自我关怀等。

（6）不断储备，完成挑战。照护认知症老年人是一项复杂且具有挑战性的任务，照护者需要具备多方面的知识、素质和能力。

# 学习计划

| 内容 | 学习目标 | 课程活动 |
|---|---|---|
| 照护认知症老年人会面对哪些挑战 | ● 理解照护认知症老年人面临的挑战 | 课前活动：阅读案例，思考照护认知症老年人可能面临哪些挑战？<br>知识讲解：照护认知症老年人面临的挑战 |
| 谁是照护者 | ● 掌握照护者的含义 | 知识讲解：正式和非正式的照护者、"照护者"是一个双向照护的过程 |
| 照护者任务清单有哪些 | ● 熟悉照护者在不同阶段扮演的角色<br>● 掌握照护者任务清单 | 知识讲解：照护者任务清单 |
| 照护者如何应对照护压力 | ● 掌握应对照护压力的方法 | 课堂活动：您是否已经压力过大<br>知识讲解：应对照护压力<br>小问答：您认为李女士可以通过以下哪些方法寻求帮助？ |
| 如何成为一名合格的照护者 | ● 了解合格照护者应具备的知识、素质和能力 | 知识讲解：成为一名合格照护者 |

认知症是一种逐渐发展的神经退行性疾病，会影响老年人的记忆、思维和行为能力，同时也给他们的家人或照护者带来挑战和压力。通过本章内容，照护者在面对照护任务时会更有信心和准备。在给予认知症老年人更好的关怀和支持的同时，也能保持自身的健康和幸福感，图 2-1 呈现了照护者与认知症老年人的双向支持关系。本章内容将帮助照护者理解照护者的角色、熟悉照护的具体任务及其对应的知识、能力和素质，掌握克服照护压力的方法，更好地应对照护认知症老年人带来的挑战。

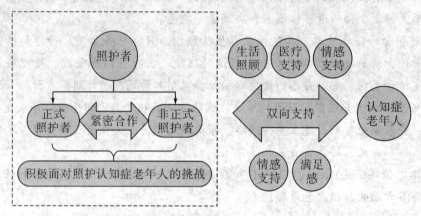

图 2-1　照护者与认知症老年人的双向支持关系

## 第一节　照护认知症老年人会面对哪些挑战

**【课前活动】**

W 奶奶，73 岁，中度认知障碍，有记忆丧失、混乱、情绪波动大和语言困难等症状。她经常忘记家人和朋友，有时候甚至忘记自己的名字。她有时候非常焦虑和易怒，有时候非常沮丧和消沉。她的语言能力也在逐渐退化，常难以表达感受。

女儿小苏负责母亲的照护工作，她需要日夜守在母亲身边，照护母亲的日常生活，如吃饭、洗澡、穿衣等；也需要时刻留意母亲的情绪变化，以防止她因为焦虑或抑郁而伤害自己。她每天保持与母亲沟通，虽然这很困难，但这是维持母亲语言能力和社交能力的重要方式。

照顾 W 奶奶需要大量的时间和精力，小苏的精力和耐心都被严重消耗，她经常感到疲劳和压力过大，有时候甚至会出现抑郁情绪。同时，小苏的社交生活也受到了严重影响，她几乎没有时间和精力参加社交活动，这使她感到非常孤独。另外，小苏的经济压力也很大，她需要支付母亲的医疗和护理费用，这使她的经济状况变得非常紧张。

请结合案例思考：照护认知症老年人可能面临哪些挑战？

随着病情的发展，认知症老年人会经历记忆力、语言能力、社交技能以及日常生活技能的逐渐衰退，同时也可能出现行为和精神的变化，如焦虑、抑郁、易怒、混乱和行为异常。照护者需要投入更多的时间和精力来照顾他们，同时也需要学习如何应对他们的行为和精神变化，这无疑给照护者带来了很大的挑战。表2-1中列举了一些照护认知症老年人面临的常见挑战。

表2-1 照护认知症老年人面临的常见挑战

| 挑战 | 具体内容 |
| --- | --- |
| 时间和精力的投入 | 照护认知症老年人需要日夜不停地照顾，包括帮助他们进行日常生活活动、提供情感支持、监护他们的安全等。这需要照护者投入大量的时间和精力，可能导致照护者自身的疲惫和压力增加 |
| 情绪管理困难 | 认知症老年人常常会出现情绪变化，如焦虑、抑郁、易怒等。照护者需要学习如何理解和应对这些情绪变化，以保持自己的冷静和耐心，同时提供适当的支持和安抚 |
| 行为管理困难 | 认知症老年人可能出现行为异常，如徘徊、暴力行为、幻觉等。照护者需要学习如何应对和管理这些行为，以确保他们的安全 |
| 难以应对健康问题 | 认知症老年人常常伴随着其他健康问题，如感染、营养不良等。照护者需要关注和处理这些健康问题，以保证老年人的身体健康 |
| 沟通困难 | 随着疾病的发展，认知症老年人的语言能力会逐渐退化，他们可能无法找到正确的词语来表达自己的思想和感受。照护者需要学习如何与他们进行有效的沟通 |
| 社交隔离 | 照护认知症老年人需要大量的时间和精力，照护者可能无法有足够的时间和精力去维持自己的社交生活。这可能导致照护者感到孤独和与外界的隔离 |
| 经济压力 | 认知症的治疗和护理费用可能很高，照护者需要承担这些费用。这可能给照护者带来经济压力和负担 |
| 自我照护困难 | 照护者往往会忽视自己的健康和需求，将大部分时间和精力放在照顾认知症老年人上 |
| 感情压力 | 认知症老年人可能是照护者的父母、配偶或其他亲人，看到亲人逐渐失去记忆和认知能力，可能带来巨大的情感压力和悲伤 |
| 决策困难 | 认知症老年人可能无法做出理性的决策，照护者需要代替他们做出重要的决策，如医疗护理和财务管理等 |

## 第二节 谁是照护者

罗莎琳·卡特说过："世界上只有四种人——曾经是照护者的人，现在是照护者的人，将要成为照护者的人以及将要需要照护者的人。"所以，每个人都可能在某个阶段成为照护者或成为需要照护者的人。

一般来说，照护者是指那些为他人提供日常生活照顾、医疗支持和情感支持的人。他们可以是正式的专业照护人员，也可以是非正式的家庭成员、朋友或志愿者。

正式的照护者通常是受过专业培训和有资质的人员，如护士、养老护理员、社会工作者等。他们在医疗机构、养老院或社区中工作，负责提供专业的医疗和护理服务。他们通常具备相关的技能和知识，能够应对不同的照护需求。

非正式的照护者指的是家庭成员、亲戚、朋友或志愿者等非专业人员，他们为亲人或朋友提供照护服务。他们可能没有受过专业培训，但出于情感和责任的考虑，他们愿意为他人提供照护和支持。非正式的照护者在家庭中扮演着重要的角色，他们可能负责照料认知症老年人的日常生活、监督用药、提供情感支持等。

无论是正式的照护者还是非正式的照护者，都面临着各自的挑战和责任。正式的照护者需要具备专业知识和技能，同时承担着职业责任和职业道德。非正式的照护者需要面对自身的情感压力和时间精力的限制。在照护过程中，他们都需要得到支持和资源，以提供最佳的照护和关怀。

在本书中，我们采用"照护者"一词，希望能够传达双向支持的理念。同时，照护常常是需要一个团队去共同完成的，特别是在为认知症老年人提供照护时，这个团队可能包括护理人员、医生、社会工作者等各种专业人士和家庭成员、志愿者等非专业人士。传统意义上，照护者通常是指那些为他人提供照护和支持的人，而被照护者则是指那些需要照护和支持的人。实际上，照护是一个相互的过程，不仅仅是照护者为被照护者提供照顾和支持，被照护者也可以在某种程度上为照护者提供情感支持和满足感。例如，在家庭中，被照护者可能通过表达感激、提供陪伴和互动等方式给予照护者情感支持。这种双向的支持关系可以增强照护者的幸福感和满意度，同时也有助于被照护者的心理和情感健康。

## 第三节　照护者任务清单有哪些

照护者在照护过程中的角色可能会随着时间的推移和被照护者的需求而变化。无论在哪个阶段，照护者的角色都是关键的。他们不仅提供实质性的照护和支持，还扮演着情感支持者、倾听者、协调者和决策者的角色，表 2-2 是照护者在不同阶段可能扮演的角色。

表 2-2　照护者在不同阶段可能扮演的角色

| 阶段 | 照护者角色 |
|---|---|
| 初期 | • 照护者扮演的是提供情感支持、帮助安排医疗和日常生活事务、提供信息和教育等的角色。<br>• 被照护者可能仍然能够自理，但可能需要一些额外的支持和监督 |

表2-2（续）

| 阶段 | 照护者角色 |
|------|-----------|
| 中期 | • 照护者扮演的是提供日常生活的照护，如饮食、卫生、穿着等；管理药物和医疗预约；提供情感支持和陪伴等的角色。<br>• 随着认知症的发展，被照护者可能需要更多的照顾和支持 |
| 晚期 | • 照护者扮演的是提供全天候的照护，如协助进食、洗澡、上厕所等；处理行为和情绪问题；提供安全和舒适的环境等的角色。<br>• 在认知症的晚期阶段，被照护者可能需要更全面的照护和支持 |

　　从照护者扮演的角色中，我们了解到照护者需要承担多项重要任务，以确保被照护者得到安全、有效和温馨的照护。表2-3列举了一些常见的照护任务事项，帮助照护者更好地履行这些任务。然而，每个被照护者的需求和情况都是独特的，因此照护者需要灵活适应，并与医疗专业人员和其他照护者紧密合作，制订个性化的照护计划。只有通过不断的学习和沟通，照护者才能更好地为被照护者提供全面的照护支持。

表2-3　照护者任务清单

| 任务类型 | 任务事项 |
|----------|----------|
| 日常生活照护 | • 饮食：确保被照护者有营养均衡的饮食，满足特殊饮食需求。<br>• 卫生：协助被照护者进行个人卫生，如洗澡、刷牙、洗脸等。<br>• 穿着：帮助被照护者选择合适的衣物，协助穿脱衣物。<br>• 上厕所：提供协助和监护，确保被照护者安全使用厕所 |
| 日常任务管理 | • 购物和支付账单：协助被照护者购买日常生活用品，处理账单和金融事务。<br>• 家务事务：协助被照护者处理家务，如清洁、整理、洗衣等 |
| 行为和情绪问题处理 | • 行为问题：应对被照护者可能出现的行为问题，如冲动、徘徊、失眠等。<br>• 情绪问题：处理被照护者可能出现的情绪问题，如焦虑、抑郁、烦躁等 |
| 药物管理 | • 药物购买：确保及时购买所需药物，避免药物中断。<br>• 药物用量：按照医生的指示，正确给被照护者服药。<br>• 药物储存：妥善储存药物，避免药物被误用或变质 |
| 情感支持 | • 倾听和理解：耐心倾听被照护者的需求和感受，理解其情绪和情感状态。<br>• 安慰和支持：提供安慰和鼓励，给予情感支持，帮助被照护者缓解焦虑和抑郁 |
| 安全和舒适环境 | • 家居安全：确保居住环境安全，移除可能导致事故的障碍物，安装必要的辅助设备。<br>• 舒适环境：提供舒适居住环境，如调节室温、保持室内清洁等 |
| 医疗预约和管理 | • 预约医疗：安排医疗预约，协助被照护者就诊。<br>• 医疗记录和报告：管理医疗记录和报告，确保重要信息及时传达给医疗专业人员 |
| 法律相关事务 | • 处理法律文件：如遗嘱、保险等。<br>• 后期照护事宜讨论：讨论后期照护事宜，尊重老年人意愿 |

表2-3(续)

| 任务类型 | 任务事项 |
|---|---|
| 寻求支持和资源 | • 照护者支持组织：寻求帮助和资源，如加入支持小组、参加培训课程等。<br>• 社区资源：了解和利用当地社区的照护资源，如日间照料中心、社区护理服务等 |
| 照顾自己的健康和福祉 | • 健康管理：关注自己的身体健康，定期体检，寻求医疗帮助。<br>• 心理健康：寻求心理支持，寻找适当的放松和休息方式 |
| 规划和协调照护计划 | • 与其他照护者合作：与其他照护者协作，分担照护任务和责任。<br>• 与医疗专业人员合作：与医疗专业人员沟通和协调照护计划，获取专业建议和指导。<br>• 制订照护计划：根据被照护者的需求和情况，制订详细的照护计划，并及时调整和更新 |

# 第四节　照护者如何应对照护压力

## 【课堂活动】

　　您是否已经压力过大？以下是一些常见的压力过大的表现，请您自我评估下列问题：

　　身体状况：您是否经常感到疲劳、头痛、肌肉紧张或胃部不适？

　　睡眠问题：您是否难以入睡、睡眠不深或经常醒来？

　　情绪问题：您是否经常感到焦虑、沮丧、烦躁或情绪低落？

　　思维问题：您是否经常感到困惑、难以集中注意力或记忆力下降？

　　行为问题：您是否经常借酒消愁、暴饮暴食或不吃、疏忽个人卫生或社交活动减少？

　　关系问题：您是否经常与家人、朋友或同事发生冲突？

　　兴趣问题：您是否对以前喜欢的活动失去兴趣或无法找到乐趣？

　　自我评价问题：您是否感到自己无能、无用或缺乏自信？

　　如果上述问题您的回答普遍是肯定的，那么这可能意味着您已经压力过大。在这种情况下，寻求专业帮助是一个明智的选择。

　　照护工作是一项具有挑战性和压力的任务，以下方法可以帮助照护者应对照护压力。

　　(1) 接受自己的感受。照护工作可能会引发各种情绪问题，包括焦虑、沮丧、愤怒等。重要的是要接受自己的感受，并找到合适的方式来处理和表达这些情绪，如与他人交流、写日记或参加支持小组。

（2）寻求支持。不要独自承担照护的责任。寻求家人、朋友或专业机构的支持，分享您的感受、困惑和需求。他们可以提供情感支持、实际帮助和建议。

（3）寻找休息时间。照护者也需要休息和放松，以保持身心健康；可以安排定期的休息时间，参加自己喜欢的活动、锻炼身体、看电影或读书等。

（4）寻求专业帮助。如果照护压力过大，影响到您的日常生活和健康，考虑咨询专业的心理健康专家。他们可以提供指导和支持，帮助您应对压力和情绪困扰。

（5）建立支持网络。与其他照护者建立联系，分享经验、交流问题和解决方案。参加照护者支持小组或在线社区，可以获得互助和理解。

（6）寻找喘息机会。寻找机会让自己暂时远离照护工作，放松身心。可以请亲友帮忙照顾被照护者，或者考虑寻找临时照护服务。

（7）关注自己的健康。照护者要关注自己的身体和心理健康。保持良好的饮食习惯、规律的运动和充足的睡眠，有助于增强体力和抵抗力。

（8）确定优先事项。合理安排时间和任务，设定合理的目标。了解自己的限制和能力，不要过度承担，学会说"不"。

确定优先事项是有效管理时间和提高效率的关键，有以下建议：

（1）列出任务清单。将拟完成任务列成清单，包括每项任务的具体内容和期限。

（2）评估任务重要性。评估每项任务的重要性和紧急程度，将任务分为重要紧急、重要不紧急、不重要紧急、不重要不紧急四个类别。

（3）确定优先级。将任务按照重要性和紧急程度确定优先级，优先处理重要紧急的任务。

（4）分配时间。根据任务的优先级，分配时间和资源，确保重要的任务得到足够的时间和精力。

（5）避免拖延。尽早处理重要的任务，避免拖延和延误。

（6）保持灵活性。在处理任务时保持灵活性，根据实际情况调整和重新安排任务的优先级和时间。

（7）集中注意力。集中注意力和精力处理重要的任务，避免分散注意力和过度分散精力。

（8）学会拒绝。学会拒绝一些不必要或不重要的任务，避免浪费时间和精力。

需要注意的是，每个人的任务和时间管理需求可能不同，因此您需要根据自身实际情况选择适合自己的方法和策略。

（9）寻找乐趣和意义。照护工作虽然具有挑战性，但也可以带来乐趣和满足感。寻找照护工作中的积极体验和意义，例如与被照护者建立亲密关系、看到他们的进步和幸福。

（10）培养自我关怀。照护者需要给自己留出时间和空间，照顾自己的需求和兴趣，保持良好的自我关怀习惯，如定期放松、独处、享受美食等。

以下是一些培养自我关怀的小建议：

（1）自我意识。了解自己的情绪、需求和偏好，关注自己的内心世界，与自己建立连接。

（2）设定健康目标。制定健康目标，如每天锻炼30分钟、每周学习一项新技能等，这些目标可以激励自己保持积极的生活方式。

（3）建立健康习惯。养成良好的生活习惯，例如规律的作息时间、健康饮食、定期锻炼等，这些习惯有助于您保持身体和心理健康。

（4）自我照顾。给自己留出时间和空间，做一些让自己感到愉悦和放松的事情，如阅读、听音乐、冥想、泡澡等。

（5）寻求支持。与家人、朋友或专业人士交流，分享自己的感受和困扰，寻求支持和建议。

（6）学会放松。学习放松和应对压力的技巧，如深呼吸、冥想、瑜伽、按摩等，这些技巧可以帮助您缓解身心压力。

（7）培养兴趣爱好。追求自己的兴趣爱好，参加感兴趣的活动，这可以给自己带来乐趣和满足感。

（8）管理时间。合理规划和管理时间，确保有足够的时间来休息、放松和追求自己的兴趣。

（9）培养积极心态。培养积极心态，学会正面思考和应对困难，寻求希望。

（10）自我评价和奖励。定期回顾自己的成就和努力，给自己一些小奖励，增强自信和满足感。

请记住，自我关怀是一个长期的过程，需要持续的努力和耐心。每个人的自我关怀方式可能不同，因此您应根据个人情况选择适合自己的方式和方法。

## 【重点提要】

每个照护者的情况和需求都是不同的，因此，您需要根据个人情况选择适合自己的方法来应对照护压力。要记住，照护者的自身健康和幸福同样重要，只有保持良好的状态，才能为被照护者提供最好的照护。

**【课时练习】**

李女士照顾自己患有认知症的母亲有很长一段时间了。她对于母亲的生活起居都亲力亲为，没有让其他人来帮忙。但是最近李女士身体情况大不如前，她自己也感觉非常疲惫。

您认为李女士可以通过以下哪些方法寻求帮助？请在您认为正确的答案后面打"√"。

1. 寻找临时照护服务，让自己的身体得到适当休息。（     ）
2. 保持良好的饮食习惯、规律的运动和充足的睡眠，增强体力和抵抗力。（     ）
3. 做好工作规划，优先完成重要紧急的工作，不紧急的工作往后放一放。（     ）
4. 留出一点自己的时间和空间，去锻炼身体、看电影等。（     ）
5. 与其他照护者建立联系，交流问题和解决方案。（     ）

**解析：** 答案中五个选项都是李女士可以考虑的寻求帮助的渠道。第1点是通过寻找喘息机会来应对照护压力，第2点是通过关注自己的健康来应对照护压力，第3点是确定优先事项来应对照护压力，第4点是寻找休息时间来应对照护压力，第5点是建立支持网络来应对照护压力。以上方式均是可以帮助照护者有效克服压力，缓解疲惫的方法。

# 第五节 如何成为一名合格的照护者

照护认知症老年人是一项复杂而具有挑战性的任务，照护者需要具备多方面的知识、素质和能力。表2-4是照护认知症老年人需要完成的具体任务和相应的知识、素质和能力。

表2-4 合格照护者应具备的知识、素质和能力

| 任务 | 相应的能力和素质 |
|---|---|
| 提供日常生活照顾 | 具备基本的照护技能，如协助老年人洗澡、穿衣、进食等。需要有耐心、同情心和关怀的态度，能够细心照料老年人的生活需求 |
| 管理认知症症状和行为 | 了解认知症的症状和行为变化，并学会应对记忆问题、困惑、焦虑等情况；需要具备观察和记录的技巧，能够观察病情变化和及时调整照护计划 |
| 促进安全和预防意外 | 确保环境安全，防止老年人意外受伤。需要具备灵活性和应变能力，能够适应不同的情况和需求，采取相应的安全措施 |
| 提供情感支持和社交互动 | 需要具备爱心和关怀，能够与老年人建立信任和亲密的关系，促进他们的情感安全和社交互动 |
| 协调医疗和社会资源 | 需要与医疗专业人员和社区资源合作，共同为认知症老年人提供综合照护；需要具备团队合作能力，能够有效沟通和协调各方资源，为老年人提供最佳的医疗和社会支持 |

　　为了成为一名合格的照护者，除了具备上述的知识、技能和能力外，还需要具备耐心、同情心和团队合作精神。同时，照护者还需要关注自己的身心健康，保持良好的自我照顾习惯，以应对长期的照护压力。通过不断学习和提升，照护者可以更好地应对挑战，为认知症老年人提供优质的照护和支持。

# 本章小结

　　本章提供了关于照护认知症老年人的全面指导。通过了解挑战、明确照护者角色、掌握任务清单、应对压力以及努力成为一名合格的照护者，我们可以为认知症老年人创造一个更加温馨和有尊严的照护环境。

　　首先，我们探讨了照护认知症老年人所面临的各种挑战，如沟通困难、自我照护困难等，了解这些挑战有助于我们更好地理解他们的需要。

　　其次，我们讨论了谁可以成为照护者。照护者可以是正式的专业照护人员，如护士、养老护理员、社会工作者等，也可以是非正式的家庭成员、朋友或志愿者。这些人会在认知症老年人的日常生活中扮演重要的角色。

　　接着，我们明确了照护者在不同阶段可能扮演的角色，列出了照护者任务清单，包括提供日常生活照护、日常任务管理、行为和情绪问题处理等。这一清单可以帮助照护者更好地组织自己的工作，确保认知症老年人得到全面的照护。

　　在之后的部分，我们探讨了照护者如何克服照护压力。照护工作可能会带来身体和心理上的负担，因此我们提供了一些应对压力的方法和策略，如建立支持网络、寻求休息等。

　　最后，我们介绍了如何成为一名合格的照护者。我们详细介绍了照护认知症老年人需要完成的具体任务和相应的知识、素质和能力。通过不断学习和专业实践，我们可以提高自己的照护技能，为认知症老年人提供更好的关怀。

# 第三章　与认知症老年人的沟通

## 学习目标

**1. 为什么这一课很重要？**

与认知症老年人的沟通非常重要，它可以帮助老年人感到被理解和关心，减少挫败感和孤独感，同时也能帮助照护者更好地理解和满足老年人的需求。学习这一课可以增强照护者沟通方面的理解和支持能力，使他们能够更好地照顾和关爱认知症老年人。

**2. 这节课对我有什么帮助？**

了解认知症老年人沟通上的困难和特点、理解沟通不畅产生的原因、掌握建立有效沟通的策略和技巧。这些知识可以帮助您更好地理解认知症老年人的沟通特点和需求，从而提高与他们进行沟通的效果和效率。

提升沟通能力，让您具备适应不同场景、应对不同问题的沟通能力，引导和鼓励老年人表达自己的能力。这些能力可以帮助您更好地与认知症老年人进行沟通，提供必要的支持和帮助。

具备尊重、理解、关怀、耐心、同理心、包容的素质。

**3. 我能学到什么？**

（1）认知症老年人沟通上有哪些困难和特点。

（2）引发沟通不畅的原因有哪些。

（3）如何与认知症老年人建立有效的沟通。

（4）针对不同场景的沟通技巧。

## 知识要点

（1）我们应辩证看待认知症老年人的沟通，不仅要关注他们存在的沟通障碍，也应看到他们存在的沟通特点。

（2）导致认知症老年人沟通不畅的主要原因包括生理功能下降、认知功能障碍、照护者缺乏沟通技巧、环境太过嘈杂等。

（3）在沟通前做好相应的准备工作，如准备好自己、明确沟通的目的、了解认知症老年人的背景信息和沟通习惯、减少或避免干扰和噪音等，这样能够建立更好的沟通连接，增进理解和信任，更有效地传递信息和实现共同目标。

（4）作为照护者，掌握基本的沟通技巧非常重要，沟通技巧可以帮助您与认知症老年人有效地交流和建立良好的关系。常用的基本技巧有语言和非语言沟通技巧、有效倾听的沟通技巧、有效传递信息的沟通技巧等。

（5）认知症老年人的行为和情绪状态是他们最为常见的沟通表达方式，我们应透过表象发现老年人内心的真实需求，从而采取针对性的应对措施，当老年人的需求得到满足时，其行为症状自然也就消失了。

（6）为了促进更好地沟通效果，照护者应先了解自己的沟通形态和沟通风格，这是恰当运用沟通技巧的基础。照护者借助沟通形态检查表可以更好地了解自己的沟通形态。

## 学习计划

| 内容 | 学习目标 | 课程活动 |
|---|---|---|
| 认知症老年人沟通上有哪些困难和特点 | ●熟悉认知症老年人沟通的困难与特点<br>●熟悉不同阶段认知症老年人的沟通能力 | 课前活动：请问案例中M爷爷在沟通上出现了哪些问题？<br>知识讲解：认知症老年人沟通的困难和特点 |
| 引发沟通不畅的原因有哪些 | ●理解引发沟通不畅的几类原因 | 知识讲解：引发沟通不畅的原因 |
| 如何与认知症老年人建立有效的沟通 | ●了解自己的沟通形态<br>●掌握与认知症老年人建立有效沟通的技巧 | 知识讲解：与老年人建立有效的沟通<br>小问答：判断以下关于吸引认知症老年人注意力的建议的说法正误<br>小问答：小王在父亲想不起要说什么时，正确的回应有哪些？ |
| 针对不同场景的沟通技巧 | ●应用针对不同场景的沟通技巧 | 知识讲解：不同场景的沟通技巧 |

　　随着疾病的发展，认知症老年人可能出现语言障碍和记忆问题，他们常常感到被忽视和误解，他们可能因为不理解自己的状况和周围的环境而感到焦虑和恐惧。作为照护者，其与认知症老年人进行沟通可以帮助他们感受到被尊重和理解，促进他们更好地理解和适应当前的情境，促进他们自我表达和交流，降低他们的焦虑和恐惧，以及促进照护的个性化和有效性。本章从认知症老年人沟通上的困难和特点、沟通不畅产生的原因、建立有效沟通的策略和技巧等方面帮助照护者更好地与他们沟通。图3-1是本章内容逻辑。

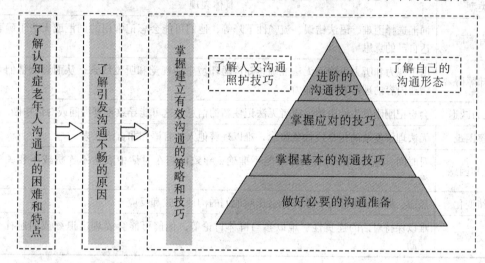

图 3-1　本章内容逻辑

# 第一节　认知症老年人沟通上有哪些困难和特点

【课前讨论】

　　M爷爷，76岁，阿尔茨海默病。患病前M爷爷时常跟大家讲他年轻时的经历及生活中有趣的事情，但最近细心的老伴儿发现，M爷爷非常反常，以前经常讲的故事现在讲不完整了，甚至还会出现"跳篇"；跟家人交谈时也常常跟不上谈话的节奏，有时家人问东他答西，变得"胡搅蛮缠"，与家人记忆中的那个条理清晰的M爷爷简直判若两人。

　　请问案例中M爷爷在沟通上出现了哪些问题？

　　认知症老年人在沟通时可能同时面临正常衰老所引发的视力、听力下降等问题，以及因认知功能下降而引发的功能障碍。照护者应该辩证看待认知症老年人的沟通，不仅要关注他们存在的沟通障碍，也应看到他们在沟通上的特点。具体的沟通困难、沟通特点以及不同阶段认知症老年人的沟通能力分别见表3-1、表3-2、表3-3。

表3-1　认知症老年人沟通上的困难

| 类型 | 具体表现 |
| --- | --- |
| 语言障碍 | 词汇选择困难、语法错误、流畅性下降等，他们可能会忘记常用的词汇或无法正确表达自己的意思 |
| 感知障碍 | 由于视力和听力下降而无法准确感知沟通环境中的视觉和听觉线索，从而影响他们对沟通内容的理解和回应能力 |
| 记忆力减退 | 会忘记刚刚发生的事情，或者无法记住新的信息，这可能导致重复提问或对话中断 |
| 理解困难 | 无法理解复杂的指令或抽象概念，难以理解他人的言语和非言语线索 |
| 混乱和困惑 | 对时间、地点和人物的认知可能不准确，导致他们在对话中表达不连贯或不相关的想法 |
| 情绪变化 | 焦虑、抑郁、易怒等，这可能会影响他们的沟通方式和反应 |
| 社交障碍 | 难以保持对话的连贯性、难以参与群体讨论等，他们可能会表现出退缩或回避社交互动 |

表3-2　认知症老年人沟通上的特点

| 类型 | 具体表现 |
| --- | --- |
| 非语言沟通 | 更依赖非语言沟通，如面部表情、肢体语言和眼神接触等，这可以帮助他们更好地理解和表达情感 |
| 情感表达 | 更加敏感和直接地表达情感，更容易展示出真实情感和情绪 |
| 被倾听的需求 | 更需要被倾听和关怀，更愿与他人建立亲密关系和情感联系 |
| 创造性地表达 | 通过创造性的方式来表达自己，如绘画、音乐、手工艺等，这可以成为与他人沟通的媒介 |

表3-3　不同阶段认知症老年人的沟通能力

| 阶段 | 认知症老年人的沟通能力 |
| --- | --- |
| 认知症早期 | 对话能力相对比较完整；<br>在家人协助下，可以进行语言沟通；<br>有书写能力，可以独立生活 |

表3-3（续）

| 阶段 | 认知症老年人的沟通能力 |
|---|---|
| 认知症中期 | 对视觉刺激和非语言沟通方式比较敏感；<br>能与有耐心、获得对方理解的人进行语言沟通；<br>保留过去获得的习惯动作；<br>长远记忆保持相对完整，但容易遗忘最近发生的事情；<br>某些记忆长久保存 |
| 认知症晚期 | 对身体接触会有反应；<br>能够理解他人传达的信息；<br>会试图运用语言进行沟通；<br>可以理解或发出某些非语言信息；<br>能从事熟悉的活动 |

## 第二节　引发沟通不畅的原因有哪些

沟通不畅是指在沟通过程中出现了障碍，导致信息的传递不完整或不准确。沟通不畅在认知症老年人中非常常见。导致沟通不畅的主要原因有以下几个方面：

第一，生理功能下降。随着年龄的增长，认知症老年人的生理功能会出现不同程度的下降，包括听力、视力等方面，这会影响老年人对外界信息的感知和理解，进而导致沟通不畅。

第二，认知功能障碍。认知症老年人的大脑功能受损，包括记忆力、注意力、理解和表达能力等功能均出现一定程度的衰退，导致老年人在沟通过程中遇到困难，无法准确地理解他人的意图和信息，也无法有效地表达自己的需求和想法。具体内容可查看表3-4。

表 3-4　认知功能障碍对沟通的影响

| 类型 | 对沟通的影响 |
|---|---|
| 记忆障碍 | 认知症引起的健忘，其特征是不仅无法回忆，还会忘记体验过的事情，从最近的事情开始忘记，慢慢地忘记过去的事情，这就导致认知症老年人大脑里面的世界是由记忆碎片构成的，他们也很难跟得上与他人的谈话内容 |
| 定向障碍 | 分不清时间，不知道地点，无法判断人物，定向障碍是按照时间、地点、人物的顺序进行的，认知症老年人搞不清楚自己所处的位置，也认不清亲人和朋友。他们经常处于一种孤立、无助的状态，这会增加沟通的难度，引发沟通问题 |
| 执行功能障碍 | 执行功能是指逻辑性地思考、把握状况并付诸行动的高级认知功能。一旦患上认知症，执行功能会出现下降，可能导致打电话、购物、做饭、打扫卫生、洗衣服等看起来简单的工作无法顺利进行 |

表3-4（续）

| 类型 | 对沟通的影响 |
|---|---|
| 失语 | 认知症老年人虽然没有听觉障碍和构音障碍，但一开口却怎么也说不出话来，在对话中"这个""那个"等词语也变多了，而且读过的字也不会读了，即使想用语言也不能很好地表达出来，逐渐失去语言表达能力 |
| 失认 | 尽管感觉功能没有受损，但却很难理解看到的那个东西是什么。即使看到、听到、触到也很难知道是什么，认知症老年人的理解能力出现下降，进而引发沟通问题 |

第三，照护者缺乏沟通技巧。基于上面两类原因，认知症老年人的沟通能力已出现不同程度的受损，他们更多借助行为和情绪状态表达需求、传递信息。如果照护者没有意识到这一点，就会希望认知症老年人像普通人一样明确表达"到底想要什么"，但是，认知症老年人又无法给予言语上的准确回应时，照护者可能就会失去耐心，导致照护者无法与老年人有效地交流和理解彼此的需求，从而加剧沟通不畅。

第四，环境太过嘈杂。认知症老年人本身沟通能力已经受损，如果沟通的环境背景声音过多、太过嘈杂，或者旁边很多人，这些都会导致他们的注意力被分散，进而引发沟通不畅。另外，如果认知症老年人所处的环境让其感到不舒服，或者有些环境因素造成认知症老年人的幻觉或错觉，这些也会造成沟通障碍。

沟通在照护认知症老年人时发挥着至关重要的作用。有效的沟通可以帮助他们表达需求、表达情感、感到被理解和关心，减少他们的挫败感和孤独感，同时也能帮助照护者更好地理解和满足认知症老年人的需求。

## 【重点提要】

沟通不畅在认知症老年人中非常常见，这往往是由生理功能下降、认知功能障碍、照护者缺乏沟通技巧等多种因素引起的，因此，在与认知症老年人沟通时，照护者应积极改善可能引发沟通不畅的因素，以达到更好的沟通效果。

## 第三节　如何与认知症老年人建立有效的沟通

在与认知症老年人建立有效的沟通时，掌握适当的技巧和策略至关重要。这不仅可以帮助我们更好地理解他们的需求和意图，还能提供更有针对性的照护和支持。在本节中，我们将从如何做好必要的准备、掌握基本的沟通技巧、应对困难情况的技巧，以及进阶的沟通技巧和了解自己的沟通形态五个方面探讨如何与认知症老年人建立有效的沟通，并提供一系列实用的技巧和建议。无论您是照护者、家庭成员还是专业人士，这些技巧都将对您的工作和生活产生积极的影响。

## 一、做好必要的准备

人们通过准备自己、了解对方、创造良好的沟通环境以及使用辅助工具，能够建立更好的沟通连接，增进理解和信任，并有助于有效地传递信息和实现共同目标。做好必要的准备包括：

1. 准备好自己

确保自己的情绪稳定非常重要，因为情绪稳定可以帮助您更好地处理和回应他人的需求和情绪。保持耐心和关注，给予对方足够的时间和空间来表达自己的想法和感受。

2. 明确沟通的目的

在进行沟通时，要明确自己的目的和意图。清楚地知道自己想要达到什么目标，有助于更有针对性地选择和传达信息。

3. 了解认知症老年人的背景信息和沟通习惯

了解认知症老年人的背景信息和沟通习惯将帮助您更好地适应他们的需求和沟通方式。了解他们的文化背景、语言能力和沟通偏好，可以帮助您选择适当的表达方式和有效的沟通策略。

4. 减少或避免干扰和噪声

在一个安静、舒适的环境中进行沟通非常重要。避免嘈杂的背景噪音和干扰，可以帮助双方更好地集中注意力和理解对方的信息。

5. 使用眼镜和助听器

如果认知症老年人有视力或听力问题，应鼓励他们及时佩戴眼镜或助听器。确保眼镜干净清晰，以便更好地看到和理解面部表情和其他视觉信息。助听器可以帮助对方更好地听到和理解您的声音。

6. 保持良好的心态

保持积极的态度和开放的心态是成功沟通的关键。展现出关心、尊重和理解认知症老年人的姿态，以促进有效的沟通和建立互信关系。避免批评、指责或争吵，而是以合作和解决问题的方式与对方交流。

7. 准备视觉辅助工具

视觉辅助工具如图片、标识和日历等可以帮助认知症老年人更好地理解和记忆信息。使用可视化的支持工具可以帮助他们更好地理解信息，进而提高沟通的效果和质量。

8. 认同认知症老年人有充分理解的能力

认知症老年人虽然不能再用正常的方式来清楚地表达自己的需要，但是，在沟通过程中，他们也在通过自己的方式尝试与我们进行交流，比如借助行为或情绪，知道这一点能帮助您提高对认知症老年人的耐心，给他们表达的机会，从而达到更好的沟通效果。

### 二、掌握基本的沟通技巧

作为照护者，其掌握基本的沟通技巧是非常重要的。图 3-2 是一些基本的沟通技巧，可以帮助您与认知症老年人有效地交流和建立良好的关系。

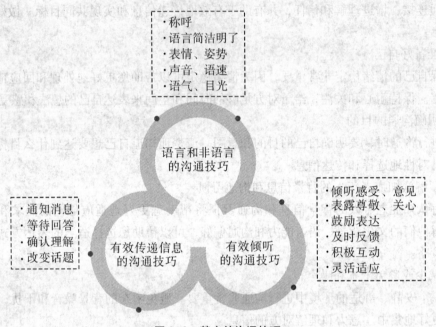

**图 3-2　基本的沟通技巧**

1. 语言和非语言沟通技巧

与认知症老年人沟通时，照护者应使用简洁明了的语言，以达到良好的沟通效果。

（1）称呼。使用认知症老年人的名字来称呼他们，可以增加交流的亲近感和个性化。避免使用代名词或不礼貌的称呼，以免给他们带来不适或冒犯感。

（2）语言简洁明了。使用简单明了的语言可以帮助认知症老年人更好地理解您的信息。避免使用复杂的术语或难以理解的词汇。

除了语言，照护者还可以使用非语言沟通方式，如面部表情、身体姿势、语音语调等辅助交流，这些信号可以帮助认知症老年人更好地理解和回应信息。常用的非语言沟通方式有以下几种：

（1）目光。与认知症老年人进行眼神接触可以传达关注和尊重的态度。保持适度的目光接触，但避免过度凝视或让他们感到不舒服。

（2）表情。通过面部表情传达情感和意图。保持微笑和友善的表情，可以让他们感到舒适和受到尊重。

（3）姿势。与认知症老年人面对面地交谈可以增加交流的亲近感和有效性。确保您的身体姿势向他们敞开，展示出您的关注和倾听。

（4）声音。使用适当的音量和语调，确保您的声音清晰可听。避免过于吵闹或过于低沉的声音，以免造成困扰或无法理解。

（5）语速。适当放慢语速，以便认知症老年人能够更好地理解您的话语。避免过快的语速，以免他们感到困惑或无法跟上。

（6）语气。在与认知症老年人交流时，使用温和的语气，避免使用过于严厉或威胁性的语言，这样可以建立更亲密的关系并增强信任感。

2. 有效倾听的沟通技巧

倾听对方的意见和感受，并展示出尊重和关心。给予认知症老年人足够的时间来表达自己的想法，不要中断或打断对方。尊重他们的观点和感受，不要批评或指责。

（1）鼓励表达。在与认知症老年人交流时，要鼓励他们表达自己的想法和感受。通过积极地倾听和关注他们的言语和非言语表达，您可以更好地理解他们的需求和意愿。

（2）及时反馈。给予及时的反馈和回应。及时回复对方的问题和意见，表示关注和尊重。及时的反馈有助于保持沟通的连贯性和有效性。

（3）积极互动。鼓励认知症老年人积极参与和表达自己的意见和感受。给予肯定和鼓励，鼓励对方提出问题、分享想法和参与讨论。

（4）灵活适应。根据认知症老年人的需求和能力，灵活调整沟通的方式和节奏。适应认知症老年人的沟通风格和习惯，以便更好地理解他们。

3. 有效传递信息的沟通技巧

（1）通知消息。当您需要向认知症老年人传达重要的消息或信息时，使用明确的语言和简洁的句子，以便他们能够准确理解您的意思。同时，让他们跟着说一次。

（2）等待回答。当您向认知症老年人提出问题或请求时，给予他们足够的时间来思考和回答。避免急躁或不耐烦，尊重他们的思考和回应。等待 1~2 分钟后没有获得回应的话，再试试重复问题。

（3）确认理解。在与认知症老年人交流时，要确保他们正确理解您的意思。照护者可以通过重复和澄清来确认。在交流过程中，不要害怕再次重复您的信息或向老年人提问，以确保他们正确理解您的意思。

（4）改变话题。当您需要改变话题时，使用过渡性的短语或问题，以平滑地引导对话的方向。比如使用"我们刚才说到……对吧"等句型传达。

### 三、掌握应对的技巧

除了上述所讲的基本沟通技巧之外，您在与认知症老年人沟通时，可能会出现一些不同于普通沟通的情况，此时就需要您运用合适的技巧进行应对，具体包括：

1. 如何恰当获得认知症老年人的注意

要想获得较好的沟通效果，首先要获得认知症老年人的注意。那如何以一种尊重认知症老年人的方式获取他们的注意呢？

（1）站/坐在能让认知症老年人看到照护者全身的位置，最好是稍微斜对面的位置，双方伸手能够触碰的位置距离最佳，保持视线平齐。

（2）触碰认知症老年人的手、手臂或肩膀的前面。

（3）用认知症老年人熟悉的名字称呼他。

（4）说话清晰而缓慢，音量适中。

## 【课时练习】

以下是一些关于如何吸引认知症老年人注意力的建议。请在您认为正确答案后面打"√"，在错误的答案后面打"×"。

1. 提高您的声音或喊叫。（　　）

2. 面对面，视线保持水平，说话清晰而缓慢，音量适中。（　　）

3. 触碰他们的手、手臂或肩膀的前面。（　　）

4. 停下来抱住他们，让他或她去听。（　　）

5. 从后面接近他们，触摸他们的肩膀。（　　）

6. 用认知症老年人熟悉的名字称呼他们。（　　）

解析：上面的练习中，说法正确的是第2、3、6点，说法错误的是第1、4、5点。提高嗓门对认知症老年人而言不太尊重，并且它可能会让他们感到悲伤、沮丧甚至愤怒，故说法1错误；停下来抱住认知症老年人，这不太尊重他们，甚至可能让他们感到痛苦或愤怒，故说法4错误；从后面接近认知症老年人，触摸他们的肩膀，这可能会使他们受到惊吓，故说法5错误。

2. 当认知症老年人想不起来时

认知症老年人在沟通过程中可能出现想不起自己要说什么、忘记特定词汇或者忘记照护者是谁的情况，面对这些情况，您可以采用以下策略促进沟通：

（1）当他们说话断断续续，想不起自己要说什么时，您可以重复一次他们讲的最后部分的内容，帮助其继续思考想表达的内容。

（2）若他们找不到适当的字词去表达自己时，您可以尝试推测他们的意思或协助他们用其他字词去表达。当他们实在想不起来时，您不要立即提供答案，而是给予适当提示加以引导，例如："您正在喝一杯?"又或是"您每天都用它来清洁牙齿"等，提示或利用实物可以帮助认知症老年人更好地记起想说的内容。

（3）当他们想不起某些事情时，您可以试着用其他词汇或者提供其他的信息（如实物或图像等），帮助认知症老年人回忆。

（4）当他们想不起照护者的名字时，您可以提示对方，但应避免询问"您知道我是谁吗"这样的问题。

（5）以同样的方式沟通。与认知症老年人对话时，保持同样的方式，例如，同样的称呼、同样的开头等，这样有助于增强他们的记忆，加强他们的信任。

（6）无论针对上述哪种情况，您都应该保持足够的耐心，以便能更好地理解认知症老年人的想法，从而促使达成有效的沟通。

**【课时练习】**

小王去看望他患有认知症的父亲，当父亲想向小王描述他早晨如何度过时，他找不到正确的词语。小王当着父亲对妻子说："我不知道他是什么意思！"他的妻子回答说："是的，我也不知道。他就像个孩子一样！"

您认为以下哪一种说法是正确的？请在您认为正确的答案后面打"√"，在错误的答案后面打"×"。

1. 小王和他的妻子应该更有耐心一些。（　　　）

2. 小王和他的妻子可试图猜测父亲想说什么，并询问他是否正确。（　　　）

3. 他的妻子是对的：患有认知症的人就像一个孩子一样。（　　　）

**解析：**上面的练习中，说法正确的是第1、2点，说法错误的是第3点。认知症老年人并不是孩子，因此不能像对待孩子一样对待他们，要把他们当作正常成人看待，否则老年人会感到不被尊重，故说法3错误。

3. 当对方没反应时

认知症老年人的反应更慢，需要更长的时间来理解，当您与其沟通时发现他们没有反应，此时，可能是他们没有听到或还没来得及做出反应，在这种情况下，您可以采取以下措施进行沟通：

（1）保持目光注视，轻触他们的手，呼叫他们的名字，同时也介绍自己的名字，以吸引其注意力。

（2）每次对话尽量只关注一个主题，使用简短的句子，清晰而缓慢地说出所讲内容，以便其更好地理解。

（3）给他们足够的时间来理解和回应您所说的内容。

（4）当以某种方式交流，他们表现出困难或疑惑时，您可以换一种表达方式或重新表述问题，例如，他们无法理解语言内容时，您可用身体语言传递信息，也可以利用实物及图像，帮助认知症老年人理解。

（5）如果认知症老年人看上去比较疲惫，此时不是沟通的最佳时机，您可以帮助其进行适当的放松休息之后，再进行沟通。

4. 当认知症老年人说话模糊不清时

对于重度认知障碍的老年人，他们的理解力和语言表达能力均出现下降，甚至发言都变得困难，有时只能发出模糊声音，对于这种情况，您可以多借助手势、动作和面部表情等传达信息。

您可以采取以下措施进行沟通：

（1）保持耐心并冷静。

（2）保持目光注视，轻触他们的手。

（3）认真倾听，不要打断他们的表达。

（4）注意观察他们的面部表情以及肢体语言，设法理解他们想表达的内容。

（5）尝试推测他们想表达的内容并反馈给对方（可以强调关键词），说话时减慢语速、降低音调、语气友好，确保发音清楚，让他们能通过表情和嘴巴的刺激接收信息。交流过程中您可以借助手势、表情、动作等传递信息。

5. 当照护者需要离开时

当谈话结束，照护者需要离开去做其他事情时，需要明确地跟认知症老年人挥手道别，并表示"还会找机会见面"，以便他清楚您要离开，后续还会再见。

但是，有部分认知症老年人会在照护者离开时出现"尾随"现象，会时刻跟着照护者，之所以出现这种情况，是因为他们把照护者当作他们世界的中心，当他们看不见或摸不到照护者时，他们会感到害怕和焦虑。针对这种情况，下面提供一些策略，您可以结合认知症老年人情况灵活加以运用，以减少他们的"尾随"行为。

（1）让其他值得信任的人提供适当帮助。比如，家人、朋友或其他照护者，前期让他们参与认知症老年人的活动，逐渐和老年人建立信任关系，这样，当您要离开时，这些人就可以提供适当帮助。

（2）让认知症老年人知道您离开的时间。由于很多认知症老年人没有时间观念，因此，您可以借助计时器，告诉他们计时器响铃之前您会回来。

（3）让认知症老年人做一些重复且轻松的活动。当您做家务时，您可以给他们安排一些容易并且可重复的活动或者是他们喜欢的活动，以分散他们的注意力。例如，您要做饭，可以让其坐一旁帮忙整理餐具等。

（4）提供相关的录音。当您要离开时，您可以让他们听或者看您录制的东西，比如，做家务的视频或者是读他们喜欢的书的录音等，这可以帮助他们降低分离带来的恐惧。

**四、进阶的沟通技巧**

认知功能障碍导致的记忆障碍、定向力障碍等，会造成很多认知症老年人陷入不安和现实混乱的状态，进而引发一系列的行为和精神症状。面对这些症状，您需要清楚，这是认知症老年人传达给您的信息，此时，正确的做法是要透过外在的症状表现了解行为背后的真实原因，从而采取有效的沟通去满足需求、解决问题。

要做到上述内容，有以下沟通的技巧可供参考：

（1）保持同理心。患上认知症对老年人而言是一个重大的打击，他们经常处于一种孤立、无助的状态。尽管如此，他们依然拥有情感，他们需要爱、需要安全感、需要被认可、被尊敬。您只有设身处地体验认知症老年人的内心世界，才有进一步理解他们真实想法的可能。

（2）给认知症老年人表达的机会。让他们把焦虑、悲伤等负面情绪宣泄出来，他们的痛苦就会减轻，从而更少出现行为和精神症状。您需要认真倾听他们说话，哪怕听不懂或者话语本身没什么意义，但是表达的过程本身就能够很大程度地维持他们的自尊和自信，让沟通变得顺畅。

（3）尊重认知症老年人的感受。由于认知混乱，认知症老年人有时描述或认定的事情可能是不真实或不存在的。您需要设法体会他们想表达的感受，并对这种感受表示理解、体谅和尊重，而不是去纠正或指责他们所表述的内容。

（4）接受而不是改变。认知症不仅会改变一个人的认知功能，还可能改变一个人的脾气性格。作为照护者，您不要去评判一个认知症老年人的言行是好是坏。在他们的世界里，没有对和错，因此，最好的方式就是接受他们现在的样子，并且采取一些方法来帮助他们满足表达的需要。

（5）不要哄骗认知症老年人。认知症老年人可以活在多个知觉层面上，而且经常并存。他们会表现得有时候清楚，有时候糊涂。但无论怎样，都不能欺骗他们。因为在某些层面上，他们其实知道真相是什么，只是有些时候他们因为各种各样的原因选择回避事实。一旦照护者说了谎，认知症老年人可能会识别出来谎言，彼此的信任关系就可能被破坏。

以刚入住机构的认知症老年人总吵着要回家的例子进行说明。F爷爷刚入住机构不久，每天傍晚时分他都会带着行李向照护者说："我要回家，我妈在家等我"（实际上他的父母早已离世）。面对这种情况时，照护者的重点不应放在F爷爷的记忆混乱上，而是应该思考父母的存在与现实生活有何关联。经过梳理会发现，F爷爷刚入住机构，面对机构陌生的环境和人员可能会产生不安，感觉自己陷入了危机，想通过提及父母的方式应对自己面对环境的不安。清楚了真实原因之后，解决方法自然也就清楚了，那就是面对现实接受F爷爷心中的不安，并采取方法进行应对，从而减少F爷爷内心的恐惧和危机感。当不安减轻了之后，F爷爷相应要回家的症状自然而然就会下降甚至消失。

【重点提要】

　　认知症老年人的行为和情绪状态是他们最常见的沟通方式，照护者应透过表象发现他们的真实需求，从而采取针对性的应对措施，当他们的需求得到满足时，其行为症状自然也就消失了。

### 五、了解人文沟通照护技巧——Humanitude

　　Humanitude 是一种人文沟通照护技巧，旨在为认知症老年人提供尊重、温暖和有效的照护。它由法国护理学家罗斯·马约尔（Yves Gineste）和罗斯·莱穆尔（Rosette Marescotti）创立，并在法国广泛应用。Humanitude 的核心理念是将认知症老年人视为具有尊严和价值的个体，尊重他们的人权和自主权。它强调与认知症老年人建立真诚的关系，通过凝视、触摸、说话和站立行走等基本动作，与他们进行有效的沟通和互动。图 3-3 呈现了该技巧的四个基本动作和五个阶段。

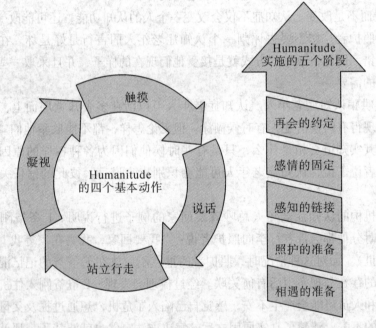

图 3-3　人文沟通照护技巧——Humanitude 的四个基本动作和五个阶段

　　1. Humanitude 的四个基本动作

　　Humanitude 通过凝视、触摸、说话和站立行走等基本动作，旨在尽可能地发掘认知症老年人原本拥有的能力。在与他们对话时，持续向他们传达"您的存在是很重要的"这样的信息，以增强他们的自尊心和自信心。

（1）凝视。与认知症老年人保持视线同等高度，与他们的视线相呼应，示意我就在您身边，不要担心。这是真正用行动对待认知症老年人的态度，更是人与人之间尊重与被尊重的基础。

（2）触摸。温柔地触摸老年人的手臂、肩膀或背部，可以传达出安抚、安慰和亲近的信息。触摸可以让认知症老年人感受到安全感和温暖，减轻他们的焦虑和不安情绪。

（3）说话。与认知症老年人进行主动的对话，使用有助于关系稳定的词句、音量、声调、语速，使用简单、明确的语言和短语表达自己的意图。

（4）站立行走。与认知症老年人一起站立行走，可以增强他们的身体活动和平衡能力，同时也可以提供一种身体上的亲近和支持。这种共同行走的经历可以增进老年人与照护者之间的联系和信任。

2. Humanitude 实施的五个阶段

（1）相遇的准备。在与认知症老年人接触之前，照护者需要做好充分的准备工作。这包括向对方告知自己的到来，并获得进入对方空间的许可。这个阶段的目的是建立信任，让认知症老年人感到安全和尊重。

（2）照护的准备。在得到认可后，照护者需要告知认知症老年人即将实施的照护内容，并等待他们的认可。这个阶段的目的是让认知症老年人感到被尊重和理解，同时也让他们有机会参与决策。

（3）感知的链接。在实施照护动作时，照护者需要运用看、说、触摸等方式传递"珍视"，与此同时实施照护动作。这个阶段的目的是建立情感联系，让认知症老年人感受到尊重和关怀。

（4）感情的固定。在照护过程中，照护者需要留下积极的、良好的情感记忆。这个阶段的目的是让认知症老年人感受到温暖和关怀，同时也让他们有机会体验积极的情感。

（5）再会的约定。在离开时，照护者需要留下期待感、愉悦感为下次接触留下伏笔。这个阶段的目的是建立信任和期待感，让认知症老年人期待下次的见面。

**【案例】人文沟通照护技巧——Humanitude**

G 奶奶躺在床上，M 照护者借助人文沟通照护技巧——Humanitude 为其做入浴照护服务。

**第一阶段：相遇的准备**

通过敲门，告诉 G 奶奶自己要进来了，让其感知到我们的存在。

- 敲 3 下门，打招呼"G 奶奶您好，我是照护者 M，可以进来吗？"
- 等待 3 秒。
- 再敲 3 下，打招呼（第一次敲门有回应的话，则不需要重复敲）。
- 再等 3 秒。
- （老人无反应时），敲一下门，说声"G 奶奶，我进来了"，然后开门进入房间。

●走近床边，在床尾处敲一下，打招呼："G 奶奶您好，我是照护者 M，您睡醒了吗？"

反复敲门可以慢慢提高对方的清醒度。如果对方清醒度较低，或者虽然清醒但认知功能很低，对周围状况的理解更加困难，此时照护者需要注意出声打招呼时不要惊吓到老年人。

**第二阶段：照护的准备**

向 G 奶奶解释服务的流程事项。解释时，需注意以下几点：

●从正面靠近。

●与老年人视线呼应。

●视线交流的 2 秒内说话。

●不要突然触摸老年人的身体。

●活用 Humanitude 的凝视、触摸、说话的技巧。

●3 分钟以内不同意的话，服务稍后再进行。

视线交流的 2 秒内，说出积极的话语，如"G 奶奶，我们洗个澡，清爽一下吧"。如果老年人对"入浴"等词语有拒绝反应，照护者可以使用其他本人能理解的话，征得老年人的同意。在 3 分钟以内进行简洁的沟通，超过 3 分钟，老年人还是拒绝的话，先暂停，不要勉强。等其紧张等负面情绪缓和下来后再尝试。

**第三阶段：感知的链接**

此阶段是照护实施中最为重要的阶段，要点有以下两点：

●随时进行凝视、说话、触摸中的两项。

●利用老年人的视觉、听觉、触觉中的 2 种以上，传达积极的信息。

例如，M 照护者面带微笑、轻轻触摸 G 奶奶的手，缓解对方的紧张感。

**第四阶段：感情的固定**

服务结束后，通过积极的语言、亲切友善的动作，让其觉得"这个人并不讨厌""和她在一起我很开心"等，让其保留愉悦的感情，促进下次的服务顺利开展。

●积极地确认护理的内容。

例如，M 照护者："G 奶奶，洗完澡是不是很舒服啊？"

●积极地评价一起度过的时间

例如，M 照护者："我也很开心呢，谢谢您。"

**第五阶段：再会的约定**

认知症老年人虽然记不住约定的内容，但是如果前期留下了积极印象，后面为其提供服务时他们面带微笑迎接的可能性很大。

例如，M 照护者："G 奶奶，您先休息一下，我等会再来看您"。

照护者通过实践 Humanitude 的基本动作和阶段，可以使认知症老年人变得安稳，照护服务也能顺利地开展。

### 六、了解自己的沟通形态

为了促进更好的沟通效果，照护者应先了解自己的沟通形态，觉察自己的沟通风格，这是恰当运用沟通技巧的基础，借助下面的沟通形态检查表①可以帮助您更好地了解自己的沟通形态。具体如表3-5所示。

**表3-5　自己的沟通形态**

请在下列选项中，圈选您认为自己与他人沟通时最接近的选项。全部回答完毕后，将圈选的数字相加在一起，总和即为您获得的分数。

| 类型 | 问题 | 选项 |
|---|---|---|
| 我<br>认<br>为<br>我 | 我与他人接触的程度 | 1. 无法接触<br>2. 会怕生<br>3. 程度普通<br>4. 与他人相比，比较多地与人接触<br>5. 健谈 |
| | 每天与他人接触的时间 | 1. 10分钟以下<br>2. 10~30分钟<br>3. 至少1小时<br>4. 平均1~3小时<br>5. 3小时以上 |
| | 每天说话1分钟以上的对象大约 | 1. 1人或2人<br>2. 3人<br>3. 4~5人<br>4. 6~7人<br>5. 8人及以上 |
| | 每天打电话的次数 | 1. 1或2次<br>2. 3次<br>3. 4次<br>4. 5次<br>5. 6次以上 |
| | 每天在外的时间 | 1. 1小时以下<br>2. 1小时<br>3. 2~3小时<br>4. 3~6小时<br>5. 6小时以上 |
| | 在家中 | 1. 想要过得清静<br>2. 想在清静的环境中说话<br>3. 想要维持清静，不过也希望周围有人与音乐<br>4. 有清静的时间，也有与人相处或热闹的时候<br>5. 想与人相处、进行活动、周边有许多音乐围绕 |

---

① 本间昭，等. 认知症照护（上）［M］. 上海：上海世界图书出版公司，2022.

表3-5（续）

| 类型 | 问题 | 选项 |
|---|---|---|
| 我认为我 | 除工作或礼貌上的对话外，每天平均对话次数为 | 1. 0或1次<br>2. 1次或2次<br>3. 3次<br>4. 4次<br>5. 5次以上 |
| | 信件或笔记、日记 | 1. 没写过<br>2. 偶尔会写<br>3. 时常写（1周2~4次）<br>4. 常常写（每天1次左右）<br>5. 次数频繁（1天数次） |
| | 对话时视线接触 | 1. 几乎没有（很少与人四目相对）<br>2. 有困难，尤其在面对长官或认知症老年人时<br>3. 和朋友一起时能适度对视，在上级领导或认知症老年人面前做不到<br>4. 跟任何人都可以轻易做到<br>5. 随时都可以（乐于让人紧张） |
| | 沟通时碰触他人的可能性 | 1. 很少<br>2. 对孩童说话时，视情况而定<br>3. 和熟人说话时会一直接触<br>4. 会碰触认为互相心有灵犀的对象<br>5. 时常碰触（在沟通时这是当然的事） |
| | 在开始对话或变更话题时，是否感到有责任感 | 1. 很少，或者毫无感觉<br>2. 视状况而定<br>3. 2次有1次感到<br>4. 感到责任的时候比没感到的时候多<br>5. 总是感到有责任 |
| 我认为我 | 作为一个倾听者 | 1. 时常担任"倾听者"，不担任倾诉者<br>2. 担任倾听者的时间较多，必要时会担任倾诉者<br>3. 喜欢当倾听者，也喜欢回应听到的事情<br>4. 担任倾诉者的时间较多，必要时会担任倾听者<br>5. 是个好"倾诉者"，无法承受长时间担任倾听者的工作 |
| | 在照护认知症老年人时，确认双方意思的频率 | 1. 几乎无（1天1次以下的频率）<br>2. 每天确认但流于形式<br>3. 在每天的对话中进行<br>4. 在精神协助中每天进行<br>5. 在随时提供深度精神支持的亲密关系中每天进行 |

表3-5(续)

| 类型 | 问题 | 选项 |
|------|------|------|
| 他人认为我 | 说话速度 | 1. 慢<br>2. 很稳重<br>3. 普通<br>4. 有点快<br>5. 很快 |
| | 说话声音 | 1. 太小声<br>2. 有时会听不见<br>3. 刚刚好<br>4. 有时太大声<br>5. 大嗓门 |
| | 说话内容 | 1. 让人听不懂<br>2. 有时不好懂<br>3. 可以理解<br>4. 容易理解<br>5. 简直像个演员 |
| | 词汇数量 | 1. 少<br>2. 足以度过日常生活<br>3. 高中程度<br>4. 相对较多（大学程度）<br>5. 很多 |
| | 肢体语言 | 1. 很少（说话只动嘴）<br>2. 并不常用（偶尔使用）<br>3. 只常用特定的（手势）<br>4. 充分使用（比手势、碰触物品等）<br>5. 非常丰富（向人传达信息时一定会使用） |
| | 语音清晰程度 | 1. 常常会有问题，完全听不清楚<br>2. 尚可（可以使用助听器，但未使用）<br>3. 偶尔会有问题，稍微听不清楚<br>4. 尚可（无论有无辅助器具都听得清楚）<br>5. 很清楚（绝无遗漏） |
| | 幽默或嘲讽 | 1. 几乎没有（有人说我缺乏幽默感）<br>2. 必须刻意（能小小幽默一下，但是说不了笑话）<br>3. 能够视情况开口（偶尔能小小逗笑一下）<br>4. 频繁（有幽默感，偶尔会嘲讽人）<br>5. 随时（有幽默感，也会嘲讽人） |
| 分数解释 | 将所有选项的数字相加，即为您的沟通形态得分。下面提供了不同分数范围所代表的沟通形态类型：<br>40分以下，内向的沟通形态<br>41分以上，60分以下，倾听者<br>61分以上，80分以下，积极的倾诉者<br>81分以上，外向的沟通形态 | |

需要注意的是，上述的沟通形态分类，并非以测试结果来生硬地规定沟通方法，而是让受测者了解自身及认知症老年人的沟通形态，从而采取更有效的沟通方式。

## 第四节　针对不同场景的沟通技巧

上述提到的技巧并不是独立的，而是需要结合与认知症老年人沟通的不同场景加以使用。图 3-4 提供了不同场景的沟通技巧，您可以结合实际情况灵活选用。

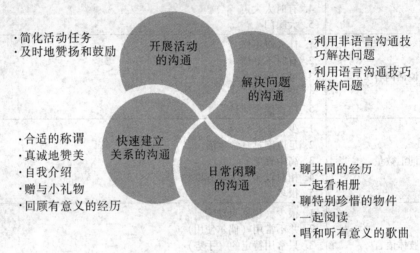

开展活动的沟通
·简化活动任务
·及时地赞扬和鼓励

解决问题的沟通
·利用非语言沟通技巧解决问题
·利用语言沟通技巧解决问题

快速建立关系的沟通
·合适的称谓
·真诚地赞美
·自我介绍
·赠与小礼物
·回顾有意义的经历

日常闲聊的沟通
·聊共同的经历
·一起看相册
·聊特别珍惜的物件
·一起阅读
·唱和听有意义的歌曲

图 3-4　不同场景的沟通技巧

### 一、如何快速与认知症老年人建立关系

本实务手册提倡以人为本的认知症照护理念，即在照护认知症老年人时，必须把人放到第一位。每一位认知症老年人都是一个独立的个体，有自己独特的经历、价值观、喜好等。您越了解他们，越能与其建立良好的沟通。那应该从哪些方面了解认知症老年人呢？比如：

（1）他叫什么名字？

（2）喜欢别人如何称呼自己？

（3）他重要的家庭成员是谁？

（4）他最在乎的人是谁？

（5）他一生中重要的成就是什么？

（6）他最引以为傲的事情是什么？

（7）他珍藏的记忆是什么？

（8）他喜欢什么？不喜欢什么？

（9）他之前的工作和其他重要的经历是什么？

（10）他长久的做事和生活的习惯是什么？

（11）他的文化、价值取向和宗教信仰是什么？

这些信息，都是帮助照护者和认知症老年人建立有效沟通的重要线索。

**【案例】快速与认知症老年人建立交流**

　　L爷爷是一位患血管性痴呆的老年人，他是一位老革命，性格坚强刚毅。患病后他变得有些暴躁，打走过几个护工。女儿为此感觉束手无措，但是同时她也仔细琢磨如何改善。后面又请了一位C护工，在最开始，她将父亲的很多特点告诉了C护工，包括过去的工作及经历、引以为傲的事情、生活习惯等。

　　C护工第一次见到L爷爷，就向他行军礼，说："报告，L将军，我叫C××，我来负责照顾您！"

　　通过这样的方式，两个人之间的信任关系就在那一刻建立起来。

　　除了日常生活照顾以外，C护工还会经常问L爷爷过去在部队的生活。

　　C护工：您打过抗日战争吗？

　　L爷爷：打过！

　　C护工：打死过几个敌人？

　　L爷爷：10个！

　　C护工：打过抗美援朝吗？

　　L爷爷：打过！

　　C护工：那我们一起唱军歌吧！

　　L爷爷：雄赳赳气昂昂，跨过鸭绿江……

　　C护工后面一直照顾L爷爷，后面也没再更换过护工。

**【重点提要】**

　　要想在短时间内与认知症老年人建立良好的沟通交流，就需要找到适合他们的个性化的沟通方式，而前提是要对认知症老年人有足够的了解。

　　下面是一些在与认知症老年人建立关系时可以使用的小技巧：

（1）用他喜欢的称谓来称呼他。

（2）真诚而恰如其分地赞美他。

（3）每次简单介绍一下自己。

（4）给他一样喜欢吃的小零食。

（5）聊聊让他感到自豪的经历。

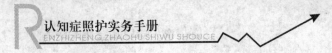
## 二、针对解决问题开展的沟通

照护者在照护认知症老年人的过程中，往往会遇到不同的问题，如他们不愿意开口讲话、情绪失控、不断询问同样的问题、反复闹着要回家等，针对不同的情况，所采取的沟通技巧也是不同的。

### 1. 借助非语言沟通技巧解决问题

认知症老年人的语言功能会逐渐丧失，所以越到疾病后期，非语言沟通就越重要。一个眼神、一个表情、一个动作、一个温和的语音语调，都在传达某种信息。而我们有时通过观察和模仿他们的动作和情绪，也能够与他们产生情感共鸣，从而解决问题。

常用的非语言沟通技巧包括：

（1）保持微笑。

（2）真诚的眼神接触。

（3）温和且清晰的语音语调。

（4）握手、抚摸、拥抱。

（5）观察和模仿认知症老年人的动作和情绪。

（6）避免板着脸、叉腰等引起误会的姿势。

【重点提要】

使用非语言沟通技巧时有以下要点：

（1）非语言沟通在晚期认知症老年人的沟通中起着重要作用。

（2）身体接触并不是对所有的认知症老年人适用，需要观察判断其喜好。

（3）对卧床的认知症老年人，轻轻抚触能缓解其不安。

【案例】借助非语言沟通让认知症老年人开口讲话

85岁的D婆婆自从入住养老院后，不与其他人讲话，也不愿意走出房门。她每天都在用手指敲打桌面。M照护者就去了解D婆婆的过往经历，发现D婆婆退休之前是一位秘书，没有结婚，她唯一的尊严就是工作。于是，M照护者判断出她每天手指敲打桌面是让自己保持与过去一样的忙碌状态，从而维系自己的尊严。

于是，M照护者采用镜像模仿的方法——用自己的手指在桌子上轻轻敲打，而且跟着D婆婆的节奏。D婆婆打得快，M照护者也打得快；D婆婆放慢速度，M照护者也跟着放慢速度。

终于，D婆婆抬起了头，两人目光相遇。

M照护者：您一分钟能打多少字儿呀？（用钦佩的语气问）

D 婆婆：92（很骄傲地回答）。

通过同步模仿 D 婆婆的打字动作，M 照护者和 D 婆婆建立起了联系，让老人感受到了尊敬和安全。慢慢地，D 婆婆不再封闭自己，她会说更多的话，而且对周围环境也逐渐有了意识。

2. 安抚情绪失控的认知症老年人沟通技巧

由于疾病、衰老、照护者、环境等多方面因素的叠加影响，认知症老年人可能会出现情绪失控的情况，这时候，照护者就需要掌握相应的沟通技巧，及时安抚他们的情绪。

安抚情绪失控的认知症老年人的沟通技巧：

第一步，消除危机感。

第二步，腾出空间。

第三步，站在他们的一侧。

第四步，蹲下至他们的视线及以下。

第五步，手心向上，握住他们的手。

第六步，深呼吸，并引导他们深呼吸。

第七步，平静自己的声音。

第八步，放松身体。

第九步，开诚布公说出要求。

第十步，站在他们的旁边。

【重点提要】

让认知症老年人冷静下来的关键是有效沟通，而不是将他们约束起来，这不能从根本上解决问题。在使用上述技巧时，照护者需要结合认知症老年人的实际情况以及当时的情境灵活应用。

借助语言和非语言的方式帮助认知症老年人缓解目前面临的压力。

【案例】安抚情绪失控的认知症老年人

提帕·斯诺是认知症关爱领域的一位专家，以下是她在一次讲座中分享的自己曾经处理的一个情绪失控认知症老年人的案例。

提帕·斯诺应邀来到培训地点，发现室内空无一人。这时她听到大厅传来一位老年人的呼喊声，"不不不，你们都滚开，我要杀死你们所有人"，循着声音来到大厅，提帕·斯诺看到一位老年人靠在大厅角落里，一边呼喊一边在空中挥舞着胳膊，旁边 4 位医务人员试着靠近她，并表示"她完全失控了"，他们全部都在说，"冷静下来，我希望您冷静下来，冷静下来"（一边说一边做双手下拍的动作）。

这时，提帕·斯诺开始上前进行干预。

**第一步，消除危机感**

提帕·斯诺说："先生们，先生们，请停下来，回到这边来，我会处理好的，我是这方面的专家。"

经过观察，提帕·斯诺发现这位老年人手臂不断撞到墙，手臂上都是划伤的伤口，她看起来非常惊恐，她想把那些人打退，但是因为高龄导致身体功能受限她只能打到墙壁，她靠在墙角，一直在找东西扔向人群，照这样发展下去，情况只会越来越糟糕。

**第二步，腾出空间**

提帕·斯诺给出手势，让所有人都后退，不要再观望，然后询问出这位老人的名字（M奶奶），并开口道，"M奶奶，所有这些人，他们都在向您靠近"。

**第三步，站在老人一侧**

提帕·斯诺边说上面的话，边转向身体，和M奶奶站在一侧，做她的拥护者，并做了她想做的事情。

她开口道，"你们所有人都滚开，离她远远的"，然后扭头看向M奶奶，"哦，天呐，M奶奶，我不敢相信他们竟然这样对您"。

**第四步，蹲下至老年人的视线及以下**

提帕·斯诺："天哪，您还好吗？"

（M奶奶刚开始有些抗拒，也是挥舞手臂）

接着问："所以，您现在打算做什么？"（M奶奶伸出手）

**第五步，手心向上，握住M奶奶的手**

提帕·斯诺："天哪，我不敢相信发生了这么糟糕的事情。"

**第六步，深呼吸，并引导M奶奶深呼吸**

（一边呼喊M奶奶的名字，一边深呼吸）

提帕·斯诺："好的，没事了，现在没事了。"

**第七步，平静自己的声音**

**第八步，放松身体**

提帕·斯诺："没事了，您很好，我来对付他们。现在，让我们先坐下来休息1分钟，好吗？"

然后，M奶奶起身，提帕·斯诺扶她走到轮椅旁坐下。

**第九步，开诚布公说出要求**

提帕·斯诺："我现在要把这个带子绑上以便保证您安全，可以吗？"

M奶奶："可以，您绑上吧。"

提帕·斯诺："我在这儿也要系一根带子，因为我不想让您的腿露在外面，可以吗？"

M奶奶：（点头）

提帕·斯诺："好的，但是我还要给您盖上厚厚的毯子，因为您现在很冷。"（经历了刚才的事情，M奶奶全身冻僵了，所以非常冷）

**第十步，站在M奶奶旁边**

提帕·斯诺："让我来抱抱您，牵牵您的手。"

然后，提帕·斯诺推着M奶奶走出去，上了救护车。

M奶奶是一个被困住的非常恐慌的人，而那些人没有意识到，他们在提供帮助的过程中，情况反而更糟糕，因为他们只是想在紧急情况下把人运走，而缺少了沟通与安抚的工作。

3. 回应不断询问的认知症老年人的沟通技巧

认知症老年人由于认知能力和记忆力的衰退，从而重复问同样的问题或重复说同样的事情，针对这种情况，如果照护者缺乏相应的应对技巧，可能会使自己感到烦躁的同时也会给他们造成挫败感。下面提供了回应不断询问的认知症老年人的沟通技巧：

（1）放下手头工作，正视他们。

（2）需要保持耐心。

（3）正面回应他们需求。

（4）对于没有时间概念的认知症老年人，可以拿出钟表，告知其时间。

（5）鼓励他们做力所能及的事情。

**【重点提要】**

当认知症老年人反复提问或重复讲述某一件事情时，这是他们在用自己的方式向照护者传递信息，因此，面对这种情况，照护者应保持耐心，了解其真实需求，并积极做出回应。

**【案例】回应不断询问的认知症老年人沟通**

M照护者正在房间整理老人衣物，此时F奶奶坐在旁边。

F奶奶：该吃早饭了。

M照护者：（放下手头工作，抬起头，正视F奶奶）想吃早饭了？

F奶奶：嗯。

M 照护者：现在上午 10 点钟了，早饭已经吃过了。

F 奶奶：哦，吃过了啊，那上午还吃不吃别的东西了？

M 照护者：（回应 F 奶奶需求）等一下我给您拿上午茶，马上要吃上午茶了。

F 奶奶：上午茶我喜欢吃。

M 照护者：（拿出钟表，告知时间）您看，10 点钟了，等我把这两件衣服叠完，我马上给您拿上午茶好不好？

F 奶奶：好！

M 照护者：那您等一下我啊！

F 奶奶：好！

M 照护者：您能不能帮我一起叠衣服呀？（邀请 F 奶奶叠衣服，鼓励其做力所能及的事情）这样我们就能快点做完。

F 奶奶：好（然后开始叠衣服）！

M 照护者：真棒！谢谢奶奶（竖起大拇指），那我现在去帮您拿上午茶。

F 奶奶：好的！

4. 回应吵着要回家的认知症老年人的沟通技巧

认知症老年人会失去对地点的概念，不知道自己在哪里，比如明明在家，却反复嚷着要回家。很多照顾者遇到这种情况后往往不知道如何应对。家可以给个人提供安全感、舒适感以及归属感，对于认知症老年人也是一样的。要解决认知症老年人会反复吵着要回家的问题，照护者必须了解他的真实需求。下面提供了回应反复吵着要回家的认知症老年人的沟通技巧：

（1）以肯定的态度接受认知症老年人的归家诉求。对于诉说想要回家的认知症老年人，不要质问或否定，如"您要回哪里去？这里就是您的家呀""您回不去了，就在这里待着""大门现在不能打开，这是规定"等。这样的回答，即使是向认知症老年人传达了事实，或者单方面强调了规则，但他们也是无法理解的，反而会增加其的不安和恐慌，更不想待在这里。如果认知症老年人说"我想回家了"，照护者应先以肯定的方式给予回应，"好的，我知道了""好的，等我忙完，我们就回家"，然后问询想回家的理由，给予安抚。

（2）陪其行动。对于无论如何都要回去的认知症老年人，照护者可以试着陪其走出去，结合外面的环境，安抚他们平稳下来。如果是晚上的话，照护者可以让认知症老年人在外面看到夜色，沟通"现在太晚了，路上比较危险，我们等明天天亮再回去吧"等，引导他们回到住处。

（3）转移注意力。照护者可以通过设置一些对认知症老年人而言有趣的、力所能及的小任务来转移注意力，部分老年人在做任务的同时，慢慢就忘记了要回家的事情。如"等会要吃晚饭了，我们先一起准备一下碗筷吧""我们一起去扔一下垃圾"。

（4）让其有归属感。对于没有归属感、孤独等原因导致想要回家的认知症老年人，照护者要帮他们多融入集体，让他们感受到自己被认可，以及感受到自己存在的重要性，如告诉他们"大家都很喜欢您""感谢您的帮助，以后每天还都要麻烦您"。

### 三、日常闲聊的沟通

在日常生活中，照护者与认知症老年人的沟通无处不在，那该通过什么话题打开话匣子？在沟通时有哪些技巧？表 3-6 中提供了一些日常闲聊的沟通技巧。

表 3-6　日常闲聊的沟通技巧

| 话题类型 | 使用技巧 |
| --- | --- |
| 共同的经历 | 例如全家人出游或其他印象深刻的事件，鼓励认知症老年人回想一些细节，看看是否能勾起其记忆。如果他们不记得某一个活动或时刻，别勉强，可问一些较广泛的问题，如"您喜欢参加活动吗" |
| 一起看相册 | 可以与认知症老年人一同看相册，看看是否激起他的回忆，进而可以让其谈论他们感兴趣的话题。如果他们不能记得相应的人物、地点、事件，可以更换成书本或者报纸上的图片，从而开启话题 |
| 特别珍惜的物件 | 若认知症老年人特别珍惜某一本书或某个物件，不妨拿出来，通过它来展开话题，如"如果该物品也对您有同样的重要意义，您可先谈自己的回忆" |
| 一起阅读 | 与认知症老年人一同读他们喜欢的书，念出某些他们喜欢的段落。即使他们不记得这些段落，也可问问他们的看法 |
| 一同听或唱有意义的歌曲 | 可以以歌手名字或歌名刺激他们的记忆，可以询问他们对于歌曲的看法。需注意的是，在交流的过程中，照护者需要及时观察认知症老年人的反应，并针对情况随机应变 |

除了上面提到的技巧外，在日常的照护场景中，照护者也可以采用交谈的方式增加与认知症老年人的互动，这种交谈可以增加照护者和认知症老年人之间的信任，增加他们对于日常照护工作的配合程度。

比如，在洗澡的时候，通过一些体贴的话语，给老年人安慰，还有真诚的赞美。

例如，可以从以下方面进行：

（1）您喜欢这块香皂的味道吗？

（2）不着急，慢慢洗，我会陪着您的。

（3）我帮您裹上浴巾，这样您就不会着凉啦。

（4）真好，您现在闻上去香香的，您觉得舒服吗？

【重点提要】

照护者与认知症老年人的沟通无处不在，这需要照护者充分利用日常照护场景，增加与他们的互动，以此增加彼此信任，从而使他们更加配合日常照护工作，这样也能减轻照护者自己的照护压力。

**四、开展活动过程中的沟通**

在开展日常活动的过程中，为激发认知症老年人参加活动的积极性，照护者可以采用以下两点技巧。

（1）简化活动任务。活动不应太复杂，活动步骤也不宜过长，照护者可以把活动任务拆解成一个一个容易完成的小目标，在带着他们完成目标的过程中，激发他们探索的欲望及提升信心、消除顾虑。

（2）在任务过程中及时进行赞扬和鼓励。在任务引导的过程中，照护者可以恰当运用肢体语言，对他们完成任务进行及时的鼓励和赞许，比如，轻轻抚摸他们的手臂或者是背部（有衣物包裹的部分），也可以竖起拇指进行赞扬。

# 本章小结

本章内容可以帮助您更好地理解和应对认知症老年人的沟通困难。通过了解困难和特点、原因和有效沟通的策略和技巧，您可以提升自己的沟通能力，从而更好地与认知症老年人进行沟通，给予他们必要的支持和关怀。

首先，本章介绍了认知症老年人在沟通上所面临的困难和特点。这包括记忆力衰退、言语障碍、理解困难和情绪波动等方面。了解这些困难和特点可以帮助我们更好地理解认知症老年人的沟通需求。

其次，探讨了引发沟通不畅的原因。这些原因可以是生理功能下降、认知功能障碍、照护者缺乏沟通技巧、环境太过嘈杂等。了解这些原因有助于我们找到解决沟通障碍的方法。

接着，提供了关于如何与老年人建立有效沟通的策略和技巧。这包括做好必要的准备、掌握基本的沟通技巧、掌握应对的技巧、进阶的沟通技巧、了解人文沟通照护技巧——Humanitude 以及了解自己的沟通形态等内容。

最后，还介绍了针对不同场景的沟通技巧。这包括快速与认知症老年人建立关系、针对解决问题开展的沟通、日常闲聊的沟通和开展活动过程中的沟通等场景。

# 第四章 以人为本照护理念下的认知症照护过程

## 学习目标

### 1. 为什么这一课很重要？

以人为本照护理念下的照护过程对认知症老年人很重要。照护者通过为认知症老年人提供整体照护，能充分满足他们的身心需要，帮助他们维持健康、安全和精神安定，使其能发挥原有个性与能力，尽可能地维持生活质量和独立性，以达到最佳的健康状态。

### 2. 这节课对我有什么帮助？

了解以人为本理念下的认知症照护过程，提高您对认知症照护的综合理解。

提高您的照护能力，包括评估认知症老年人的照护问题和需求、明确照护原则、确定照护目标、制订照护措施、制订照护计划、执行照护计划以及评价照护效果和持续改进等，这些技能可以提高您的照护质量和效果。

强化您以人为本、自立支援的照护理念，促使您采用更加科学有效的方法开展照护服务，改善您的护理水平和服务质量。

### 3. 我能学到什么？

（1）为什么照护理念很重要。

（2）以人为本的认知症照护理念。

（3）对认知症老年人照护的综合理解。

（4）评估认知症老年人的照护问题和需求。

（5）明确照护原则。

（6）确定照护目标。

（7）制订照护措施。

（7）制订照护计划。

（8）执行照护计划。

（9）评价照护效果和持续改进。

# 知识要点

（1）明确照护过程中的理念是必要的。它能够指导行为，统一标准，提升照护者专业素养，保护认知症老年人的权益和尊严，促进照护效果。

（2）以人为本的照护是一种注重老年人个体需求和权益的照护理念，包括尊重与尊严、全人视角看待认知症老年人、以认知症老年人为中心、提供社交支持和促进人际交往、家庭参与等要素。

（3）对认知症老年人的照护是以满足老年人的身心需要，维持有个人风格的日常生活为目标，进行的一系列有目的、有计划的照护活动，是一个综合的、动态的解决照护问题并具有决策和反馈功能的过程。

（4）评估认知症老年人的照护问题和需求是一个动态的过程。照护者需要不断地观察和了解老年人的状况，并与老年人、家属和医疗团队进行沟通和合作，才能制订出适合老年人个性和需求的照护计划，从而提供最佳的照护服务。

（5）对认知症老年人进行照护时，照护者应遵循尊重和尊严、维持生活的延续性、安全和保护、个性化照护、沟通和交流、鼓励自主和参与、支持和教育等基本原则。

（6）对认知症老年人的照护目标是对照护理念和照护原则的具体体现，即根据认知症老年人的基本情况，为其提供全面的、个性化的照护，协助老年人维持健康、安全和精神安定，使其能发挥原有个性与能力，维持日常生活的独立性，帮助认知症老年人尽可能地维持其生活质量。

（7）照护措施可分为总体照护措施和具体照护措施，制订具体照护措施时应满足针对性、可行性、安全性、经济性、环境的适宜性、社会接受性、共同参与性等要求。

（8）制订认知症老年人的照护计划应包括评估和确定照护问题和需求、确定照护目标和原则、制订照护措施等内容。

（9）执行照护计划是照护工作中非常重要的一环，包括实施照护计划和记录照护过程。

（10）及时有效地评价照护效果，可以帮助调整和完善照护计划，从而使照护质量持续提高。

# 学习计划

| 内容 | 学习目标 | 课程活动 |
| --- | --- | --- |
| 为什么照护理念很重要 | ●了解认知症照护的发展史<br>●了解照护理念的重要性 | 课前活动：您认为应最先解决下列哪个问题<br>知识讲解：照护理念很重要 |
| 以人为本的认知症照护理念 | ●了解以人为本的认知症照护理念 | 知识讲解：以人为本的认知症照护理念 |
| 对认知症老年人照护的综合理解 | ●理解认知症的照护过程 | 知识讲解：对认知症老年人照护的综合理解 |
| 评估认知症老年人的照护问题和需求 | ●熟悉评估照护问题和需求的意义 | 知识讲解：评估认知症老年人的照护问题和需求 |
| 明确照护原则 | ●掌握认知症照护的原则 | 知识讲解：明确照护原则 |
| 确定照护目标 | ●掌握认知症照护的目标 | 知识讲解：确定照护目标 |
| 制订照护措施 | ●掌握制订照护措施的要求 | 知识讲解：制订照护措施 |
| 制订照护计划 | ●掌握制订照护计划的方法 | 知识讲解：制订照护计划<br>小问答：以下照护问题需首先解决的是<br>小问答：请问该目标陈述是否正确 |
| 执行照护计划 | ●熟悉执行照护计划的注意事项 | 知识讲解：执行照护计划 |
| 评价照护效果和持续改进 | ●熟悉评价照护效果的注意事项 | 知识讲解：评价照护效果和持续改进 |

　　认知症老年人的照护是一个循环的过程。照护者需要评估照护问题和需求、明确照护原则、确定照护目标、制订照护措施、制订照护计划、执行照护计划、评价照护效果，并不断进行评估和调整。以人为本的照护理念能够指导照护者的行为，统一标准，提升专业素养，保护老年人的权益和尊严，并最终促进照护效果的提升。通过学习本章，您将建立起认知症照护的整体方法论，为实践认知症照护打下坚实的基础。

## 第一节 为什么照护理念很重要

【课前讨论】

Z奶奶，75岁，被诊断为阿尔茨海默病，由家属送入认知症照护机构进行照护。刚入住不久，Z奶奶就开始频繁起身、无法安坐，在屋子里或走廊里走来走去，照护者非常担心Z奶奶发生摔倒或走失。作为照护者，您认为应最先解决下列哪个问题？请在您认为正确的答案后面打"√"。

1. 引起徘徊的根本原因是阿尔茨海默病本身，应先治疗疾病。（　　）

2. 徘徊容易造成Z奶奶摔倒或走失，应先处理症状。（　　）

3. Z奶奶徘徊似乎有某种目的和理由，应先分析其徘徊的背景和原因。（　　）

面对认知症老年人的行为问题，究竟应该关注行为症状本身还是应该分析背后的原因，这其实是对认知症照护方向的探讨。

关于认知症照护方向的探讨可以追溯到很久以前，但直到最近几十年，随着社会对认知症照护的关注逐渐增加，人们对其的理解也开始出现不同的观点和看法。图4-1呈现了认知症照护的主要历史里程碑。

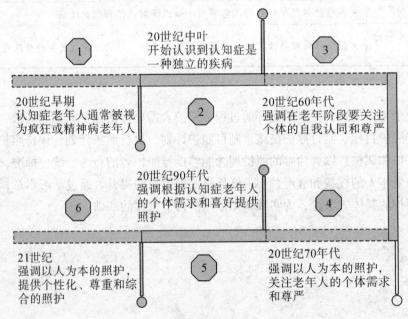

**图4-1　认知症照护的主要历史里程碑**

20 世纪早期。对于认知症的理解非常有限，很少有专门的照护措施。认知症老年人通常被视为疯狂或精神病老年人，被关在精神病院中接受不人道的对待。

20 世纪中叶。随着对认知症的研究和理解的增加，人们开始认识到认知症是一种独立的疾病，而不仅仅是老年人的自然衰老过程。这导致人们对认知症照护研究的兴趣和关注的增加。

20 世纪 60 年代。美国心理学家 Erik Erikson 提出了"生命周期理论"，强调在老年阶段要关注个体的自我认同和尊严。这对认知症照护理念产生了重要影响，强调尊重和关注老年人的权益和尊严。

20 世纪 70 年代。美国心理学家 Tom Kitwood 提出"人本主义照护"理念，强调以人为本的照护，关注老年人的个体需求和尊严。这对认知症照护的发展产生了重要影响，并成为后来照护理念的基础。

20 世纪 90 年代。随着认知症研究的进一步发展，人们开始认识到认知症老年人需要个性化和综合的照护。这导致了"个体化照护"概念的兴起，强调根据老年人的个体需求和喜好提供照护。

21 世纪。随着人口老龄化的加剧和认知症老年人数量的增加，社会对认知症照护的需求进一步增加。现代认知症照护强调以人为本的照护，关注老年人的个体需求、权益和尊严，提供个性化、尊重和综合的照护。

总之，认知症照护经历了从误解和忽视到关注和理解的转变。当前，人们普遍认为对认知症老年人的照护应该从认识和理解认知症本身和患有该疾病的人开始，也就是明确照护的理念，再在此基础上确定照护的原则、目标、方法和态度。

对认知症本身和对患有认知症疾病的人的认识和理解的方式是理念的一部分，理念是指一种基本的信念、观念或思想，是对某种事物或现象的认识和理解方式。它可以是个人、群体或社会共同的价值观、原则或目标，对行为和决策有指导作用。在认知症照护中，理念可以指导照护的目标、方法和态度，其核心是尊重和关爱认知症老年人，认为他们有权享受尊严和尊重，拥有与其他人一样的人权和社会参与的机会。

照护理念是必要的，它能够指导行为，统一标准，提升照护者的专业素养，保护认知症老年人的权益和尊严，促进照护效果。照护理念重要性的具体体现如下：

（1）指导行为。照护理念为照护过程提供了指导和方向，帮助照护者更好地理解认知症老年人，进而做出正确的决策和行动。

（2）统一标准。照护理念可以确保照护标准和质量。它可以建立共同的价值观和目标，确保所有照护者在行动中遵循相同的原则和方法，提供一致的照护。

（3）提升专业素养。照护理念可以提升照护者的专业素养和能力。它可以帮助照护者更好地理解认知症，从而提高对认知症老年人需求的敏感度和理解力。

（4）保护权益和尊严。照护理念强调以人为本的照护，关注老年人的权益和尊严。它提醒照护者尊重老年人的权利和意愿，确保他们在照护过程中得到尊重和关爱。

（5）促进照护效果。照护理念可以提供有针对性的照护策略和方法，帮助照护者更好地满足老年人的需求，提高照护的效果和质量。

综上所述，照护理念是一个重要的指导框架，可以帮助照护者提供高质量和个性化的照护服务。理念、原则和目标是相互关联的概念，它们共同构成了一个完整的指导框架，用于指导行为和决策，具体内容见图4-2。理念是指导行为和决策的根本性观念，原则是基于理念的具体指导原则，目标是理念和原则的具体体现。

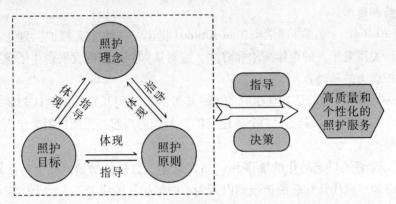

图 4-2 照护理念、原则和目标构建的指导框架

## 第二节 以人为本的认知症照护理念

认知症照护模式经历了同情式照护、症状应对式照护以及以人为本的照护几个阶段。以人为本的照护理念来源于卡尔·罗杰斯提出的以人为中心的心理治疗方法[1]。Wilberforce 等提出了以人为本定义的三层内涵：①需要全面理解人对疾病的独特解释和体验，除了症状本身，还应考虑到心理和社会层面；②老年人主导选择权，照护者起指导作用；③人际关系在照护和治疗中是最重要的[2]。简单来说，以人为本的照护是一种注重老年人个体需求和权益的照护理念。它强调将老年人置于照护过程的中心，尊重老年人的意愿和选择，关注他们的身体、心理、社交和精神健康。具体而言，以人为本的照护要素包括以下内容：

（1）尊重和尊严。将老年人视为独特的个体，尊重他们的人格，维护他们的尊严，避

① BROOKER D. What is person-centered care in dementia? [J]. RevClin Gerontol, 2003, 13（3）：215-222.

② WILBERFORCE M, CHALLIS D, DAVIES L, et al. Person-cen-tredness in the care of older adults: a systematic review of ques-tionnaire-based scales and their measurement properties [J]. BMC Geriatr, 2016: 63.

免行为和言语上的不尊重。

（2）全人视角看待认知症老年人。将老年人看作一个整体，不仅关注他们的疾病或健康问题，还应关注他们的身心健康、社交关系、生活环境和个人喜好等方面。

（3）以认知症老年人为中心。将认知症老年人的需求、权益和健康放在最重要的位置，将他们的声音和意见置于决策和照护过程的核心。

（4）提供社交支持和促进人际交往。认知症老年人应保持与他人的联系，以减少孤独感，提高生活质量和幸福感。

（5）家庭参与。鼓励和支持老年人家庭的参与和合作，共同制订和实施照护计划，提供全方位的支持和帮助。

以人为本的认知症照护建立在评估的基础上。为了制订科学的照护计划，照护者必须对认知症老年人进行正确的评估，并通过科学评估了解老年人出现异常情况的原因，再根据评估结果制订个性化的照护方案。

# 第三节　对认知症老年人照护的综合理解

全人视角看待和理解认知症老年人是一切照护的基础。全人视角意味着不仅要了解老年人的身体状况、医疗需求、个人背景、生活经历、心理、情感、社交、精神需求、家庭和社区支持，还要了解老年人所患认知症类型、症状和病情进展，以及疾病对他们日常生活产生的影响。

对认知症老年人的照护旨在满足他们的身心需求，维持他们个人风格的日常生活。这是一个综合的、动态的照护过程。照护者应通过有目的、有计划的照护活动，解决认知症老年人的照护问题，并不断进行决策和反馈，以使他们达到最佳的健康状态。综合照护意味着从多个方面全面了解认知症老年人的照护问题，并运用多学科的知识来解决这些问题。动态照护意味着根据老年人不断变化的照护问题及时修订照护计划，以适应他们的需求和情况变化。决策是照护者在充分评估后根据老年人的照护问题选择针对性的照护措施。反馈则是对照护干预后效果的评价，为照护质量的持续改进提供重要依据。

对认知症老年人的照护流程是一个评估照护问题和需求—明确照护原则—确定照护目标—制订照护措施—制订照护计划—执行照护计划—评价照护效果和持续改进的循环过程。认知症老年人的照护流程见图4-3。

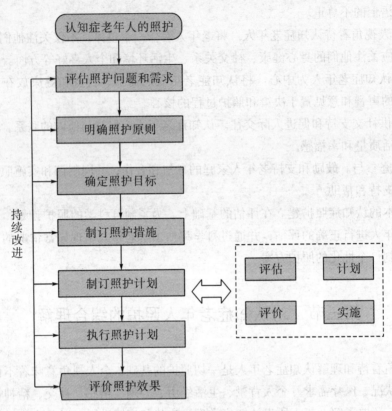

图4-3 认知症老年人的照护流程

# 第四节 评估认知症老年人的照护问题和需求

评估认知症老年人的照护问题和需求是制订个性化照护计划的基础。对认知症老年人的评估内容包括身心健康状况、个性、日常生活能力、认知情况、行为和精神症状、安全情况、药物管理、社会支持情况、照护服务的运行情况等方面。具体方法请查看评估章节（见第五章）。

科学的评估需要从老年人的生活场景收集信息，并尊重老年人的期望和个性。这样可以确保评估内容与实际状况相符，并为制订个性化的照护计划提供依据。持续收集信息也可以帮助照护者及时调整照护计划，以适应老年人的变化和需求。

评估认知症老年人的照护问题是一个动态的过程，需要不断地观察和了解老年人的状况，并与老年人、家属和医疗团队进行沟通和合作。照护者只有通过全面的评估，才能制订适合老年人个性和需求的照护计划，提供最佳的照护服务。我们在对认知症老年人进行充分评估后，可以判断他们现存或潜在的照护问题，分析出引起问题的原因，明确老年人的需求。照护问题的判断维度见表4-1。

表4-1　照护问题的判断维度

| 维度 | 问题 |
|---|---|
| 身体健康 | 与生理功能改变有关的问题，如意识障碍、视听觉障碍、身体疾病、营养不良、排泄异常等 |
| 认知功能 | 与认知功能异常有关的问题，如定向力障碍、记忆力障碍、理解力障碍、执行功能障碍、判断力障碍、计算力障碍等 |
| 日常生活 | 与自理和活动能力下降有关的问题，如躯体活动障碍、自理缺陷、活动量过少等 |
| 精神行为 | 与行为和精神症状有关的问题，如妄想、幻觉、抑郁、暴力、徘徊等 |
| 安全 | 与安全风险相关的问题，如跌倒、走失、烫伤、火灾、危险驾驶、服药过量、漏服药物等 |
| 照护支持 | 与照护支持不足相关的问题，如知识缺乏、应对无效、经济困难等 |

# 第五节　明确照护原则

认知症的照护原则是在对认知症老年人进行照护时，遵循以人为本的照护理念，并提供具体的指导。这些原则旨在确保老年人获得最佳的照护和支持，提高他们的生活质量。这些原则包括：

（1）尊重和尊严。认知症老年人应被视为独立的个体，应该尊重他们的意愿和选择，维护他们的尊严和权益。

（2）维持生活的延续性。照顾认知症老年人时，应该尊重他们的个人喜好和习惯，并提供相应的支持和适应性措施，以确保他们能够继续过着熟悉和舒适的生活。

（3）个性化照护。每个认知症老年人都是独特的，他们的需求和能力各不相同，照护应根据老年人的个体差异，提供个性化的照护计划和支持。

（4）安全和保护。认知症老年人可能会面临安全风险，照护应重视安全问题，提供必要的保护措施，预防意外和伤害。

（5）鼓励自立和参与。照护认知症老年人时，为他们提供必要的支持和帮助，尽可能地鼓励认知症老年人保持自立和参与，积极促进他们发挥自身能力，参与日常生活和决策过程。

（6）沟通和理解。与认知症老年人进行有效的沟通，使用简单、明确的语言，适当的语速和音量；倾听老年人的需求和感受，尽量理解他们的困扰和挑战。

（7）支持和教育。照护者应提供老年人和家属所需的支持和教育，帮助他们理解认知症的病情和管理方法，提供情感支持和实际指导。

**【重点提要】**

　　以上是认知症照护的整体原则，是基于理念的具体指导。照护计划中的药物治疗、生活照护、康复训练等会针对特定方面的照护问题和需求制订具体原则，以提供更有针对性的照护支持。整体照护原则和具体照护原则相互补充，共同构成了全面而综合的照护体系，以满足认知症老年人的各种照护需求。

## 第六节　确定照护目标

　　在制订照护计划之前，确立照护目标非常重要。照护目标应该是具体、可衡量和可实现的，以确保计划的有效性和可操作性。认知症的照护目标是对照护理念和照护原则的具体体现。照护者根据认知症老年人的基本情况，为其提供全面的、个性化的照护，协助他们维持健康、安全和精神安定，使其能发挥原有个性与能力，维持日常生活的独立性，帮助他们尽可能地维持其生活质量。具体包括：

　　（1）提供安全的生活环境。确保老年人的居住环境安全，预防跌倒、意外伤害等风险。

　　（2）最大限度地发挥现有的功能。尽可能地延缓认知症老年人功能衰退的进程，照护者在协助他们日常生活自理和预防功能退化的过程中，必须与老年人的步调相协调，分析他们的潜力，并制订出帮助他们发挥个人能力的照护计划。

　　（3）提供有意义的活动。认知症老年人需要有意义的活动来保持身心健康，照护者应该提供适合他们有趣的活动。

　　（4）提供合适的医疗和药物治疗。认知症老年人需要合适的医疗和药物治疗，以控制其病情和症状。

　　（5）提供心理和社会支持。认知症老年人需要心理和社会支持，照护者应该提供适当的心理和社会支持，以帮助他们处理情绪和心理问题。

　　（6）保持认知症老年人的尊严和自尊心。认知症老年人需要保持尊严和自尊心，照护者应该尊重他们的决定和意愿，以维护他们的尊严和自尊心。

　　综合来说，认知症照护的目标是帮助认知症老年人尽可能地维持其生活质量和自主性，提供全面的、个性化的照护。

【重点提要】

　　以上是认知症照护的总目标。总目标是宏观的目标，涵盖了多个方面的照护需求，而分目标是指在实现总目标的过程中，为了更具体地满足老年人的照护需求而制定的具体目标。分目标是对总目标的细化和具体化，它们可以针对不同的照护领域或问题制定，例如，饮食方面的分目标可以是提供均衡饮食、促进进食能力和食欲等。总目标提供了照护的方向，而分目标则是实现总目标的具体行动计划，通过不断追求和达成分目标，可以逐步实现总目标，从而提供更好的照护支持。

# 第七节　制订照护措施

　　照护措施是为了满足认知症老年人的生活、安全、康复等方面的需求而采取的策略和方法。照护措施的确定应考虑认知症老年人的个性特点、喜好和需求，以及照护者的能力和资源。它包括具体的照护项目和活动，例如，提供生活照护、应对行为变化、进行认知训练、提供社交活动、药物治疗等。

　　照护措施可以分为总体照护措施和具体照护措施，具体照护措施是指在总体照护措施的指导下，为满足认知症老年人的照护需求而采取的具体行动和方法。例如，为达成"为认知症老年人提供情绪支持"这一总体照护措施，照护者可以采取的具体措施，包括：在认知症老年人情绪低落时，通过肢体语言、心理支持等方式提供适当的安慰和鼓励；通过放松训练、深呼吸等方式帮助缓解不良情绪等。制订具体照护措施的要求包括：

　　（1）针对性。照护者应结合引起问题的原因制订照护措施，从而达成照护目标。

　　（2）可行性。照护者应结合机构与认知症老年人的实际情况制订照护措施，确保照护措施切实可行。

　　（3）安全性。制订的照护措施应确保认知症老年人的安全，避免发生危险。

　　（4）经济性。照护者应结合认知症老年人的经济情况制订照护措施，在照护效果与经济上合适。

　　（5）环境的适宜性。照护者制订照护措施时应考虑环境的适老化及照护用品的环保性。

　　（6）社会接受性。照护者制订照护措施时应遵守相关法律法规，如老年人权益保障法、医疗保险、长期照护保险、相关卫生法规等。

　　（7）共同参与。认知症老年人及其照护者共同参与照护措施的制订，从而提高依从性，达到最佳照护效果。

# 第八节　制订照护计划

　　照护计划是根据认知症老年人日常生活的具体评估结果，以他们的需求为中心，为了达成照护目标而制订的具体计划和策略。照护计划的制订应考虑认知症老年人的个性特点、喜好和需求，以及照护者的能力和资源。制订认知症老年人的照护计划应包括评估和确定照护问题、确定照护目标和原则、制订照护措施等。制订认知症老年人照护计划的步骤如下：

　　步骤一：填写认知症老年人的基本信息。基本信息的具体内容见表4-2。

表4-2　基本信息

| 1 | 姓名 | |
|---|---|---|
| 2 | 性别 | |
| 3 | 年龄 | |
| 4 | 亲属情况 | |
| 5 | 监护人 | |
| 6 | 入住养老机构时间（第几年） | |
| 7 | 入住原因 | |
| 8 | 入住前的生活情况 | |
| 9 | 本人或亲属对入住的意愿 | |
| 10 | 其他 | |

　　步骤二：根据身体健康状况、日常生活能力、环境、个性等评估结果，分析认知症老年人的照护问题和需求。评估结果的具体内容见表4-3。

表4-3　评估结果

| 维度 | 序号 | 项目 | 评估结果（现状+老年人的想法） |
|---|---|---|---|
| 身体健康状况 | 1 | 认知功能 | |
| | 2 | 现病史 | |
| | 3 | 在服药物 | |
| | 4 | 既往病史 | |
| | 5 | 日常生命体征 | |
| | 6 | 身高/体重 | |

表4-3（续）

| 维度 | 序号 | 项目 | 评估结果（现状＋老年人的想法） |
|---|---|---|---|
| 日常生活能力 | 7 | 家务 | |
| | 8 | 移动 | |
| | 9 | 着装 | |
| | 10 | 饮食 | |
| | 11 | 排泄 | |
| | 12 | 洗澡 | |
| | 13 | 睡眠 | |
| | 14 | 交流 | |
| | 15 | 娱乐活动 | |
| | 16 | 愿望 | |
| | 17 | 角色（家庭/社会） | |
| | 18 | 其他 | |
| 环境因素 | 19 | 生活环境 | |
| | 20 | 生活用品 | |
| | 21 | 经济状况 | |
| | 22 | 家庭关系 | |
| | 23 | 保险补助 | |
| | 24 | 其他 | |
| 个人因素 | 25 | 价值观/习惯 | |
| | 26 | 性格 | |
| | 27 | 生活史 | |
| | 28 | 特长 | |
| | 29 | 一天的生活方式 | |
| | 30 | 其他 | |

步骤三：确定认知症老年人的照护问题、原因和需求。具体记录方式见表4-4。

表4-4 照护问题、原因和需求记录

| 序号 | 问题 | 原因 | 需求 |
|---|---|---|---|
| 1 | 例：经常忘记喝水 | 与认知症老年人记忆力下降有关 | 水分充足 |

表4-4(续)

| 序号 | 问题 | 原因 | 需求 |
|------|------|------|------|
| 2 | 例：有跌倒的风险 | 与认知症老年人双下肢肌力下降，行走步态不稳有关 | 入住期间能够不跌倒，安全行走 |

注：确定认知症老年人照护问题和需求的优先级

1. 根据问题的轻、重、缓、急。危及生命的、急迫的、重要的问题应优先解决，然后再解决其他问题。

2. 按照认知症老年人的意愿。在没有危及认知症老年人生命安全或增加痛苦，同时又不违背治疗和照护原则的情况下，可以根据老年人的要求和意愿确定问题和需求的优先级。

3. 按照马斯洛需要层次论。马斯洛将人的需要分为：生理需要、安全需要、爱与归属的需要、尊重需要、认知需要、审美需要、自我实现的需要。其中，生理需要、安全需要、爱与归属的需要、尊重需要又被称为基本需要；认知需要、审美需要、自我实现又称为高级需要。基本需要应优先满足。

## 【课时练习】

以下照护问题需首先解决的是：

1. 自杀　　　2. 徘徊　　　3. 无精打采　　　4. 反复说同样的话

**解析**：以上罗列了4个照护问题，根据确定照护问题的优先级原则，自杀属于危及生命的问题，应首先解决。

步骤四：明确照护原则、确定照护目标、制订照护措施。具体记录方式见表4-5。

表4-5　照护原则、照护目标和具体措施记录表

| 照护原则：以饮食照护为例，遵循个性化原则、营养均衡原则、自立支援原则等 | | | |
|------|------|------|------|
| 长期目标：改善老年人的生活质量、提供安全的照护环境等 | | | |
| 日期 | 照护需求 | 短期目标 | 具体照护措施 |
| 2023.<br>6.25 | 水分充足 | 2天内（时间）张阿姨（对象）在照护者的协助下（方式）饮水量达 1 500～2 000 ml/d（目标）<br><br>1周内（时间）在不提醒的情况下（方式），张阿姨（对象）忘记喝水的次数不大于3次（目标） | □照护者制订饮水计划,07：00～21：00 每2 h协助饮水200 ml；<br>□康复师每周二、周四上午 9：00～9：30进行记忆力训练 |
| 2023.<br>6.25 | 入住期间不跌倒安全行走 | 入住的第1个月，老年人在照护者的协助下行走不发生跌倒 | □穿防滑鞋、长度合适的裤子；<br>□照护者进行 24 h 陪护；<br>□康复师周一、周三 9：00～10：00进行关节活动度和肌力训练；<br>□护士在床头挂防跌倒警示标识 |

注：

1. 具体照护计划的原则是根据特定问题的特点和需求来制订的。

2. 长期目标的达成有时需要多个短期目标来实现。

短期目标的陈述应包括：对象、方式、时间、目标。

照护目标以认知症老年人为中心，具有针对性、可观察性、可测量性、时限性和可行性。

3. 具体照护措施应明确由谁执行、如何执行、执行多久，且要时刻考虑怎样才能促进他们发挥自身能力，参与日常生活和决策过程。

**【课时练习】**

"通过行为疗法和生活方式的调整让认知症老人张阿姨的尿失禁症状在 3 天内缓解"，请问该目标的陈述是否正确？

**解析**：以上目标的陈述不准确。一是违背了可测量性原则，试题中照护目标是"缓解"，较为模糊性，应做定量补充。二是违背了科学性原则，对老年人慢性疾病的治疗一般需要一个较长时间，很难在 3 天内就出现立竿见影的效果。

上述目标可修改为：通过行为疗法和生活方式的改变，在 1 个月内，让认知症老人张阿姨的尿失禁症状出现频次由每天多次减少到 1 周 1 次。

步骤五：执行照护计划。

执行照护计划是将照护计划付诸行动，实现照护目标的过程。在执行过程中，需严格监测照护措施是否落实到位。照护措施监测方法见表 4-6。

表 4-6　照护措施监测

| 具体照护措施 | 执行情况 | 执行人 |
|---|---|---|
| 照护者制订饮水计划，7:00~21:00 每 2 h 协助饮水 200 ml | □执行 □未执行 | |
| 康复师每周二、周四 9:00~9:30 进行记忆力训练 | □执行 □未执行 | |
| 照护者给老年人穿防滑鞋、长度合适的裤子 | □执行 □未执行 | |
| 照护者 24 h 进行陪护 | □执行 □未执行 | |
| 康复师周一、周三 9:00~10:00 进行关节活动度和肌力训练 | □执行 □未执行 | |
| 护士在床头悬挂防跌倒警示标识 | □执行 □未执行 | |

步骤六：照护效果评价和持续改进。

评价照护效果可以判断预期目标的达成情况，促进照护质量的持续提高。照护者收集认知症老年人健康状况相关信息，评价他们的行为和身心健康是否达到照护目标。若照护目标完全达成，说明照护问题和需求得到解决，可以继续或部分停止原有照护措施；若目标部分达成或未达成，应分析原因，并重新审视照护过程，制订新一轮的照护计划，以持续改进照护质量。照护效果评价方法见表 4-7。

表 4-7　照护效果评价

| 老年人目前健康情况 | 达成状况 | 目标未达成的主要原因 | 现有措施调整 | 评价时间 | 评价人 |
|---|---|---|---|---|---|
| 昨天饮水 1 500 ml<br>今天饮水 1 800 ml | ☑完全达成<br>□部分达成<br>□未达成 | — | □停止<br>☑继续<br>□取消<br>□修订 | 2023.6.27 | X |

表4-7（续）

| 老年人目前健康情况 | 达成状况 | 目标未达成的主要原因 | 现有措施调整 | 评价时间 | 评价人 |
|---|---|---|---|---|---|
| 本周有6次忘记喝水 | □完全达成<br>□部分达成<br>☑未达成 | 每周2次的记忆训练频次低<br>记忆训练仅1周，时间短，效果不佳 | □停止<br>□继续<br>□取消<br>☑修订 | 2023.7.2 | X |
| 1月内未发生跌倒 | ☑完全达成<br>□部分达成<br>□未达成 | — | □停止<br>☑继续<br>□取消<br>□修订 | 2023.7.25 | X |

## 【重点提要】

照护效果的评价时间应根据照护目标的达成时间来决定，如：目标制订的时间是6月25日，目标达成的时间是2天，那评价时间应是6月27日。

综上所述，制订照护计划的过程也是一个从评估、实施、检查再到处理或改进的一个循环过程，它与照护过程的思路一致，完整的照护计划模板见表4-8。为了便于照护者参照学习，附件1提供了《样例：认知症老年人的照护计划》。

表4-8　照护计划模板（供参考）

| 照护计划模板 | | | | | |
|---|---|---|---|---|---|
| 本人姓名： | 性别： | 年龄： | 亲属情况： | 监护人： | |
| 入住机构时间： | 入住原因： | 入住前生活情况： | | 本人或亲属对入住的意愿： | |
| 身体健康状况评估结果： | | | 日常生活能力评估结果： | | |
| 环境评估结果： | | | 个人因素评估结果 | | |
| 照护问题 | | 原因 | | 照护需求 | |
| | | | | | |
| | | | | | |
| 照护原则： | | | | | |
| 长期照护目标： | | | | | |

| 日期 | 照护需求 | 短期目标 | 照护措施 | | | 照护评价 | | | | | |
|---|---|---|---|---|---|---|---|---|---|---|---|
| | | | 具体措施 | 执行情况 | 执行人 | 老年人目前健康情况 | 目标达成状况 | 目标未达成的主要原因 | 现有措施的调整 | 评价时间 | 评价人 |
| | | | | □执行<br>□未执行 | | | □完全达成<br>□部分达成<br>□未达成 | | □停止<br>□继续<br>□取消<br>□修订 | | |

表4-8(续)

| | | | □执行<br>□未执行 | | | □完全达成<br>□部分达成<br>□未达成 | | □停止<br>□继续<br>□取消<br>□修订 | |
|---|---|---|---|---|---|---|---|---|---|
| | | | □执行<br>□未执行 | | | □完全达成<br>□部分达成<br>□未达成 | | □停止<br>□继续<br>□取消<br>□修订 | |
| | | | □执行<br>□未执行 | | | □完全达成<br>□部分达成<br>□未达成 | | □停止<br>□继续<br>□取消<br>□修订 | |
| | | | □执行<br>□未执行 | | | □完全达成<br>□部分达成<br>□未达成 | | □停止<br>□继续<br>□取消<br>□修订 | |

# 第九节 执行照护计划

执行照护计划是照护工作中非常重要的一环,包括实施照护计划和记录照护过程等。

## 一、实施照护计划的注意事项

实施照护计划时应遵循以下注意事项:

(1)充分了解照护计划。在实施照护计划前,照护者应充分了解照护计划的内容和目标,了解认知症老年人的病情、需求和特殊要求,以便能够提供适当的照护服务。

(2)与认知症老年人和家属进行有效沟通。照护者应与认知症老年人和家属建立良好的信任关系,了解他们的需求和意见,确保照护计划的顺利实施。

(3)遵守照护标准和操作规范。在实施照护计划时,照护者应遵守相关的照护标准和操作规范,确保照护工作的安全性和质量;遵循正确的操作流程和卫生措施,防止交叉感染和意外事故的发生。

(4)注重个性化照护。根据认知症老年人的个体差异和特殊需求,照护者应考虑到他们的文化背景、宗教信仰和个人偏好,提供个性化的照护服务。

(5)定期评估和调整照护计划。照护者应定期评估照护计划的实施效果和老年人的健康状况,及时调整照护措施和目标;与医生和其他照护团队成员合作,共同制订和调整照护计划,以确保照护工作的连贯性和协调性。

（6）做好记录和报告。照护者应及时、准确地记录照护过程和认知症老年人的反应，包括照护措施的实施情况、病情变化和照护效果等；向医生和其他照护团队成员报告重要的观察结果和问题，以便及时采取相应的措施。

## 二、记录照护过程的注意事项

记录照护过程时应遵循以下注意事项：

（1）记录详细、准确的信息。照护者应详细、准确地记录信息，包括照护措施的实施情况、认知症老年人的反应和症状、用药情况等；确保记录的信息能够客观反映照护过程和效果。

（2）使用标准化的记录表格或系统。使用标准化的记录表格或系统，可以更方便地记录和整理照护过程信息。这些表格或系统应该包括必要的信息，如基本信息、照护计划和目标、照护措施的实施情况和效果等。

（3）记录时间和签名。在记录照护过程时，照护者应如实记录时间并签名，以便追踪和核实记录的真实性和准确性。

（4）保护老年人的隐私。在记录照护过程时，照护者应保护老年人的隐私，不泄露认知症老年人的个人信息，确保记录的信息只被授权人员访问和查阅。

（5）及时更新和整理记录。定期更新和整理照护记录，确保记录的完整性和连贯性，为后续照护工作提供有价值的参考和指导。一般照护过程记录见表4-9。

表4-9　一般照护过程记录表（供参考）

| 姓名： | 自理能力：（完好/轻/中/重度依赖） | | | | | 认知功能：（I/II/III/IV 级） | | | | 日期： | |
|---|---|---|---|---|---|---|---|---|---|---|---|
| 体温： | 脉搏： | | | | | 血压： | | | | 呼吸： | |
| 时间 | 照护措施 | | | | | | | | | | |
| | 生活照护 | | | | | 康复训练 | 活动 | 药物 | 其他 | 特殊护理记录 | 记录者 |
| 0:00 | 睡眠 | 饮水/ml | 饮食/g | 大便（数量、颜色、性状） | 小便（数量、颜色、性状） | 入浴 | | | | | |
| 1:00 | | | | | | | | | | | |
| 2:00 | | | | | | | | | | | |
| 3:00 | | | | | | | | | | | |
| 4:00 | | | | | | | | | | | |
| 5:00 | | | | | | | | | | | |
| 6:00 | | | | | | | | | | | |
| 7:00 | | | 面条250 | | | | | | | | XX |

表4-9(续)

| 时间 | | | | | | 备注 | 签名 |
|---|---|---|---|---|---|---|---|
| 8:00 | | 50 | | | | 粪便干燥,表面少量鲜血,告知医生,遵医嘱继续观察 | XX |
| 9:00 | 200 | | 吞咽训练 | | | | XX |
| 10:00 | | 100 | | 画画 | | | XX |
| 11:00 | | | | | | | |
| 12:00 | | | | | | | |
| 13:00 | | | | | | | |
| 14:00 | | | | | | | |
| 15:00 | | | | 唱歌 | | | XX |
| 16:00 | | | 吞咽训练 | | | | XX |
| 17:00 | | | | | | | |
| 18:00 | | | | | | | |
| 19:00 | | | 入浴 | | | | XX |
| 20:00 | | | | | 安定 1 mg | | XX |
| 21:00 | | | | | | | |
| 22:00 | | | | | | | |
| 23:00 | | | | | | | |
| 大便次数(次): | | | | | | | |
| 小便量(ml): | | | | | | | |
| 水分(ml): | | | | | | | |
| 体重(Kg): | | | | | | | |
| 身高(cm): | | | | | | | |

# 第十节 评价照护效果和持续改进

评价虽然是照护过程的最后一步,但却贯穿于整个照护过程中。照护者在评价照护效果时需要注意以下事项:

(1)设定明确的目标和指标。在开始监测照护效果之前,照护者应该设定明确的照护目标和具体指标。这些指标可以是老年人的生理指标（如血压、血糖水平），也可以是功能能力的指标（如日常生活活动能力、疼痛程度等）。确保这些指标能够客观地反映照护效果。

（2）使用标准化的评估工具。选择合适的评估工具来评估照护效果，确保评估的准确性和可靠性。这些评估工具可以是已经验证和广泛使用的标准化工具。

（3）定期进行评估和记录。根据设定的目标和指标，定期记录和评估照护效果。照护者可以每周、每月或根据需要进行评估，确保评估的频率和方法一致，并将评估结果记录在照护记录中。

（4）与认知症老年人和家属进行沟通。在评估照护效果时，照护者应与认知症老年人和家属进行有效的沟通，了解他们对照护的感受和反馈。他们的意见和建议可以提供有价值的信息，帮助改进照护工作。

（5）分析和解读评估结果。对评估结果进行分析和解读，判断照护效果的优劣。比较不同时间点的评估结果，观察是否有改善或恶化的趋势。根据评估结果，及时调整照护计划和措施。

（6）与医生和其他照护团队成员合作。与医生和其他照护团队成员合作，共同分析和解读评估结果，讨论照护效果和可能的改进措施。及时向医生报告重要的评估结果和问题，以便调整治疗方案和照护计划。

# 本章小结

以人为本照护理念下的认知症照护，关注认知症老年人的个体需求和尊严，强调提供个性化、尊重和综合的照护。全人视角看待和理解认知症老年人是一切照护的基础。该理念将认知症老年人置于护理过程的中心，尊重老年人的意愿和选择，关注他们的身体、心理、社交和精神健康。以人为本照护理念下的认知症照护过程应包括以下步骤：

首先，从老年人的生活场景仔细收集具体信息，评估认知症老年人的照护问题和需求。

其次，根据认知症老年人的基本情况，明确照护原则、确定照护目标、制订照护措施和制订照护计划。

最后，执行照护计划，定期评价照护效果，动态调整照护计划，以持续提高照护质量。

# 第五章　认知症评估

## 学习目标

**1. 为什么这一课很重要？**

学习这一章，您将了解认知症评估的重要性和必要性，以及如何进行综合而有效的评估，进而为老年人的诊断、治疗和照护提供基础和指导。这将有助于为认知症老年人提供更全面、更有针对性的照护支持。这对于成为一名全面了解老年人状况并能提供相应照护和支持的综合照护者非常重要。

**2. 这节课对我有什么帮助？**

了解并掌握认知症评估的对象、目的、理念、工具以及不同场景的评估方法等，这些知识可以帮助您理解评估的整体过程，提高您的专业知识水平。

提升您评估的能力，让您学会如何进行综合有效的评估，掌握评估认知症老年人的工具和技巧。这些知识能够让您更准确地判断老年人的认知能力和病情状况，为老年人的诊断、治疗和照护提供基础和指导。

培养您面对认知症老年人时的敏感性和耐心，提高您与认知症老年人及其家属沟通的能力和关爱他人的素质。

**3. 我能学到什么？**

（1）谁需要评估。

（2）为什么要进行评估。

（3）评估应坚持什么理念。

（4）谁可以提供评估服务。

（5）什么时候在哪里评估。

（6）评估内容包括哪些。

（7）有哪些评估工具。

（8）养老机构认知症老年人评估。

（9）居家认知症老年人评估。

（10）评估记录。

# 知识要点

（1）认知症评估的对象包括出现认知障碍的体征或症状，怀疑患认知症的老年人；需确定病因、疾病严重程度及干预效果的确诊认知症老年人；病情发生变化的认知症老年人。

（2）对认知症老年人进行评估可以帮助确定诊断和病因、监测病情变化、确定照护问题和需求、评价照护效果、提高老年人和家属的满意度。

（3）认知症评估应在以人为本的照护理念指导下，以科学为基础，以全面性为目标，以连续性为保障，以团队协作为手段，以保护隐私和信息共享为原则，提高评估的质量和效果。

（4）提供评估服务的从业人员应具有评估资格。

（5）评估的时间和地点可以根据老年人及其家属的情况和需要来确定，但应满足评估时间的长短足够获取准确、全面的信息，评估地点安静、舒适，并能提供足够的隐私保护。

（6）认知症评估的内容包括身体健康状况、日常生活功能、认知功能、行为和精神症状、安全、个性和支持系统七个方面。

（7）为了进行全面的整体评估，评估人员通常需要根据老年人的情况选择多个合适的评估量表。选择的评估量表至少要包括与认知功能有关的、与 ADL 和 IADL 有关的，以及与行为和精神症状有关的三项领域的评估。

（8）评估量表只是一个评估工具，不能用来诊断疾病或判断个体的整体功能状态。如果存在认知功能障碍的怀疑，则需要对其进一步的评估和专业诊断。

（9）养老机构对认知症老年人进行评估可以了解他们的认知功能状况、行为问题和日常生活能力，提供适当的照护和支持。评估步骤包括确认评估目的和需求、收集基本信息、选择评估工具、进行评估、分析评估结果、制订照护计划。

（10）对于居家的认知症老年人，照护者可以通过观察和记录、使用评估工具、进行问卷调查、寻求专业帮助等方式帮助家庭了解其认知功能、行为问题和日常生活能力等方面的情况，以便制订适当的照护计划和提供支持。

（11）对认知症老年人的评估记录除了量化记录外，还应包括描述性记录。准确、全面的记录可以跟踪老年人的认知功能、行为问题和日常生活能力的变化，以便提供相应的照护和支持。

# 学习计划

| 内容 | 学习目标 | 课程活动 |
|------|---------|---------|
| 谁需要评估 | ●了解评估的对象 | 课前活动：结合案例内容，请思考：就医时医生首先应该做什么？这样做的目的是什么？<br>知识讲解：评估对象 |
| 为什么要进行评估 | ●了解评估的重要性 | 知识讲解：评估目的 |
| 评估应坚持什么理念 | ●熟悉评估的理念 | 知识讲解：评估理念小问答：判断以下关于认知症评估理念的描述正确与否 |
| 谁可以提供评估服务 | ●了解可以提供评估服务的专业人员 | 知识讲解：能够提供评估服务的专业人员 |
| 什么时候在哪里评估 | ●熟悉确定评估时间和评估地点的要点 | 知识讲解：评估时间及地点 |
| 评估服务包括哪些 | ●掌握评估的内容 | 知识讲解：评估内容 |
| 有哪些评估工具 | ●掌握常见的评估工具 | 知识讲解：评估工具<br>小问答：使用观察法评估认知症老年人时，应从哪些方面进行？ |
| 养老机构认知症老年人评估 | ●了解养老机构认知症老年人评估的目的<br>●熟悉对认知症老年人进行评估的频率<br>●掌握对认知症老年人评估的流程 | 知识讲解：评估目的<br>知识讲解：对认知症老年人进行评估的频率<br>知识讲解：对认知症老年人进行评估的流程 |
| 居家认知症老年人评估 | ●掌握居家认知症老年人评估的方法 | 知识讲解：居家认知症老年人评估 |
| 评估记录 | ●熟悉评估记录的内容和注意事项 | 知识讲解：评估记录 |

认知症评估是一项重要的工作，旨在评估老年人的认知功能、精神状态、情绪状态和日常生活能力等。随着人口老龄化趋势的加剧，认知症日益引起关注。因此，对认知症评估的需求也日益增长。本章将介绍认知症评估的目的、过程和常用工具，以及评估结果的应用和记录，图 5-1 提供了认知症评估思路。通过本章的学习，您将了解认知症评估的重要性，以及如何进行综合而有效的评估，为认知症老年人的照护和支持提供科学依据。

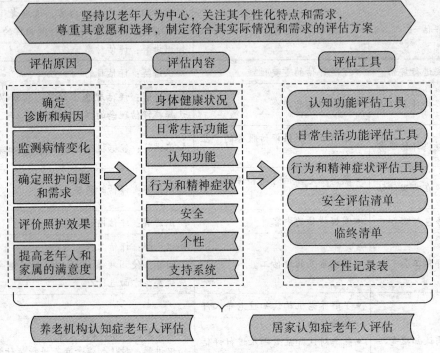

图 5-1　认知症评估思路

# 第一节　谁需要评估

【课前讨论】

　　T 奶奶，70 岁，退休护士，老伴儿 2 年前去世。刚退休时，身体健康、性格开朗，经常与朋友外出旅行，讲卫生，爱收拾。近期，T 奶奶家人发现她性格和行为有些异常，经常手上拿着钥匙却四处找钥匙，把遥控器放在冰箱里，出门忘记关煤气。家人不知道 T 奶奶是"老糊涂"还是生病了，于是决定带她去看医生。结合案例内容，请思考：

　　1. 就医时家庭照护者面对医生首先应该做什么？

　　2. 这样做的目的是什么？

在上述案例中，就医时 T 奶奶的家庭照护者首先应该向医生客观详细描述 T 奶奶近期在家的表现和异常状况，便于医生对老年人的认知功能进行评估，以确定该老年人是否患有认知症，以及病因是什么，从而为其制订更加精准的治疗方案。

认知症评估是指对个体进行系统和全面的评估，以便了解个体的认知、情感、行为等方面的状况，以确定个体是否存在认知功能损害，并进一步确定认知症的类型和严重程度，以便为个体提供最佳的治疗和照护方案。

认知症评估的对象包括：出现认知障碍的体征或症状，怀疑患认知症的老年人；需确定病因、疾病严重程度及干预效果的确诊认知症老年人；病情发生变化的认知症老年人。本手册评估是针对认知症老年人的评估。

## 第二节　为什么要进行评估

对认知症老年人进行评估的目的是了解他们的认知、精神、行为等方面的状况，以便制订个性化的照护计划和治疗方案，提高他们的生活质量。具体来说，对认知症老年人进行评估的重要性体现在以下几个方面：

（1）确定诊断和病因。认知症评估可以帮助医护人员确定老年人是否患有认知症，以及病因是什么，从而为老年人制订更加精准的治疗方案。

（2）监测病情变化。认知症评估可以帮助医护人员监测老年人的病情变化，例如其认知能力是否下降、是否存在行为异常等，从而及时调整治疗方案，提高治疗效果。

（3）确定照护问题和需求。认知症评估可以帮助照护者掌握老年人的整体状况，明确照护问题和需求，为制订个性化的照护计划提供依据。

（4）评价照护效果。定期进行认知症评估可以帮助照护者了解照护效果，重新审视照护过程，持续改进照护计划，从而为老年人提供更加有效的整体性照护。

（5）提高老年人和家属的满意度。认知症评估可以帮助照护者更好地了解老年人及其家属的需求和意见，从而提高老年人及其家属的满意度，增强照护者和老年人的关系。

综上所述，对认知症老年人进行评估是非常重要的，可以帮助医护人员和照护者更好地了解老年人的病情和需求，为老年人提供更加有效的照护和治疗。

## 第三节　评估应坚持什么理念

认知症评估在以人为本的照护理念指导下，应坚持以老年人为中心，关注其个性化特点和需求，尊重其意愿和选择，制订符合其实际情况和需求的评估方案，这样才能真正实现个性化、综合化和有效化的认知症照护。同时，认知症的评估还应该以科学为基础，以全面性为目标，以连续性为保障，以团队协作为手段，以保护隐私和信息共享为原则，评估工作必须遵循这些基本要求，这样才有助于提高评估的质量和效果。

（1）以科学为基础。评估应该基于科学的理论和方法，采用规范化的评估工具和流程，确保评估结果的可靠性和有效性。

（2）以全面性为目标。评估应该全面、系统地考虑老年人的认知、行为、情绪、社交、个性等方面的问题，以全面了解老年人的病情和需求。

（3）以连续性为保障。评估应该是一个连续性的过程，照护者应该定期对老年人进行评估，及时调整照护计划和治疗方案，以保障老年人的照护质量和效果。

（4）以团队协作为手段。评估应该通过团队协作的方式进行，医生、护士、社会工作者、康复师等各类专业人员应该密切合作，共同完成评估工作，以提高评估的综合性和全面性。

（5）以保护隐私为原则。评估应该保护老年人的隐私权，照护者应该遵守相关法律法规和伦理规范，确保老年人的个人信息和隐私不被泄露。

（6）以信息共享为原则。评估结果应该及时告知老年人、家属以及医护人员、社会工作者等相关人员，以促进信息共享和协作，提高治疗效果和照护质量。

**【课时练习】**

判断以下关于认知症评估理念的描述正确与否。请在您认为正确答案后面打"√"，在错误的答案后面打"×"。

1. 从照护者角度看待认知症老年人的症状。（　　）
2. 家属以及照护者也可参与到评估中。（　　）
3. 评估结果一旦确定就不再发生改变。（　　）

**解析：**上面的练习中，说法正确的是第2点，说法错误的是第1、3点。认知症评估应以老年人为中心，而不是照护者，所以第1点错误；认知症评估时，为全面、准确地了解老年人的认知功能、情绪状态和日常生活能力等情况，应让家属以及照护者参与评估，所以第2点正确；认知症评估是定期的，同时也是动态的，老年人病情一旦发生改变，就应重新进行评估，及时调整评估结果和照护计划，所以第3点错误。

## 第四节　谁可以提供评估服务

任何具有评估资格的从业人员都可以提供评估服务，包括：

（1）医生。具有医师执业证书和医师资格证书的医务工作者，主要负责预防、诊断和治疗疾病。

（2）护士。具有护士执业证书和专业技术人员职业资格证书的医务工作者，主要职责是协助医生治疗、负责病情观察、负责医疗护理和协助生活护理等。

（3）老年人能力评估师。这是具有老年人能力评估师证书的专业人员。该证书由人力资源和社会保障部认可的具有考评资质的第三方机构培训考核颁发。老年人能力评估师主要负责为有需求的老年人提供日常生活能力、认知能力、精神状态等健康状况的测量与评估。

（4）心理咨询师。具有心理学相关专业学位和职业资格的专业人员，可以进行认知症的心理评估和相关调查研究。

（5）康复治疗师。具有康复专业背景和职业资格的专业人员，可以进行言语、日常生活技能和自理能力、运动功能等方面的评估，同时进行康复训练。

（6）社会工作者。具有社会工作专业背景和职业资格的专业人员，可以进行老年人社会支持和心理社会状况的评估。

（7）营养师。具有营养学相关专业背景和职业资格的专业人员，可以进行老年人营养状况的评估和提供相关的营养建议。

以上专业人员都可以根据老年人的需求和具体情况提供评估服务，协助制订个性化的照护计划和提供相应的支持。

## 第五节　什么时候在哪里评估

评估的目的是全面了解老年人的状况，包括身体、认知、心理和照护需求等方面。面对面交流是评估的重要环节，评估人员可以通过问卷调查、观察和与老年人及其家属或照护者的交流来获取信息。

评估时间的长短可以根据老年人的情况和需要来确定，通常评估人员需要足够的时间来获取准确的信息。对于复杂的病情和需求较多的老年人，可能需要进行多次评估，以便更全面地了解他们的状况。而对于病情较为简单或问题不太复杂的老年人，一次全面评估可能已经足够。

　　评估的地点可以根据老年人及其家属的意愿和方便性来确定。医院、养老机构或家里都可以作为评估的地点。重要的是确保评估环境安静、舒适，并提供充分的隐私保护。

　　评估是一个动态的过程，因此，如果老年人的病情发生变化或之前评估的结果有变动，则需要进行重新评估，以便及时调整照护计划和提供合适的支持。

## 第六节　评估内容包括哪些

　　对认知症老年人进行评估，需要专业的评估人员和老年人、家属、照护者一起完成。在以人为本的照护理念指导下，评估人员一般从七个方面对认知症老年人进行评估，见表5-1。

表 5-1　针对认知症老年人评估的内容

| 维度 | 评估内容 |
|---|---|
| 身体健康状况 | 健康史评估：了解老年人的过去和现在的健康状况，包括慢性疾病（如高血压、糖尿病、心脏病等）、手术史、用药史等。<br>营养评估：饮食习惯和营养状况，包括体重变化、饮食多样性、摄入的营养素等。<br>失禁评估：排尿和排便控制能力，包括尿失禁和大便失禁的频率和严重程度。<br>疼痛评估：疼痛的位置、程度和持续时间。<br>视觉和听力评估：视觉和听力功能，包括视力和听力检查 |
| 日常生活功能 | 自理能力：包括个人卫生、穿衣、洗漱、如厕、进食等基本自理能力。<br>行动能力：包括行走、上下楼梯、站立、坐下、转身等日常行动能力。<br>家务能力：包括购物、做饭、清洁、洗衣、打理家居等家务活动的能力。<br>社交能力：包括与他人交流、参与社交活动、维护人际关系等社交能力。<br>财务管理能力：包括理解和管理个人财务、支付账单、购物等财务管理能力。<br>驾驶能力：包括驾驶汽车或其他交通工具的能力。<br>时间管理能力：包括合理安排时间、完成任务、遵守日程等时间管理能力。<br>决策能力：一个人在面临选择和做出决策时的能力和技能 |
| 认知功能 | 定向力：个体对自身、时间、地点和情境的认知。它包括知道自己是谁、现在是什么时间、在哪里以及发生了什么事情。<br>记忆：个体存储、保存和回忆信息的能力。记忆可分为短期记忆和长期记忆。<br>理解：个体对信息的理解和意义的把握，包括理解语言、概念、观念和抽象思维。<br>执行功能：个体进行计划、组织和执行任务的能力，包括目标设定、计划制订、决策制定、解决问题和灵活应对变化的能力。<br>判断：个体评估和做出决策的能力，涉及权衡不同选项、考虑利弊、评估风险和后果的能力。<br>计算力：个体进行数学计算和逻辑推理的能力，包括进行加减乘除、解决数学问题和应用逻辑规则进行推理的能力 |

表5-1（续）

| 维度 | 评估内容 |
|---|---|
| 行为和精神症状 | 精神症状：妄想、幻觉、抑郁、不安、误认。<br>行为症状：攻击、徘徊、不安、焦躁、不当行为、无目的行为、情绪化行为、言语攻击行为、无精打采、重复同样的话、依赖不安、拒绝、抵抗等 |
| 安全 | 日常生活功能、行为和精神症状评估：评估老年人的行为和功能，包括日常生活能力、认知能力、精神状态、行动能力、驾驶能力等，以确定老年人的行为是否存在危险因素。<br>生活环境安全：评估居住环境，包括家居安全设施（如防滑地板、扶手、安全门锁等）和家庭安全措施（如烟雾报警器、紧急呼叫系统等）等。<br>药物管理评估：评估药物管理情况，包括药物种类、用药频率、用药剂量、用药方式等，以确定老年人的药物使用是否存在危险因素。<br>安全意识评估：评估老年人的安全意识和应对紧急情况的能力，包括火灾、跌倒、走失等紧急情况的应对能力。<br>跌倒风险评估：评估老年人的跌倒风险，包括身体状况、用药情况、行动能力等，以确定老年人的跌倒风险程度。<br>走失风险评估：评估老年人走失的风险，包括时间、地点、人物的定向能力，以确定老年人的走失风险程度。<br>社交安全评估：评估老年人的社交情况，包括社交能力、社交圈子、社交风险等，以确定老年人的社交安全情况 |
| 个性 | 个性特点评估：评估老年人的个性特点，包括外向或内向、情绪稳定性、自尊心、好奇心等。<br>情绪评估：评估老年人的情绪状态，包括焦虑、抑郁、愤怒等。<br>爱好和兴趣评估：评估老年人的兴趣爱好和喜好，包括喜欢的活动、喜欢的音乐、喜欢的电影等。<br>性：性方面的兴趣、性行为。<br>价值及信念：宗教、哲学、想法、个人坚持信念。<br>生活规划评估：对于疾病与照护、今后的自己、临终等的想法，预先照护计划的制订、更新、修订或审查。<br>社交能力评估：评估老年人的社交能力和互动方式，包括与他人的交流、社交活动参与等。<br>精神压力：觉得有精神压力的事情、应对精神压力的方法、觉得快乐的事情。<br>环境舒适性：常年熟悉的环境、能安心的空间特点 |
| 支持系统 | 认知症老年人：身体健康状况、行为和功能、自我支持情况等。<br>照护者：对认知症的理解、照护方式、情感支持、照护自我效能、照护能力。<br>家庭成员：照护参与程度、物质帮助、信息和资源、照护知识和能力、情感支持、心理慰藉。<br>朋友、亲戚：物质帮助、实质性支持（如帮助照顾家务、购物等）、信息和资源、情感支持、心理慰藉。<br>社区、社会：社区资源、社区组织和活动、社区友好程度、社区教育和宣传、政策和法律、社会文化和价值观 |

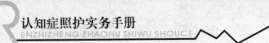
# 第七节　有哪些评估工具

认知症评估量表有多种，每一种量表开发的目的和评估领域都不同。换句话说，用一个量表无法综合评估认知症老年人的全部情况，为了进行全面的整体评估，通常需要根据认知症老年人的情况选择多个合适的评估量表。选择的评估量表应至少包括与认知功能有关的、与 ADL 和 IADL 有关的，以及与行为和精神症状有关的三项领域的评估。

评估者应该综合考虑个体的整体情况和病史，以确保评估结果的准确性。同时，评估者还应该与被评估者及其照护者进行交流，以获取更多关于个体日常生活和行为的信息。

评估者需要根据评估目的、认知症老年人的文化背景和语言能力、评估量表的质量和可靠性、评估量表的时间和难度等因素选择合适的评估量表，并综合使用多个评估量表，以便全面了解认知症老年人的整体情况。

对于认知症老年人的评估，单纯依靠问答方式可能存在一些困难，因为认知症老年人的认知能力下降，他们可能无法准确回答问题或者记得相关信息。因此，在评估认知症老年人时，需要采用多种方法结合，以获取更全面、更准确的评估结果。观察法可以通过观察老年人的行为、言语、情绪等方面来获取评估信息。问答方式可以使用特定的评估工具或问卷，以了解老年人的定向力、记忆力、注意力等方面的状况。在问答过程中，评估者要给予认知症老年人足够的时间和支持，以确保他们能够理解问题并尽力回答。此外，评估者还可以结合其他评估方法，如功能性评估、心理测验等，以获取更全面的评估结果。总之，评估者应根据具体情况和老年人的特点，选择合适的评估方法，并灵活调整和组合，以获得准确全面的评估结果。

表 5-2 提供了可用于评估不同领域的简单和复杂工具的示例。评估者在评估认知症老年人时，根据具体情况和评估目的，可以选择简单或复杂的工具进行评估。有时，简单工具足以提供初步的评估信息，而在有些情况下，可能需要使用复杂工具进行更详细的评估。此外，简单工具也可以作为复杂评估的一部分，用来触发更深入的评估或者被更详细的评估所取代。

表 5-2　可用于评估不同领域的简单和复杂的评估工具（示例）

| 维度 | 建议工具 | 使用说明 |
|---|---|---|
| 认知功能 | Mini-Cog | Mini-Cog 是一种简单而有效的认知症筛查工具，用于快速评估认知功能损害的可能性，不能用来诊断认知症。如果怀疑存在认知功能损害，应该寻求专业医生的进一步评估和诊断。<br>Mini-Cog 的优点是简单易行，不需要专业训练即可进行，它可以在短时间内完成，适用于快速筛查认知症风险 |
|  | 简易智力状态评估量表（Mini-Mental State Examination, MMSE） | 国内外应用最广的认知评估工具，包括定向力、记忆力、注意力、计算能力、语言和视空间能力等 11 项。<br>适用于初步筛查认知症和评估认知功能损害的严重程度 |

表5-2(续)

| 维度 | 建议工具 | 使用说明 |
|---|---|---|
| | 简易版蒙特利尔认知评估量表（Montreal Cognitive Assessment, short-version, S-MoCA） | 一种新型的认知评估工具，包括记忆、交替标记、视空间与执行功能、计算力、抽象、语言、地点定向、命名、延迟回忆等9项。对轻度认知障碍（MCI）具有更高的敏感性和特异性。相比于MMSE、S-MoCA更加敏感，可以更早地发现认知功能损害 |
| | 全科医生认知功能评估量表（General Practitioner Assessment of Cognition, GPCOG） | 一种简单且易于使用的认知功能评估工具，不需要专业训练即可进行。它可以在短时间内完成，适用于全科医生的日常实践 |
| | AD8认知症早期筛查表（AD8 Dementia Screening Interview） | 一种用于早期筛查认知症的工具，AD8的8个项目涵盖了日常生活中常见的认知功能问题，包括记忆力、思维能力、决策能力和日常任务的完成情况。<br>AD8的优点是简单易行，不需要专业训练即可进行。可在短时间内完成，适用早期筛查认知症风险 |
| | 老年认知功能减退知情者问卷（Informant Questionnaire on Cognitive Decline in the Elderly, IQCODE） | 一份由知情者填写的问卷，用于评估老年人认知功能的变化和减退。<br>IQCODE由16个项目组成，涵盖了日常生活中常见的认知功能问题，包括记忆力、注意力、语言、思维和执行功能等方面。该问卷简单易行，不需要专业训练即可进行 |
| | 修订长谷川建议智力评估量表（HDS-R） | 一种用于评估老年人智力功能的量表，包含年龄、时间定向、地点定向等9项。<br>简单易行，不需要专业训练即可进行，它可以在短时间内完成，适用于评估老年人的智力功能，该量表使用比较广泛，特别是在一些亚洲国家。它只是一个初步的智力评估工具，不能用来诊断认知症或其他智力障碍 |
| 认知障碍阶段 | 认知症严重程度评估量表（Dementia Severity Rating Scale, DSRS） | 一种用于评估认知症老年人严重程度的量表，涵盖记忆力、注意力、语言、执行功能、行为和日常生活活动等12个方面。<br>DSRS的优点是简单易行，不需要专业训练即可进行。它可以提供一个初步的认知症严重程度评估结果，帮助医生和照护者了解老年人的病情和照护需求 |
| | "柄泽式"老年人认知功能临床判断标准 | 是一种简单易行的认知功能评估方法。它可以在短时间内完成，适用于评估老年人的认知功能。该标准的使用也比较广泛，特别是亚洲国家 |
| | 临床认知症评估量表（Clinical Dementia Rating, CDR） | 一种用于评估认知症老年人严重程度的量表，是一种广泛应用的评估工具。<br>CDR评估涵盖了认知功能、行为和日常生活活动等方面，将认知功能分为五个等级。<br>CDR的优点是具有较高的可靠性和有效性，被广泛应用于临床实践和研究中。它可以提供一个较为客观和综合的认知症评估结果，帮助医生和照护者了解老年人的病情和照护需求 |

表5-2(续)

| 维度 | 建议工具 | 使用说明 |
|------|----------|----------|
| 日常生活功能 | 日常生活能力评估表（Activities of Daily Living, ADL） | 一种常用的评估工具，用于评估个体在日常生活活动中的自理能力。ADL评估通常用于评估老年人、慢性病老年人或残疾人的功能状态。<br>ADL评估涵盖了洗澡、修饰、进食、穿衣、如厕、控制大便、控制小便、上下楼梯、移位转移、平地行走10项。<br>评定简单，操作性强，可信度高，灵敏度高，是目前临床应用最广、研究最多的一种能力评定工具 |
| | 工具性日常生活功能量表（Instrumental Activities of Daily Living, IADL） | 一种常用的评估工具，用于评估个体在日常生活中的独立能力。与ADL评估不同，IADL评估主要关注个体在日常生活中需要较高认知和执行功能的活动。<br>IADL评估的结果可以帮助医生、照护者和家属了解个体在日常生活中的独立功能能力，制订相应的照护计划和支持措施，它也可以用于评估治疗效果和疾病进展情况 |
| | 功能活动调查（Functional Activities Questionnaire, FAQ） | 一种常用的评估工具，用于评估老年人的日常生活功能能力，它主要用于评估个体在进行日常生活活动时是否存在认知功能障碍。<br>FAQ评估包括财务能力、工作能力、上街购物、兴趣爱好、日常事务、准备饭菜、近期记忆、讨论和理解能力、记忆力、乘车能力10项。<br>FAQ评估的结果可以帮助医生、照护者和家属了解个体的日常生活功能能力，制订相应的照护计划和支持措施，它也可以用于评估认知功能障碍的严重程度和进展情况 |
| | 生活功能性评估量表（Functional Assessment Staging Tool, FAST） | 一种常用的评估工具，用于评估阿尔茨海默病老年人的日常生活功能能力。它主要用于评估个体在进行日常生活活动时的认知和行为功能障碍的严重程度。<br>FAST评估通常包括正常、符合年龄、边缘状态、轻度阿尔茨海默病、中度阿尔茨海默病、略为重度阿尔茨海默病、重度阿尔茨海默病7个阶段。<br>FAST评估的结果可以帮助医生、照护者和家属了解阿尔茨海默病老年人的日常生活功能能力，制订相应的照护计划和支持措施。它也可以用于评估疾病的进展情况和治疗效果 |
| | N式老年人日常生活活动能力量表（Nagoya University ADL Index, N-ADL） | 一种常用的评估老年人日常生活活动能力的工具。它包括行走与坐起、生活圈、穿脱衣物与入浴、摄食、排泄5个项目，用于评估老年人在日常生活中的自理能力和依赖程度。<br>N-ADL评估结果可以帮助医生、照护者和家属了解老年人的日常生活活动能力，制订相应的照护计划和支持措施。它也可以用于评估疾病的进展情况和治疗效果 |
| | 认知症失能评估量表（Disability Assessment for Dementia, DAD） | 一种常用的评估认知症日常生活功能的工具。它可以评估老年人在各个日常生活活动方面的能力和依赖程度。<br>DAD评估包括40个项目，涵盖了日常生活的各个方面，包括卫生、穿衣、排泄、摄食、准备菜肴、打电话、外出、金钱处理及通信、服药、闲暇与家事等 |

表5-2(续)

| 维度 | 建议工具 | 使用说明 |
|------|---------|---------|
| 行为和精神症状 | 神经精神评定量表(Neuropsychiatric Inventory Questionnaire,NPI-Q) | 一种常用的评估神经精神症状的工具。它用于评估老年人在认知疾病、精神疾病和神经系统疾病等方面的神经精神症状和行为问题。<br>NPI-Q评估包括12个项目,即妄想症、幻觉、激动/攻击性、忧郁症/抑郁症、焦虑、欣快/兴奋、冷漠/无动于衷、抑制力下降、烦躁/易怒、运动障碍、夜间行为、食欲/饮食。<br>NPI-Q评估结果可以帮助医生和照护者了解老年人的神经精神症状和行为问题,制订相应的治疗和管理计划。它也可以用于评估疾病的进展情况和治疗效果 |
| | BEHAV5+ | 一种评估老年人认知障碍相关行为问题的工具,包括激动/攻击性、幻觉、烦躁/经常改变情绪、妄想/偏执狂、漠不关心/社会退缩、睡眠问题。<br>BEHAV5+评估的结果可以帮助医生和照护者了解老年人的行为问题,制订相应的治疗和管理计划,它也可以用于评估疾病的进展情况和治疗效果 |
| | NIDA临床试验网络患者健康问卷2(PHQ2) | 一种简短的自评量表,用于评估患者在过去两周内是否有抑郁症状。用于初步筛查患者是否存在抑郁症状。<br>如果患者得分较高,可能需要进一步评估和专业诊断。评估者应该综合考虑患者的整体情况和病史,以确保评估结果的准确性 |
| | 阿尔茨海默病行为量表 | 一种用于评估阿尔茨海默病患者行为问题的工具。它包括多个行为问题领域,如妄想、幻觉、行动障碍、行为障碍、日夜作息节律障碍、情感障碍、不安及恐惧7项。<br>可以帮助医生和照护者了解患者的行为问题,制订相应的治疗和管理计划。也可用于评估疾病的进展情况和治疗效果 |
| | 认知症行为干扰程度量表 | 包括"一再询问同样的问题""拒绝用餐"等28项问题,记录行为发生的频率,包括"完全没有""几乎没有""有时发生""时常发生""随时发生"。<br>判断最近1周老年人各项行为精神症状的出现频率,总分为112分,得分越高,代表行为精神症状出现的频率越高 |
| | 老年抑郁自评量表(Geriatric Depression Scale,GDS) | 针对老年人的抑郁评估量表,采用直接询问方式,以观察抑郁程度与进展状态。它包含30个项目,通过回答"是"或"否"反映抑郁症状的存在与程度。<br>评估者通过长期追踪或评估,可以观察个体的得分随时间变化的情况,从而了解抑郁症状的进展或改善情况 |
| 安全 | 安全评估清单 | 包括驾驶安全、药物管理、居家安全、走失(或徘徊)、跌倒、独居安全6项。<br>筛选老年人近3个月可能出现的高风险类型 |
| 临终 | 临终清单 | 包括临终愿望、财产分配意愿、医疗决策、是否接受姑息治疗或临终关怀措施4项。<br>筛选老年人偏好和法律需求 |

表5-2(续)

| 维度 | 建议工具 | 使用说明 |
|------|---------|---------|
| 个性记录表 | 生活经历记录表 | 生活经历记录表是一种用于记录个人的生活经历、事件和体验的工具。生活经历记录表由生活经历、一直从事的工作、喜欢或不喜欢的话题、一天的生活方式四个部分构成。<br>根据记录的生活经历,可以进行进一步的分析和反思。例如,尝试找出事件、情绪、观念和行为之间的关联,探索认知症老年人的反应模式和潜在影响等。评估者通过记录并回顾他们的生活经历,能增强对认知症老年人的了解、发现问题、寻求解决方案等 |
|  | 生活方式记录表 | 生活方式记录表是一种工具,用于记录个人的日常生活方式和习惯。生活方式记录表由生活情况、多年的习惯和兴趣爱好、现在的状态和情况、要求和希望得到的帮助等四个部分构成。<br>通过记录和分析自己的生活方式,认知症老年人能更好地了解自己的健康状况、发现潜在的问题并采取积极的改变 |

## 一、认知功能评估工具

### (一) Mini-Cog

Mini-Cog 量表如表 5-3 所示。

**表 5-3　Mini-Cog 量表**[①]

| 测试实施步骤和评分说明 |
|---|

**第一步:三个单词记忆**

请直接注视着被测试者,说:"请仔细听,我将说出三个单词,请在我说完后重复一遍,并记住它们。这三个单词是(从下面的版本中选择一个单词列表)。现在请您重复一遍。"如果对方在三次尝试后无法重复这些单词,继续进行第二步(绘制时钟)。

| 版本 1 | 版本 2 | 版本 3 | 版本 4 | 版本 5 | 版本 6 |
|--------|--------|--------|--------|--------|--------|
| 香蕉 | 领袖 | 村民 | 河 | 司机 | 女儿 |
| 太阳 | 春天 | 厨房 | 国家 | 花园 | 天 |
| 主席 | 表 | 婴儿 | 手指 | 照片 | 山 |

**第二步:绘制时钟**

告知被测试者:"接下来,请您在这张纸上画一个时钟。首先,在合适的位置上放置所有的数字。"当完成后,说:"现在,请将指针调至 11 点 10 分。"

注:

● 使用预先印制的圆形作为练习工具(见下图)

---

① BORSON S, SCANLAN J, BRUSH M, VITALIANO P, DOKMAK A. The mini-cog: a cognitive "vital signs" measure for dementia screening in multi-lingual elderly. Int J Geriatr Psychiatry, 2000, 15 (11): 1021-1027.

表5-3（续）

| | |
|---|---|
| • 根据测试情况可以重复说明操作要求，因为这不是记忆测试。<br>• 如果被测试者在3分钟内没有完成时钟绘制，请停止，进入第三步。<br><br>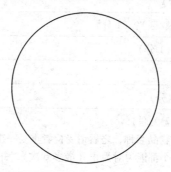 | |
| **第三步：回忆三个单词**<br>　　向被测试者询问能否回忆起刚才提到的三个单词。说："刚才我让您记住的三个单词是什么？"记录下单词列表的版本号以及被测试者的答案。<br>　　单词版本号：_____　　　被测试者答案：_____　_____　_____ | |
| **第四步：计分** | |
| 单词回忆分数：_____<br>（总分：0~3） | 在没有提示的情况下正确回忆1个单词得1分，总计3分 |
| 绘制时钟得分：_____<br>（总分：0~2） | 正常时钟为2分，异常时钟绘制为0分 |
| 总分：_____<br>（总分：0~5） | 总分=单词回忆分数+绘制时钟测验分数 |

（二）简易智力状态评估量表（Mini-Mental State Examination，MMSE）

MMSE如表5-4所示。

表5-4　简易智力状态评估量表（Mini-Mental State Examination，MMSE）[①]

| 编号 | 问题内容 | 答案 | 得分 |
|---|---|---|---|
| 1 | 今年是哪一年？（1分） | | |
| | 现在是几月？（1分） | | |
| | 今天是几号？（1分） | | |
| | 今天是星期几？（1分） | | |
| | 现在是什么季节？（1分） | | |

---

① 本间昭，等. 认知症照护：实践篇（上）［M］. 上海：上海世界图书出版公司，2022：91-117.

表5-4(续)

| 编号 | 问题内容 | 答案 | 得分 |
|---|---|---|---|
| 2 | 这里是哪个县?(1分) | | |
| | 这里是哪个市(乡/镇/区)?(1分) | | |
| | 这里是哪一家医院?(1分) | | |
| | 这里是几楼?(1分) | | |
| | 这里是什么地区?(1分) | | |
| 3 | 3项物品名称(互相无关联)<br>请受检者每秒说一个物品名称,之后请受检者重复一次。1个正确答案得1分,重复到3个都能说对为止(最多6次),并记录受检者重复了几次 | | |
| 4 | 从100开始依序减去7(最多5次)。或请受检者倒着念"阿里山神木"(答对1个得1分,共5分) | | |
| 5 | 请受检者重复一次问题3提示的物品名称(答对1个得1分,共3分) | | |
| 6 | (出示手表)这个东西叫什么?(1分) | | |
| | (出示铅笔)这个东西叫什么?(1分) | | |
| 7 | 重复下列句子:"大家齐心协力拉紧绳"(1分) | | |
| 8 | (三阶段命令)<br>"请用右手拿起这张纸"(1分)<br>"把纸张对折"(1分)<br>"请放到桌上"(1分) | | |
| 9 | 请阅读下列文字,并依照文字做动作<br>"请闭上眼睛"(1分) | | |
| 10 | 请写一个完整的句子。(1分) | | |
| 11 | 请描绘指定图形(如五边形)。(1分) | | |
| 合计得分 | | | |
| 结果评定 | 目前国际常用判读分数已经修正为24/25,分数24分以下怀疑可能有认知问题。另外根据教育年数不同判读标准也可能有所差异,例如:<br>不识字或未就学者判读标准是:16/17<br>教育年数6年以下者判读标准是:21/22<br>教育年数6年以上者判读标准是:24/25 | | |

（三）简易版蒙特利尔认知评估量表（Montreal Cognitive Assessment，short version，S-MoCA）

S-MoCA 归表如表5-5所示。

表5-5　简易版蒙特利尔认知评估量表（Montreal Cognitive Assessment，short version，S-MoCA）①

| 记忆 | | | | | |
|---|---|---|---|---|---|
| 阅读词语清单，必须重复阅读。读两次，在5分钟后回忆一次 | | | | | |
|  | 面孔 | 天鹅绒 | 教堂 | 菊花 | 红色 |
| 第1次 | | | | | |
| 第2次 | | | | | |

| 视空间与执行功能 | 得分 |
|---|---|
| 交替连线测试（1分）<br>画钟（11点10分）<br>从轮廓、数字、指针三个维度计分，正确得1分，共3分 | __/4 |

| 计算力 | | | | | 得分 |
|---|---|---|---|---|---|
| 从100减去7，从所得的数目再减去7，共计算5次。 | | | | | |
| 93（　） | 86（　） | 79（　） | 72（　） | 65（　） | __/3 |
| 连减：4或5个正确得3分，2或3个正确得2分，1个正确得1分，0个正确得0分 | | | | | |

| 抽象性 | | 得分 |
|---|---|---|
| 请说出它们的相似性，例如：香蕉—橘子、火车—自行车、手表—尺子 | | __/1 |
| 语言 | | 得分 |
| 流畅性/固定开头词语：在1分钟内，说出以"发"字开头的词语或俗语，例如"发财"，越多越好，越快越好，尽量不要重复 | （　）<br>N≥11 | __/1 |

① NASREDDINE Z S, PHILLIPS N A, BÉDIRIAN V, et al. The Montreal Cognitive Assessment, MoCA: a brief screening tool for mild cognitive impairment. J Am Geriatr Soc., 2005, 53（4）：695-699.

表5-5(续)

| 地点定向 | 得分 |
|---|---|
| 例如：现在的地点（    ） | ___/1 |

| 命名 | 得分 |
|---|---|
| （___） | ___/1 |

| 延迟回忆 | | | | | | 得分 |
|---|---|---|---|---|---|---|
| 没有提示 | 面孔（  ） | 天鹅绒（  ） | 教堂（  ） | 菊花（  ） | 红色（  ） | |
| 类别提示 | | | | | | ___/5 |
| 多选提示 | | | | | | |

仅根据非提示回忆计分

| 总得分 | ___/16 |
|---|---|

**量表使用说明**

注：本量表使用方法与原始的 MoCA（Nasreddine et al. 2005）相比，并未做出修改，但为了保持词语列表呈现和回忆之间的适当延迟间隔，将顺序进行了更改。

1. 回忆

测试员以每秒一个的速度读出 5 个词语，并给出以下说明："这是一个记忆测试，我将朗读 5 个词语，您需要记住它们，请仔细听，当我读完后，请重复一遍，可以不按顺序记忆。"

在第一次试验中，对于被测试者说出的每个词语，在分配的空格中打钩。当被测试者表示已经完成（已回忆出所有单词），或者无法再回忆出更多单词时，使用以下指示再次朗读该列表："我将再次朗读相同的列表。尽量记住并告诉我您能记住多少个单词，包括您在第一次试验中说过的单词。"

在第二次试验中，对于被测试者在第二次试验后回忆出的每个单词，在相应的空格中打钩。在第二次试验结束时，告知被测试者他们将被要求在测试结束时再次回忆这些单词，说："我会在测试结束时再次要求您回忆这些单词。"

评分：第一次和第二次试验不给予分数。

2. 交替连线测试

测试员对被测试者进行以下指示："请绘制一条线，按照升序连接数字和字母。从这里开始（指向1），从1开始绘制一条线，然后连接到 A，再连接到2，以此类推。在这里结束（指向 E）。"

评分：如果被测试者成功绘制以下模式：1 -A- 2- B- 3- C- 4- D- 5- E，并且没有绘制任何相交的线，则得 1 分。若存在没有立即自行纠正的错误得 0 分

表5-5（续）

3. 视觉构建能力（时钟）

指示被测试者："绘制一个时钟，放入所有的数字，并将时间调至11点10分。"

评分：根据以下三个标准，每个标准得1分：

轮廓（1分）：时钟表盘必须是一个圆形，只允许轻微变形（例如，关闭圆形时的轻微缺陷）；

数字（1分）：所有的时钟数字必须存在，不能有额外的数字；数字必须按照正确的顺序放置在时钟表盘的大致象限上；罗马数字也可接受；数字可以放置在圆形轮廓之外；

时针和分针（1分）：必须有两个共同指示正确时间的指针；小时指针必须明显比分钟指针短；指针必须居中放置在时钟表盘内，其交汇点靠近时钟中心。

如果以上任何标准未能满足，对应的元素将不得分。

4. 连续减7

测试者给出以下指令："现在，请您从100开始，每次减去7，并在得到的答案上继续减去7，直到我告诉您停止。"必要时可以重复一次该指令。

评分：此项得分为3分。没有正确减法的情况得0分，有一个正确的减法得1分，在两到三个正确的减法得2分，有四到五个正确的减法得3分。

计算从100开始的每个正确减法。每个减法都独立评估，即如果被测试者某次回答的数字不正确，但接下来的减法都正确，对每个正确的减法都给予1分。例如，被测试者可能回答"92 - 85 - 78 - 71 - 64"，其中"92"是错误的，但后面的所有数字都正确减去了，该项得分为3分。

5. 抽象性

测试者要求被测试者解释每对单词有什么共同之处，首先给出以下示例："告诉我一个橙子和一个香蕉的相似之处。"如果被测试者以具体的方式回答，则只说一次额外的提示："告诉我这些物品还有另一种相似之处。"如果被测试者没有给出适当的回答（水果），则说："是的，它们也都是水果。"不要给出任何额外的指示或解释。

练习之后，说："现在请告诉我尺子和手表有什么相似之处。"不要给出任何额外的指示或提示。

评分：只对最后一组单词进行评分。如果回答正确，给予1分。以下回答可以得分：尺子-手表＝测量工具，用于测量。以下回答不得分：尺子-手表＝它们有数字。

6. 口语流畅性

测试者给出以下指示："我会告诉您一个字，然后请您尽可能多地说出以这个字开头的词语。您可以说出任何您想到的单词，但不能包括专有名词（如张三或北京）、数字，或者以相同开头但有不同后缀的单词，例如：北京，北京人，北京话。一分钟后我会告诉您停止。准备好了吗？"

"现在，请尽可能多地说出以'发'字开头的单词。（60秒的时间）"

评分：如果被测试者在60秒内说出了11个或更多的词语，给予1分。在底部或侧边记录被测试者的回答。

7. 定向力

测试者给出以下指示："告诉我这个地方的名字，以及它位于哪个城市。"

评分：每个正确回答的项目给予1分。被测试者必须准确地告诉这个地方的名称（医院、诊所、办公室的名称）。

8. 命名

测试者指向图片并说："告诉我这种动物的名字。"

评分：回答狮子给予1分。

9. 延迟回忆

测试者给出以下指示："我之前给您读了一些词语，然后让您记住。现在请尽可能多地告诉我您记得哪些词语。"对无提示而回忆正确的词语后打钩。

评分：每个无需任何提示被测试者就自行回忆正确的词语得1分

（四）全科医生认知功能评估量表（General Practitioner Assessment of Cognition，GPCOG）

GPCOG 量表如表 5-6 所示。

表 5-6　全科医生认知功能评估量表（General Practitioner Assessment of Cognition，GPCOG）①

| GPCOG 筛查测试 | | |
|---|---|---|
| 患者姓名： | 日期： | |
| **步骤1：患者检查**(每个问题只问一次，除非有特别说明) | | |
| **为了后续的回忆测试，请提供姓名和住址**<br>1. "我将给您一个名字和地址。我说完之后，请您重复一遍。请记住这个名字和地址，因为几分钟后需要您再次重复，例如：张顺义，成都市锦江区春熙路 11 号。"<br>（最多允许 4 次尝试） | | |
| **时间定向**<br>2. 今天的日期是（准确的日期）？ | 正确□ | 错误□ |
| **绘制时钟**(需使用白纸)<br>3. 请标出所有数字以表示时钟的小时数（需要正确的间距）<br>4. 请标出指针以显示十一点十分（11：10） | 正确□ | 错误□ |
| **信息**<br>5. 您能告诉我最近新闻中发生的一些事情吗？<br>（最近指过去一周。如果给出了一个泛泛的回答，比如"战争"，"大雨"，请要求提供细节，只有具体的回答才计分。） | 正确□ | 错误□ |
| **回忆**<br>6. 我要您记住的名字和地址是什么？<br>张<br>顺义<br>11 号<br>春熙路<br>成都市 | 正确□<br>正确□<br>正确□<br>正确□<br>正确□ | 错误□<br>错误□<br>错误□<br>错误□<br>错误□ |
| **总分**(将回答的正确项相加，满分为 9 分) | | |
| **分数说明：**<br>如果患者得分为 9 分，表示没有明显的认知障碍，无需进行进一步测试。<br>如果患者得分为 5~8 分，则需要更多信息。继续进行第二步，即询问他人（照护者/家属访谈）部分。<br>如果患者得分为 0~4 分，表明存在认知障碍，进行进一步的专业诊断 | | |
| **步骤2：照护者/家属访谈** | | |
| 被访者姓名： | 日期： | 与患者的关系： |

① BRODATY, et al. University of New South Wales as represented by the Dementia Collaborative Research Centre-Assessment and Better Care [J]. JAGS, 2002 (50)：530-534.

表5-6(续)

| 以下六个问题询问患者与他/她几年前（如5~10年前）相比的情况。<br>与几年前相比： | | | | |
|---|---|---|---|---|
| 1. 比以前更难记住最近发生的事情吗？ | □是 | □否 | □不知道 | □不适用 |
| 2. 比以前更难在几天后回忆起对话吗？ | □是 | □否 | □不知道 | □不适用 |
| 3. 在说话时，患者是否更难找到正确的词或更多使用错误的词？ | □是 | □否 | □不知道 | □不适用 |
| 4. 患者管理金钱和财务的能力（如支付账单、预算）是否较以前下降？ | □是 | □否 | □不知道 | □不适用 |
| 5. 独立管理药物方面的能力是否下降？ | □是 | □否 | □不知道 | □不适用 |
| 6. 患者是否需要更多的交通帮助（无论是私人出行还是公共交通）？<br>（如果患者仅因身体问题而有困难，例如腿部受伤，请选择"否"） | □是 | □否 | □不知道 | □不适用 |
| 总得分：（将回答"否""不知道"或"不适用"的项目数量相加，总分6分） | | | | |
| 分数说明：如果患者得分为0~3，则表明存在认知障碍，需进行进一步的专业诊断 | | | | |

（五）AD8 认知症早期筛查表（AD8 Dementia Screening Interview）

AD8 认知症早期筛查表如表5-7所示。

表5-7　AD8 认知症早期筛查表（AD8 Dementia Screening Interview）[①]

| 被试者姓名： | | 性别： | | | 年龄： | |
|---|---|---|---|---|---|---|
| 填表人： | | | 填表日期： | | | |
| 第一栏中的"是"表示在过去几年中在认知能力方面（记忆或者思考）出现问题 | 是 | 不是 | 无法判断 | 备注 | | |
| 1. 判断力出现问题（解决日常生活问题、经济问题时有困难，如不会算账了，做出的决定经常出错；辨不清方向或容易迷路） | | | | 测量定向力/计算力/判断力及造成的相应功能下降 | | |
| 2. 缺乏兴趣、爱好，活动减少。比如：几乎整天躺着看电视；平时讨厌外出，常闷在家里，身体懒得活动，无精打采 | | | | 个人性格变化，丧失主动性 | | |
| 3. 不断重复同一件事，比如，总是提相同的问题，一句话重复多遍等 | | | | 重复语言、言语空洞乏味 | | |

---

① Cansu U, Ozge D, Ekrem A A, et al. The AD8（Dementia Screening Interview）is a valid and reliable screening scale not only for dementia but also for mild cognitive impairment in the Turkish geriatric outpatients ［J］. International Psychogeriatrics，2018，31：1-7.

表5-7(续)

| | | | | |
|---|---|---|---|---|
| 4. 学习使用某些日常工具或者家用电器（比如遥控器、微波炉、VCD等）有困难 | | | | 学习能力和工具性日常生活能力受损 |
| 5. 记不清当前的月份或者年份 | | | | 时间定向障碍 |
| 6. 处理个人财务困难（忘了如何使用存折、忘了付水、电、煤气账单等） | | | | 处理个人财务困难、工具性日常生活能力受损 |
| 7. 记不住和别人的约定，如忘记和家人的聚会、拜访亲朋好友的计划等 | | | | 记忆障碍造成日常生活能力下降能力 |
| 8. 日常记忆和思考能力出现问题。比如自己放置的东西经常找不着；经常忘记服药；想不起熟人的名字；忘记要买的东西；忘记看过的电视、报纸、书籍的主要内容；与别人谈话时，无法表达自己的意思等 | | | | |

- 如果2项或2项以上回答"是"，则高度提示认知症。
- 此筛查本身不足以诊断认知症。但能非常敏感地检测出很多常见认知症疾病的早期认知改变，包括阿尔茨海默病、血管性痴呆、路易体痴呆和额颞叶变性等。

异常范围的分数提示需要进一步地检查评估。正常范围的分数提示存在认知症的概率较小，但不排除处于疾病的极早期。如果存在认知障碍的其他客观证据，则需要作进一步的检测

（六）老年认知功能减退知情者问卷（Informant Questionnaire on Cognitive Decline in the Elderly，IQCODE）

IQCODE 如表5-8 所示。

**表5-8 老年认知功能减退知情者问卷**

（Informant Questionnaire on Cognitive Decline in the Elderly，IQCODE）[①]

现在请您回忆您的朋友或亲戚10年前的样子，并将其与现在进行比较。10年前处于20__年。以下问题是一些涉及运用记忆或智力的情境，请您指出在过去的10年里，这些情况是有所改善、保持不变还是恶化了。请注意将他/她目前的表现与10年前进行比较。例如，如果10年前这个人总是忘记东西放在哪里，而现在仍然如此，那么这将被认为是"没有太大变化"。请根据您观察到的变化圈出适当的答案。

**与10年前相比，这个人在以下方面的表现如何：**

| | 1 | 2 | 3 | 4 | 5 |
|---|---|---|---|---|---|
| 1. 记得家人和朋友的事情，比如：职业、生日、地址 | 有很大改善 | 稍有改善 | 变化不大 | 稍微恶化 | 非常恶化 |
| 2. 记得最近发生的事情 | 有很大改善 | 稍有改善 | 变化不大 | 稍微恶化 | 非常恶化 |
| 3. 几天后回忆起对话 | 有很大改善 | 稍有改善 | 变化不大 | 稍微恶化 | 非常恶化 |

---

① JORM A F, JACOMB P A. The Informant Questionnaire on Cognitive Decline in the Elderly（IQCODE）: socio-demographic correlates, reliability, validity and some norms［J］. Psychological Medicine, 1989, 19（4）: 1015-1022.

表5-8（续）

| 4. 记得自己的地址和电话号码 | 有很大改善 | 稍有改善 | 变化不大 | 稍微恶化 | 非常恶化 |
|---|---|---|---|---|---|
| 5. 记得今天是几号和几月 | 有很大改善 | 稍有改善 | 变化不大 | 稍微恶化 | 非常恶化 |
| 6. 记得东西通常放在哪里 | 有很大改善 | 稍有改善 | 变化不大 | 稍微恶化 | 非常恶化 |
| 7. 记得去哪里找那些被放在不同地方的东西 | 有很大改善 | 稍有改善 | 变化不大 | 稍微恶化 | 非常恶化 |
| 8. 知道如何使用家中熟悉的电器 | 有很大改善 | 稍有改善 | 变化不大 | 稍微恶化 | 非常恶化 |
| 9. 学会使用家中的新设备或电器 | 有很大改善 | 稍有改善 | 变化不大 | 稍微恶化 | 非常恶化 |
| 10. 学习新事物的能力 | 有很大改善 | 稍有改善 | 变化不大 | 稍微恶化 | 非常恶化 |
| 11. 能理解书中或电视中的故事 | 有很大改善 | 稍有改善 | 变化不大 | 稍微恶化 | 非常恶化 |
| 12. 在日常事务中做出决策 | 有很大改善 | 稍有改善 | 变化不大 | 稍微恶化 | 非常恶化 |
| 13. 购物时支付账单的能力 | 有很大改善 | 稍有改善 | 变化不大 | 稍微恶化 | 非常恶化 |
| 14. 处理财务管理事宜，比如养老金、与银行打交道 | 有很大改善 | 稍有改善 | 变化不大 | 稍微恶化 | 非常恶化 |
| 15. 处理其他日常算术问题，比如知道要买多少食物，知道家人或朋友多久来一次 | 有很大改善 | 稍有改善 | 变化不大 | 稍微恶化 | 非常恶化 |
| 16. 能理解发生的事件，并能理清前后的关系 | 有很大改善 | 稍有改善 | 变化不大 | 稍微恶化 | 非常恶化 |

**分数说明**：本量表的最终得分为16个项目加和之后的平均分，分数越高，提示认知功能受损越严重

### （七）修订长谷川建议智力评估量表（HDS-R）

HDS-R如表5-9所示。

表5-9　修订长谷川建议智力评估量表（HDS-R）①

| 检查日：　　年　月　日 | | 检查者： | | |
|---|---|---|---|---|
| 姓名： | 出生日期： | | 年龄： | |
| 性别：男/女 | 教育年数（以年为单位） | | 检查场所： | |
| 诊断： | 备注： | | | |

| 编号 | 问题 | | 得分 | | |
|---|---|---|---|---|---|
| 1 | 请问今年几岁？（2年的误差算答对） | | 0 | 1 | |
| 2 | 今天是几年几月几日？星期几？<br>（年、月、日、星期答对各给1分） | 年 | 0 | 1 | |
| | | 月 | 0 | 1 | |
| | | 日 | 0 | 1 | |
| | | 星期 | 0 | 1 | |

① 本间昭，等. 认知症照护：实践篇（上）［M］. 上海：上海世界图书出版公司，2022：91-117.

表5-9（续）

| 3 | 我们现在在什么地方？<br>（能自发性地回答给2分，过5秒后，提示是在家？在医院？还是在机构？若能正确选择则给1分） | | 0 | 1 | 2 |
|---|---|---|---|---|---|
| 4 | 请重复我说的3个词汇。<br>之后还会再请您重述一次，请记得这几个词。<br>（从以下两组词汇中任选一组，并打钩备注） | | 0 | 1 | |
| | | | 0 | 1 | |
| | A. 桃花  B. 猫  C. 火车 \| A. 梅花  B. 狗  C. 汽车 | | 0 | 1 | |
| 5 | 请由100开始连续减去7<br>（以100-7是多少？再减7又是多少？的方式询问。若最初的答案不正确则停止发问） | （93） | 0 | 1 | |
| | | （86） | 0 | 1 | |
| 6 | 请把我接下来说的数字倒着念一遍<br>6-8-2<br>3-5-2-9 | 2-8-6 | 0 | 1 | |
| | | 9-2-5-3 | 0 | 1 | |
| 7 | 请把刚刚记得的词汇再告诉我一遍<br>（若能自发性回答则给2分；若无法回答，则给予以下提示，之后若能答对则给1分）<br>A. 植物  B. 动物  C. 交通工具 | A | 0 | 1 | 2 |
| | | B | 0 | 1 | 2 |
| | | C | 0 | 1 | 2 |
| 8 | 我会给您看五样东西再收起来，请您告诉我看到过哪些东西<br>（钟表、钥匙、口香糖、圆珠笔、硬币等互相无关联的物品） | | 0 | 1 | 2 |
| | | | 3 | 4 | 5 |
| 9 | 请尽可能告诉我您知道的蔬菜名称<br>（将回答的蔬菜名称记载在右边表格。若途中停止回答，可等待10秒左右；若等待后依旧没回应，则停止作答）<br>0-5=0分，6=1分，7=2分，8=3分，9=4分，10=5分 | | | 0 | 1 | 2 |
| | | | | 3 | 4 | 5 |
| **合计得分** | | | | | |

**分数说明：** 该量表共计30分，20分以下疑似有认知症。

（八）认知症严重程度评估量表（Dementia Severity Rating Scale，DSRS）

DSRS如表5-10所示。

表 5-10 认知症严重程度评估量表（Dementia Severity Rating Scale，DSRS）[1]

| 认知症老年人姓名： | 日期： |
|---|---|
| 填表人：<br>以下问题请圈出最合适的答案：<br>1. 您是否与老年人住在一起？<br>A. 否　　B. 是<br>2. 您与老年人有多少接触？<br>A. 每周少于1天　　B. 1天/周　　C. 2天/周　　D. 3-4天/周　　E. 每周5天或以上<br>3. 与老年人的关系？<br>A. 自己　B. 配偶　C. 兄弟姐妹　D. 孩子　E. 其他家人　F. 朋友　G. 其他 | |

|  |
|---|
| 　　请在以下每个部分圈出最适用于老年人的描述。这是一个常规表格，里面的描述并不要求完全满足，圈出参与者大部分时间满足的答案即可。每个部分只圈出一个描述，并确保回答所有问题 |

**记忆力**
记忆力正常。（0分）
偶尔会忘记最近告诉他们的事情。不会造成日常活动出现很多问题。（1分）
轻度记忆丧失。记得最近的事件，但经常忘记部分内容。（2分）
中度记忆丧失。对最近发生的事情记忆更差，可能不记得您刚告诉他们的事情，导致日常活动出现问题。（3分）
严重的记忆丧失。迅速忘记最近或新学的东西，只记得很久以前就知道的事情。（4分）
不记得基本事实。如星期几，上顿饭是什么时候吃的，下顿饭是什么。（5分）
甚至连最基本的事情都不记得。（6分）

**言语和语言**
说话和理解他人的能力正常。（0分）
有时找不到单词，但能够进行对话。（1分）
常忘记词语。可能用错误的词来代替，在表达思想和回答问题方面有些困难。（2分）
通常用句子回答问题，但很少开始（能够？发起？）对话。（3分）
能回答问题，但回答往往难以理解或没有意义。通常能够遵循简单的指示。（4分）
说话经常没有意义。不能回答问题或遵循指示。（5分）
大部分时间不回应。（6分）

**对家庭成员的识别**
能正常认出人，一般知道他们是谁。（0分）
通常能认出孙子、表弟或不经常见面的亲戚，但可能不记得他们的关系。（1分）
通常不认识不经常见面的家庭成员。经常对孙子、侄女或外甥等家庭成员的关系感到困惑。（2分）
有时不认得亲近的家人或经常见面的人。可能不认得不经常见面的子女、兄弟或姐妹。（3分）
经常不认识配偶或照护者。（4分）
不认识或意识不到他人的存在。（5分）

---

① CLARK C M, EWBANK D C. Performance of the dementia severity rating scale：a caregiver questionnaire for rating severity in Alzheimer disease. ［J］. Alzheimer Disease & Associated Disorders, 1996, 10（1）：31-9.

表5-10(续)

**对时间的定向**

对一天的时间和一周的时间有正常的认识。(0分)

对现在的时间或星期几有些混淆,但没有严重到影响日常活动。(1分)

经常对一天的时间感到困惑。(2分)

几乎总是对一天中的时间感到困惑。(3分)

似乎完全不知道时间。(4分)

**对地点的定向**

即使在新的地方,也能正常意识到自己在哪里。(0分)

有时在新的地方迷失方向。(1分)

经常在新的地方迷失方向。(2分)

通常会迷失方向,即使在熟悉的地方也是如此,可能会忘记他们本身就在家里。(3分)

几乎总是对地点感到困惑。(4分)

**做决定的能力**

和以前一样能正常做决定。(0分)

只在日常生活中做决定时有些困难。(1分)

当事情变得复杂或计划改变时就会感到困惑。(2分)

很少做出重要的决定,容易感到困惑。(3分)

大部分时间不能理解正在发生的事情。(4分)

**社会和社区活动**

与人相处时行为正常,与以前一样。(0分)

只有轻微的问题,其实并不明显,但显然行为与往年不同。(1分)

仍能在没有帮助的情况下参加社区活动。对不认识他们的人来说可能显得正常。(2分)

如果没有照护者的帮助,往往难以与外界沟通。通常可以和朋友一起参加安静的家庭活动,接触他们的人都能感受到这个问题。(3分)

不再以任何方式参加有其他人参与的家庭活动,只能与主要照护者沟通。(4分)

对主要照护者也很少或没有反应。(5分)

**家庭活动和责任**

正常,完成家庭活动的能力没有下降。(0分)

在家庭活动方面有一些问题。在金钱管理(支付账单)和修理东西方面可能有更多的困难。仍能去商店、做饭或打扫卫生;仍然有兴趣看电视或读报纸,并能理解里面的内容。(1分)

在去商店、做饭或打扫卫生等简单的工作中会犯错误。对报纸、电视或广播失去兴趣,常常不能进行深入的谈话。(2分)

在没有很多人帮助的情况下,不能购物、做饭或打扫卫生。不明白报纸或电视的内容,不能跟上对话。(3分)

不再做任何以家庭为基础的活动。(4分)

**个人护理清洁度**

正常,照顾自己的能力和以前一样好。(0分)

有时忘记洗脸、刮胡子、梳头,或可能穿错衣服,不像以前那样整洁。(1分)

需要帮助穿衣、洗脸和个人修饰。(2分)

在个人护理方面完全依赖帮助。(3分)

表5-10(续)

| 饮食 |
|---|
| 正常,不需要协助进食。(0分) |
| 可能需要帮助切割食物或进食某些食物有困难,但基本上能够自己进食。(1分) |
| 一般来说能够自己进食,但可能需要一些帮助,吃饭时可能失去兴趣。(2分) |
| 需要人喂食,吞咽可能有困难。(3分) |
| **控制大小便** |
| 除身体问题外,在控制大小便方面没有问题。(0分) |
| 很少不能控制排尿(一般每个月少于一次失禁)。(1分) |
| 偶尔不能控制排尿(大约每周一次或更少)。(2分) |
| 经常不能控制排尿(每周超过一次)。(3分) |
| 总是不能控制排尿,而且还经常不能控制大便。(4分) |
| **出行能力** |
| 正常,能够自己走动。(可能有身体问题,需要使用手杖或助行器)。(0分) |
| 开车或乘坐公共交通工具时有时会感到困惑,尤其是在新的地方。能够独自步行到一些地方。(1分) |
| 不能独自开车或乘坐公共交通工具,即使在熟悉的地方。可以独自在外面短距离行走,如果离家太远,可能会迷路。(2分) |
| 不能单独留在外面,可以在家里走动而不迷路或感到困惑。(3分) |
| 会感到困惑,在家里也需要有人帮助他们找路。(4分) |
| 几乎总是躺在床上或椅子上。可能在帮助下能走几步,但缺乏方向感。(5分) |
| 总是躺在床上,不能坐或站。(6分) |
| **分数说明**:把所有部分的分数相加即为总分。分数在0~18为轻度认知障碍;分数在19~36为中度认知障碍;分数在37~54为重度认知障碍。 |

## (九)"柄泽式"老年人认知功能临床判断标准

"柄泽式"老年人认知功能临床判断标准如表5-11所示。

### 表5-11　"柄泽式"老年人认知功能临床判断标准①

| 被照护老年人姓名: | | 性别: | 出生日期: | | 年龄: | |
|---|---|---|---|---|---|---|
| 受访者与老年人关系: | | | | | | |
| 填表人: | | | 填表日期: | | | |
| 备注: | | | | | | |
| 填表方式:在适当的分数部分画〇(-;±;+1;+2;+3;+4) | | | | | | |
| 判定方式:原则上以项目严重度较重者为准 | | | | | | |

| | 判定 | 日常生活能力 | 日常沟通能力 | 具体范例 |
|---|---|---|---|---|
| 正常 | (-) | 生活自理 | 正常 | 可正常参与活动 |
| | (±) | 同上 | 同上 | 可参与大多数社会活动与家庭活动 |

---

① 本间昭,等. 认知症照护:实践篇(上)[M]. 上海:上海世界图书出版公司,2022:91-117.

表5-11(续)

| 判定 | | 日常生活能力 | 日常沟通能力 | 具体范例 |
|---|---|---|---|---|
| 异常衰退 | 轻度<br>(+1) | • 在家的日常行动几乎完全独立<br>• 日常生活中不需要监督或协助，即使有也程度轻微 | • 接近正常，没有特别问题 | • 对社会事件失去关心或兴趣<br>• 话题贫乏<br>• 一再重复相同的话题、问题<br>• 以往办得到的事情（家务、购物等）有明显的失误或能力衰退 |
| | 中度<br>(+2) | • 因认知功能衰退，有时候难以独立进行日常生活<br>• 需要监督或协助 | • 可进行简单的日常活动<br>• 可以进行沟通但不充分、费时 | • 在不熟悉的地方会搞错地点或迷路<br>• 一再购买相同物品<br>• 金钱管理及服药方面需要旁人协助 |
| | 高度<br>(+3) | • 无法独自生活<br>• 日常生活绝大部分需要协助，或有许多挫折困难，需要有人随时照护 | • 连简单的日常会话都难以完成<br>• 很难进行沟通 | • 即使在熟悉的地方也会弄错地点或迷路<br>• 忘记刚吃过的饭、刚说过的话 |
| | 最高度<br>(+4) | 同上 | 同上 | • 忘记自己的名字或出生地点<br>• 无法区别身边的家属和外人 |

（十）临床认知症评估量表（Clinical Dementia Rating，CDR）

CDR 如表 5-12 所示。

表 5-12　临床认知症评估量表（Clinical Dementia Rating，CDR）[1]

| 以 5 阶段评估 A~F 各项目，于适当分数部分画○ | | | | 填表日：　年　月　日 | |
|---|---|---|---|---|---|
| 维度 | 健康<br>（CDR0） | 疑似认知障碍<br>（CDR0.5） | 轻度认知障碍<br>（CDR1） | 中度认知障碍<br>（CDR2） | 重度认知障碍<br>（CDR3） |
| A.<br>记忆 | 无记忆障碍<br>• 有时会忘记事情 | 有轻度健忘<br>• 对事情能部分回忆<br>• "良性"健忘 | 中度记忆障碍<br>• 对近期的事情遗忘突出，妨碍日常生活 | 重度记忆障碍<br>• 能回忆重大、深刻的事件<br>• 新的记忆会很快遗忘 | 重度记忆障碍<br>• 仅存记忆片段 |
| | 0 | 0.5 | 1 | 2 | 3 |
| B.<br>定向力 | 无定向障碍 | 除了时间的关联性有轻度障碍以外，定向力无障碍 | 时间的关联性有中度障碍。以问卷式评估具有地点定向力，但也可能存在地理位置方面的定向错误 | 时间的关联性有重度障碍。对一般时间有定向错误，时常还会有地点定向错误 | 仅有人物定向力 |
| | 0 | 0.5 | 1 | 2 | 3 |

---

① MORRIS J C. The Clinical Dementia Rating（CDR）: Current version and scoringrules [J]. Neurology, 1993, 43 (11): 2412-2414.

表5-12(续)

| 维度 | 健康<br>(CDR0) | 疑似认知障碍<br>(CDR0.5) | 轻度认知障碍<br>(CDR1) | 中度认知障碍<br>(CDR2) | 重度认知障碍<br>(CDR3) |
|---|---|---|---|---|---|
| C.<br>问题<br>解决<br>判断 | • 日常生活问题的解决不构成障碍<br>• 能正确判断过去行动的相关内容 | • 对于问题解决以及辨别事物的相似点和区别时有轻度障碍 | • 对于问题解决及辨别事物的相似点和区别时有中度障碍<br>• 社会性判断通常能够保存 | • 对于问题解决及辨别事物的相似点和区别时有重度障碍<br>• 社会性判断有一般障碍 | • 无法解决问题<br>• 无法进行判断 |
| | 0 | 0.5 | 1 | 2 | 3 |
| D.<br>社会<br>适应 | 在工作、购物、经商、金钱管理、义工活动、社会团体社交方面,具有独立活动的能力 | 前述活动有轻度障碍 | 能参与部分的前述活动,但无法独立活动,表面看起来正常 | 在家庭外无法独立活动,看上去似乎可参与家庭外活动 | 在家庭外无法独立活动,看上去无法参与家庭外活动 |
| | 0 | 0.5 | 1 | 2 | 3 |
| E.<br>家庭生活与喜好、兴趣 | 对于家庭生活、喜好及智力活动保有充分的兴趣 | 家庭生活、喜好及智力活动有轻度障碍 | • 家庭生活有轻度而明显的障碍<br>• 放弃较困难的家务、较复杂的业余爱好和活动 | • 能从事简单家务<br>• 兴趣范围很有限 | 无法在家庭从事有意义的事情 |
| | 0 | 0.5 | 1 | 2 | 3 |
| F.<br>个人<br>照护 | 可完全自我照护 | | 有时需要协助 | 穿衣、卫生管理、挑选衣物需要人辅助 | 需要绝大部分的协助,有时还出现失禁 |
| | | 0 | 1 | 2 | |
| 病情轻重程度 | 0　1.5　1　2　3 | 合计得分: | | | |

## 二、日常生活功能评估工具

（一）日常生活能力评估表（Activities of Daily Living，ADL）

ADL 如表 5-13 所示。

表5-13  日常生活能力评估表（Activities of Daily Living，ADL）①

| 老年人/被测试者姓名： | 日期： | | 填表人： |
|---|---|---|---|
| 项目 | 评分 | | |
| 进食<br>（　）分 | 评估被测试者使用合适的餐具将食物由容器送到口中，包括用筷子、勺子或叉子取食物、对碗/碟的把持、咀嚼、吞咽等过程，本题评估含喝水，但不包括做饭或自行准备食物、摆放食物、摆放餐具或盛装食物等能力 | | |
| | 3分，可独立进食<br>使用餐具或辅具将饭菜送入口、咀嚼、吞咽等步骤不需要他人帮助或敦促，在合理时间内（半小时内）独立完成进食。鼻胃管进食的，可自行完成灌食 | | |
| | 2分，需部分协助<br>需要他人协助或照看，如帮助穿脱（进食）辅具、帮忙夹菜、切碎食物等，但仍可自行完成进食或仅需少量喂食 | | |
| | 1分，要极大帮助（需喂食，喂食量超过一半） | | |
| | 0分，完全依赖他人（鼻胃管进食也只能依赖他人灌食） | | |
| 洗澡<br>（　）分 | 评估被测试者洗澡的整个过程，不包含"移位"和"穿脱衣服" | | |
| | 2分，可独立完成<br>准备好洗澡水后，可自己独立完成 | | |
| | 1分，要部分协助<br>部分需要他人帮助（如洗背部或腿部）或照看才能完成 | | |
| | 0分，完全依赖他人或大部分需要他人助洗 | | |
| 修饰<br>（　）分 | 评估被测试者洗脸、洗手、刷牙、梳头、刮胡子（男性）等整个过程，不包括准备洗脸水、梳子、牙刷等准备工作 | | |
| | 2分，可独立完成<br>不需要他人帮助，自己可独立完成 | | |
| | 1分，要部分协助<br>洗脸、洗手、刷牙、梳头、刮胡子（男性）中部分需他人协助才能完成 | | |
| | 0分，完全依赖他人或大部分修饰活动需要他人帮助完成 | | |
| 穿衣<br>□分 | 评估被测试者穿脱衣、裤、鞋、袜等整个过程，包括：能否自己解扣扣子或拉拉链穿脱衣服和裤子，能否自己穿脱袜子、鞋子、系鞋带，能否自己穿脱义肢等辅具 | | |
| | 3分，可独立完成<br>能自行独立完成，包括穿脱衣裤、解扣扣子或拉拉链、穿脱鞋袜、系鞋带等，每项动作基本都能在10分钟内完成 | | |
| | 2分，需部分协助<br>能够自行完成一半以上的动作或主要动作，但细微动作需他人协助，如解扣扣子或拉拉链、穿脱鞋袜、系鞋带等 | | |
| | 1分，要极大帮助<br>穿衣脱衣过程中，至少一半的动作或主要动作需他人帮助才能完成 | | |
| | 0分，完全依赖他人 | | |

①  ZEMBRZUSKI C. Try this: best practices in nursing care to older adults from the Hartford Institute for GeriatricNursing [J]. medsurg nursing, 2004 (Feb).

表5-13(续)

| 项目 | | 评分 |
|---|---|---|
| 大便控制 | （　）分 | 评估被测试者有无意识到要排便及大便控制能力 |
| | | **3 分，可控大便**<br>能意识到要排便，并有大便控制能力 |
| | | **2 分，偶尔失控**<br>偶尔大便失禁（控），平均每月有 1-3 次。当便秘时，需他人协助使用塞剂、甘油球，才能顺利排便 |
| | | **1 分，经常失控**<br>经常大便失禁（控），平均每周≥1 次但<2 次。当便秘时，需他人协助使用塞剂、甘油球，才能顺利排便 |
| | | **0 分，完全失控**<br>大便失禁（控）平均每周≥2 次，或留置便袋 |
| 小便控制 | （　）分 | 评估被测试者有无意识到要小便及小便控制能力 |
| | | **3 分，可控小便**<br>可完全自我控制，日夜皆不会尿失禁（控）或尿失禁（控）平均每周≤1 次 |
| | | **2 分，偶尔失控**<br>偶尔有尿失禁（控）或尿急（无法等放好尿壶/便盆或无法实时赶到厕所），平均每天<1 次，但每周>1 次 |
| | | **1 分，经常失控**<br>经常有尿失禁（控）或尿急（无法等放好尿壶/便盆或无法实时赶到厕所），平均每天≥1 次，但<2 次 |
| | | **0 分，完全失控**<br>尿失禁（控）每天≥2 次，或留置尿管 |
| 如厕 | （　）分 | 评估被测试者上厕所或使用接便器整个过程的能力，包括：能否自己解开裤子、上下马桶，如厕后，能否自己使用卫生纸擦拭并整理衣裤，能否自己冲水（马桶）或清理接便器（接尿器），不包括能否自行走到厕所的能力 |
| | | **3 分，可独立完成**<br>可自行完成全过程，不需他人协助、照看 |
| | | **2 分，需部分帮助**<br>使用马桶、接便器时需要他人帮忙扶持或协助，如：擦净、穿脱整理衣裤、冲水等任一项或需他人照看安全 |
| | | **1 分，需要极大帮助**<br>整个过程，大部分动作需要他人帮助完成 |
| | | **0 分，完全依赖他人** |

表5-13(续)

| 项目 | 评分 | |
|---|---|---|
| 移位转移 ( )分 | 评估被测试者起立或从床上坐起，移位到椅子或轮椅的往返过程，包括：自己能否独立起立或从床上坐起来，能否从床边移动到椅子（或轮椅）上，包括能使用辅具（如：助行器或拐杖）等。"移位"指由 A 点移至 B 点，不代表平地行走 | |
| | 4分，可独立完成<br>可独立完成整个移位过程，包括独立起立或从床上坐起来，从床边移动到椅子（或轮椅）上，均不需要他人协助 | |
| | 3分，需部分帮助<br>能完成移位的过程，需借助拐杖或少许他人协助，以确保安全 | |
| | 1分，需要极大帮助<br>能自行起身坐立及独立坐稳，但离床移位至椅子（或轮椅）的过程，必须要他人帮助（非简单协助）方可完成 | |
| | 0分，完全依赖他人<br>坐立或移位均完全需他人帮助方能完成 | |
| 平地行走 ( )分 | 评估被测试者在平地行走或移动的能力，包括：能否一次性不停歇独立行走 45 米，能否自行使用辅具（如：助行器、拐杖、轮椅）等 | |
| | 4分，能一次性不停歇在平地上独立行走 20 米以上，行走过程无安全顾虑，不需要他人协助 | |
| | 3分，需部分帮助<br>自己借助拐杖或需他人稍微扶持（如一手搀扶或在旁保护），可一次性走完 20米以上 | |
| | 1分，需要极大帮助<br>需他人搀扶或借助轮椅行走 | |
| | 0分，完全依赖他人<br>完全依赖他人，轮椅需他人协助操作才能移动 | |
| 上下楼梯 ( )分 | 评估被测试者上下一层楼梯（10-15 个台阶）的能力 | |
| | 4分，可独立上下楼梯<br>可自行上下一层楼梯（10-15 个台阶），上下楼梯的过程，允许用手抓扶手、使用拐杖、支架等，无安全顾虑，不需要他人搀扶 | |
| | 3分，需部分帮助<br>需他人稍微扶持（如一手搀扶或在旁保护） | |
| | 1分，需极大帮助<br>全程需一人双手费力搀扶或需两人共同搀扶 | |
| | 0分，完全无法上下楼梯，需要背行 | |
| 日常生活自理能力总分 ( )分 | 上述 10 个项目得分之和 | |
| 日常生活自理能力分级 ( )级 | 0 能力完好：总分 31 分<br>1 轻度受损：总分 18~30 分<br>2 中度受损：总分 9~17 分<br>3 重度受损：总分 ≤8 分 | |

（二）工具性日常生活功能量表（Instrumental Activities of Daily Living, IADL）

IADL 如表5-14所示。

表5-14 工具性日常生活功能量表（Instrumental Activities of Daily Living, IADL）[1]

| 项目 | 分值 |
|---|---|
| A. 使用电话 | |
| 1. 能自由地使用电话 | 1 |
| 2. 可以拨打几个熟悉的电话号码 | 1 |
| 3. 能接电话但无法自行拨打 | 1 |
| 4. 完全无法使用电话 | 0 |
| B. 购物 | |
| 1. 能单独外出购物 | 1 |
| 2. 可以单独进行小额购物 | 0 |
| 3. 有人陪伴时可以购物 | 0 |
| 4. 完全没有购物能力 | 0 |
| C. 准备菜肴 | |
| 1. 能依照人数准备充分菜肴 | 1 |
| 2. 如果备妥材料，可以烹饪菜肴 | 0 |
| 3. 有烹饪能力，但无法根据人数烹饪适量菜肴 | 0 |
| 4. 需由他人代劳 | 0 |
| D. 家事 | |
| 1. 除了粗重工作以外，能一个人做家务 | 1 |
| 2. 可以从事洗餐具或铺床等简单工作 | 1 |
| 3. 可做简单的家务，但做得不好或无法维持清洁 | 1 |
| 4. 没有人帮助就无法做家务 | 1 |
| 5. 完全无法做家务 | 0 |
| E. 洗衣 | |
| 1. 能一个人洗衣服 | 1 |
| 2. 能洗袜子等小型衣物 | 0 |
| 3. 需由他人代劳 | 0 |
| F. 移动、外出 | |
| 1. 能驾驶汽车、利用电动车、公交车外出 | 1 |
| 2. 能自己叫出租车外出，但无法利用电动车或公交车 | 1 |
| 3. 有人陪伴时可以利用电动车或公交车 | 1 |
| 4. 有人陪伴时可以利用出租车或私家车外出 | 1 |
| 5. 完全无法外出 | 0 |

[1] ZEMBRZUSKI C. Try this：best practices in nursing care to older adults from the Hartford Institute for GeriatricNursing [J]. medsurg nursing, 2004（Feb）.

表5-14(续)

| 项目 | 分值 |
|---|---|
| G. 服药管理<br>1. 能正确管理<br>2. 若预先为其准备,能自行服药<br>3. 无法单独服药 | 1<br>0<br>0 |
| H. 金钱管理<br>1. 能自行处理(家用账簿、缴交房租、账单、到银行办事等)<br>2. 能管理日常购物,但大量购物和银行业务需有人陪同<br>3. 无法管理金钱 | 1<br>1 0<br>0 |
| 总分 | |

**得分说明**：依照"可完成或无法完成"的状况判断,可完成的得1分,无法完成的得0分。女性总分为0分(功能较低,依赖他人)到8分(功能较高,独立自主);男性由于不评估菜肴、家务、洗衣等项目,所以总分为0~5分

（三）功能活动调查（Functional Activities Questionnaire，FAQ）

FAQ 如表 5-15 所示。

表 5-15 功能活动调查（Functional Activities Questionnaire，FAQ）[1]

| 参与者(老年人)姓名: | | 日期: | | 填表人: | | | | |
|---|---|---|---|---|---|---|---|---|
| 问题 | 困难,但可单独完成或从未做过(1分) | 需要帮助(2分) | 完全依赖他人(3分) | 评定日期 | | | | |
| | | | | 月 | 日 | 月 | 日 | 月 日 |
| 1. 是否有平衡收支的能力和算账的能力? | | | | | | | | |
| 2. 老年人的工作能力? | | | | | | | | |
| 3. 能否到商店买衣服、杂货和家庭用品? | | | | | | | | |
| 4. 有无爱好? 会不会下棋和打扑克? | | | | | | | | |
| 5. 会不会做简单的事,如点炉子、泡茶等? | | | | | | | | |
| 6. 会不会准备饭菜? | | | | | | | | |
| 7. 能否了解最近发生的事件(时事)? | | | | | | | | |

---

① DAVID ANDRÉS GONZÁLEZ, GONZALES M M, RESCH Z J, et al. Comprehensive Evaluation of the Functional Activities Questionnaire (FAQ) and Its Reliability and Validity：[J]. Assessment, 2022, 29 (4)：748-763.

表5-15(续)

| 问题 | 困难，但可单独完成或从未做过（1分） | 需要帮助（2分） | 完全依赖他人（3分） | 评定日期 | | | | | |
|---|---|---|---|---|---|---|---|---|---|
| | | | | 月 | 日 | 月 | 日 | 月 | 日 |
| 8. 能否参加讨论和了解电视、书、杂志的内容？ | | | | | | | | | |
| 9. 能否记住约会的时间、家庭节日和吃饭？ | | | | | | | | | |
| 10. 能否帮助邻居、自己乘公共汽车？ | | | | | | | | | |
| 总分 | | | | | | | | | |

## （四）生活功能性评估量表（Functional Assessment Staging Tool，FAST）

FAST 如表 5-16 所示。

表 5-16 生活功能性评估量表（Functional Assessment Staging Tool，FAST）①

| 参与人（老年人）姓名： | | 日期： | | 填表人： |
|---|---|---|---|---|
| FAST stage | 临床诊断 | FAST 内的特征 | 临床特征 | |
| 1. 认知功能无障碍 | 正常 | 主观客观两方面都没有发现功能衰退 | 与 5~10 年前相比，在职业或社会生活上，主观及客观完全无法察觉变化，也没有造成障碍 | |
| 2. 非常轻度的认知功能障碍 | 符合年龄 | 表示时常遗忘物品。对话时可能会出现表达困难 | 不时会忘记名称或物品位置、约定等，但属于符合年龄的变化，通常亲近的朋友和同事不会察觉。在执行复杂的工作、适应繁杂的社会生活时没有困扰。大多数状况下，除正常老化以外察觉不到其他状态 | |
| 3. 轻度认知功能障碍 | 边缘状态 | 在需要熟练技巧的工作场合，由同事发现功能衰退；难以到新的地方旅游 | 会忘记重要的约定。在进行去陌生地方旅行等复杂事务时，功能明显衰退。在执行购物或财务管理，或者到熟悉的地方旅游等日常活动时没有困扰。有可能已退出需要熟练技术的职业或社会活动，其后在日常生活中障碍并不明显，临床症状轻微 | |
| 4. 中度认知功能障碍 | 轻度阿尔茨海默病 | 即使在做晚餐宴客、管理家计、购物等简单的工作也会出问题 | 购物时，无法按照必需原则购买用品。没有人伴随时无法正确支付账单。在自行挑选衣物及更衣、洗澡、前往熟悉的地点等事务方面没有问题，因此日常生活不需照护。然而在社会生活方面可能会有问题，在公寓独居的老年人可能会为了房租金额与房东产生纠纷 | |
| 5. 略为重度认知功能障碍 | 中度阿尔茨海默病 | 在无人协助的状况下无法挑选适当的衣物穿着。洗澡时可能需要照护者抚慰情绪或安慰 | 无法单独度过家庭内的日常生活。无法单独外出购物。无法挑选适合季节的服装，或者会穿着明显不适当的衣服，必须有人协助其挑选衣物。可能会忘记洗澡，必须由旁人劝导前往洗澡。能够自行清洗身体，也有调整水温的能力。无法适当且安全地驾驶汽车，会莫名地加减车速或闯红灯。以往无事故记录的人会开始有车祸记录。有大喊大叫等感情障碍、睡眠障碍等，造成在家庭内的不适应。需要医师治疗 | |

---

① 本间昭，等. 认知症照护：实践篇（上）[M]. 上海：上海世界图书出版公司，2022：91-117.

表5-16(续)

| FAST stage | 临床诊断 | FAST 内的特征 | 临床特征 |
|---|---|---|---|
| 6. 重度认知功能障碍 | 略为重度的阿尔茨海默病 | (1) 不适当的穿着 | 会在睡衣上直接穿平常衣物。无法绑鞋带、无法扣纽扣、无法打领带，或者穿鞋子时左右脚认不清楚。穿衣时需要协助 |
| | | (2) 洗澡需要协助，排斥洗澡 | 无法自行调整水温和水量，也无法顺利地清洗身体。进出浴缸显得困难，洗澡后无法将身体擦干。由于上述障碍影响，老年人会不愿洗澡，也可能产生抗拒洗澡的行动 |
| | | (3) 上完厕所不会冲水 | 上完厕所后会忘记冲水、忘记擦屁股。或者上完厕所后无法将衣服重新穿好 |
| | | (4) 尿失禁 | 有时会与 (3) 阶段同时发生，不过一般情况下阶段与阶段之间会有数月的间隔。这个时期内，即使没有尿道感染或生殖泌尿系统障碍，也会发生尿失禁。这个时期的尿失禁是在认知功能衰退的情况下，因不当的排泄行为发生的 |
| | | (5) 大便失禁 | 这个时期的障碍有时会发生在 (3) 或 (4) 的阶段，通常只是暂时性的。大多数情况下大便失禁独立于尿失禁单独发生。许多老年人会因为有焦躁或明确的类精神病症状或攻击性行为，让照护者考虑将其送入机构 |
| 7. 极重度的认知功能障碍 | 重度阿尔茨海默病 | (1) 上限约 6 个词汇的语言功能衰退 | 词汇和语言能力的贫瘠化是阿尔茨海默病的特征。不时会发生说话减少和对话不自然中断等现象。病情继续进展后，会渐渐失去以完整词句说话的能力。到有失禁现象之后，说话时只能用几个词汇或短句，词汇仅限于两三个单词 |
| | | (2) 能够理解的词汇仅剩一个单词 | 最后残留的单词因人而异，有的老年人会以"是"表示肯定与否定两种意义。相反也有人会以"不"来表达两种意义。随着病情发展，最后的一个单词也会丧失。让人判定为丧失最后一个词汇的老年人，也可能在数个月后短暂地恢复以最后的词汇发音的能力。而当丧失最后一个能理解的词汇后，老年人只能发出喊叫声或没有意义的嘟囔声 |
| | | (3) 丧失行走能力 | 老年人会发生行走障碍。动作缓慢、步伐较小，上下阶梯需要协助。失去行走能力的时期有个人差异，但行走速度会渐渐变慢，步伐也可能变小。行走时身体会朝前方、后方或者侧方倾斜。卧病数个月之后会出现关节挛缩现象 |
| | | (4) 丧失坐起能力 | 老年人进入卧病状态后，初期还能在无人协助的状况下坐起。然而随着疾病发展，后期无他人协助老年人根本无法坐起。但在这个时期还有笑、咬、握等能力 |
| | | (5) 丧失笑的能力 | 在这个时期中，眼球能对刺激起反应，缓缓转动。大多数老年人依然能维持抓握能力和吞咽运动 |
| | | (6) 混乱及昏睡 | 阿尔茨海默病末期，与疾病所伴随的代谢功能衰退有关联 |

（五）N式老年人日常生活活动能力量表（Nagoya University ADL Index，N-ADL）

N-ADL 如表 5-17 所示。

表 5-17　N 式老年人日常生活活动能力量表（Nagoya University ADL Index，N-ADL）①

| 参与者（老年人）姓名： | | | 日期： | | | 填表人： | | |
|---|---|---|---|---|---|---|---|---|
| 项目评估 | 0 分 | 1 分 | 3 分 | 5 分 | 7 分 | 9 分 | 10 分 | 评估 |
| 行走坐起 | 长期卧床（无法坐轮椅） | 卧床或者长期乘坐轮椅（可坐轮椅） | 可能卧床，但可以自行坐起。需要助行器等支撑行走 | 扶着墙壁行走无法自行上下阶梯 | 持着拐杖行走，上下阶梯有困难 | 能短时间独立行走一段距离 | 正常 | |
| 生活圈 | 床上(卧床) | 床边区域 | 室内，个人房间内 | 屋内各房间活动 | 屋外约庭院内范围 | 户外一段距离及邻近区域 | 正常 | |
| 穿脱衣物入浴 | 完全依赖协助，以特殊浴缸洗澡 | 接近完全依赖（能稍微依循指示） | 穿衣困难，脱衣需部分协助。洗澡也需部分协助 | 能自行脱衣，穿衣需要部分协助。能自己洗部分身体 | 缓慢，有时穿衣不正确，无法洗头发、洗脚等 | 几乎能完全自理，但行动有点缓慢。能自己洗身体，但需要协助 | 正常 | |
| 摄食 | 无法经口进食，使用喂食管等 | 经口进食，需要全面照护 | 需要大部分协助（可能途中停止进餐，全部菜肴需要剁碎） | 需要部分协助（不易进食的菜肴需要先行处理或剁碎） | 备菜肴后，能够自行取食用餐 | 备餐与进食几乎完全独立 | 正常 | |
| 排泄 | 随时会大小便失禁（没有便意、尿意） | 随时会大小便失禁（具有便意、尿意但表达可能有问题，不过失禁后会表达不适感） | 时常失禁（能适当表达有尿意、便意，随时需要穿尿布） | 时常失禁（若仔细观察和细心照护，则几乎不会失禁） | 使用便盆椅或尿壶，事后清洁做得不好 | 可自行上厕所，事后清洁可能做不好 | 正常 | |

N-ADL 得分：

| 得分说明 | | |
|---|---|---|
| 10 分 | 正常 | 能独立度过日常生活 |
| 9 分 | 边界 | 开始难以独立进行日常生活的初期状态 |
| 7 分 | 轻度 | 日常生活需要轻微协助或观察 |
| 5 分、3 分 | 中度 | 日常生活需要部分协助 |
| 1 分、0 分 | 重度 | 需要全面照护（0 分是完全失去活动性与反应性的最严重状态） |

①　本间昭，等.认知症照护：实践篇（上）［M］.上海：上海世界图书出版公司，2022：91-117.

（六）认知症失能评估量表（Disability Assessment for Dementia，DAD）

DAD 如表 5-18 所示。

表 5-18　认知症失能评估量表（Disability Assessment for Dementia，DAD）①

| 参与者（老年人）姓名： | | 日期： | 填表人： | | |
|---|---|---|---|---|---|
| 信息提供者： | | 与老年人关系： | | | |

需记录所有运动及感觉功能障碍：

给分：是=1，否=0，无适当项目或者不适用=N/A

过去 2 周内受检者是否曾在无人帮助、未受指示的状况下做出以下行为？

| | 开始行动 | 计划规划 | 有效执行 |
|---|---|---|---|
| **卫生** | | | |
| ●想要洗身体或泡澡、淋浴 | □ | | |
| ●想要刷牙或保养假牙 | □ | | |
| ●想要保养头发（洗头及梳头） | □ | | |
| ●为了洗身体、泡澡而准备热水、毛巾及肥皂 | | □ | |
| ●洗澡后能将身体擦干 | | | □ |
| ●能刷牙或清洁假牙 | | | □ |
| ●能洗头及梳头 | | | □ |
| **穿衣** | | | |
| ●想自己穿衣服 | □ | | |
| ●选择适当服饰（如季节、清洁、天气及颜色组合） | | □ | |
| ●以适当的顺序穿衣服（内衣、外衣及鞋子） | | □ | |
| ●穿衣服完全独立 | | | □ |
| ●脱衣服完全独立 | | | □ |
| **排泄** | | | |
| ●想要正确地使用厕所 | □ | | |
| ●成功使用厕所 | | □ | |
| **摄食** | | | |
| ●想要用餐 | □ | | |
| ●在用餐时选用适当的餐具及调味料 | | □ | |
| ●以适当的速度及礼仪用餐 | | | □ |

①　GELINAS I, GAUTHIER L, MCLNTYRE M，et al. Development of a functional Measure for persons with Alzheimer's disease；The Disabillity Assessment for Dementia. Am J Occup Ther, 1999, 53：471-481.

表5-18（续）

| | | | |
|---|---|---|---|
| **准备菜肴** | | | |
| • 想要为自己准备简单的餐点 | ☐ | | |
| • 构思简单的餐点内容（菜色、烹饪器具） | | ☐ | |
| • 能够自行准备简单的餐点或亲手烹饪 | | | ☐ |
| **打电话** | | | |
| • 能在适当的时间打电话 | ☐ | | |
| • 可以找到正确号码并拨号 | | ☐ | |
| • 在电话中适当对话 | | | ☐ |
| • 将留言抄写下来并转达 | | | ☐ |
| **外出** | | | |
| • 在适当的时间准备外出（散步、访问、购物） | ☐ | | |
| • 考虑好交通方式、钥匙、目的地、天气、必要经费、购物清单等才外出 | | ☐ | |
| • 能顺利到达熟悉的目的地 | | | ☐ |
| • 利用适当的交通工具 | | | ☐ |
| • 购买适当的物品并从店里返家 | | | ☐ |
| **金钱处理及通信** | | | |
| • 对金钱往来或书信往返等个人事项表示关心 | ☐ | | |
| • 缴费（支票、银行存折、欠款） | | ☐ | |
| • 能收集文具、住址、邮票等用于写信 | | ☐ | |
| • 正确使用金钱（找零） | | | ☐ |
| **服药** | | | |
| • 想在正确的时间服药 | ☐ | | |
| • 遵循处方服药（依照正确用量） | | ☐ | |
| **闲暇与家事** | | | |
| • 对休闲活动表示兴趣 | ☐ | | |
| • 对以前从事过的家事表示兴趣 | ☐ | | |
| • 能为以前从事过的家事安排程序 | | ☐ | |
| • 能完整进行以前从事过的家务 | | | ☐ |
| • 能在必要时待在家中 | | | |
| **合计** | ☐ | ☐ | ☐ |
| **DAD 总分：** | | | |

## 三、行为和精神症状评估工具

（一）神经精神评定量表（Neuropsychiatric Inventory Questionnaire，NPI-Q）

NPI-Q 如表 5-19 所示。

表 5-19　神经精神评定量表（Neuropsychiatric Inventory Questionnaire，NPI-Q）①

| 参与者（老年人）姓名： | | 日期： | | 填表人： | |
|---|---|---|---|---|---|

请结合老年人近一个月的表现，判断老年人是否出现下述症状，未出现的选"否"，出现的（答案为"是"）需进一步判断症状的严重程度和照护者因该症状经历的痛苦程度。具体打分要点如下：

（一）给该症状的严重程度打分（它对老年人的影响）
1＝轻度（明显的，但不是重大变化）
2＝中度（明显，但不是剧烈的变化）
3＝严重（非常明显或突出，有剧烈的变化）
（二）评价照护者因该症状而经历的痛苦程度（它对您的影响）
0＝完全不感到痛苦
1＝轻微（略感苦恼，不是要应对的问题）
2＝轻度（不是很苦恼，一般容易应对）
3＝中度（相当苦恼，不一定容易应对）
4＝严重（非常痛苦，难以应对）
5＝极端或非常严重（极其痛苦，无法应对）
请仔细回答每个问题。如果您有任何问题，请寻求协助

| 症状 | 问题 | 否 | 是 | | | | | | | |
|---|---|---|---|---|---|---|---|---|---|---|
| | | | 严重程度 | | | 照护者的痛苦程度 | | | | |
| 妄想症 | 老年人是否有错误的信念，例如认为别人在偷他的东西或计划以某种方式伤害他？ | 0 | 1 | 2 | 3 | 0 | 1 | 2 | 3 | 4 | 5 |
| 幻觉 | 老年人是否有幻觉，如假象或声音？他或她是否似乎听到或看到不存在的东西？ | 0 | 1 | 2 | 3 | 0 | 1 | 2 | 3 | 4 | 5 |
| 激动/攻击性 | 老年人是否有时对他人的帮助有抵触情绪，或难以处理？ | 0 | 1 | 2 | 3 | 0 | 1 | 2 | 3 | 4 | 5 |
| 忧郁症/抑郁症 | 老年人看起来很悲伤或说他很抑郁？ | 0 | 1 | 2 | 3 | 0 | 1 | 2 | 3 | 4 | 5 |
| 焦虑 | 老年人与您分开时是否会感到不安？他是否有任何其他紧张的迹象，如呼吸急促、叹气、无法放松，或感到过度紧张？ | 0 | 1 | 2 | 3 | 0 | 1 | 2 | 3 | 4 | 5 |
| 欣快/兴奋 | 老年人是否出现感觉太好或表现得过分高兴？ | 0 | 1 | 2 | 3 | 0 | 1 | 2 | 3 | 4 | 5 |

① ALZHEIMER'S ASSOCIATION. Cognitive Impairment Care Planning Toolkit [DB/OL]. (1994) [2023-07-15]. https://www.alz.org/careplanning.

表5-19(续)

| 冷漠/无动于衷 | 老年人是否对他平常的活动或其他人的活动和计划不太感兴趣？ | 0 | 1 | 2 | 3 | 0 | 1 | 2 | 3 | 4 | 5 |
|---|---|---|---|---|---|---|---|---|---|---|---|
| 抑制力下降 | 老年人是否看起来行为冲动，例如，对陌生人说话时好像他认识他们，或说一些可能伤害别人感情的话？ | 0 | 1 | 2 | 3 | 0 | 1 | 2 | 3 | 4 | 5 |
| 烦躁/易怒 | 是否不耐烦，脾气暴躁？他是否对计划活动的延误或等待非常生气？ | 0 | 1 | 2 | 3 | 0 | 1 | 2 | 3 | 4 | 5 |
| 运动障碍 | 老年人是否从事重复性的活动，如在屋内踱步、处理纽扣、缠线，或重复做其他事情？ | 0 | 1 | 2 | 3 | 0 | 1 | 2 | 3 | 4 | 5 |
| 夜间行为 | 老年人是否在夜间唤醒您，早上起得太早，或在白天睡眠时间过长？ | 0 | 1 | 2 | 3 | 0 | 1 | 2 | 3 | 4 | 5 |
| 食欲/饮食 | 老年人是否体重减轻或增加，或他喜欢的食物类型有变化？ | 0 | 1 | 2 | 3 | 0 | 1 | 2 | 3 | 4 | 5 |
| 总分 | | | | | | | | | | | |

（二）BEHAV5+

BEHAV5+量表如表 5-20 所示。

表 5-20 BEHAV5+量表[①]

| 参与者（照护对象）姓名： | | 日期： | 填表人： | |
|---|---|---|---|---|
| 请您结合过去一个月观察到的照护对象的行为打钩 | | | | |
| 问题 | | | 选项 | |
| 1. 激动/攻击性<br>您的照护对象是否会生气或有敌意？抗拒别人的照护？ | | | □是的 | □没有 |
| 2. 骚扰<br>您的照护对象是否看到或听到他人看不到或听不到的东西？ | | | □有 | □没有 |
| 3. 烦躁/经常改变情绪<br>您的照护对象是否表现得不耐烦和暴躁？他或她的情绪是否经常无缘无故地变化？ | | | □有 | □没有 |
| 4. 怀疑/偏执狂<br>您的照护对象是否在没有充分理由的情况下表现得多疑（例如：认为别人在偷他或她的东西，或计划以某种方式伤害他或她）？ | | | □是的 | □没有 |
| 5. 漠不关心/社会退缩<br>您的照护对象是否对他或她平常的活动或其他人的活动和计划似乎不太感兴趣？ | | | □是的 | □没有 |
| 6. 睡眠问题<br>您的照护对象在晚上是否有睡眠问题？ | | | □有 | □没有 |

① ALZHEIMER'S ASSOCIATION. Cognitive Impairment Care Planning Toolkit ［DB/OL］. (2007)［2023-07-15］. https://www.alz.org/careplanning.

（三）NIDA 临床试验网络患者健康问卷 2（PHQ-2）

PHQ-2 如表 5-21 所示。

表 5-21　NIDA 临床试验网络患者健康问卷 2（PHQ-2）①

| 参与者（患者）姓名： | | 日期： | | 填表人： | |
|---|---|---|---|---|---|
| 在过去的 2 周内，您有多长时间被以下问题困扰？请勾选合适的选项 | | | | | |
| 问题 | 选项 | | | | |
| 对做事情没有兴趣或乐趣 | 0 | 1 | 2 | 3 | |
| 感到沮丧、压抑或无望 | 0 | 1 | 2 | 3 | |
| 得分 | | | | | |
| 0=完全没有；1=有几天；2=有一半以上的时间；3=几乎每天都有<br>说明：相应数字相加即为问卷得分。 | | | | | |

（四）阿尔茨海默病行为量表（Behavioral Pathology in Alzheimer's Disease，BEHAVE-AD）

BEHAVE-AD 如表 5-22 所示。

表 5-22　阿尔茨海默病行为量表（Behavioral Pathology in Alzheimer's Disease，BEHAVE-AD）②

| 照护对象姓名： | | 照护者姓名： | 日期： | 填表人： |
|---|---|---|---|---|
| 针对最近 2 周照护对象的精神症状，以和照护者访谈的结果为依据，评估症状程度，在对应的题目下打分 | | | | |
| 项目 | 评分 | | | |
| A. 妄想 | 1. 有人在偷东西的妄想<br>"照护对象是否怀疑别人在偷自己东西？" | | | |
| | （　）分 | 0 分，无 | | |
| | | 1 分，妄想有人藏起照护对象的物品 | | |
| | | 2 分，妄想有人侵入家中偷东西或藏东西 | | |
| | | 3 分，妄想有人偷听家中的人对话或倾听其声响 | | |
| | 2. 这里不是自己家的妄想<br>"照护对象是否身在家中，却认为这里不是自己的家？" | | | |
| | （　）分 | 0 分，无 | | |
| | | 1 分，确信如此（一回到家就收拾行李，喊着"带我回家"） | | |
| | | 2 分，想要往外走，表示要回家 | | |
| | | 3 分，一阻止外出就会暴力相向 | | |

---

①　KROENKE K, SPITZER R L, WILLIAMS J B. The Patient Health Questionnaire-2: validity of a two-item depression screener [J]. Medical Care, 2003, 41: 1284-1292.

②　朝田隆，本间昭，木村通宏. 关于日文版 BEHAVE-AD 的可信度 [J]. 老年精神医学杂志，1999，10（7）：825-834.

表5-22（续）

| 项目 | 评分 | |
|---|---|---|
| | **3. 认为配偶（照护者）是冒牌货的妄想**<br>"照护对象是否认为配偶（照护者）是冒牌货?" | |
| （　）分 | 0分，无 | |
| | 1分，确信是冒牌货 | |
| | 2分，怒吼着这是假的 | |
| | 3分，斥责是冒牌货并暴力相向 | |
| | **4. 遗弃妄想**<br>"照护对象是否认为自己被家人遗弃?" | |
| （　）分 | 0分，无 | |
| | 1分，一旦照护者有打电话等行为，就怀疑要遗弃自己，逼自己入住机构 | |
| | 2分，言语抨击照护者要抛弃自己，想把自己送到机构安置 | |
| | 3分，行动攻击照护者，表示照护者正要抛弃自己，逼自己入住机构 | |
| | **5. 不忠妄想**<br>"照护对象是否认为配偶及家属背叛自己?" | |
| （　）分 | 0分，无 | |
| | 1分，确信配偶和子女等照护者心怀不轨 | |
| | 2分，斥责配偶和子女等照护者心怀不轨 | |
| | 3分，以确信配偶和子女等照护者心怀不轨为由暴力相向 | |
| | **6. 猜疑、妄想**<br>"照护对象是否对某些事物表示怀疑、不信任?" | |
| （　）分 | 0分，无 | |
| | 1分，猜疑（例如自己藏起东西，却忘了正确位置时） | |
| | 2分，妄想（难以消除的猜疑心，或者为猜疑而发怒的状态） | |
| | 3分，以猜疑为根据施展暴力 | |
| | **7. 妄想（上述以外）**<br>"除上述状况外，照护对象是否会相信某些不存在的事物?" | |
| （　）分 | 0分，无 | |
| | 1分，似乎有 | |
| | 2分，从发言和感情状态可察觉妄想的存在 | |
| | 3分，会为了妄想做出某些行动或拳脚相向 | |

表5-22（续）

| 项目 | 评分 | | |
|------|------|---|---|
| B. 幻觉 | 8. 幻视<br>"照护对象是否表示看到实际不存在的物品，或有类似举动?" | | |
| | （　）分 | 0分，无 | |
| | | 1分，对象不明确但似乎有 | |
| | | 2分，明显有幻觉对象 | |
| | | 3分，对幻觉对象有言语、行动反应或表露感情 | |
| | 9. 幻听<br>"照护对象是否表示听见实际不存在的声响，或有类似举动?" | | |
| | （　）分 | 0分，无 | |
| | | 1分，对象不明确但似乎有 | |
| | | 2分，明显有幻听现象 | |
| | | 3分，对幻听来源有言语、行动反应或表露感情 | |
| | 10. 幻嗅<br>"照护对象是否表示闻到火的味道，或者有闻到烧东西的味道?" | | |
| | （　）分 | 0分，无 | |
| | | 1分，不确定但似乎有 | |
| | | 2分，明显闻到某些气味 | |
| | | 3分，对气味来源有言语、行动反应或表露感情 | |
| | 11. 幻触<br>"照护对象是否表示有东西爬过身体表面，或有取下东西的动作?" | | |
| | （　）分 | 0分，无 | |
| | | 1分，不确定但似乎有 | |
| | | 2分，明显地在接触某些东西 | |
| | | 3分，对碰触的东西有言语、行动反应或表露情感 | |
| | 12. 其他幻觉<br>"除以上列举之外，照护对象是否表示实际不存在的东西存在，或有类似言行举止?" | | |
| | （　）分 | 0分，无 | |
| | | 1分，不确定但似乎有 | |
| | | 2分，对象明确 | |
| | | 3分，对幻觉对象有言语、行动反应或表露感情 | |

表5-22(续)

| 项目 | 评分 | |
|---|---|---|
| C. 行动障碍 | 13. 游走<br>"照护对象是否没有事情却一直不停地徘徊行走?" | |
| | （　）分 | 0分，无 |
| | | 1分，有类似倾向，但不至于需要制止 |
| | | 2分，有必要制止 |
| | | 3分，一旦前往制止，照护对象就会有反抗的言行或感情表露 |
| | 14. 漫无目的地重复性行动<br>"照护对象是否有下列对本人可能有意义，但旁观者看来无意义的动作或行为?"　例：开关钱包、整理或收起、拿出衣物、穿脱衣物、开关衣橱、重复提出要求或疑问 | |
| | （　）分 | 0分，无 |
| | | 1分，会重复无目的的行动 |
| | | 2分，会来回做出无目的的行动，有必要制止 |
| | | 3分，因为无目的的行动，造成擦伤等外伤 |
| | 15. 不适当的行动<br>"照护对象是否会有下列不合常识或不适当的行动?"<br>例：将物品放在不适当的位置或隐藏物品的行为（例如将衣物丢到垃圾桶、在烤箱里放空盘）、刻意暴露身体私处的行为 | |
| | （　）分 | 0分，无 |
| | | 1分，有 |
| | | 2分，有，有必要制止 |
| | | 3分，有，有必要制止，但制止后照护对象会生气或暴力相向 |
| D. 行为障碍 | 16. 语言暴力<br>"照护对象会不会口吐脏话或者骂人?" | |
| | （　）分 | 0分，无 |
| | | 1分，有（以平常不会有的脏话或怒骂的态度） |
| | | 2分，有，伴随着怒气 |
| | | 3分，有，怒气明显针对他人 |
| | 17. 威吓及暴力<br>"照护对象会不会威胁人或施展暴力?" | |
| | （　）分 | 0分，无 |
| | | 1分，有威吓的动作 |
| | | 2分，会使用暴力 |
| | | 3分，有激烈暴力行为 |

表5-22（续）

| 项目 | 评分 | | |
|------|------|---|---|
| | 18. 混乱<br>"照护对象是否有愤怒的表情及态度，或者抵抗照护等行为？" | | |
| | （　）分 | 0分，无 | |
| | | 1分，有 | |
| | | 2分，有，在感情方面 | |
| | | 3分，感情与动作两方面都有 | |
| E. 日夜<br>作息节律<br>障碍 | 19. 睡眠、觉醒障碍<br>"照护对象夜间是否能熟睡？" | | |
| | （　）分 | 0分，无问题 | |
| | | 1分，夜间多次醒来 | |
| | | 2分，夜间睡眠时间缩短到原来的50%~75% | |
| | | 3分，夜间睡眠时间缩短到未满原来的50%（日夜节律完全障碍） | |
| F. 感情<br>障碍 | 20. 悲伤 "照护对象是否有悲伤的样子？" | | |
| | （　）分 | 0分，无 | |
| | | 1分，有 | |
| | | 2分，有，有明显的感情表露 | |
| | | 3分，有，在感情、动作两方面都有表露（如紧握着手的动作等） | |
| | 21. 忧郁<br>"照护对象是否看来忧郁，或表示生不如死？" | | |
| | （　）分 | 0分，无 | |
| | | 1分，有，病情不重，但有时会表示想死 | |
| | | 2分，有，有自杀意念等明确的症状 | |
| | | 3分，有，出现实际自杀动作或尝试等，在感情、动作两方面都有明显征兆 | |
| G. 不安<br>及恐惧 | 22. 与近期约定或预定有关的不安<br>"照护对象会不会一再询问快到期的约定或预定行程？" | | |
| | （　）分 | 0分，无 | |
| | | 1分，有 | |
| | | 2分，有，让照护者感到困扰 | |
| | | 3分，有，让照护者感到难以忍受 | |
| | 23. 其他不安<br>"照护对象有无其他感到不安的事情？" | | |
| | （　）分 | 0分，无 | |
| | | 1分，有 | |
| | | 2分，有，让照护者感到困扰 | |
| | | 3分，有，让照护者感到难以忍受 | |

表5-22(续)

| 项目 | 评分 | | |
|---|---|---|---|
| 24. 独处恐惧<br>"照护对象是否特别害怕一个人独处？" | | | |
| （　）分 | 0分，无 | | |
| | 1分，有，会表示恐惧 | | |
| | 2分，有，必须照护者应对 | | |
| | 3分，有，必须照护者随时陪伴 | | |
| 25. 其他恐惧<br>"照护对象有无对其他特定事物感到异常恐惧？" | | | |
| （　）分 | 0分，无 | | |
| | 1分，有 | | |
| | 2分，有，需要照护者应对 | | |
| | 3分，有，有必要制止因过度恐惧而产生的行为 | | |

**分数说明：**
0：照护者全无负担，对照护对象本身也无危险性；
1：对照护者和对照护对象本身的负担属于轻度；
2：对照护者和对照护对象本身的负担属于中度；
3：照护者难以承受负担，对照护对象本身也有极高的危险性

（五）认知症行为干扰程度量表（Dementia Behavior Disturbance Scale，DBDS）

DBDS 如表5-23所示。

表5-23　认知症行为干扰程度量表（Dementia Behavior Disturbance Scale，DBDS）[1]

| 参与者（老年人）姓名： | | 日期： | | 填表人： | | |
|---|---|---|---|---|---|---|
| 评估项目 | 频率 | | | | | |
| | 0分 | 1分 | 2分 | 3分 | 4分 | |
| 1. 一再询问同样的问题 | | | | | | |
| 2. 时常遗失物品、记错摆放的位置、藏起物品 | | | | | | |
| 3. 对日常事务漠不关心 | | | | | | |
| 4. 在半夜起床但没有特别理由 | | | | | | |
| 5. 无凭无据地诬陷他人 | | | | | | |
| 6. 整个白天都在睡觉 | | | | | | |

① BAUMGARTEN M, BECKER R, GAUTHEIER S. Validity and reliability of the dementia behavior disturbance scale [J]. J Am Geriair Soc., 1990, 38：221-226.

表5-23(续)

| 评估项目 | 频率 | | | | |
|---|---|---|---|---|---|
| | 0分 | 1分 | 2分 | 3分 | 4分 |
| 7. 四处不停走动 | | | | | |
| 8. 一再重复同样的动作 | | | | | |
| 9. 粗口骂人 | | | | | |
| 10. 穿着与场地不合或与季节不对的不适当服装 | | | | | |
| 11. 不适当地哭或笑 | | | | | |
| 12. 拒绝接受照护 | | | | | |
| 13. 没有明确理由地囤积物品 | | | | | |
| 14. 精神混乱或亢奋地舞动着手脚 | | | | | |
| 15. 将抽屉或衣柜里的物品全摊在外头 | | | | | |
| 16. 半夜在家中走动 | | | | | |
| 17. 跑出家门外 | | | | | |
| 18. 拒绝用餐 | | | | | |
| 19. 暴食 | | | | | |
| 20. 尿失禁 | | | | | |
| 21. 白天无目的在室内或室外来回走动 | | | | | |
| 22. 暴力行为（咬人、抓人、踢人、吐口水等） | | | | | |
| 23. 没理由的尖声怪叫 | | | | | |
| 24. 想要有不恰当的性关系 | | | | | |
| 25. 暴露阴部 | | | | | |
| 26. 弄破衣服或器物 | | | | | |
| 27. 大便失禁 | | | | | |
| 28. 扔食物 | | | | | |

**评分说明**：评估各项问题的出现频率，完全没有计0分、几乎没有计1分、有时发生计2分、时常发生计3分、随时发生计4分，所有项目加和为总分，总分范围在0~112分，得分越高代表有越多的高频率行为障碍

（六）老年抑郁自评量表（Geriatric Depression Scale，GDS）

GDS 如表 5-24 所示。

表 5-24　老年抑郁自评量表（Geriatric Depression Scale，GDS）①

| 参与者（老年人）姓名： | 日期： | 填表人： | | |
|---|---|---|---|---|
| 题目 | | | 选项 | |
| 1. 您是否对自己的生活感到满足 | | | 是（0） | 否（1） |
| 2. 最近停止接触许多长期从事的休闲娱乐或有兴趣的事物 | | | 是（1） | 否（0） |
| 3. 会不会觉得人生空虚乏味 | | | 是（1） | 否（0） |
| 4. 是否曾感到无聊 | | | 是（1） | 否（0） |
| 5. 认为将来有希望 | | | 是（0） | 否（1） |
| 6. 有事情盘旋在脑海里一直烦恼 | | | 是（1） | 否（0） |
| 7. 平常的心情不错 | | | 是（0） | 否（1） |
| 8. 会不会担忧自己发生什么不测 | | | 是（1） | 否（0） |
| 9. 您是否总是感到幸福 | | | 是（0） | 否（1） |
| 10. 您是否常常觉得自己很软弱无能 | | | 是（1） | 否（0） |
| 11. 是否常常心情焦躁不安 | | | 是（1） | 否（0） |
| 12. 觉得外出接触新事物不如待在家中舒服 | | | 是（1） | 否（0） |
| 13. 时常担心自己的未来 | | | 是（1） | 否（0） |
| 14. 觉得自己的记性比其他人衰退得快 | | | 是（1） | 否（0） |
| 15. 觉得活在现在是一件很美好的事情 | | | 是（0） | 否（1） |
| 16. 时常心情低落、感到忧郁 | | | 是（1） | 否（0） |
| 17. 觉得自己现在的生活一点价值都没有 | | | 是（1） | 否（0） |
| 18. 会为了过去的事情一再烦恼 | | | 是（1） | 否（0） |
| 19. 是否认为人生是充满期待的快乐事情 | | | 是（0） | 否（1） |
| 20. 觉得现在的自己难以开始学新的事物 | | | 是（1） | 否（0） |
| 21. 认为自己充满活力 | | | 是（0） | 否（1） |
| 22. 认为自己现在的状况没有希望 | | | 是（1） | 否（0） |
| 23. 认为其他人过着比您优越的日子 | | | 是（1） | 否（0） |

---

① 笠原洋勇，加田博秀，柳川裕纪子. 老年精神医学相关领域使用的量表：忧郁状态评估量表［J］. 老年精神医学杂志，1995，6（6）：757-762.

表5-24(续)

| 题目 | 选项 | |
|---|---|---|
| 24. 常常为了小事感到心情低落 | 是（1） | 否（0） |
| 25. 常常想哭 | 是（1） | 否（0） |
| 26. 难以集中精神在事物上 | 是（1） | 否（0） |
| 27. 早上能否有精神地起床 | 是（0） | 否（1） |
| 28. 是否避免参与社交聚会 | 是（1） | 否（0） |
| 29. 觉得自己能够当机立断 | 是（0） | 否（1） |
| 30. 觉得自己头脑和往年一样灵活 | 是（0） | 否（1） |
| **总分** | | |

**评分说明：** 若出现抑郁症状的回答则给 1 分。

0~9 分属于正常，10~19 分属于轻度抑郁，20~30 分属于重度抑郁

## 四、安全评估清单

### （一）安全评估检查表（Safety Assessment Checklist）

安全评估检查表如表 5-25 所示。

表 5-25　安全评估检查表（Safety Assessment Checklist）[1]

| 参与者姓名： | | 日期： | | 填表人： |
|---|---|---|---|---|

需要关注老年人近 3 个月可能出现的风险。如果老年人或照护者对问题 1 和问题 3~6 回答是"是"，或对问题 2 回答是"否"，请参考安全评估指南进行进一步评估。评估时，可以询问老年人及其家属或照护者。当老年人存在风险问题时，要进行详细的询问与了解，以便制订针对性的干预措施

| 问题 | 是否出现 |
|---|---|
| 老年人还在开车吗？ | □是　□否 |
| 老年人是否遵医嘱服药？ | □是　□否 |
| 是否担心家里的安全问题？ | □是　□否 |
| 是否在熟悉的地方迷路或徘徊？ | □是　□否 |
| 老年人近 3 个月是否发生过跌倒？ | □是　□否 |
| 老年人一个人居住吗？ | □是　□否 |

① ALZHEIMER'S ASSOCIATION. Cognitive Impairment Care Planning Toolkit［DB/OL］.［2023－07－15］. https://www.alz.org/careplanning.

## （二）安全评估指南（Safety Assessment Guide）

安全评估指南如表 5-26 所示。

表 5-26　安全评估指南（Safety Assessment Guide）①

| 照护对象姓名： | 照护者姓名： | 日期： | 填表人： |
|---|---|---|---|

**A. 驾驶风险评估**

（当老年人认知功能发生障碍时，就不应再驾驶车辆，外出时可选择其他交通工具。）

| 老年人 | 家属或照护者 | 注意事项 |
|---|---|---|
| ● 您还在开车吗？<br>● 您的驾驶行为或驾驶技术发生了怎样的变化？<br>● 发生过交通事故吗？<br>● 当自己不能再驾驶了，有没有考虑过怎样出行 | ● 老年人还在开车吗？<br>● 老年人是一个好司机吗？<br>● 老年人最近是否发生过交通事故，或被开过罚单吗？<br>● 您是否担心和老年人一起乘车的乘客安全 | ● 只要老年人还在开车，每次评估时都应询问这些问题。<br>● 驾驶需要判断力、定向力、执行力等多种能力，当老年人出现认知功能障碍时，驾车会变得非常危险。<br>● 认知症老年人和家属都需要明白，随着疾病发展，认知症功能发生障碍时，不应再驾车。<br>● 当老年人失去驾驶能力时，应安慰老年人，并一起探讨其他可用的交通方式 |

**B. 药物管理风险评估**

（对于认知症老年人来说，自我药物管理是一件困难的事情。因此当老年人处于疾病早期阶段时，就需要给予帮助）

| 老年人 | 家属或照护者 | 注意事项 |
|---|---|---|
| ● 您有忘记服药的情况吗？<br>● 您是如何帮助自己记住吃药的？<br>● 您如何区分药物？您使用药盒吗？<br>● 谁把药物放在药盒中？您是如何核对药物的 | ● 老年人日常服药情况如何？<br>● 您觉得老年人能遵医嘱正确服药吗？<br>● 有发生过月底药物剩下太多或不够的情况吗 | ● 照护者应帮助老年人进行药物管理。<br>● 使用药盒或在药盒上特殊标记有助于老年人正确服药。<br>● 照护者可以通过电话或设置闹钟来提醒老年人服药 |

**C. 居家安全风险评估**

（对家属或照护者进行早期居家安全指导非常重要，这样他们就可以对家庭进行适当的改造，预防居家安全事故的发生）

| 老年人 | 家属或照护者 | 注意事项 |
|---|---|---|
| ● 您在家里发生过安全事故吗？<br>● 您在家里有安全感吗？您是否用炉子做饭？<br>● 您有没有觉得做家务变得越来越困难了？<br>● 您在家抽烟吗 | ● 您觉得老年人一个人在家安全吗？<br>● 您有没有注意到锅有烧焦的痕迹，或是厨具有没有什么问题？<br>● 老年人有没有不好的烹饪或饮食习惯？<br>● 家里有可用的烟雾探测器和灭火器吗？<br>● 您是否担心老年人一个人在家时会伤害自己或他人 | ● 随着疾病的发展，当老年人一个人居家存在安全风险时，老年人就不能再单独居住了。<br>● 虽然老年人不能单独居住，但照护者也应根据老年人处理家务的能力，让其做力所能及的事。<br>● 需要特别注意老年人做饭、使用电器和工具风险，如果风险较高，不建议让老年人继续从事。<br>● 必要时可以考虑寻求专业机构的帮助，或寻求照护服务 |

① ALZHEIMER'S ASSOCIATION. Cognitive Impairment Care Planning Toolkit［DB/OL］.［2023-07-15］. https://www.alz.org/careplanning.

表5-26（续）

| D. 走失或徘徊风险评估 | | |
|---|---|---|
| （走失可能发生在疾病的任何阶段，而徘徊通常发生在疾病中期。在疾病早期就应该对家属和照护者进行安全指导，提前做好准备预防走失。） | | |
| 老年人 | 家属或照护者 | 注意事项 |
| •近3个月在熟悉的地方迷过路吗 | •老年人是否在没有提前告知的情况下，比预期晚回家？<br>•当老年人在家时，是否试图离开家或要求"回家" | •对于仍参与社会活动的老年人：<br>①确保老年人的手机里有紧急联系人方式。<br>②给老年人手机安装GPS应用程序或穿戴定位设备。<br>•对于有走失高风险的老年人：<br>①安排一些有组织、有吸引力的活动和锻炼来减少老年人徘徊行为。<br>②用墙上的挂饰来掩饰出口。<br>③安装门禁警报器，以便在门被打开时有所察觉 |

| E. 跌倒风险评估 | | |
|---|---|---|
| （由于视力和行动能力的变化，认知症老年人可能有发生跌倒的风险。） | | |
| 老年人 | 家属或照护者 | 注意事项 |
| •近期您出现站不稳的情况吗？<br>•近3个月您摔倒过吗？<br>•您有没有因为害怕摔倒而限制外出或旅行 | •近期老年人有没有站不稳的情况？<br>•老年人近3个月跌倒过吗 | •定期对老年人进行跌倒风险评估。<br>•移除家里的地毯。<br>•对照护者进行安全转移技巧的指导 |

| F. 独居风险评估 | | |
|---|---|---|
| （随着疾病的发展，老年人会面临更多挑战，通过评估老年人认知功能的下降程度是否影响到他们独居的能力，是非常必要的。当老年人存在独居风险时，应寻找一个家属、朋友或照护者在家提供帮助） | | |
| 询问老年人 | 询问家属或照护者 | 注意事项 |
| •您一个人住吗？<br>•日常生活中，哪些事情您能应对，哪些事情应对起来有困难？<br>•对于老年人来说，需要一些提醒才能按时服药，您是如何处理这个问题的呢？<br>•您是否感到孤独或害怕呢？<br>•您是否在赴约或拜访朋友时遇到了困难？<br>•近期您的饮食习惯有什么变化吗？<br>•您是否在支付账单或财务管理方面遇到过困难？<br>•如果老年人独自赴约：在预约中，有很多事情要做，由朋友或家人陪同可以帮助您记录，下次是否有人可以陪您一起就诊 | •您有没有思考过，什么时候老年人就不能独立生活了？<br>•您是否担心老年人独自生活的能力？<br>•您是否确信老年人能：<br>•规律用餐？<br>•按时赴约？<br>•进行财务管理？<br>•能够购物、打扫卫生、准备饭菜 | •当老年人表现出以下任何的行为，表明老年人不能再安全地独立生活，应对老年人的居住方式进行调整：<br>•妄想或偏执的行为或思维<br>•有严重的跌倒风险或近期已发生跌倒<br>•不能正确服用药物，对他们的健康构成威胁<br>•忘记吃饭或喝水<br>•认知功能变化或社交减少都可能会导致一个人越来越孤独。这有可能加重老年人的情绪变化，影响自理能力 |

### 五、临终清单

临终清单如表 5-27 所示。

表 5-27　临终清单①

| 参与者（老年人）姓名： | | 日期： | | 填表人： |
|---|---|---|---|---|
| 对认知症老年人提前进行临终介入，可以确保他们在临终前能够得到适当的医疗和护理，减少不必要的痛苦，同时也为其家庭、照护者提供支持和指导，使他们能够更好地应对认知症老年人的状况。 | | | | |
| 问题 | | | 是 | 否 |
| 有关临终照护的愿望或需求是否已经讨论过了？ | | | | |
| 是否已经做好了财产安排？ | | | | |
| 是否已经制订了医疗决策的授权委托书？ | | | | |
| 认知症老年人是否适合接受安宁疗护？ | | | | |

### 六、个性记录表（部分）

在评估过程中，我们应该坚持以认知症老年人为中心的评估，关注老年人的个性化特点和需求，尊重他们的意愿和选择，制订符合他们实际情况和需求的评估方案。所以，个性是评估中非常重要的指标。个性包括情绪、价值观、生活方式等内容。本部分只列举生活经历记录表和生活方式记录表供参考。

（一）生活经历记录表

生活经历记录表如表 5-28 所示。

表 5-28　生活经历记录表

| 参与者（老年人）姓名： | 日期： | 填表人： |
|---|---|---|
| 以下是我的生活经历，请从中找出一些信息，以便能让我过上安心、充满活力的生活。 在已知的范围内填写居住环境发生变化的经过（现在→过去）。在患上认知症的时期画上点线（……）。 | | |

---

① ALZHEIMER'S ASSOCIATION. Cognitive Impairment Care Planning Toolkit［DB/OL］.［2023-07-15］. https://www.alz.org/careplanning.

表5-28(续)

| 我的生活经历（请根据需要填写在附页上） | | | | | | |
|---|---|---|---|---|---|---|
| 年月 | 岁 | 生活的地方 | 一起生活的主要人员 | 称呼我为 | 当时的生活情况与发生的事 | 我的要求以及希望得到的帮助 |
| 年　月 | | | | | | |
| 年　月 | | | | | | |
| 年　月 | | | | | | |
| 年　月 | | | | | | |
| 年　月 | | | | | | |
| 年　月 | | | | | | |
| 年　月 | | | | | | |
| 年　月 | | | | | | |
| 年　月 | | | | | | |
| 年　月 | | | | | | |
| 年　月 | | | | | | |
| 年　月 | | | | | | |
| 年　月 | | | | | | |
| 年　月 | | | | | | |

| 我一直从事的工作以及擅长做的事等 | 我喜欢的话题、不喜欢的话题 |
|---|---|

| 一天的生活方式 | |
|---|---|
| 多年来习惯的生活方式 | 现在的生活方式 |
| | |
| | |
| | |
| | |
| | |
| | |

（二）生活方式记录表

生活方式记录表如表 5-29 所示。

表 5-29　生活方式记录表

| 参与者（老年人）姓名： | 日期： | | 填表人： |
|---|---|---|---|
| 我有自己习惯的生活方式，请帮助我继续过这种熟悉的生活 | | | |
| 生活情况 | 我多年来养成的习惯与兴趣爱好 | 我现在的状态、情况 | 我的要求以及希望得到的帮助 |
| 每天习惯做的事情 | | | |
| 饮食习惯 | | | |
| 饮酒、吸烟的习惯 | | | |
| 排泄的习惯、厕所类型 | | | |
| 洗澡、仪容仪表（热水温度、刷牙、刮胡子、梳头等） | | | |
| 着装打扮、喜欢的颜色、鞋类 | | | |
| 喜欢的音乐、电视节目、广播 | | | |
| 家务活（洗衣服、打扫、购物、烹饪、准备餐食） | | | |
| 兴趣爱好、关注的事、游玩等 | | | |
| 常用物品或工具 | | | |
| 擅长的事/不擅长的事 | | | |
| 性格、特征等 | | | |
| 信仰 | | | |
| 我的养生方法 | | | |
| 其他 | | | |

【重点提要】

　　在评估过程中，对于没有前后顺序的指标或项目，评估者可以根据实际情况决定评估项目的询问顺序。

# 第八节　养老机构认知症老年人评估

## 一、评估目的

养老机构对认知症老年人进行评估是非常重要的。照护者通过评估能了解他们的认知功能状况、行为问题和日常生活能力，从而提供适当的照护和支持。具体包括：

（1）为制订照护计划提供依据。通过全面、专业、系统的认知症评估，照护者可以明确认知症老年人的健康问题，并根据老年人的健康状况，制订科学合理的照护计划。

（2）提供个性化服务。通过科学的评估，照护者可以了解老年人的整体需求，并为其提供精准服务，协助老年人在患有认知症的状况下，也能维持有个人风格的日常生活。

（3）评价照护效果。定期进行认知症评估可以帮助照护者了解照护效果，重新审视照护过程，持续改进照护计划，不断提高老年人的生活质量。

（4）合理分配资源。通过评估确定认知症老年人的照护等级，可以为老年人的资源分配、照护介入、活动开展、档案建立等提供参考依据和便利。

（5）提供收费依据。根据评估等级，制订收费标准，避免因服务项目与收费标准不清晰引起的纠纷。

（6）利于机构规范管理和风险防控。在认知症老年人入住、病情变化或离开机构时进行评估，可以筛查出老年人的安全风险，这有利于机构规范管理和风险防控。

（7）提高老年人和家属的满意度。认知症评估可以帮助照护者更好地了解老年人和家属的需求和意见，从而提高老年人和家属的满意度，增强护患关系。

## 二、对认知症老年人评估的频率

养老机构对认知症老年人的评估频率可以根据具体情况而定，以下是关于评估频率的一些建议：

（1）新入住评估。对于新入住的认知症老年人，养老机构通常会进行一次全面评估，以了解其认知功能、行为问题和日常生活能力等方面的情况。这可以帮助机构制订个性化的照护计划，并提供适当的支持和服务。

（2）定期评估。认知症老年人的认知功能和行为问题可能会随时间而发生变化，因此建议定期进行评估，以监测其状况的变化并及时调整照护计划。评估频率可以根据老年人的状况和需求而定，一般建议每6个月至1年进行一次评估。

（3）动态评估。除了定期评估，可能还需要在某些特定事件发生时进行动态评估，例如老年人出现突发行为问题时、认知功能急剧下降时、身体健康状况变化时等。这样的评估可以帮助机构及时发现问题并采取适当的干预措施。

【重点提要】

需要注意的是，评估频率应该根据老年人的需要和状态进行灵活调整。有些老年人的认知功能和行为问题变化较快，可能需要更频繁的评估；而对于一些状态稳定的老年人，评估频率可以适当减少。

### 三、对认知症老年人进行评估的流程

养老机构对认知症老年人进行评估的流程大致分为以下几个步骤（见图5-2）：

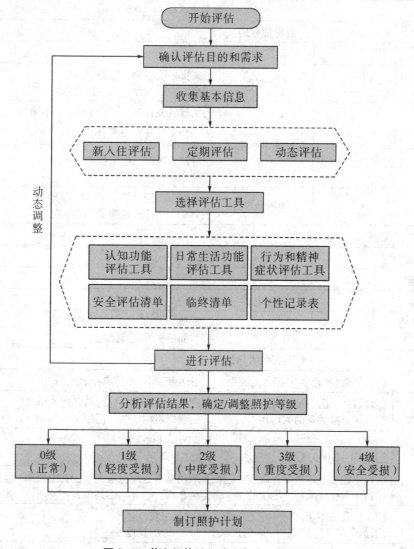

图5-2 养老机构认知症老年人评估流程

1. 确认评估目的和需求

在评估之前，需要明确评估的目的和需求，例如了解老年人的认知功能状况、行为问题和日常生活能力等。

2. 收集基本信息

评估需要收集各种基本信息，包括老年人的姓名、年龄、文化程度、曾从事职业、经济来源、医疗支付方式、手术史、用药史、疾病史、意识、生命体征、皮肤状况等。收集信息的方式可以包括访谈、观察、问卷调查、医学检查等。基本信息采集如表 5-30 所示。

表 5-30　基本信息采集

| 一般信息 | | | |
|---|---|---|---|
| 姓名 | | 身份证号码 | |
| 性别 | | 出生日期 | |
| 民族 | | 文化程度 | □文盲　□小学　□初中<br>□高中　□大专　□本科及以上 |
| 年龄 | | 曾从事职业 | □党政机关公务员　□个体、私营业主<br>□工人、商业、服务人员　□务农<br>□文化教育工作者　□自由职业<br>□科技、医疗卫生工作者　□无业<br>□其他：_____ |
| 籍贯 | | 婚姻状况 | □未婚　□已婚　□丧偶<br>□离婚　□未说明的婚姻状况 |
| 宗教信仰 | □无　□有：_____ | | |
| 户籍所在地 | | | |
| 现居住地址 | | | |
| 住宅电话 | | 移动电话 | |
| 信息提供者的姓名 | | 与老年人的关系 | □配偶　□子女　□其他亲属<br>□雇佣照护者　□其他：_____ |
| 联系电话 | | 信息提供者地址 | |
| 经济来源 | □退休金/养老金　□子女补贴　□亲友资助　□其他补贴 | | |
| 居住状况 | □独居　□与配偶/伴侣居住　□与子女居住　□与其他亲属居住<br>□与非亲属关系的人居住　□养老机构　□医院 | | |
| 收入情况 | □≤2 000 元/月　□2 001~4 000 元/月<br>□4 001~6 000 元/月　□>6 000 元/月 | | |
| 医疗支付方式 | □城镇职工基本医疗保险　□城乡居民基本医疗保险　□贫困救助<br>□商业医疗保险　□全公费　□全自费　□其他：_____ | | |
| 就医方式 | □二甲及三甲医院　□社区医院或卫生院<br>□诊所　□药店　□送医上门　□其他：_____ | | |

表5-30(续)

| 病史的采集 | |
|---|---|
| 手术史 | □无 □有：_____ |
| 过敏史 | □无 □有：_____ |
| 家族病史 | □无 □不详 □认知症 □精神疾病 □高血压 □糖尿病<br>□冠状动脉粥样硬化性心脏病 □脑卒中 □肿瘤 □其他：____ |
| 现存疾病 | 心血管系统疾病：<br>□高血压 □冠状动脉粥样硬化性心脏病 □肥厚型心肌病<br>□先天性心脏病 □心脏瓣膜病 □心律失常 □心功能不全<br>□感染性心内膜炎 □心包炎 □缩窄性心肌病<br>呼吸系统疾病：<br>□慢性支气管炎 □慢性阻塞性肺疾病 □哮喘 □支气管扩张<br>□肺结核 □肺纤维化 □呼吸衰竭 □肺源性心脏病<br>□矽肺 □睡眠呼吸暂停综合征<br>消化系统疾病：<br>□胃食管反流 □消化性溃疡 □肠结核 □结核性腹膜炎<br>□胃炎 □溃疡性结肠炎 □结肠克罗恩病 □慢性腹泻<br>□脂肪肝 □肝硬化 □便秘 □急性胰腺炎 □慢性胰腺炎<br>□慢性胆囊炎 □肝性脑病<br>泌尿系统疾病：<br>□肾病综合征 □慢性肾小球肾炎 □泌尿系统结石<br>□慢性肾功能不全 □前列腺增生 □慢性肾盂肾炎<br>□过敏性紫癜性肾炎<br>血液系统疾病：<br>□贫血 □再生障碍性贫血 □溶血性贫血 □血友病 □白血病<br>□地中海贫血 □霍奇金淋巴瘤 □腹型过敏性紫癜 □脾功能亢进 □特发性血小板<br>减少性紫癜 □血栓性血小板减少性紫癜<br>神经系统疾病：<br>□认知症 □脑卒中 □脑血管病后遗症 □癫痫 □脊髓损伤<br>□帕金森病 □截瘫 □蛛网膜下腔出血 □脊髓灰质炎后遗症<br>□脑萎缩 □运动神经元病<br>内分泌系统及营养代谢性疾病：<br>□糖尿病 □高脂血症 □库欣综合征 □原发性醛固酮增多症<br>□甲状腺功能亢进症 □甲状腺功能减退 □嗜铬细胞瘤 □痛风<br>骨关节系统疾病：<br>□骨折 □全身性骨性关节炎 □骨质疏松 □颈椎病<br>□腰椎间盘突出 □股骨头缺血性坏死<br>风湿性疾病：<br>□类风湿性关节炎 □系统性红斑狼疮 □强直性脊柱炎<br>□干燥综合征 □血管炎 □系统性硬化病<br>□其他：□大便失禁 □尿失禁 □白内障 □青光眼 □恶性肿瘤 |
| 精神疾病 | □无 □有（注：以精神专科诊断为准）<br>□精神分裂症 □抑郁症 □双相情感障碍 □精神发育迟滞 □强迫症 □脑器质性精神障碍 □其他：_____ |

表5-30(续)

| 体格检查 | |
|---|---|
| 意识状态 | □清醒　□嗜睡□昏睡　□昏迷 |
| 生命体征 | 体温　℃ 脉搏　次/min　呼吸　次/min　血压　mmHg |
| 视力 | □清晰<br>□模糊<br>□失明（单眼/双眼） |
| 听力 | □清晰<br>□听力下降<br>□失聪 |
| 吞咽功能 | □正常<br>□口腔进食，但需辅以帮助和适应等方法<br>□经口腔和辅助混合进食<br>□无法进口进食，完成辅助进食 |
| 睡眠 | □正常<br>□入睡困难　□失眠　□易醒　□服用镇静剂 |
| 语言 | □正常<br>□勉强能表达或理解<br>□表达或理解存在较大困难<br>□不能表达 |
| 管道 | □无　　□鼻胃管　□气切管　　□留置导尿管　□引流管<br>□造瘘管（胃肠造瘘管、膀胱造瘘管）□氧气管 |
| 皮肤状况 | □正常<br>□过度干燥有皮屑 □瘀青 □皮疹<br>□伤口（部位：　　　；大小：　　　）<br>□类别：□擦伤　　□切割伤　　□术后伤口□烫伤　　□压疮<br>□其他：＿＿＿＿＿ |
| 是否使用辅具 | □否<br>□助行器　□拐杖（腋杖、独脚手杖、四脚手杖）　□轮椅<br>□平车　□义肢　　□气垫床　□制氧机　　□无创呼吸机<br>□吸痰器　□助听器　□眼镜 |

3. 选择评估工具

根据评估目的和需求，选择适当的评估工具，如 MMSE、S-MoCA、NPI-Q、ADL 等。评估工具的选择应该考虑老年人的认知功能水平、文化背景、语言能力等因素。

4. 进行评估

根据选择的评估工具，对老年人进行评估。评估过程应该尽可能地减少老年人的不适和困扰，保持良好的沟通。

5. 分析评估结果

根据评估结果，分析老年人的认知功能、行为和日常生活能力等方面的问题，确定照护等级。评估结果应该被记录下来，以便后续的照护计划制订和跟踪。

6. 制订照护计划

根据评估结果，制订个性化的照护计划，包括药物治疗、行为干预、日常护理、康复训练等方面。照护计划应该根据老年人的需要和情况进行调整和更新。

上述介绍了养老机构老年人评估的整体流程，需要注意的是，评估目的和需求不同，评估流程可能有所差异，接下来以养老机构新入住认知症老年人评估为例，介绍评估流程，具体内容见图5-3。

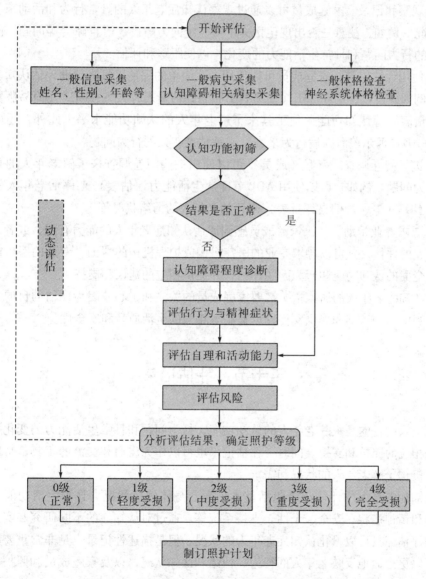

图5-3 养老机构新入住认知症老年人评估流程

# 第九节　居家认知症老年人评估

对于居家的认知症老年人，评估可以帮助其家属了解其认知功能、行为和日常生活能力等方面的问题，能帮助其家属制订适当的照护计划和提供支持。以下是一些居家评估的方法和建议：

（1）观察和记录。家庭成员可以通过观察认知症老年人的日常行为和活动来了解其认知功能状况。例如，注意是否出现记忆力下降、定向力障碍、语言障碍等问题。同时，记录老年人的行为问题和日常生活能力的变化，以便跟踪和评估。

（2）使用评估工具。家庭成员可以使用一些简单的评估工具来帮助评估认知症老年人的状况。例如，可以使用 MMSE（简易智力状态评估量表）或 S-MoCA（简易版蒙特利尔认知评估量表）等认知功能评估工具来了解老年人的认知功能水平。此外，还可以使用 BEHAVE-AD（阿尔茨海默病行为量表）来评估老年人的行为问题。

（3）进行问卷调查。家庭（成员）可以使用一些问卷调查来了解老年人的日常生活能力和行为问题。例如，可以使用 ADL（日常生活能力评估表）来评估老年人的自理能力，使用 GDS（老年抑郁自评量表）来评估老年人的情绪状况等。

（4）寻求专业帮助。如果家庭成员感到评估认知症老年人的能力有限，或者需要更全面和更专业的评估，其可以寻求专业的医疗机构或护理机构的帮助。专业的医生或护士可以进行更全面的认知功能和行为问题评估，并提供相应的建议和支持。

评估认知症老年人的居家情况需要家庭成员的关注和耐心。因为评估的目的是帮助家庭制订适当的照护计划和提供支持，以提高老年人的生活质量和安全性。

# 第十节　评估记录

评估记录的目的是跟踪老年人的认知功能、行为问题和日常生活能力的变化，以便照护者提供相应的照护和支持。同时，评估记录也可以作为沟通和交流的工具，帮助家庭成员和医疗机构了解老年人的状况和需求。

对认知症老年人的评估记录包括基本信息、身体健康状况、日常生活功能、认知功能、行为和精神症状、安全、个性、支持系统等。通过对认知症的不断研究和实践，目前有大量的评估工具可以量化认知症老年人的状况，但是描述性记录也是非常重要的。描述性记录可以更全面地反映老年人的行为、情绪和认知状况，以及家庭成员和照护者对其的关注和问题。表 5-31 是一些可能需要进行描述性记录的方面，供参考。

表 5-31　描述性记录列举（供参考）

| 维度 | 描述性记录 |
|---|---|
| 日常生活功能 | 除了使用 ADL 等评估工具外，还可以描述老年人在日常生活中的表现，例如如何洗澡、如何穿衣、如何进食等 |
| 认知功能 | 除了使用 MMSE、S-MoCA 等评估工具外，还可以描述老年人在日常生活中的认知表现，例如老年人是否记得自己的名字、是否能够识别亲人、是否能够使用电器等 |
| 行为和精神症状 | 除了使用 NPI-Q 等评估工具外，还可以描述老年人的行为和精神症状，例如老年人是否经常烦躁、是否有幻觉、是否经常失眠等 |
| 安全 | 除了记录老年人是否跌倒、是否有意外等情况外，还可以描述老年人的安全问题，例如老年人是否经常忘记锁门、是否经常忘记关火等 |
| 个性 | 除了记录老年人的基本信息外，还可以描述老年人的个性特点和喜好，例如老年人是否喜欢听音乐、是否喜欢看电视等 |
| 支持系统 | 除了记录老年人的家庭成员和照护者外，还可以描述老年人的社会支持系统，例如老年人是否有朋友、是否经常参加社交活动等 |

在记录认知症老年人的评估过程时，有一些注意事项需要考虑。以下是一些重要的注意事项：

（1）尊重隐私和保密性。评估记录包含个人和敏感信息，必须确保隐私和保密性。只有授权的人员可以访问和使用评估记录。

（2）专业和客观。评估记录应该以专业和客观的方式进行，不受个人偏见和情绪的影响。记录应该准确反映老年人的状况和表现，避免主观评价和臆断。

（3）细致和详尽。评估记录应该包含详细而全面的信息，涵盖各个方面。记录应该描述老年人的行为、情绪、认知功能、日常生活能力等，以提供准确的评估和照护依据。

（4）观察和交流。评估记录应该基于对老年人的观察和与其交流的结果。观察应该包括老年人的日常活动、行为和语言表达等。交流可以通过与老年人直接对话或与其家庭成员和照护者进行沟通来进行。

（5）量化和描述性记录的结合。评估记录可以结合量化和描述性记录，以提供更全面的信息。量化记录可以使用评估工具和量表进行，描述性记录可以提供更详细的描述和观察结果。

（6）时间和频率。评估记录应该根据需要进行定期更新和补充。评估的时间和频率可以根据老年人的状况和需求进行调整，以及医疗机构或护理团队的要求。

（7）参与和共享。评估记录应该与老年人的家庭成员和照护者进行共享和讨论。他们可以提供有关老年人的补充信息和观察结果，并参与制订照护计划和决策。

（8）写作和记录技巧。评估记录应该使用清晰、简明和准确的语言进行书写。避免使用模糊、含糊不清或歧义的表达，以确保记录的可理解性和可用性。

# 本章小结

认知症评估是一项重要的过程，旨在评估老年人的认知功能、情绪状态和日常生活能力。评估的目标受众通常包括老年人本人、家庭成员和照护者、医疗机构和养老机构等。评估的目的是获取关于老年人认知状况和需求的全面信息，以制订相应的照护计划和提供适当的支持。此外，评估还有助于及早发现认知症症状，以便采取早期干预措施。

在进行认知症评估时，评估者应坚持以老年人为中心的理念，尊重其隐私和尊严。评估应该多角度、全面、客观和专业，避免主观偏见和臆断。评估服务可以由多种专业人员提供，如医生、护士、心理咨询师、社会工作者等。评估可以在不同的场所和时间进行，例如医疗机构、养老院、家庭、社区卫生中心等。评估内容包括身体健康状况、日常生活功能、认知功能、行为和精神症状、安全风险、个性特征和社会支持系统等。

常用的评估工具包括短时记忆测试（如 MMSE 和 S-MOCA）、老年抑郁自评量表（GDS）、功能自评量表（ADL 和 IADL）等。这些工具可以帮助评估者评估老年人的认知功能、情绪状态和日常生活能力。

在养老机构中，评估应该成为日常工作的一部分，以帮助机构提供个性化的照护服务和支持，促进老年人的身心健康。在家庭场景下，评估可以由家庭成员和专业人员共同进行，评估结果可以为家庭成员提供更好的照护决策和支持。

评估记录是评估过程的重要内容，它记录了老年人的认知状况、行为表现、日常生活能力和社会支持等方面的信息。评估记录有助于照护者实时掌握老年人的状况和变化，为照护提供可靠的参考和指导。

# 第二部分

## 认知症照护

# 第六章　药物治疗

## 学习目标

### 1. 为什么这一课很重要？

通过学习本章药物治疗的知识，并积极参与认知症老年人药物治疗的照护过程，可以提高您作为照护者的能力和参与度，为老年人提供更好的照护和支持。同时，这将有助于提高治疗的效果，改善老年人的症状和生活质量，同时还能减少药物相关的风险和不良反应。

### 2. 这节课对我有什么帮助？

了解药物治疗的概念及意义、熟悉药物治疗观察的方法、掌握治疗认知症常见的药物。这样您可以更好地认识和理解认知症老年人所使用的药物，有助于您在照护过程中提供更全面、更准确的信息和建议。

提升决策能力和应变能力，包括观察病情和药物效果的能力、应对药物常见不良反应的能力。这些能力可以帮助您为认知症老年人提供更有效的药物照护。

培养您的责任心、耐心和细心等素质。药物治疗需要进行定期监测，您需要关注老年人的病情变化、药物的疗效和副作用，并及时与医生沟通。这样的学习过程可以提高您的综合素质，使您成为一名更专业、负责任的照护者。

### 3. 我能学到什么？

（1）对认知症药物治疗的基本认识。

（2）针对认知症核心症状的药物治疗。

（3）针对认知症行为和精神症状的药物治疗。

（4）治疗认知症的其他药物。

（5）认知症药物治疗的观察。

（6）认知症药物治疗过程中常见不良反应的处理。

（7）认知症药物治疗的原则和注意事项。

# 知识要点

（1）一般来说，对于认知症的核心症状应尽早进行药物治疗，而对于行为和精神症状的非药物治疗应该优先于药物治疗。药物治疗与非药物治疗应联合使用，以达到最佳的治疗效果。

（2）针对核心症状的药物应在确诊后尽早使用，以最大限度地减轻症状和延缓病情进展。目前治疗阿尔茨海默病核心症状的药物主要有两大类，一类是胆碱酯酶抑制剂，代表药物有盐酸多奈哌齐、加兰他敏、卡巴拉汀；另一类是 NMDA（N-甲基-D-门冬氨酸受体拮抗剂)，代表药物是盐酸美金刚。

（3）针对行为和精神症状，应先进行非药物治疗，当非药物治疗无效后，再考虑药物治疗。

（4）在药物治疗过程中，应做好病情观察和药物疗效的观察，及时应对可能遇到的不良反应，必要时立即就医。

（5）认知症药物治疗需要遵循个性化治疗、早期干预、逐渐加量和调整、定期复查、避免多重用药、持续监测和评估、综合干预等原则。

# 学习计划

| 内容 | 学习目标 | 课程活动 |
| --- | --- | --- |
| 对认知症药物治疗的基本认识 | ●了解药物治疗的含义<br>●了解药物治疗在认知症治疗中的地位和意义 | 课前活动：认知症老年人在什么情况下应该服用药物<br>知识讲解：对认知症药物治疗的基本认识 |
| 针对认知症核心症状的药物治疗 | ●掌握治疗认知症核心症状的药物种类及使用方法 | 知识讲解：针对认知症核心症状的药物治疗 |
| 针对认知症行为和精神症状的药物治疗 | ●掌握治疗认知症行为和精神症状的药物种类及使用方法 | 知识讲解：针对认知症行为和精神症状的药物治疗 |
| 治疗认知症的其他药物 | ●了解治疗认知症的其他药物 | 知识讲解：治疗认知症的其他药物 |
| 认知症药物治疗的观察 | ●熟悉认知症药物治疗的观察要点 | 知识讲解：认知症药物治疗的观察 |

表(续)

| 内容 | 学习目标 | 课程活动 |
|---|---|---|
| 认知症药物治疗过程中常见不良反应的处理 | ●掌握认知症药物治疗过程中常见不良反应的处理方法 | 知识讲解：认知症药物治疗过程中常见不良反应的处理方法<br>小问答：作为 M 奶奶的照护者，请问该怎么处理？ |
| 认知症药物治疗的原则和注意事项 | ●熟悉认知症药物治疗的原则和注意事项 | 知识讲解：认知症药物治疗的原则和注意事项<br>小问答：请问以下哪种做法正确？ |

　　药物治疗在认知症老年人的照护中扮演着重要角色。虽然药物治疗无法治愈认知症，但它可以缓解症状、延缓病情进展、改善行为和精神症状，为认知症老年人提供更多的希望和时间，帮助他们学会应对措施和处理常见的行为和精神症状。因此，在认知症照护中，辅助药物治疗是必要的，同时还应结合相关的非药物治疗措施，双管齐下进行持续性的照护工作。这样的综合治疗策略可以最大程度地改善认知症老年人的症状和提高生活质量，为他们提供更好的支持和照护。本章将详细介绍认知症药物治疗的相关内容，但需注意，任何药物治疗都应在医生的指导下进行。

# 第一节　对认知症药物治疗的基本认识

【课前讨论】

　　认知症老年人在什么情况下需要服用药物？

　　药物治疗是指使用药物来治疗疾病或缓解症状的一种治疗方法。医生会根据老年人的病情和症状，选择合适的药物，并确定适当的剂量和用药方式。药物可以通过口服、贴皮或吸入等途径给予老年人，以达到治疗效果。在药物治疗中，老年人需要依照医生的指导正确使用药物，并注意可能的副作用和禁忌症。同时，进行药物治疗的过程中也需要定期监测老年人的病情和药物反应，以调整治疗方案和剂量。

　　相关研究表明[1]，除了因脑动脉硬化而产生的血管性痴呆以外，以阿尔茨海默病为代表的大部分认知症都是由于脑中特定的蛋白质蓄积导致神经网络的功能减弱而发病的。目前，针对这些蛋白质蓄积的药物研发仍在进行中，但尚未研制出能够根治认知症的药物。

---

[1]　季晖. 药理学 [M]. 南京：东南大学出版社：2019：351.

药物治疗主要是针对症状进行处理。胆碱酯酶抑制剂和 NMDA 受体拮抗剂是目前认知症药物治疗中最常用的两类药物，它们可以缓解认知症老年人的症状，如记忆障碍、执行力下降等。此外，抗精神病药物、抗抑郁药物和安眠药物等也可以用于改善认知症老年人的行为和精神症状。

认知症治疗的目标症状包括被称为核心症状的认知功能障碍等，以及妄想、幻觉等行为和精神症状（BPSD 周边症状），治疗时通常需要综合考虑药物治疗和非药物治疗两种方法。一般来说，对于核心症状应尽早进行药物治疗，而对于 BPSD 周边症状，非药物治疗应该优先于药物治疗。非药物治疗包括认知训练、音乐疗法、艺术疗法、社交活动、运动等。这些治疗方法可以提高认知症老年人的认知和行为功能，减轻他们的症状，提高他们的生活质量。药物治疗需要在专业医生的指导下进行，并且需要定期监测和调整治疗方案。目前，药物治疗并不能治愈认知症，只能缓解症状和延缓病情进展。因此，药物治疗与非药物治疗应联合使用，以达到最佳的治疗效果。图 6-1 呈现了对认知症药物治疗的基本认识。

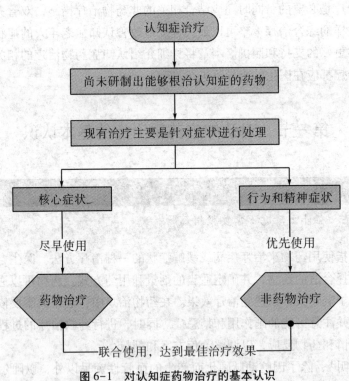

图 6-1　对认知症药物治疗的基本认识

## 第二节 针对认知症核心症状的药物治疗

认知症的核心症状主要有记忆障碍、定向障碍、执行功能障碍等，目前治疗认知症的药物主要是针对阿尔茨海默病。我国药品监督管理局批准用于治疗阿尔茨海默病核心症状的药物主要有两大类：一类是胆碱酯酶抑制剂，能增加神经突触间隙中的乙酰胆碱含量，是目前用于治疗轻度、中度阿尔茨海默病的一线药物。研究证实，胆碱酯酶抑制剂越早使用效果越好[①]，代表药物有盐酸多奈哌齐（商品名安理申）、加兰他敏（商品名依强）、卡巴拉汀（商品名艾斯能）。另一类是 NMDA 受体拮抗剂，代表药物是盐酸美金刚（商品名易倍申），NMDA 受体拮抗剂能够拮抗 NMDA 受体，调节谷氨酸活性，主要用于中晚期阿尔茨海默病患者的治疗。常见药物的详细信息请查看表 6-1。

表 6-1 治疗认知症核心症状的常见药物

| 药物种类 | 代表药物（商品名） | 适用对象阿尔茨海默病 | | | 剂型 | 用药方式 | 主要不良反应 |
| --- | --- | --- | --- | --- | --- | --- | --- |
| | | 轻度 | 中度 | 重度 | | | |
| 胆碱酯酶抑制剂 | 盐酸多奈哌齐（安理申） | √ | √ | | 薄膜衣片、口崩片 | 睡前 1 h 口服 | 腹泻、肌肉痉挛、乏力、恶心、呕吐和失眠等 |
| | 加兰他敏（依强） | √ | √ | | 薄膜衣片 | 同早晚餐口服 | 全身性乏力、脱水、发热、不适 |
| | 卡巴拉汀（艾斯能） | √ | √ | | 胶囊 | 同早晚餐口服 | 恶心、呕吐、体重下降等 |
| | | | | | 贴剂 | 贴背部/上臂/胸部等位置 | 贴药部位出现发红或瘙痒 |
| NMDA 受体拮抗剂 | 盐酸美金刚（易倍申） | | √ | √ | 薄膜衣片 | 每日定时口服 | 头晕、头痛、便秘、嗜睡、高血压等 |

1. 盐酸多奈哌齐

盐酸多奈哌齐，商品名安理申，主要用于治疗轻度、中度阿尔茨海默病。目前市面上主要有薄膜衣片、细颗粒和口崩片三种剂型，最常用的是薄膜衣片和口崩片。

薄膜衣片建议在睡前服用，一日 1 次，一次 5 mg。将初始剂量维持 1 个月以上，经临

---

① 中国痴呆与认知障碍指南写作组，中国医师协会神经内科医师分会认知障碍疾病专业委员会. 2018 中国痴呆与认知障碍诊治指南（二）阿尔茨海默病诊治指南［J］. 中国医学杂志，2018，98（13）：971-977.

床评估后，才可根据治疗效果增加剂量到一次 10 mg，一日 1 次，此为最大推荐剂量。具体用药，请遵医嘱进行。

口崩片较为方便，因为它放在口中就会崩解，对于不愿吞咽的老年人尤其适用。此外，口崩片改变了给药途径，也降低了药物的不良反应。

### 2. 加兰他敏

加兰他敏，商品名依强，主要用于治疗轻中度阿尔茨海默病，目前市面上有多种剂型，最常用的是薄膜衣片。

建议与早餐及晚餐同服，一日 2 次，一次 5 mg。个别老年人开始服药时可能出现头晕、失眠、恶心、轻度腹痛及心率减慢等症状。还有个别老年人会出现呼吸加快、血压变化、唾液增多、食欲低下、呕吐、腹部痉挛和疼痛、循环虚脱、肌肉痉挛、肌张力增高或麻痹、易激动、头痛、多尿、情绪沮丧等反应。上述症状继续用药后大多能自行消失，若症状不消失或加重，需立即就医。

### 3. 卡巴拉汀

卡巴拉汀，商品名艾斯能，主要用于治疗轻度、中度阿尔茨海默病，目前市面上主要有胶囊和贴剂两种剂型。

胶囊建议同早餐及晚餐一起服用，一日 2 次。起始剂量：一日 2 次，一次 1.5 mg。递增剂量：若老年人按起始剂量服用药物，4 周以后对此剂量耐受良好，可将剂量增加到一日 2 次，一次 3 mg；当老年人继续服用至少 4 周后对此剂量耐受良好，可将剂量逐渐增加到一次 4.5~6 mg，一日 2 次。若在治疗中出现恶心、呕吐、腹痛、食欲减退或体重下降等不良反应，应将每日剂量减至老年人能耐受的剂量为止，维持一日 2 次，一次 1.5~6 mg。要想获得最佳疗效，应维持最高且耐受良好的剂量，最高剂量推荐一日 2 次，一次 6 mg。肾或肝功能减退的老年人无需调整剂量，应严格遵医嘱用药。

利斯的明（卡巴拉汀）透皮贴剂用于轻度、中度阿尔茨海默病老年人的治疗，相较于经口服药，它胃肠道反应更小。建议一日 1 次，一次 1 片，可贴在背部、上臂、胸部等位置。

### 【重点提要】

胆碱酯酶抑制剂主要不良反应是胃肠道反应，使用时应从低剂量开始；

不同厂家生产的药物，其商品名与剂量可能不同，应严格遵医嘱服用；

服药期间应定期复查肝、肾功能。

### 4. 盐酸美金刚

盐酸美金刚，商品名易倍申，是另一种治疗阿尔茨海默病核心症状的一线药物。研究证实①，盐酸美金刚用于治疗中重度阿尔茨海默病，可改善认知功能、行为和精神症状。不同病程的阿尔茨海默病老年人对盐酸美金刚均有较好的耐受性，少数老年人可能出现头痛、头晕等不良反应。

盐酸美金刚跟胆碱酯酶抑制剂的作用方式不同，两者联合治疗中重度阿尔茨海默病，能有效改善老年人的认知功能。相比单独使用胆碱酯酶抑制剂，联合用药不会增加不良反应的发生率。因此，对于明确诊断的中重度阿尔茨海默病老年人，可以选择盐酸美金刚或盐酸美金刚与多奈哌齐、卡巴拉汀联合用药，对于存在明显行为和精神症状的重度老年人，尤其推荐联合用药。

盐酸美金刚片建议在每日相同时间服用，一日 1 次，可空腹服用，也可同餐食一同服用。成人每日最大剂量为 20 mg。为减少不良反应的发生，在治疗时前 3 周可以按每周递增 5 mg 的方法逐渐达到维持剂量。具体用药情况，请遵医嘱进行。

## 第三节　针对认知症行为和精神症状的药物治疗

### 一、重要的基本注意事项

1. 非药物治疗优先于药物治疗

目前常使用抗精神药物、抗焦虑药物和安眠药物等治疗认知症老年人的行为和精神症状，这些药物可能导致老年人出现意识障碍、头晕、乏力等不良反应。因此，当老年人出现行为和精神症状时，应优先尝试非药物治疗方法，当非药物治疗无效时，才考虑进行药物治疗。

2. 知情同意

目前尚无根治认知症老年人行为和精神症状的有效药物，在使用现有药物时，必须先与老年人或家属沟通，明确告知药物的作用及不良反应，取得其同意并签署知情同意书后方可用药。

3. 充分评估身体状况

身体不适也可能会导致老年人产生行为和精神症状，因此，当老年人出现行为和精神症状时，应先进行身体检查。

4. 避免过量用药

盐酸多奈哌齐、盐酸美金刚等药物在治疗核心症状的同时，也能够缓解部分行为和精神症状。因此，如果老年人已经在服用此类药物，尽量不要再服用抗精神药物、抗抑郁药物或安眠药物。若需联合用药，也必须在专业医生的指导下进行。

---

① 中国痴呆与认知障碍指南写作组，中国医师协会神经内科医师分会认知障碍疾病专业委员会. 2018 中国痴呆与认知障碍诊治指南（二）阿尔茨海默病诊治指南［J］. 中国医学杂志，2018，98（13）：971-977.

## 二、针对认知症行为和精神症状药物治疗的步骤

并非所有的行为和精神症状都需要进行药物治疗，由日常生活、身体状况、居住环境等变化引起的行为和精神症状，可以先进行非药物治疗，当非药物治疗无效后，再考虑药物治疗。

但是，若存在以下三种情况，应优先给予药物治疗：①严重的抑郁状态；②存在严重威胁他人生命安全的妄想；③存在自伤或攻击他人的情况。

需要注意的是，药物治疗过程中应持续做好效果监测与安全风险预防。一旦确认药物无效，应及时就医，经医生评估确定是否更换药物或停药。若症状好转或消失，也须经医生评估，不可自行停药，以免出现行为和精神症状反弹。使用治疗行为和精神症状药物的具体步骤见图6-2。

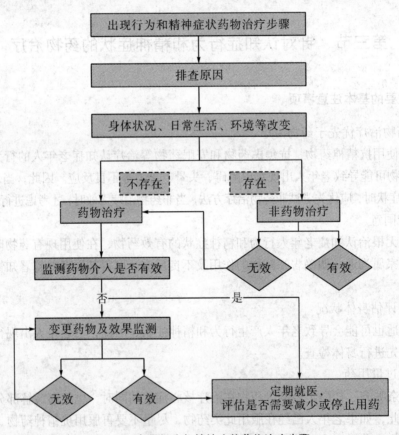

图 6-2　出现行为与精神症状药物治疗步骤

### 三、针对认知症行为和精神症状的常用药物

1. 针对幻觉、妄想的药物

针对认知症老年人存在的幻觉、妄想等症状，常使用非典型抗精神药物和抗抑郁药物进行治疗，如利培酮片（商品名索乐）、奥氮平片（商品名奥夫平）、富马酸喹硫平片（商品名启维）、盐酸哌罗匹隆片（商品名康尔汀）、盐酸硫必利片（商品名恩华）等。美国食品、药物卫生管理局（FDA）所发出的黑盒警告（Black Box Warning）内容表明，服用非典型抗精神药物会增加老年人的死亡风险，不建议合并有精神疾病相关症状的认知症老年人服用。认知症合并精神疾病相关症状的老年人，需经医生充分评估并签署知情同意书后方可用药。治疗认知症幻觉、妄想的常见药物请查看表6-2。

表6-2 治疗认知症幻觉、妄想的常见药物

| 药物种类 | 代表药物 | 剂型 | 服药方法 | 主要不良反应 |
| --- | --- | --- | --- | --- |
| 抗精神药物 | 利培酮片（索乐） | 薄膜衣片口崩片 | 口服 | 失眠、焦虑、激越、头痛、口干等 |
| | 奥氮平片（奥夫平） | 薄膜衣片 | 口服 | 嗜睡、体重增加、嗜酸性粒细胞增多等 |
| | 富马酸喹硫平片（启维） | 薄膜衣片 | 口服 | 口干、心动过速、便秘、头昏、肝功能异常等 |
| | 盐酸哌罗匹隆片（康尔汀） | 薄膜衣片 | 口服 | 静坐不能、震颤、肌强直、构音障碍、失眠等 |
| 抗抑郁药物 | 盐酸硫必利片（恩华） | 薄膜衣片 | 口服 | 嗜睡、溢乳、闭经、消化道反应及头晕、乏力 |

2. 针对兴奋、不安、抵抗行为的药物

盐酸硫必利片（商品名恩华）可以有效改善认知症老年人的兴奋、不安和抵抗行为。需要注意的是，首次服用该药时，应从低剂量开始，逐渐增量到维持剂量，并观察是否存在嗜睡、溢乳等不良反应。

在日本，有时也会使用中成药抑肝散来缓解认知症老年人的兴奋、不安和抵抗行为。

3. 针对抑郁的药物

针对认知症老年人的抑郁症状，可服用盐酸帕罗西汀片（商品名乐友）、盐酸舍曲林片（商品名曲优）、马来酸氟伏沙（商品名瑞必乐）等药物，服药过程中应观察老年人是否存在恶心、呕吐、嗜睡等不良反应。若老年人同时在服用其他药物，应及时咨询医生，以确认药物之间是否存在配伍禁忌。针对抑郁症状的各类药物的详细信息请查看表6-3。

表6-3 治疗认知症抑郁的常见药物

| 药物种类 | 代表药物 | 剂型 | 服药方法 | 主要不良反应 |
|---|---|---|---|---|
| 抗抑郁药 | 盐酸帕罗西汀片（乐友） | 薄膜衣片 | 口服 | 胆固醇水平升高、食欲减退、体重增加、嗜睡、失眠和兴奋等 |
| | 盐酸舍曲林片（曲优） | 薄膜衣片 | 口服 | 口干、多汗、眩晕、震颤、腹泻、消化不良和恶心等 |
| | 马来酸氟伏沙（瑞必乐） | 薄膜衣片 | 口服 | 恶心、呕吐、嗜睡、眩晕、头痛、失眠、紧张、激动、焦虑、震颤等 |

4. 针对徘徊的药物

盐酸硫必利片能有效改善认知症老年人的徘徊症状。此外，抗抑郁药物盐酸帕罗西汀片、盐酸舍曲林片、马来酸氟伏沙等对徘徊症状也有一定的缓解作用。

5. 针对睡眠障碍的药物

改善睡眠障碍的常用药物有苯二氮卓类安眠药和非苯二氮卓类安眠药。前者具有松弛肌肉的功能，服药后会增加老年人跌倒和骨折的风险，而后者对于肌肉的松弛作用较弱，因此推荐使用后者。

常见的非苯二氮卓类安眠药有酒石酸唑吡坦片、佐匹克隆片。其中，佐匹克隆片连续服用时间建议不超过4周，停药时需在医生指导下逐渐减量，不能擅自停药，以免因突然停药出现停药综合征。常见的非苯二氮卓类安眠药的详细信息请查看表6-4。

表6-4 常见的非苯二氮卓类安眠药

| 药物种类 | 代表药物 | 剂型 | 服药方法 | 主要不良反应 |
|---|---|---|---|---|
| 非苯二氮卓类安眠药 | 酒石酸唑吡坦片 | 薄膜衣片 | 睡前15~30分钟口服 | 幻觉、兴奋、噩梦、嗜睡、头痛、头晕、失眠症加剧、顺行性遗忘、腹泻、恶心、呕吐、腹痛等 |
| | 佐匹克隆片 | 薄膜衣片 | 睡前15~30分钟口服 | 嗜睡、口苦、口干、肌无力、遗忘、醉态等 |

【重点提要】

导致认知症老年人出现睡眠障碍的原因很多，如环境改变、身体不适、照护方式改变等，针对上述原因有针对性地做出调整也可以改善老年人的睡眠障碍。因此，当老年人发生睡眠障碍时，首先应进行非药物治疗，当非药物治疗无效时，再选择药物治疗。

## 第四节  治疗认知症的其他药物

**1. 中药**

在中医理论中并没有"老年性痴呆"这一说法，中医理论认为该病是由于老年人年老体衰、本虚标实、肝肾阴虚、心血失养、血瘀脑络等引起，病位在脑，与心、肝、脾、肾的功能失调密切相关，临床多见虚实夹杂，虚、痰、瘀互见较多。医生通常开具中药复方进行调治，以郁逐痰、活血通窍、平肝泻火治其标，以充髓养脑、补虚扶正治其本。

**2. 其他药物**

临床研究表明[①]，具有神经保护和神经修复功能的脑蛋白水解物对轻中度阿尔茨海默病老年人的认知功能和总体临床印象有显著改善作用。而奥拉西坦、非甾体抗炎药、抗氧化剂维生素 E 等药物针对阿尔茨海默病的治疗效果存在争议，须进一步探讨。

## 第五节  认知症药物治疗的观察

**1. 病情观察**

服用药物过程中，照护者应做好认知症老年人病情的观察，以便为医生判断药物效果及调整药物提供依据。用药观察记录见表 6-5。

**表 6-5  用药观察记录**

| 药物 | 剂量 | 服药前表现 | 服药后表现 | 记录人 | 时间 |
|---|---|---|---|---|---|
|  |  |  |  |  |  |
|  |  |  |  |  |  |
|  |  |  |  |  |  |
|  |  |  |  |  |  |
|  |  |  |  |  |  |
|  |  |  |  |  |  |
|  |  |  |  |  |  |
|  |  |  |  |  |  |

---

① 中国痴呆与认知障碍指南写作组，中国医师协会神经内科医师分会认知障碍疾病专业委员会. 2018 中国痴呆与认知障碍诊治指南（二）阿尔茨海默病诊治指南 [J]. 中国医学杂志，2018，98（13）：971-977.

## 2. 药物效果观察

无论是认知症老年人、家属或照护者，都对药物疗效没有真实感受，因此，常会出现觉得药物无效而自行停药的情况，导致药物无法发挥最大效果。

认知症老年人服药后能感受到效果，具体有以下几点：

（1）清醒的时间增多，头痛频次和时间减少。

（2）心态较前变得乐观，性格逐渐开朗，有意愿参与活动。

（3）做错事、计算错误的频次减少。

（4）受到责备的次数减少。

（5）开始关注自己的清洁卫生。

家属或照护者能感受的效果，具体有以下几点：

（1）认知症老年人面容柔和，情绪平稳，焦虑、不安等情绪有所缓解。

（2）认知症老年人开始与人沟通，对周边的人、物的关注变多。

（3）认知症老年人逐渐开展日常活动，如：看电视、阅读、听音乐等。

（4）认知症老年人一天的对话量变多。

（5）认知症老年人迷糊、混乱的时间变少。

（6）认知症老年人记忆力较前有所好转，忘记东西、找东西的频次减少。

（7）认知症老年人逐步参与家事、清洁和整理工作。

（8）认知症老年人身体卫生、着装搭配较前改善。

# 第六节　认知症药物治疗过程中常见不良反应的处理

### 1. 出现食欲降低、恶心、呕吐等消化道反应

服用胆碱酯酶抑制剂初期，可能出现食欲下降或轻微恶心不适等症状。通常情况下，这些症状1~2周会自然缓解，期间做好症状观察，可继续服用药物；若症状无改善或恶心呕吐症状非常严重，则应暂停服药并及时到医院就诊。同时，照护者还应做好认知症老年人的饮食照护，如饮食调整，避免高脂肪、高蛋白的食物，增加蔬菜和水果摄入，避免他们过度进食和饮酒等。

### 2. 出现兴奋、焦虑不安、易激动等不良反应

服用盐酸多奈哌齐（安理申）初期，可能出现兴奋、焦虑、不安等症状。若症状较轻，可继续服用药物，期间做好症状观察；若症状严重，则应暂停服药并及时到医院就诊。这些副作用也可能会影响认知症老年人的睡眠和日常生活，照护者应做好睡眠照护和生活照护，如帮助老年人规律作息、避免过度疲劳、保持良好的睡眠环境和睡眠习惯等。

### 3. 出现心律不齐、体位性低血压等心血管系统不良反应

这些副作用多发生在于用药初期，可通过低起始剂量、缓慢加量或适当减量来进行改

善。体位性低血压的认知症老年人应卧床观察，体位改变时速度应缓慢，并注意监测血压。心律不齐的认知症老年人要避免剧烈运动，及时就医，进行心电图检查。

4. 出现泌乳素升高及高泌乳素血症等内分泌不良反应

泌乳素升高及高泌乳素血症，常表现为闭经、溢乳、性功能改变等。针对这些不良反应，目前尚无肯定有效的治疗方法，可通过减药、停药或更换药物来进行改善。

5. 出现困倦、乏力、头晕等不良反应

此类不良反应多见于治疗开始或增加剂量时，一般治疗一段时间后可耐受，期间做好症状观察即可。睡前服用此类药物，可以避免或减轻这些不良反应。此外，照护者应做好安全照护，预防跌倒、坠床等不良事件。

6. 出现体重增加和糖脂代谢异常等不良反应

长期使用抗精神病药物可发生不同程度的体重增加，同时认知症老年人容易发生糖脂代谢异常，并发糖尿病、高血压、高脂血症等。针对这些不良反应，目前尚无有效方法预防或治疗，建议调整饮食结构、酌情增加运动来进行改善。

7. 出现口干、便秘等不良反应

对于以上不良反应，目前多是对症处理，如使用肠道软化剂、泻药、补充含纤维较多的饮食和增加饮水量来进行改善。

**【重点提要】**

不同的药物可能会出现不同的副作用，而且不同老年人对同一药物的耐受性也可能不同。因此，在药物治疗过程中，医生应该密切关注老年人的症状和反应，及时调整药物剂量和治疗方案，以最大限度地减少副作用对他们的影响。同时，家属和照护者也应该密切关注老年人的症状和反应，并及时向医生汇报。

**【课时练习】**

M奶奶，83岁，初中文化，育有一儿一女。2023年确诊为轻度阿尔茨海默病，就医后医生开具盐酸多奈哌齐（安理申）口服。近几天M奶奶不想吃饭，偶尔还感到一阵恶心。

作为M奶奶的照护者，请问该怎么处理？请在您认为正确的答案后面打"√"，在错误的答案后面打"×"。

（1）立即停药。（　　　）

（2）密切观察M奶奶的症状。（　　　）

（3）若恶心、呕吐症状加重，带M奶奶就医。（　　　）

（4）症状轻微，可继续服药。（　　　）

解析：上面的练习中，说法正确的是第（2）、（3）、（4）点，说法错误的是第（1）点。盐酸多奈哌齐（安理申）属于胆碱酯酶抑制剂，M 奶奶在服用初期可能出现食欲降低或轻微的恶心不适感，通常情况下，1~2 周会自然缓解。期间只要做好症状的观察，便可继续服药，若症状加重，才需停药。故说法（1）错误。

## 第七节　认知症药物治疗的原则和注意事项

（1）个性化治疗。每位老年人的病情和症状都不同，因此药物治疗应该是个性化的。医生应根据老年人的病情、症状和身体状况，选择最适合老年人的药物和剂量。

（2）早期干预。应尽早开始针对认知症核心症状的治疗，以便最大限度地减轻症状和延缓病情进展。早期诊断和治疗对于认知症的管理非常重要。

（3）逐渐加量和调整。药物治疗应从小剂量开始，逐渐增加剂量，以便找到最有效的剂量。停药时也应循序渐进，以免出现停药综合征。

（4）定期复查。药物治疗期间应定期复查，以监测药物的疗效和副作用。医生可能会要求进行血液、脑部影像学等检查，以评估药物治疗的效果。

（5）避免多重用药。老年人应避免同时使用多种药物，以免药物之间的相互作用导致副作用增加或药效降低。若遇到不得不同时用药的情况，应经医生评估后再决定用药方案。

（6）持续监测和评估。药物治疗期间应持续监测和评估老年人的病情和症状，以便及时调整治疗方案。医生可能需要定期与家属或照护者进行交流，了解治疗效果和老年人的反应。

（7）综合干预。药物治疗只是认知症管理的一部分，还应联合非药物治疗进行综合干预，帮助老年人减轻症状，提高生活质量。

### 【课时练习】

W 爷爷，患有阿尔茨海默病，近 2 周因无法入睡一直在服用佐匹克隆片。现睡眠质量好转，家人害怕 W 爷爷对药物产生依赖，于是自行停药。停药后第 2 天，W 爷爷开始出现失眠、恶心、呕吐、坐立不安等症状。

请问以下哪种做法正确？请您在正确答案后打"√"，在错误答案后打"×"。

（1）停药时，应逐渐减量。（　　　）

（2）立即服用原剂量的药物。（　　　）

（3）严密观察 W 爷爷的症状。（　　　）

（4）不予以处理，等待症状自行缓解。（　　）

（5）寻求医生的帮助。（　　）

**解析：** 上面的练习中，说法正确的是第（1）、（3）、（5）点，说法错误的是（2）、（4）点。连续服用佐匹克隆片后突然停药可能出现停药综合征，因此停药时要循序渐进，逐渐减量。案例中 W 爷爷出现了较为严重的停药综合征，需要立即就医，并做好症状监测，不应直接再服用原剂量药物。

# 本章小结

认知症的治疗是一个综合干预的过程，包括药物治疗和非药物治疗。目前药物治疗主要有针对核心症状的药物与针对行为和精神症状的药物。针对核心症状的药物应在确诊后尽早使用，以最大限度地减轻症状和延缓病情进展；针对行为和精神症状的药物应在非药物治疗无效或症状进行性加重时再使用。

在使用药物治疗时应遵循以下要点：

第一，医生根据老年人病情和症状，选择合适药物，并确定剂量和用药方式。

第二，老年人遵医嘱正确服用药物，照护者在用药过程中做好病情观察和药物效果观察。

第三，医生通过评估老年人病情和药物反应，以调整治疗方案和剂量，使药物发挥到最大疗效。

# 第七章　饮食照护

## 学习目标

### 1. 为什么这一课很重要?

本章将为您提供关于认知症老年人饮食照护的专业知识,从而增强您的照护能力。学习这些知识是为了更好地照顾认知症老年人的饮食需求,提高他们的生活质量和幸福感。

### 2. 这节课对我有什么帮助?

了解认知症老年人的饮食问题和原因,以及饮食照护的重要性,这些知识可以帮助您更好地满足认知症老年人的饮食需求。

提高您的照护能力,包括如何制订科学合理的饮食照护方案,如何为认知症老年人提供营养均衡、易于消化吸收的饮食,如何提高认知症老年人的食欲和饮食质量等。这些能力可以帮助您更好地应对认知症老年人的饮食问题,减轻照护负担。

培养您的照护素质,让您学会关注认知症老年人的个性化需求,耐心倾听他们的意见和反馈,并提供温暖和关怀。

### 3. 我能学到什么?

(1) 为什么要进行饮食照护。

(2) 制订科学合理的饮食照护方案。

(3) 如何为认知症老年人提供营养均衡的饮食。

(4) 如何提高认知症老年人的食欲和饮食质量。

(5) 拒绝用餐案例分析。

## 知识要点

(1) 由于认知功能受损、口腔问题、感官障碍、精神状态变化、营养需求变化、饮食因素、环境因素、疾病和药物副作用、照护因素等原因,认知症老年人常存在进餐过多或过少、误食、进餐困难、营养不均衡、吞咽障碍、照护过度等饮食问题。

（2）制订科学合理的饮食照护方案包括评估影响饮食的因素、明确照护原则、确定照护目标、制订饮食照护措施、监测饮食效果、饮食宣教等步骤。

（3）保证认知症老年人营养均衡的饮食建议有提供易于消化的食物、提供多样化的食物、控制食物的口感和温度、控制食物的盐分和糖分、少食多餐、提供充足的水分。

（4）照护者可以从提供安静舒适的用餐环境、选择合适的餐具、调整饮食方式和习惯、摆放合适的进餐体位、关注饮食安全、选择合适的食物等方面提高认知症老年人的食欲和饮食质量。

# 学习计划

| 内容 | 学习目标 | 课程活动 |
|---|---|---|
| 为什么要进行饮食照护 | ●了解认知症老年人常见饮食问题及原因<br>●了解饮食照护重要性 | 课前活动："进餐是单纯地摄取营养"请问该说法是否正确<br>知识讲解：饮食照护的目的<br>小问答：老伴发现L奶奶在食用餐桌上的花，请问应该怎么处理？ |
| 制订科学合理的饮食照护方案 | ●掌握为认知症老年人制订科学合理饮食照护方案的方法 | 知识讲解：制订科学合理的饮食照护方案 |
| 如何为认知症老年人提供营养均衡的饮食 | ●掌握为认知症老年人提供营养均衡饮食的方法 | 知识讲解：为认知症老年人提供营养均衡的饮食 |
| 如何提高认知症老年人的食欲和饮食质量 | ●掌握提高认知症老年人食欲和饮食质量的方法 | 知识讲解：提高认知症老年人的食欲和饮食质量<br>小问答：遇到这种情况，您会建议L爷爷的儿子如何处理？ |
| 拒绝用餐案例分析 | ●运用制订科学合理的饮食照护方案解决拒绝用餐的问题 | 知识讲解：拒绝用餐案例分析 |

由于认知功能受损，认知症老年人的饮食行为会发生变化，可能导致其进餐过多或过少、误食、进餐困难、营养不均衡、吞咽障碍、照护过度等饮食问题。为了帮助照护者更好地应对这些问题，本章将详细介绍科学合理的饮食照护方案，旨在为认知症老年人提供营养均衡的饮食，提升他们的生活质量。通过了解饮食照护的方法，照护者可以减轻照护负担，为认知症老年人提供更好的照护和支持。

# 第一节　为什么要进行饮食照护

【课前讨论】

"进餐是单纯地摄取营养"，请问该说法是否正确：

□正确　　　　　□错误

饮食是人类维持生命的基本条件。然而，饮食并不仅仅是从进餐中摄取营养素，而是一个复杂的过程，包括菜单的制订，食材的购买、烹饪、装盘、配餐和摄取等环节。在这个过程中，摄取是最核心的环节，它涉及选择合适的餐具并了解其使用方法，摆放适当的进餐体位，用手拿起餐具并夹起食物送入口中进行咀嚼和吞咽。任何一个步骤的改变都可能影响进餐过程，从而导致认知症老年人出现饮食问题。

认知症老年人常见的饮食问题主要有进餐过少或拒绝进餐、进餐过多、误食、进餐困难、营养不均衡、吞咽障碍、照护过度等，具体情况见表 7-1。

表 7-1　认知症老年人存在的饮食问题及表现

| 问题 | 表现 |
| --- | --- |
| 进餐过少或拒绝进餐 | 忘记进餐时间，不清楚是否吃饭。<br>无法表达饥饿感和渴觉，进食、进水减少。<br>食欲下降，不想进餐或拒绝进餐。<br>无法安心吃饭，容易分心。<br>咀嚼功能下降 |
| 进餐过多 | 忘记已经吃过饭；不知道吃多少；吃过还想吃 |
| 误食 | 不能辨别哪些东西可以食用，如：食用未煮熟的食物，食用香皂、洗洁精等异物 |
| 进餐困难 | 无法控制自己的手部动作，难以使用餐具或忘记进餐的步骤 |
| 营养不均衡 | 偏食、不会搭配进餐，导致摄入的营养不均衡，如蛋白质、维生素、矿物质等缺乏 |
| 吞咽障碍 | 吞咽困难、误吸、呛咳 |
| 照护过度 | 过早投喂、剥夺老年人享受进餐的乐趣、忽视老年人进餐的过程 |

【课时练习】

L 奶奶患阿尔茨海默病已经 8 年了，早上，老伴发现 L 奶奶在食用餐桌上的花。遇到这种情况，请问该怎么处理？请您在正确答案后面打"√"，在错误的答案后面打"×"。

1. 做好家里的物品管理，将 L 奶奶可接触到的化学药品及不可食用的物品锁在柜子里。（　　）

2. 严厉批评 L 奶奶，以免她再次食用。（　　　）

3. 在 L 奶奶接触的地方留一些不能吃的物品，来教育她那些物品不能吃。（　　　）

**解析：** 上面的练习中，说法正确的是第 1 点，说法错误的是第 2、3 点。到了阿尔茨海默病后期，老年人由于认知功能严重障碍，无法辨别哪些东西可以食用、哪些不能食用，因此做好物品管理十分重要。不能将不可食用的物品放在老年人随手可拿的地方。L 奶奶食用餐桌上的花，是因为疾病因素引起的，批评她起不到任何作用，反而会引起的她的不满。故说法 2、3 错误。

认知症老年人产生饮食问题的原因是多方面的，表 7-2 是一些常见的原因：

表 7-2　认知症老年人饮食问题的常见原因

| 原因 | 具体内容 |
|---|---|
| 认知功能受损 | 认知功能受损可能会导致他们无法正确理解和执行进食的过程。他们可能忘记如何使用餐具，忘记如何咀嚼和吞咽食物，或者忘记自己是否已经进食过 |
| 口腔问题 | 可能出现口腔问题，如牙齿脱落、口腔溃疡等，这些问题会导致他们进食时感到疼痛或困难，从而影响他们进食的能力和意愿 |
| 感官障碍 | 可能出现感官障碍，如味觉和嗅觉的减退，这会导致他们对食物的味道和气味失去兴趣，从而影响他们的食欲和进食量 |
| 精神状态变化 | 可能出现情绪波动、焦虑、抑郁等精神状态的变化，这些情绪问题会影响他们的食欲和进食行为 |
| 营养需求变化 | 认知症老年人的身体状况和代谢能力发生变化，需要更多的营养物质来维持身体健康，但是他们的食欲可能会下降，导致摄入的营养不足 |
| 饮食因素 | 食物形态、硬度、口味、餐具、进餐方式等发生变化，也会影响他们的进餐行为和食欲 |
| 环境因素 | 餐厅环境嘈杂、光线昏暗、温度过高或过低等，会导致进餐的舒适度降低，从而影响他们的进食行为 |
| 疾病和药物副作用 | 可能患有各种慢性疾病，如糖尿病、高血压、心脏病等，需要控制饮食以维持疾病的稳定。同时，某些药物可能会影响他们的食欲和进食行为，例如，抗抑郁药物可能会导致食欲减退，抗精神病药物可能会导致口干等问题 |
| 照护因素 | 进餐不仅是满足营养需求的过程，也是一种享受和社交活动。如果照护者仅仅关注营养摄入而忽视老年人参与进餐的过程，或者在沟通上存在问题，例如沟通方法不当、沟通内容不恰当、态度不好等，都可能导致老年人出现饮食问题 |

照护者如果不及时对认知症老年人的饮食问题进行干预，老年人就可能会出现营养不良和其他健康问题。因此，及时的饮食照护介入非常重要。饮食照护是一种针对认知症老年人饮食问题的照护方式，照护者可通过制订个性化的饮食计划，提供适合老年人口味和

消化吸收能力的食物，改善他们的饮食质量和生活质量。饮食照护不仅有助于保持营养均衡，还可以促进他们认知功能的提升，改善他们的情绪和行为，减轻照护者的负担。图 7-1 提供了对认知症老年人进行饮食照护的思路。

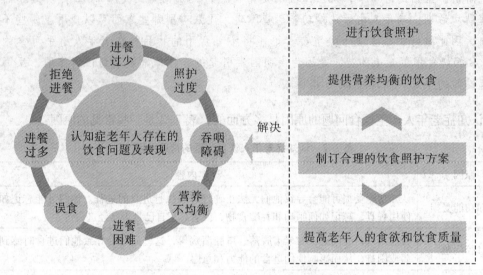

图 7-1　对认知症老年人进行饮食照护的思路

## 第二节　制订科学合理的饮食照护方案

为认知症老年人制订饮食方案需要全面考虑影响老年人饮食的各个因素。制订科学合理的饮食照护方案步骤见图 7-2。

步骤一：评估影响饮食的因素

评估影响认知症老年人饮食的因素，是制订饮食照护方案的基础。影响饮食的因素主要有水分摄取、视力、睡眠、口腔情况、排泄、活动、手部功能、认知功能、疾病、药物、感知觉与情绪、嗜好、餐具、环境、照护方式、人际关系等。

步骤二：明确照护原则

饮食照护的理念是以人为本，注重认知症老年人的个性化需求和健康状况，提供适合他们的饮食方案，以提高其生活质量和健康状况。饮食照护的原则包括：

①个性化。制订个性化的饮食计划，根据认知症老年人的口味、偏好、文化背景、疾病状态等因素进行调整。

②营养均衡。食物种类要多样化，保证摄入足够的营养素，包括蛋白质、水、脂肪、碳水化合物、维生素、矿物质等。

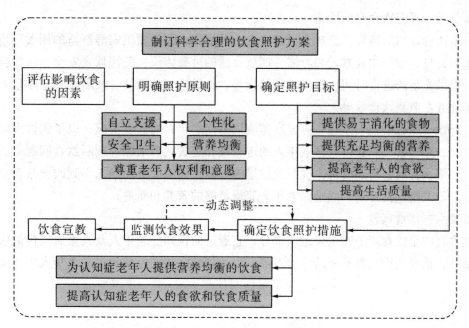

**图 7-2 制订科学合理的饮食照护方案**

③安全卫生。注意饮食安全问题，如食用异物、食物过热、忘记关火等，避免意外事故的发生。

④自立支援。饮食照护需要结合认知症老年人的机体功能，不能单方面喂食，应鼓励他们参与力所能及的进餐环节。

⑤尊重认知症老年人的权利和意愿。饮食照护需要尊重他们的权利和意愿，不能强制他们进餐。照护者应该和认知症老年人沟通，提前了解他们的口味和偏好。

步骤三：确定照护目标

饮食照护的目标主要是为认知症老年人提供易于消化吸收和营养均衡的饮食，同时提高他们的食欲，改善其生活质量，使其身体更健康。具体内容如下：

①提供易于消化吸收的食物。认知症老年人可能会出现牙齿松动、咀嚼功能下降、吞咽障碍等问题，饮食照护的目标之一是提供易于消化吸收的食物。

②提供充足均衡的营养。认知症老年人常常因为进食困难、进食过少等问题而导致的营养不良，饮食照护的目标之一是提供充足均衡的营养，促进健康。

③提高老年人的食欲。认知症老年人常常因为味觉嗅觉下降、活动量减少等问题导致食欲不振，饮食照护的目标之一是提高老年人的食欲，增加进食量。

④提高生活质量。认知症老年人可能会因为不恰当的照护出现不能参与进餐过程、无法享受进餐等问题，饮食照护的目标之一是提高进餐的幸福感，提高生活质量。

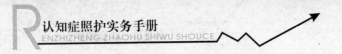

步骤四：确定饮食照护措施

根据饮食评估的结果，选择合适的饮食照护措施，包括提供安静舒适的用餐环境、选择合适的餐具、调整饮食方式和习惯、摆放合适的进餐体位、关注饮食安全、选择合适的食物、提供充足的进食时间、提供清晰的指导、提供适当的帮助、鼓励社交进餐等。

步骤五：监测饮食效果

进行饮食照护措施干预后，应定期监测认知症老年人的饮食情况，以了解饮食问题的改善情况。照护者可以通过观察老年人的进餐量和进餐状态来综合判断饮食问题是否得到改善。如果饮食问题得到改善，说明照护措施有效；如果饮食问题未得到改善甚至更为严重，应立即调整饮食计划，以确保老年人获得足够的营养和能量。

步骤六：饮食宣教

饮食宣教是饮食照护的重要组成部分，它通过向认知症老年人及其家属宣传健康饮食的重要性，指导他们改善不良的饮食习惯，以达到预防相关疾病和提高老年人生活质量的目的。

## 第三节　如何为认知症老年人提供营养均衡的饮食

认知症老年人需要保证饮食营养均衡。以下是一些建议：

（1）提供易于消化的食物。认知症老年人的胃肠功能可能较弱，需要提供易于消化的食物，如煮熟的蔬菜、软糯的米饭、煮烂的肉类等。

（2）提供多样化的食物。多样化的饮食可以提供丰富的营养，包括碳水化合物、蛋白质、脂肪、维生素和矿物质等。认知症老年人每天应摄入各种颜色的蔬菜和水果，以及不同种类的精瘦肉和鱼类，如有可能，每天的主副食品应保持 10 种左右。认知症老年人的一周食谱和一日食谱可参考表 7-3 和表 7-4。

表 7-3　认知症老年人的一周食谱（供参考）

| 日期 | 早餐 | 加餐 | 午餐 | 加餐 | 晚餐 |
|---|---|---|---|---|---|
| 周一 | 水煮蛋、小米粥、南瓜（蒸） | 半个苹果 | 白米饭、清蒸鲈鱼、清炒秋葵 | 15 g 坚果、银耳汤 | 红豆米饭、香菇炖鸡、清炒西兰花 |
| 周二 | 无糖豆浆、包子、玉米（蒸） | 一个橘子 | 白米饭、海鲜焖豆腐、清炒菜心 | 全麦面包 2~3 片、酸奶 | 黑米饭、香菇肉片、手撕包菜 |
| 周三 | 无糖酸奶、饺子、土豆（蒸） | 一个梨 | 白米饭、杏鲍菇瘦肉、清炒白菜 | 全麦饼干 3~5 块、绿豆汤 | 粳米饭、香煎三文鱼、木耳菠菜 |

表7-3（续）

| 日期 | 早餐 | 加餐 | 午餐 | 加餐 | 晚餐 |
|------|------|------|------|------|------|
| 周四 | 杂粮粥、蒸鸡蛋、馒头 | 一个猕猴桃 | 白米饭、宫保鸡丁、清炒茼蒿 | 15 g坚果、银耳汤 | 紫薯米饭、莴笋炒肉、清炒油麦菜 |
| 周五 | 低脂牛奶、煎蛋、面包 | 半个火龙果 | 白米饭、白灼虾、清炒红苕尖 | 全麦饼干3～5块、绿豆汤 | 绿豆米饭、木耳炒肉、清炒生菜 |
| 周六 | 面条、茶叶蛋、无糖豆浆 | 两瓣柚子 | 白米饭、青椒炒肉、清炒娃娃菜 | 全麦面包2～3片、酸奶 | 玉米粗粮饭、山药排骨汤、清炒空心菜 |
| 周天 | 蒸紫薯、包子、燕麦片 | 一个香蕉 | 白米饭、青葱牛肉、清炒白菜 | 15 g坚果、酸奶 | 百合山药粥、水煮虾、炒四季豆 |

表7-4  认知症老年人的一日食谱（供参考）

| 餐次 | 时间 | 食物 | 重量 |
|------|------|------|------|
| 早餐 | 8:00 | 燕麦片（无糖免煮）/水果玉米（煮）（不吃糯玉米）/蒸薯类130 g/瘦肉抄手6~8个/饺子5个/素菜包1个 | / |
| | | 鸡蛋（煮/蒸） | 1个 |
| | | 牛奶（脱脂奶/低脂奶/）无糖酸奶/无糖豆浆 | 250 ml |
| | | 蔬菜 | 100 g |
| 早点 | 10:00 | 番茄/黄瓜/柚子/柑橘橙/苹果/猕猴桃/蓝莓/枇杷 | 80 g |
| 午餐 | 12:00 | 米饭（稍硬,加1/3粗粮） | 100~130 g |
| | | 芹菜/瓜类/海带/菌类/笋子类/豆制品等 | 150 g |
| | | 绿叶蔬菜（煮/拌） | 150 g |
| | | 瘦畜肉类/鱼虾/禽类肉（去皮） | 100 g |
| 午点 | 15:00 | 番茄/黄瓜/柚子/柑橘橙/苹果/猕猴桃/蓝莓/枇杷 | 80 g |
| | | 坚果（花生/核桃/腰果等） | 25 g |
| 晚餐 | 17:30 | 米饭（稍硬,加1/3粗粮） | 100 g |
| | | 瘦畜肉类/鱼虾/禽类肉（去皮） | 100 g |
| | | 芹菜/瓜类/海带/菌类/笋子类/豆制品等 | 100 g |
| | | 绿叶蔬菜（煮/拌） | 150 g |
| 晚点 | 20:00 | 牛奶（脱脂奶/低脂奶/）无糖酸奶/无糖豆浆 | 250 g |
| | | 燕麦片（无糖）/DGI控能饼干 | 20 g |

注：烹调油（植物油）：20~25 g/天，盐<5 g/天。

（3）控制食物的口感和温度。认知症老年人可能对食物的口感和温度不敏感，需要控制食物的口感和温度，以确保老年人能够顺利进食。食物温度一般控制在40℃左右，避免过冷、过烫。

（4）控制食物的盐分和糖分。过量摄入盐分和糖分会增加患糖尿病、高血压的风险，应该适量控制。食物和营养委员会建议51岁到70岁的人每天盐的摄入不超过1.3 g，70岁以后每天不超过1.2 g。一个啤酒瓶盖装满盐大约是6 g，最好不要超过1/5瓶盖。

（5）少食多餐。认知症老年人活动量减少，胃肠蠕动减慢，消化功能下降，建议一天可分为四餐或五餐，每餐五六成饱，不要暴饮暴食。在正餐之间可以准备一些简便的点心，如营养麦片、低脂牛奶饼干、豆花等，也可以将水果切碎拌酸奶食用。

（6）提供适量的水分。认知症老年人可能忘记喝水，需要提醒老年人适量饮水，以保持身体的水分平衡。同时，对于他们来说，喝水过少，一系列并发的健康风险也会显现。根据世界卫生组织的建议，认知症老年人一天的饮水量需达到1 500~2 000 ml，首选温开水，也可根据老年人的喜好选择果汁、豆浆、菜汤等。具体的饮水计划见表7-5。

表7-5　饮水计划表（供参考）

| 饮水时间 | 饮水量 | 功效 |
| --- | --- | --- |
| 7:00 | 200~250 ml | 排毒养颜 |
| 9:00 | 200~250 ml | 提神醒脑 |
| 11:00 | 200~250 ml | 放松身心 |
| 12:50 | 200~250 ml | 促进消化 |
| 15:00 | 200~250 ml | 消除疲劳 |
| 18:00 | 200~250 ml | 减负愉悦 |
| 19:00 | 200~250 ml | 消化吸收 |
| 21:30 | 200~250 ml | 补充水分 |

【重点提要】

根据世界卫生组织的建议，成年人每天的水分摄取量应为1 500—2 000毫升（约8杯）。然而，老年人可能由于认知症症状而忽视或忘记喝水，因此照护者需要特别关注他们的水分摄取情况。

日本国际医疗福祉大学研究所教授竹内孝仁，40多年来致力于长期照护的研究，他以推动自立支援照护为前提，特别提出水分摄取的重要性——"在认知症老年人的照护中，水分摄取非常重要。适当的水分摄取可以帮助维持身体的水平衡、促进消化和吸收、预防便秘以及保持良好的肾功能。"他提出四大基本照护原则如下：

水分每天 1 500 ml；

每天至少排便一次；

每天营养摄取 1 500 千卡；

每周运动三次，每次 30 分钟。

补充充足的水分是启动生活自立支援的第一步，因为水分充足会改善便秘、提升食欲、增强体力等。因此，照护者应确保认知症老年人每日摄入足量水分。

## 第四节　如何提高认知症老年人的食欲和饮食质量

为改善认知症老年人的营养状况，照护者需提高其食欲和饮食质量。以下是一些建议：

（1）提供安静舒适的用餐环境。进餐环境整洁、光线充足，温湿度适宜，温度一般控制在 18~22℃，湿度控制在 50%~60%。远离电视和其他干扰，在安静的环境中用餐。

（2）选择合适的餐具。照护者一方面，应为认知症老年人提供易于使用的辅助餐具，如带有握把的餐勺、带有把手的杯子等，以方便老年人抓握；另一方面，可增加餐具颜色对比度，将盘子、桌布和餐垫的颜色形成对比，帮助其更好地辨识食物、盘子与桌子，但应避免使用带图案的餐具、桌布和餐垫。

（3）调整饮食方式和习惯。认知症老年人由于认知功能下降，容易分不清时间与地点，因此要定时、定点、定座位进餐。同时，考虑到认知症老年人可能不会搭配饮食，可以一道一道地上菜，或者把食物分成 2~3 份，分成几次上菜。

（4）摆放合适的进餐体位。能够坐立的认知症老年人首选座位就餐。不能坐立时，可以抬高床头 70°~80°，抬高床尾 15°~20°，床上放餐桌进餐。若病情危重不能坐起的老年人，应至少抬高床头 30°，取右侧卧位进餐。认知症老年人在进餐时，无论采用哪种体位，都需保证体位的稳定性，例如，身高较矮坐下时脚跟不能着地的老年人，可以在脚下垫"踏脚台"；不能保持侧卧的老年人，可以在后背垫软枕等。

（5）关注饮食安全。对于判断力下降、失认的认知症老年人进餐，照护者应时常检查食物的有效期，并做好物品管理，切勿将不能吃的东西放在老年人随手可拿的地方，避免食入异物。

（6）选择合适的食物。照护者在为认知症老年人选择食物时，应考虑老年人的饮食习惯、身体情况及疾病类型。具有特殊饮食习惯的老年人，可以在与疾病饮食不冲突的情况下，根据老年人的意愿和喜好选择；视觉、嗅觉、味觉减弱的老年人，可以选择颜色鲜艳的食物或使用调味料增加食物的风味；咀嚼和吞咽困难的老年人，可以选择软食或流质、半流质饮食。

（7）提供充足的进食时间。认知症老年人进餐时，他们可能会忘记进餐的步骤或无法控制手部动作，导致进餐困难和速度变慢。为了更好地照顾他们的饮食需求，照护者应该为老年人预留一个小时或更长的进餐时间。如果需要协助老年人进食，照护者应该在老年人吞咽后喂下一口，并且避免催促，以尊重他们的节奏和意愿。

（8）提供清晰的指导。为认知症老年人提供清晰的指导，如告诉他们如何使用餐具、如何咀嚼和吞咽食物等，以帮助他们更好地进食。

（9）提供适当的帮助。如果认知症老年人不能自主完成进食，照护者可以为其提供适当的帮助，如协助他们使用餐具、切割食物等，以帮助他们更好地进食。

（10）鼓励社交进餐。认知症老年人可能会因为孤独感而失去食欲，照护者应鼓励他们与家人或朋友一起进餐，增加社交互动，这样能有助于提高他们的食欲。

**【课时练习】**

L 爷爷患有阿尔茨海默病，一年前老伴去世，目前主要由儿子照顾。最近 L 爷爷吃饭时，常由于手抖将食物洒在桌上和地板上。遇到这种情况，您会建议 L 爷爷的儿子如何处理？请在您认为正确的答案后面打"√"，在错误的答案后面打"×"。

1. 购买适应性的饮食辅助用品。（　　　）

2. 在 L 爷爷卧室单独放一张桌子，避免看到 L 爷爷把饭菜洒落而生气。（　　　）

3. 召开家庭会议，大家一起想办法来解决问题。（　　　）

**解析：** 上述说法正确的是第 1、3 点，说法错误的是第 2 点。随着阿尔茨海默病的发展，认知症老年人可能会执行力下降，甚至完全失能。案例中 L 爷爷由于手抖将食物洒在桌上和地板上，并非他的主观意愿，作为家属应理解他，并想办法帮助他改善这个问题。

# 第五节　拒绝用餐案例分析

**【案例】** 拒绝用餐案例

H 爷爷，80 岁，于 2022 年出现认知功能减退症状，主要表现为记忆力下降，有时伴有猜疑、妄想等症状，日常生活尚能自理。2022 年 10 月就诊于某三甲医院，MMSE 评分 13 分，诊断为阿尔茨海默病。既往无特殊疾病史，无认知症家族史。

2023 年 3 月 1 日，H 爷爷入住某养老社区，专业照护人员为他制订了针对阿尔茨海默病的个性化照护方案，之后 H 爷爷的状态有所改善。但是几个月后，照护人员发现 H 爷爷的症状表现和其他阿尔茨海默病长辈有所不同，他的认知功能、语言功能、行走能力下降都比较快。2023 年 4 月 3 日早上，H 爷爷进餐时无法用筷子夹起饭菜，于是非常生气，之后 H 爷爷一直待在房间不愿出来，到了午饭时间，无论照护者如何劝说，H 爷爷都不出来吃饭。

假如您是 H 爷爷的照护者，您该如何解决以上问题呢？

根据制订科学合理的饮食照护方案的步骤，作为 H 爷爷的照护者，您应该从评估可能影响 H 爷爷饮食的因素、明确照护原则、确定照护目标、制订饮食照护措施、监测饮食效果、饮食宣教这 6 个方面解决面临的问题，表 7-6 呈现了解决拒绝用餐问题的过程。

表 7-6 拒绝用餐照护确认清单

| 姓名：H 爷爷 | 自理能力：中度依赖 | | 认知功能：中度认知障碍 | 填表人：XX | 时间：2023.04.03 | |
|---|---|---|---|---|---|---|
| 目前状态：H 爷爷一直待在房间不愿出来，无论照护者如何劝说都不出来吃午饭 | | | | | | |
| 照护原则 | 个性化：分析 H 爷爷不愿用餐的原因，根据原因制订个性化的饮食照护计划 | | | | | |
| | 自立支援：制订饮食照护计划时，应结合 H 爷爷的自理能力选择照护措施，以便充分利用他的肢体功能 | | | | | |
| 照护目标 | 理解 H 爷爷不愿用餐的心情，给予鼓励、关心，缓解其悲伤情绪。<br>通过合适的饮食照护措施，使 H 爷爷能安心愉快地用餐。<br>了解 H 爷爷以往的饮食习惯，探索出符合他需求的饮食方法 | | | | | |
| 评估内容 | 评估要点 | 确认影响饮食的因素 | 照护方向 | 照护措施 | 监测饮食效果 | |
| | | | | | 饮食量 | 进餐状态 |
| 水分摄取 | 评估老年人的饮水量是否达到 1 500 ～ 2 000 ml/d | □饮水不足<br>□饮水过多 | 根据老年人一天的水分摄取量，切实把握摄水是否过多或过少，保持体内水分的平衡。<br>向家属确认老年人喜欢的饮料或饮用方法等，使其喝上喜欢的饮料。<br>提供含有水分的食物，使老年人从三餐中整体摄取水分 | □餐前提供茶水<br>□准备老年人喜欢的饮料<br>□提供水分充足的主食 | 早餐__%<br>午餐__%<br>晚餐__% | □笑脸<br>□平静<br>□集中精力<br>□悲伤<br>□痛苦<br>□生气<br>□哭泣<br>□心神不宁<br>□睡觉<br>□不感兴趣<br>□重复同样的动作 |
| 视力 | 评估老人的视力情况 | □视力清晰<br>□视力不清晰 | 根据老年人视力情况，提供进餐帮助 | □告知进餐的内容，必要时给予指导和帮助<br>□根据时钟平面图摆放餐食<br>□调整食物的种类和颜色 | | |
| 睡眠 | 评估老年人睡眠时间及质量 | □睡眠不足<br>□睡眠过多 | 进餐时能集中注意力。<br>在合适时间段进餐，避免睡前过于饥饿或过饱 | □布置良好的睡眠环境，促进老年人睡眠<br>□增加白天活动量<br>□在合适的时间段就餐 | | |

表7-6（续）

| | | | | |
|---|---|---|---|---|
| 口腔情况 | 评估老年人的咀嚼能力、吞咽能力以及假牙适应性；评估老年人是否存在牙痛或口腔黏膜异常的情况 | □咀嚼无力<br>□吞咽困难<br>□牙痛<br>□口腔溃疡<br>□口腔感染<br>□义齿适应不良 | 为咀嚼和吞咽功能障碍的老年人选择合适食物。提高老年人的咀嚼能力和吞咽功能。为老年人适配合适的义齿，提高进餐的舒适度。改善口腔的疼痛和不适感，增进食欲 | □调整义齿或寻求医生帮助<br>□在餐食中增加粘稠剂<br>□提供流质或半流质饮食<br>□把食物做成一口大小，利于咀嚼和吞咽<br>□进行咀嚼和吞咽功能训练<br>□疼痛干预<br>□就医 |
| 排泄 | 评估排便次数和量，判断是否存在排泄异常的情况 | □便秘<br>□腹泻<br>□尿潴留<br>□失禁 | 通过排泄照护，使其排泄通畅 | □非药物干预，帮助排泄<br>□药物干预，帮助排泄 |
| 活动 | 评估活动时间和活动量，一般1~2 h/d | □活动不足<br>□活动过多 | 根据身体情况，开展时长与强度适宜的活动 | □增加活动量（如散步等）<br>□减少活动量，增加休息 |
| 手部功能 | 评估老年人手部的关节活动度、肌力及协调性等 | □能完成进餐动作<br>□能部分完成进餐动作<br>□不能完成任何进餐动作 | 根据老年人的手部功能，提供适当的帮助 | □帮助切割<br>□帮助拿取<br>□康复训练 |
| 认知功能 | 评估老年人认知症的类型及认知功能情况 | □记忆力下降<br>□判断力下降<br>□执行力下降<br>□理解力下降<br>□计算力下降 | 了解认知症类型及特征，为其提供适宜的照护。认知功能下降，导致出现各种饮食问题，如不会搭配饮食、忘记进餐步骤等，应予以重视 | □认知功能训练<br>□减少餐具数量，或单独上菜，以免混乱<br>□增加沟通和指导<br>□调整进餐时间，在其状态好的时候进餐<br>□药物干预 |
| 疾病 | 评估是否存在影响代谢的疾病 | □高血压<br>□糖尿病<br>□高脂血症<br>□其他 | 根据老年人疾病类型，调整饮食结构 | □低盐饮食<br>□低脂饮食<br>□低胆固醇饮食<br>□糖尿病饮食<br>□其他饮食：_____ |
| 药物 | 了解药物名称、作用和副作用 | □药名：—— | 正确服用药物，减轻药物的副作用 | □遵医嘱正确服药<br>□就医 |

表7-6(续)

| | | | | | |
|---|---|---|---|---|---|
| 感知觉与情绪 | 评估老年人是否存在感知觉异常，是否有担心和不安等精神痛苦 | □幻想<br>□妄想<br>□不安<br>□抑郁<br>□恐惧<br>□悲伤 | 了解老年人出现心理症状的原因，给予对症干预，使他能安心进餐 | □非药物对症干预<br>□药物干预 | |
| 嗜好 | 评估老年人喜欢和不喜欢的食物。<br>评估老年人喜欢的食物形态、烹饪方法、硬度、气味、味道、温度等 | □形状不易拿取<br>□坚硬<br>□过咸<br>□过甜<br>□油腻<br>□过凉<br>□过烫 | 结合老年人的饮食爱好，为患者准备餐食。<br>饮食嗜好并非一成不变，应根据情况动态调整 | □提供老年人喜欢的餐食，或让家人送来喜欢的食物<br>□一起去采购食材<br>□让老年人参与配餐和烹饪 | |
| 餐具 | 评估餐具的配置及颜色 | □餐具使用不便<br>□餐具、餐桌无对比色 | 为老年人选择方便使用的餐具。<br>餐具颜色搭配合理，符合老年人的视觉特点 | □指导或示范餐具使用方法<br>□使用勺、刀、叉等餐具<br>□调整餐具的对比色 | |
| 环境 | 评估餐厅的光线、气味、声音、温度等 | □声音嘈杂<br>□光线昏暗<br>□异味<br>□温度过高/低<br>□湿度过高/低 | 为老年人布置良好的进餐环境。<br>根据老年人的喜好选择用餐地点 | □提供安静的进餐环境<br>□在老年人喜欢的地方进餐，如不愿在餐厅，可改为房间<br>□在餐厅播放轻音乐 | |
| 照护方式 | 评估照护者在进餐前后的沟通方式、照护方式 | □放任不管<br>□强制命令<br>□消极否定<br>□直接投喂 | 在用餐前后通过恰当的沟通方式和照护方式，让老年人愉快用餐 | □照护者真诚地提供服务，让老年人感受到热情和关心<br>□用老年人喜欢的方式沟通<br>□进餐前，介绍餐食和菜单<br>□让老年人尽可能地参与进餐过程，充分发挥残存功能 | |
| 人际关系 | 评估老年人与照护者、家人和其他入住者的关系 | □关系紧张 | 帮助老年人与亲人、其他入住者建立良好的人际关系，保持心情愉快 | □增加老年人与照护者、家人及其他入住者沟通的机会<br>□安排熟悉的照护者或入住者陪同用餐<br>□聊家人的话题 | |
| 健康教育 | | | | | |

# 本章小结

认知症会影响老年人的饮食行为，导致其出现进食过少或过多、误食、进餐困难等饮食问题。制订科学合理的饮食照护方案，提供个性化的饮食照护措施，可以解决认知症老年人面临的饮食问题，帮助其营养均衡，提高其食欲和饮食质量。制订饮食照护方案的步骤包括：

首先，评估影响认知症老年人饮食的因素，明确照护原则，确定照护目标。

然后，根据老年人的饮食习惯，制订个性化的饮食照护措施，实施干预后定期监测饮食效果，根据老年人的进餐量、进餐状态综合判断饮食问题是否得到改善，并根据结果确定是否调整饮食计划。

最后，通过饮食宣教，向认知症老年人及其家属宣传健康饮食的重要性，指导其改善不良的饮食习惯，达到预防相关疾病，提高老年人生活质量的目的。

# 第八章 清洁照护

## 学习目标

### 1. 为什么这一课很重要?

清洁照护是满足认知症老年人基本生活需求的关键,也是提供全面照护和支持的重要组成部分。学习本章内容后,照护者可以更好地满足认知症老年人的清洁需求,提供舒适、安全和个性化的照护体验。

### 2. 这节课对我有什么帮助?

了解认知症老年人的清洁需求和问题,掌握清洁照护的要点,这些知识可以帮助您更好地满足认知症老年人的清洁需求。

提高您的照护能力,包括如何制订合理的清洁照护方案、如何选择适合的清洁照护措施、如何应对拒绝清洁的行为等。这些能力可以帮助您更有效地解决认知症老年人的清洁问题。

增加您的责任感,让您更加关注认知症老年人的清洁卫生和身体形象,同时也能培养您的爱心和耐心,让您更好地与认知症老年人进行交流和沟通。

### 3. 我能学到什么?

(1)为什么要进行清洁照护。

(2)如何制订合理的清洁照护方案。

(3)如何选择适合的清洁照护措施。

(4)拒绝擦浴案例分析。

# 知识要点

（1）清洁照护是对认知症老年人进行身体清洁、口腔清洁、环境清洁等方面的护理工作。一方面，清洁照护可以促进认知症老年人的身体健康，处理与卫生相关的健康问题，有效预防感染的发生；另一方面，清洁照护可以帮助他们维持良好的个人卫生，保护自尊心和尊严感。

（2）照护者为认知症老年人制订合理的清洁照护方案时，需要考虑他们的特殊需求和自我照护能力的下降。制订清洁照护方案包括评估认知状况、确定清洁照护原则、确定清洁照护目标、选择适合的清洁照护措施、制订清洁照护计划、定期评估和调整六个步骤。

（3）为认知症老年人选择适合的清洁照护措施至关重要，照护者需要考虑他们的认知能力水平、行为特点和安全需求。满足认知症老年人清洁照护需求的策略和方法包括创造舒适和安全的环境、建立固定的清洁日程、使用简化的清洁用品、定期检查和清洁皮肤、管理排泄问题、提供适当的协助和指导等。

# 学习计划

| 内容 | 学习目标 | 课程活动 |
|---|---|---|
| 为什么要进行清洁照护 | ● 理解清洁照护的重要性 | 课前活动：认知症老年人在清洁方面存在哪些问题<br>知识讲解：清洁照护的目的 |
| 制订合理的清洁照护方案 | ● 掌握制订清洁照护方案的步骤 | 知识讲解：制订合理的清洁照护方案 |
| 选择适合的清洁照护措施 | ● 掌握适合认知症老年人的清洁照护措施 | 知识讲解：清洁照护措施 |
| 拒绝擦浴案例分析 | ● 运用制订合理的清洁照护方案解决拒绝擦浴的问题 | 知识讲解：拒绝擦浴案例分析 |

认知症老年人由于认知能力衰退，生活自理能力会相应地下降，自我清洁不善可能导致皮肤感染、尿路感染等健康问题。清洁照护可以保持认知症老年人身体和生活环境的清洁，增强其舒适感，提升其生活质量。本章内容从清洁照护的重要性、制订合理的清洁照护方案的步骤、提供适合认知症老年人的清洁照护措施等方面，帮助照护者更好地满足认知症老年人的清洁需求。

# 第一节　为什么要进行清洁照护

## 【课前讨论】

认知症老年人在清洁方面存在哪些问题？

认知症老年人在清洁方面主要存在记忆和认知问题、自我照顾能力下降、混淆和困惑等问题，具体表现及原因如表8-1所示。

表8-1　认知症老年人在清洁方面存在的问题及原因

| 问题 | 表现 | 原因 |
|------|------|------|
| 记忆和认知问题 | 不再关注个人卫生，不洗澡、不刷牙；忘记如何使用洗浴用品；忘记更换衣物和床上用品；忽视口腔卫生 | （1）身体因素。疾病导致认知症老年人不理解清洁的含义、不知道如何选择和使用清洁用具等。 |
| 自我照顾能力下降 | 无法正确选择和使用洗浴用品；无法正确执行清洁任务，如洗澡、洗衣服等 | （2）心理因素。存在不安、抑郁、恐惧、悲伤等不良情绪，无法安心进行清洁。 |
| 混淆和困惑 | 不知道何时、如何进行清洁，可能会忘记洗澡的时间或者混淆清洁的顺序 | （3）清洁因素。未尊重其清洁习惯；暴露身体有羞耻感；有与清洁相关的不好经历，如：洗澡被烫伤、洗澡跌倒、洗澡被呛水等。 |
| 抵触和抵抗清洁照护 | 不喜欢被别人帮助洗澡或更换衣物，可能表现出情绪和行为问题，如拒绝洗澡，或在清洁时发出尖叫、抵抗、攻击行为等 | （4）环境因素。浴室太小；浴室灯光过暗或过亮；水温过低或过高；水量过大或过小；浴室有大镜子或者反光的墙壁等。 |
| 身体功能限制 | 运动能力下降、关节疼痛等身体功能限制，导致他们难以完成清洁任务，如洗澡、刷牙等 | （5）照护者因素。沟通不到位；行动上表露出不情愿帮助洗澡；动作或语言粗暴，责骂、催促等 |
| 尿失禁和大便失禁 | 难以管理排泄物，可能无法管理尿失禁或大便失禁问题 | |

## 第二节　如何制订合理的清洁照护方案

　　照护者为认知症老年人制订科学合理的清洁照护方案时，需要考虑到他们的特殊需求和自我照护能力的下降。制订科学合理的清洁照护方案步骤见图8-1。

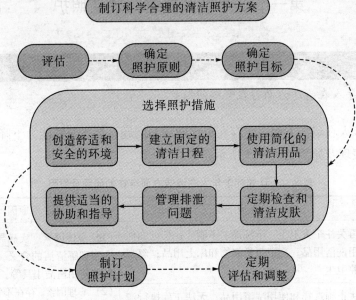

**图8-1　制订科学合理的清洁照护方案**

步骤一：评估认知状况

主要评估认知症老年人的认知功能和影响清洁照护的因素。

　　（1）评估认知功能。评估认知症老年人的忆力、判断力和执行能力等，根据认知功能状况确定他们进行清洁自我照护的能力，判断他们是否需要提供帮助和监督。具体评估方法见《第五章认知症评估》。

　　（2）评估影响清洁照护的因素。评估认知症老年人的身体因素、心理因素、清洁因素、环境因素、照护者因素等，具体内容见表8-2。通过评估判断清洁照护措施是否合理、是否需要调整，以便顺利地开展清洁照护工作。

表8-2 影响清洁照护的因素清单（供参考）

| 因素 | 维度 | 评估要点 | 内容 |
|---|---|---|---|
| 身体因素 | 视力 | 视力是否清晰 | □清晰<br>□不清晰 |
| | 排泄 | 是否存在大小便失禁、便秘、腹泻、尿潴留等异常情况 | □大小便失禁<br>□腹泻<br>□便秘<br>□尿潴留 |
| | 身体状态 | 疾病类型、严重程度（是否存在身体不舒适的情况） | □发热<br>□疼痛<br>□睡眠不足<br>□药物副作用<br>□其他 |
| 心理因素 | 认知 | 记忆力、判断力、理解力、定向力等认知功能情况 | □记忆力下降，忘记清洁的步骤<br>□判断力下降，不能识别洗漱用品<br>□执行力下降，不能完成清洁动作<br>□理解力下降，不能理解清洁的意思<br>□定向力下降，不能找到盥洗间 |
| | 情绪 | 严重程度、持续时间 | □不安<br>□抑郁<br>□恐惧<br>□焦虑 |
| | 关系 | 与照护者、家人和其他入住者的关系如何 | □和照护者的关系紧张<br>□和家人的关系紧张<br>□和其他入住者的关系紧张 |
| 清洁因素 | 经历 | 是否存在与清洁有关的不愉快经历 | □不愉快的经历：＿＿＿ |
| | 习惯 | 清洁时间、清洁方式、喜好等 | □清洁时间改变<br>□清洁方式改变<br>□未使用偏好的清洁用品 |
| | 状态 | 清洁时是否存在特殊行为 | □拒绝<br>□抵抗<br>□愤怒<br>□羞耻<br>□其他 |

表8-2(续)

| 因素 | 维度 | 评估要点 | 内容 |
|------|------|----------|------|
| 环境因素 | 环境 | 温度、声音、适老化 | □盥洗间温度过低<br>□水温过低<br>□喷头水压太大<br>□声音嘈杂<br>□未遵循适老化设计 |
| 照护者因素 | 照护态度 | 是否存在放任不管、强制命令、消极否定的态度 | □放任不管<br>□强制命令<br>□消极否定<br>□呵斥怒吼 |
| | 照护方式 | 是否存在无视老年人意愿的情况 | □不提前进行沟通<br>□无视老年人意愿 |

步骤二：确定清洁照护原则

（1）尊重认知症老年人的意愿和隐私。他们可能会感到困惑、害怕或抵触清洁照护，因此照护者需要尊重他们的意愿和隐私。在进行清洁照护时，照护者应与老年人进行沟通并征得他们同意，尽可能提供私密的环境，确保老年人在清洁过程中感到舒适和尊重。

（2）自立支援。帮助他们保持尽可能多的自主性和独立性，提高其自信和自尊。鼓励他们参与清洁照护过程，让他们自主选择清洁产品、参与决策，并尽可能地自己完成一部分清洁活动。

（3）安全卫生。认知症老年人可能会忘记关水、关灯等，因此照护者需要特别关注他们的安全。在进行清洁照护时，照护者应确保清洁区域的明亮度、温度和通风良好，避免他们滑倒、摔倒等意外发生。

（4）关注皮肤健康。认知症老年人的皮肤可能会变薄、干燥或容易受损，因此照护者需要特别关注他们的皮肤健康。建议使用温和的清洁产品和工具，避免摩擦过度或过度刺激皮肤。

步骤三：确定清洁照护目标

根据认知症老年人的个人情况和清洁需求，确定清洁目标，包括保持个人卫生、预防感染、维持皮肤健康，在清洁照护中有愉快、放松的心情。具体包括：

（1）维持基本个人卫生。确保认知症老年人的基本个人卫生得到维护。这包括帮助他们进行洗脸、刷牙、洗手、梳头等日常个人清洁活动。照护者需要提供适当的协助和指导，确保他们能够完成这些基本的个人清洁活动。

（2）预防皮肤问题。照护者需要定期检查他们的皮肤，保持皮肤的清洁和干燥。使用适当的护肤品，预防和改善皮肤问题，如湿疹、压疮等。

（3）保持口腔清洁和健康，预防口腔疾病的发生。照护者需要帮助他们进行口腔护理，包括刷牙、使用漱口水、定期就诊牙医等减少口臭及牙龈炎发生率。

（4）适当的穿着和换洗衣物。认知症老年人可能会忘记更换衣物或穿着不适当的衣物。照护者需要确保他们穿着干净、舒适和适应天气的衣物，并定期更换床上用品和衣物，保持干净和卫生。

（5）帮助保持个人形象。认知症老年人可能会忽视外貌和个人形象。照护者可以帮助他们保持整洁的外观，如修剪指甲、理发、剃须等。

步骤四：选择适合的清洁照护措施

合适的清洁照护措施包括：创造舒适和安全的环境、建立固定的清洁日程、使用简化的清洁用品、定期检查和清洁皮肤等。

步骤五：制订清洁照护计划

根据清洁目标，制订清洁计划。确定清洁频率和时间，以及适合认知症老年人的清洁方法和产品。

步骤六：定期评估和调整

定期评估清洁照护方案的效果，并根据认知症老年人的变化和需求进行调整。随着认知状况的变化，可能需要增加照护者的参与或调整清洁方法和频率。

【重点提要】

健康教育也是清洁照护的重要组成部分，向认知症老年人及其家属的宣教应至少包含以下内容：清洁照护的重要性、清洁照护的内容和方法、清洁照护的注意事项、预防压疮和皮肤感染的方法等。

# 第三节 如何选择适合的清洁照护措施

由于认知症老年人的特殊性，选择适合的清洁照护措施需要考虑他们的认知能力水平、行为特点和安全需求等。采取相应的策略和方法来满足认知症老年人的清洁照护需求至关重要，主要包括以下内容：

1. 创造舒适和安全的环境

为认知症老年人提供干净、舒适和安全的生活环境非常重要。照护者需要保持房间的整洁和卫生，定期更换床上用品和衣物，确保洗手间和浴室的安全和易于使用。

（1）温暖和舒适的空间。确保房间的温度适宜，避免过冷或过热。提供舒适的床铺和座椅，以便他们在清洁过程中可以放松和休息。

（2）安全设施和设备。在洗手间和浴室等区域安装适当的安全设施，如扶手、防滑垫等，以帮助他们在清洁过程中保持平衡和稳定。确保水温适宜，防止烫伤。

（3）明亮的照明。保持房间和清洁区域的充足照明，以帮助认知症老年人更好地看清自己的身体和清洁用品。确保光线柔和，避免强烈的光线刺激老年人的眼睛。

（4）个人隐私和尊严。在进行清洁照护时，应保护并尊重老年人的个人隐私和尊严。注意关闭门窗、拉上窗帘，确保他们在清洁过程中感到安全和舒适。如果老年人对其他人在场感到不适，可以考虑让他们单独完成部分或全部的清洁活动。

（5）温和的清洁剂和护肤品。选择温和的清洁剂和护肤品，避免使用含有刺激性成分的产品。确保清洁剂和护肤品的香味不会过于刺激老年人的嗅觉。

（6）给予足够的时间。认知症老年人可能需要更多的时间来完成个人清洁活动。给予他们足够的时间，避免着急和催促，以减少他们的压力和焦虑。

（7）提供适当的安抚和慰藉。在清洁照护过程中，认知症老年人可能会感到不安和紧张。照护者可提供适当的安抚和慰藉，如轻柔的按摩、温暖的话语和亲切的陪伴等，以帮助他们放松和舒缓情绪。

2. 建立规律的清洁日程

认知症老年人可能会忘记或混淆个人清洁的时间和顺序。照护者可以建立一个有规律的清洁日程，将洗脸、刷牙、洗澡等活动安排在固定的时间和顺序中，以帮助他们保持个人清洁习惯。

（1）确定清洁活动的频率。根据老年人的个人需求和健康状况，确定每项清洁活动的频率。例如，夏季洗澡可能需要每天或每两天进行，而冬季换衣服和更换床单可能需要每周进行一次。

（2）制订清洁日程表。将清洁活动列入日程表中，并确保日程表清晰可读。照护者可以使用大字体、明亮的颜色和图示来帮助老年人更好地理解和遵守日程表。

（3）设定固定的时间。为每个清洁活动设定固定的时间，以便老年人可以预期和准备。例如，每天早晨的特定时间进行洗澡，每周特定的某一天更换衣服和床单。

（4）提醒和提示。使用提醒和提示帮助老年人记住清洁日程。照护者可以使用闹钟、提醒应用程序、便签或口头提示来提醒他们进行清洁活动。

（5）适应个人喜好和习惯。尽量根据老年人的个人喜好和习惯来安排清洁日程。例如，如果老年人喜欢在特定时间段进行洗澡，应尽量满足他们的需求。

（6）提供支持和协助。在清洁日程中，提供适当的支持和协助。如果老年人需要洗澡或更换衣服，确保有照护者在场提供必要的支持。

（7）灵活调整。认知症老年人的能力和需求可能会随时间变化。照护者应根据他们的变化和反馈，灵活调整清洁日程，以确保他们的个人清洁需求得到满足。

3. 使用简洁的清洁用品

认知症老年人可能会因为认知能力下降而难以理解和使用复杂的清洁用品。照护者可使用简化的清洁用品，如一次性湿巾、温和的清洁剂等，以方便他们使用。

（1）使用安全的清洁用品。任何有毒、有害、含有刺激性成分的清洁用品如草酸等都不要放在认知症老年人随手触及的地方。

（2）使用多功能清洁用品。使用多功能清洁用品可以减少清洁用品的种类和数量。例如，使用一种可以用于清洁地板、墙壁和家具表面的多功能清洁剂。

（3）使用易于操作的清洁用品。使用易于操作的清洁用品便于老年人使用。例如，使用手持式喷雾器可以使老年人更容易地喷洒清洁剂。

（4）使用无味或淡味的清洁用品。老年人的嗅觉和味觉可能会受到影响，因此使用无味或淡味的清洁用品可以避免刺激老年人的感官。

（5）使用易于识别的清洁用品。老年人的认知能力可能会受到影响，因此使用易于识别的清洁用品可以帮助老年人更容易地识别和使用。例如，使用有颜色的清洁剂瓶子和标签可以帮助他们更容易地识别清洁用品。

（6）确保清洁用品易于存储和使用。使用易于存储和使用的清洁用品可以帮助老年人更容易地存储和使用清洁用品。例如，使用易于打开和关闭的清洁剂瓶子和容器可以使老年人更容易存储和使用。

4. 定期检查和清洁皮肤

认知症老年人可能会因为活动减少而容易出现皮肤问题。照护者需要定期检查老年人的皮肤，特别是易受摩擦和压力的部位，如臀部、骶尾部、骨隆突出等，并及时进行清洁和保持他们皮肤的干燥，以预防压疮和其他皮肤问题的发生。

（1）观察皮肤状况。定期观察老年人的皮肤状况，包括任何红肿、破损、疤痕、溃疡、湿疹等。特别注意压疮或其他潜在的皮肤问题。

（2）检查特定区域。特别关注老年人身体上易受压力和摩擦的区域，如枕部、耳廓、肩胛部、骶尾部、内踝、外踝等等。这些区域容易形成压疮，需要定期检查和清洁。

（3）清洁皮肤。使用温水和温和的无香料肥皂或清洁剂，轻柔地清洁老年人的皮肤。避免使用刺激性的清洁剂，以免引起皮肤干燥或过敏。

（4）保持皮肤干燥。确保老年人的皮肤保持干燥，特别是在皱褶和体位压力较大的区域。使用柔软的毛巾轻轻拍干皮肤，避免摩擦和擦拭。

（5）使用保湿剂。在清洁后，使用温和的保湿剂涂抹在老年人的皮肤上，以保持皮肤的水分和柔软度。应尽量选择无香料和无刺激性的保湿剂。

（6）定期更换衣物和床上用品。确保老年人的衣物和床上用品保持清洁和干燥。定期更换床单、枕套、衣物和内衣，以避免湿润和细菌滋生。

（7）寻求专业帮助。如果老年人的皮肤出现严重问题，如溃疡、感染或持续红肿疼痛，及时寻求医疗专业人员的帮助和建议。

5. 管理排泄问题

在对认知症老年人进行清洁照护时，管理排泄问题非常重要，因为他们可能会遇到大小便失禁或其他排泄问题。

（1）创建常规。建立一个固定的排泄时间表，以帮助老年人建立规律的排泄习惯。尽量在相同的时间和地点进行排泄，这有助于他们建立记忆和习惯。

（2）提供易于使用的厕所。确保老年人容易找到并使用厕所。保持厕所干净、明亮，并提供易于使用的厕所座椅、扶手和其他辅助设备。

（3）保持身体活动。鼓励老年人进行适度的身体活动，如散步、伸展运动等。这有助于促进肠道蠕动和排便。

（4）提供适当的衣物。选择易于穿脱和清洗的衣物，以便在需要时更换。避免使用紧身衣物或穿脱困难的衣物，以免加重排泄问题。

（5）使用护理产品。使用适当的护理产品来管理尿失禁或大便失禁。例如，使用适合的尿布、护理垫或成人尿布来吸收尿液，并定期更换以保持清洁和干燥。

（6）建立沟通和合作。与老年人进行沟通和合作非常重要。尊重他们的隐私，与他们一起制订排泄计划，并尽量满足他们的需求和意愿。

（7）寻求专业帮助。如果排泄问题严重或持续存在，及时寻求医疗专业人员的帮助和建议。

6. 提供适当的协助和指导

认知症老年人可能需要帮助才能完成个人清洁活动。照护者可以提供适当的协助和指导，例如提醒他们洗脸、刷牙、洗手等，并在需要时协助他们完成这些活动。

（1）温柔和耐心。与认知症老年人进行互动时，要保持温柔和耐心。理解他们可能会存在记忆和认知问题，因此需要更多的时间来理解和执行指令。

（2）清晰简洁的指导。提供清晰、简洁和具体的指导。使用简单的语言和短语，避免使用复杂的指令。可以使用示范、手势和视觉辅助工具来帮助他们理解。

（3）逐步指导。将任务分解为小的、可管理的步骤，并逐步指导老年人完成每个步骤。例如，如果要帮助他们洗脸，可以先提醒他们湿润脸部，然后涂抹洗面奶，最后用温水冲洗干净。

（4）提供实物支持。提供适当的工具和设备来帮助老年人完成清洁任务。例如，提供易于使用的洗脸盆、浴盆、洗澡椅、洗发帽等。

（5）保持尊重和隐私。在提供协助和指导时，要尊重老年人的隐私和尊严。尽量在私密的环境中进行清洁照护，并避免过多的干涉和暴露。

（6）鼓励自主性。尽量鼓励老年人保持自主性和独立性。给予他们适当的选择权，例如选择洗澡的时间、使用的洗发水等，以增加他们的参与感和控制感。

（7）寻求专业帮助。如果您遇到困难或需要更专业的指导，可以寻求专业医护人员或认知症专家的帮助。他们可以提供更具体的建议和技巧。

> **【重点提要】**
>
> 　　照护者应根据认知症老年人的认知能力水平、行为特点和安全需求等确定清洁照护措施，具体包括创造舒适和安全的环境、建立固定的清洁日程、使用简洁的清洁用品、定期检查和清洁皮肤、管理排泄问题、提供适当的协助和指导等。

# 第四节　拒绝擦浴案例分析

> **【案例】拒绝擦浴案例**
>
> 　　L爷爷，88岁，中度认知功能障碍，需要坐轮椅、穿纸尿裤；有睡眠障碍、自言自语等症状；日常内服安眠药、降压药等药物。2022年1月入住一家专门提供认知症照护的养老机构。最近，L爷爷开始抗拒擦浴，每当照护者提出帮助他擦浴时，他会愤怒地说他已经洗过了，不需要再洗。照护者发现L爷爷的记忆力明显受损，他常常忘记上一次进行擦浴的时间，也会忘记洗漱的步骤和洗漱用品的用法，甚至很难理解照护者关于擦浴必要性的解释。他似乎是害怕或抵触被他人触摸身体，当照护者试图用毛巾擦拭他的身体时，L爷爷反应非常激烈甚至还会出现暴力行为。这让他的照护者越来越难以应对，而且也导致L爷爷的心情很失落。
>
> 　　假如您是L爷爷的照护者，该如何解决以上问题呢？

　　根据制订科学合理的清洁照护方案的步骤，作为L爷爷的照护者，您应从评估L爷爷的认知状况和影响清洁照护的因素、确定清洁照护原则、确定清洁照护目标、选择适合的清洁照护措施、制订清洁照护计划、定期评估和调整六个步骤来解决问题。表8-3呈现了解决拒绝擦浴问题的过程。

表8-3　拒绝擦浴照护确认

| 姓名：L爷爷<br>年龄：88岁 | 身体功能（自理能力分级）<br>□重度依赖 ☑中度依赖 □轻度依赖 □无需依赖 | 认知症程度（日常生活能力评定标准）<br>□轻度认知障碍　　　☑中度认知障碍<br>□重度认知障碍 |
|---|---|---|
| 目前的状态：L爷爷最近表现出拒绝擦浴行为，反应较为强烈，有时有暴力倾向 | | |

表8-3（续）

| 照护原则 | 尊重老年人的意愿和隐私。在进行擦浴时，与L爷爷进行沟通并征得他的同意，尽可能提供私密的环境，确保他在清洁过程中感到舒适和尊重。<br>自立支援。鼓励L爷爷参与擦浴过程，让他自主选择清洁产品，并尽可能地自己完成一部分清洁活动。<br>安全卫生。在进行擦浴时，确保清洁区域的明亮度、温度适宜、通风良好，避免滑倒、摔倒等意外发生 | | | |
|---|---|---|---|---|
| 照护目标 | 在照护者的帮助下，L爷爷能配合擦浴，保持个人卫生；拒绝擦浴的次数减少，洗澡后能保持心情愉悦 | | | |

| 因素 | 评估内容 | 评估要点 | 确认影响清洁的因素 | 照护方向 | 照护措施 |
|---|---|---|---|---|---|
| 身体因素 | 视力 | 视力是否清晰 | □清晰<br>□不清晰 | 让其看清自己的身体和清洁用品 | □保持房间和清洁区域的充足照明 |
| | 排泄 | 是否存在大小便失禁、便秘、腹泻、尿潴留等情况 | □大小便失禁<br>□腹泻<br>□便秘<br>□尿潴留 | 通过排泄照护，帮助其应对尿失禁、大便失禁或其他排泄问题 | □建立固定排泄时间，养成规律的排泄习惯<br>□选择易于穿脱和清洗的衣物<br>□用适合的护理垫或成人尿布，并定期更换 |
| | 身体状态 | 疾病类型、严重程度（是否存在身体不舒适的情况） | □发烧<br>□疼痛<br>□睡眠不足<br>□药物副作用 | 确认老年人擦浴当天的身体健康状态，在身体情况不好时不要勉强 | □在老年人状态好的时间段进行擦浴 |
| 心理因素 | 认知 | 认知功能情况 | □记忆力下降，忘记清洁的步骤<br>□判断力下降，不能识别洗漱用品<br>□执行力下降，不能完成清洁动作<br>□理解力下降，不能理解清洁的意思<br>□定向力下降，不能找到盥洗间 | 使用易懂的语言或固定手势帮助记忆；认知功能下降可能导致老年人对擦浴的不安，应提供让其安心的照护 | □平常进行认知功能训练<br>□准备擦浴的手势，试着用手势辅助说明<br>□用老年人容易理解的表达方式，逐一向老年人说明擦浴顺序<br>□使用有颜色的清洁剂瓶子和标签帮助老年人更容易地识别清洁用品 |
| | 情绪 | 严重程度、持续时间 | □不安<br>□抑郁<br>□恐惧<br>□悲伤 | 如果老年人有烦恼或担心的事项，应先思考让其安心的应对方法；如果老年人由于对擦浴认知不清晰导致不安，需让先让其了解擦浴的流程和方法 | □擦浴时讲述老年人感兴趣的话题和事情<br>□播放喜欢的音乐，保持放松状态<br>□从手指、手掌、手腕等，逐渐扩大擦拭范围<br>□递上温度适宜的毛巾，让他完成部分擦拭<br>□使用熟悉的语言与老年人沟通，消除老年人的不安 |
| | 关系 | 老年人与照护者、家人及其他入住者的关系如何 | □和照护者关系紧张<br>□和家人关系紧张<br>□和其他入住者关系紧张 | 和他人的关系会影响老年人的心情。因此应安排其熟悉的照护者进行擦浴 | □增加与照护者、家人及其他入住者沟通的机会<br>□安排老年人熟悉的照护者来协助擦浴<br>□请关系好的其他入住者帮忙沟通擦浴<br>□和关系好的其他入住者同一时间段擦浴<br>□请家属帮忙沟通擦浴<br>□在家属来访日安排家人协助擦浴 |

表8-3(续)

| | | | | | |
|---|---|---|---|---|---|
| 清洁因素 | 经历 | 是否存在与清洁有关的不愉快经历 | □不愉快的经历____ __ | 避免老年人重现不愉快经历，营造安心、舒适的新感觉 | □尝试问老年人为什么对洗浴感到不安，耐心倾听他们的担忧和意见<br>□选合适时机询问本人或家属关于以往经历 |
| | 习惯 | 清洁时间、清洁方式、喜好等 | □清洁时间改变<br>□清洁方式改变<br>□未使用偏好的清洁用品 | 了解老年人的习惯、喜好、时间段和擦浴场所等，尽可能尊重其意愿 | □了解个人习惯，例如水温、洗澡时间等<br>□尽量满足其喜好，让其感到舒适和放松<br>□用容易理解的方式，详细介绍擦浴顺序 |
| | 状态 | 清洁时是否存在特殊行为 | □拒绝<br>□抵抗<br>□愤怒<br>□羞耻<br>□其他 | 裸露隐私部位可能让其感觉难为情，因此出现拒绝，应在确保其理解的基础上，做好相应的准备 | □解释擦浴的重要性及好处，以便老年人理解并接受<br>□面带笑容沟通，尝试消除老年人的抵触感<br>□擦浴前先聊天，让其感到安心再进行擦浴<br>□借助屏风和帘子，保护老年人的隐私<br>□告知老年人周围没其他人，营造让其安心的环境 |
| 环境因素 | 环境 | 温度、声音、适老化 | □盥洗间温度过低<br>□水温过低<br>□喷头水压太大<br>□声音嘈杂<br>□未遵循适老化设计 | 为老年人提供舒适、安全的擦浴环境 | □室温适宜，确保老年人脱完衣服不感觉冷<br>□水温调试为老年人喜欢的温度<br>□安装适当的安全设施，如扶手、防滑垫等 |
| 照护因素 | 照护态度 | 是否存在放任不管、强制命令、消极否定、的态度 | □放任不管<br>□强制命令<br>□消极否定<br>□呵斥怒吼 | 照护者应保持耐心，老年人由于存在记忆和认知问题，需要更多的时间理解 | □应真诚提供服务，让其感受到热情和关心<br>□采用其喜欢的方式进行沟通，在配合擦浴后，说声"谢谢""累了吧" |
| | 照护方式 | 是否存在事前无沟通、无视老年人意愿的情况 | □不提前进行沟通<br>□无视老年人意愿 | 尊重其意愿，满足其需求 | □让老年人参与洗浴决策，例如选择洗澡用品或毛巾的颜色，以增加其控制感 |

| 定期评估和调整 |||||
|---|---|---|---|---|
| 拒绝擦浴的次数（近一周内） | 提供服务时的表情 || 提供服务时的行为或动作状态 ||
| 拒绝的次数__次/天 | □可以看到笑脸<br>□很平静<br>□很集中精力 | □很悲伤<br>□很痛苦<br>□很生气 | □专注<br>□较为亢奋<br>□举止平和 | □心神不定<br>□不感兴趣<br>□重复同样的动作 |

# 本章小结

认知症老年人由于认知能力的衰退无法正确进行个人卫生清洁，这可能导致皮肤感染、尿路感染等健康问题。照护者通过实施清洁照护，可以保持认知症老年人身体和生活环境的清洁，可以增强其舒适感，提升其生活质量。制订清洁照护方案的步骤包括：

首先，评估老年人的认知功能和影响清洁照护的因素，包括老年人的认知水平、身体状态、生活环境等，以此为基础确定清洁照护原则和目标。

然后，根据老年人的具体情况选择适合的清洁照护措施，制订清洁照护计划。具体措施包括创造安全舒适的环境、建立固定的清洁日程、使用简化的清洁用品、定期检查和清洁皮肤、管理排泄问题、提供适当的协助和指导等。

再次，在实施清洁照护计划的过程中，要及时记录老年人的清洁状况和反馈信息，定期评估清洁照护方案的效果，并根据老年人的变化和需求进行调整和优化。

最后，在清洁照护过程中，要注意老年人的隐私和尊严，尽可能让他们参与到清洁照护的过程中，增强他们的自主性和自尊心。同时，要与老年人建立良好的沟通和信任关系，让他们感受到关爱和关注。

# 第九章　排泄照护

## 学习目标

### 1. 为什么这一课很重要？

排泄是人体正常功能的一部分，也是一个私密和敏感的行为，尤其对于患有认知症的老年人或行动不便的人来说更是如此。学习排泄照护的重要性在于帮助认知症老年人保持身体健康、促进舒适、维护其尊严、预防并发症、改善其生活质量，同时也可以帮助照护者更好地理解和应对认知症老年人的排泄问题，提供有效的照护措施，同时减轻照护压力。

### 2. 这节课对我有什么帮助？

理解认知症老年人常见的排泄问题及原因，掌握帮助认知症老年人如厕的方法。这些知识可以让您更好地了解他们的排泄需求，提供排泄照护。

提高您的照护能力，包括制订科学合理的排泄照护方案、照护随地排尿的认知症老年人、照护拒绝协助排泄的认知症老年人、照护混淆排泄物和食物的认知症老年人。这些能力可以帮助您提供更有针对性的排泄照护，也能减轻您的照护压力。

培养您的耐心和爱心，让您更加关注认知症老年人的舒适和健康，同时也能够加深您对排泄的理解，提供更有针对性的排泄照护。

### 3. 我能学到什么？

（1）为什么要进行排泄照护。

（2）如何制订科学合理的排泄照护方案。

（3）如何帮助认知症老年人如厕。

（4）如何照护随地排尿的认知症老年人。

（5）如何照护拒绝协助排泄的认知症老年人。

（6）如何照护混淆排泄物和食物的认知症老年人。

# 知识要点

(1) 由于认知功能障碍，老年人可能会出现一系列的排泄问题，及时给予排泄照护可以帮助他们维持和恢复正常的排泄状态，获得最佳的健康和舒适状态，维护尊严，同时减轻照护压力。

(2) 制订合理的排泄照护方案包括：评估影响排泄的因素、明确照护原则、确定照护目标、制订合适的排泄措施、监测排泄效果和健康宣教等步骤。

(3) 帮助认知症老年人如厕的方法有：营造适合的厕所环境、定期检查排泄功能、提供适当的饮食和水分、培养良好的排泄习惯、安排适当的活动和运动、提供足够的时间和空间、给予合理的引导等。

(4) 对随地排尿认知症老年人的照护可以从创建熟悉和安全的环境、保持厕所的可及性、移动诱发排尿的物品、提供合适的替代选择、提供提示和提醒、监督和陪同、便携的衣物设计以及在马桶上放标识物等方面来进行干预。

(5) 对拒绝协助排泄认知症老年人的照护可以从尊重和理解、建立安全环境、保护隐私、建立日常例行、沟通和解释等方面来进行干预。

(6) 对混淆排泄物和食物认知症老年人的照护可以从监督饮食、提供易于辨认的食物、提供适当的餐具、提供清晰的指导、创建舒适的用餐环境等方面进行干预。

# 学习计划

| 内容 | 学习目标 | 课程活动 |
| --- | --- | --- |
| 为什么要进行排泄照护 | ●理解认知症老年人常见的排泄问题及产生原因<br>●了解排泄照护重要性 | 课前活动：认知症老年人可能会面临哪些排泄问题？<br>知识讲解：排泄照护的目的 |
| 如何制订合理的排泄照护方案 | ●掌握制订排泄照护方案的步骤 | 知识讲解：制订合理的排泄照护方案<br>小问答：使用尿垫时，Y爷爷经常把垫子撕下来扔到地上，请问该如何应对？ |
| 如何帮助认知症老年人如厕 | ●掌握帮助认知症老年人如厕的方法 | 知识讲解：帮助认知症老年人如厕的方法<br>小问答：老伴发现K奶奶在厕所门外的地板上小便，请问该如何应对？ |

表（续）

| 内容 | 学习目标 | 课程活动 |
|---|---|---|
| 如何照护随地排尿的认知症老年人 | ●掌握照护随地排尿的认知症老年人的方法 | 知识讲解：如何照护随地排尿的认知症老年人<br>案例分析：假如您是L婆婆的照护者，该如何解决她随地排尿的问题呢？<br>小问答：女儿发现母亲尿湿了裤子，请问此时应该如何处理？ |
| 如何照护拒绝协助排泄的认知症老年人 | ●掌握照护拒绝协助排泄的认知症老年人的方法 | 知识讲解：照护拒绝协助排泄的认知症老年人 |
| 如何照护混淆排泄物和食物的认知症老年人 | ●掌握照护混淆排泄物和食物的认知症老年人的照护方法 | 知识讲解：照护混淆排泄物和食物的认知症老年人 |

　　排泄是指人体将新陈代谢过程中产生的代谢产物、多余的水分和进入机体的各种异物输送到体外的生理过程，包含了排尿和排便两个方面。正常的排泄功能对于人体的健康至关重要，而排泄异常则可能会导致一系列的健康问题。对于认知症老年人来说，排泄照护是生活照护中非常重要的一部分，但也存在一些挑战。通过本章的学习，您将能够更好地理解排泄照护的重要性，掌握制订合理的排泄照护方案的技巧，并学会有效地帮助认知症老年人进行排泄，从而提高他们的生活质量和幸福感。

# 第一节　为什么要进行排泄照护

## 【课前讨论】

认知症老年人可能会面临哪些排泄问题？

　　认知症老年人可能面临失禁、膀胱刺激征、长时间憋尿、便秘、排泄困难等排泄问题，表9-1呈现了认知症老年人可能存在的排泄问题及常见原因。

表9-1　认知症老年人可能存在的排泄问题及常见原因

| 问题 | 常见原因 |
|---|---|
| 失禁 | 找不到厕所、无法察觉便意、来不及或不会脱裤子、忘记上厕所的步骤、对便意不知道如何反应等 |

表1（续）

| 问题 | 常见原因 |
|---|---|
| 膀胱刺激征<br>（尿频、尿急、尿痛） | 尿路感染、膀胱或前列腺功能失调、服用某些药物等 |
| 长时间憋尿 | 无法及时察觉到尿意 |
| 便秘 | 饮食不规律、药物副作用、缺乏运动、不良的排便习惯、无法理解或忘记如何排便 |
| 排泄困难 | 运动能力下降或认知障碍，无法独立完成排泄活动 |
| 混淆排泄物和食物 | 认知功能障碍，导致误认 |
| 拒绝协助 | 困惑、尴尬、羞耻或失去了自主权 |
| 尿潴留 | 无法感知尿意或无法控制排尿的能力 |
| 腹泻 | 胃肠道疾病、不洁饮食、缓泻剂使用不当、情绪紧张或焦虑等 |

**【重点提要】**

　　认知症老年人可能面临失禁、膀胱刺激征、长时间憋尿、便秘、排泄困难、混淆排泄物和食物、拒绝协助尿潴留、腹泻等排泄问题，这些问题背后可能是不同的原因导致的，照护者进行排泄照护时应根据具体原因制订针对性的措施。

　　排泄照护是为认知症老年人提供必要的排泄帮助和支持，包括营造合适的厕所环境、定期监测排泄功能、提供适当的饮食和水分等方面。照护者通过排泄照护，可以帮助他们：

　　（1）维持和恢复正常的排泄状态。认知症老年人常出现失禁、便秘、腹泻等排泄问题，导致正常排便状态发生改变。排泄照护可以提供针对性的措施，帮助他们逐渐恢复正常的排泄状态。

　　（2）获得最佳的健康和舒适状态。认知症老年人排便不畅会导致大便长时间停留在体内，引起胃肠功能紊乱，产生腹胀、腹痛等不适症状，影响舒适感。而且，大便不畅还可能诱发心脑血管意外，危及老年人的生命。

　　（3）维护尊严。由于认知症疾病的影响，老年人可能出现随地大小便、尿裤子、拉裤子等行为，损害自尊。照护者通过排泄照护，帮助他们正确如厕，可以缓解尴尬，增强自信心。

　　（4）减轻照护压力。排泄照护涉及老年人的隐私，同时操作难度大，对照护者的专业能力、职业素养和心理承受度都是一个挑战。排泄照护能提供专业的指导和帮助，可以减轻照护压力。

## 第二节　如何制订科学合理的排泄照护方案

为认知症老年人制订科学合理的排泄照护方案需要综合考虑个体情况和需求，具体步骤见图9-1。

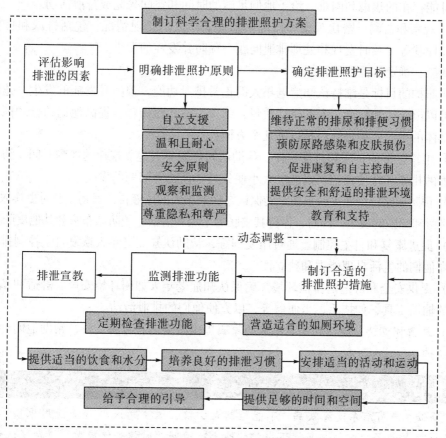

**图9-1　制订科学合理的排泄照护方案**

步骤一：评估影响排泄的因素

首先，进行全面的评估，了解认知症老年人的排泄情况、排泄习惯、个人卫生状况以及可能存在的排泄问题，如大小便失禁、便秘等。然后，评估他们的认知能力和身体状况，以确定所需的照护措施和支持。

步骤二：明确排泄照护原则

（1）尊重隐私和维护尊严。照护者在进行排泄照护时，要尊重认知症老年人的隐私和尊严，避免在他人面前暴露老年人的私密部位；应尽量提供私密的环境和条件，保护他们的隐私权。

（2）自立支援。帮助认知症老年人保持尽可能的独立性和自主能力，提高他们的生活质量。然而，对于一些无法自主完成排泄活动的老年人，照护者仍然需要提供适当的照护和支持。

（3）安全原则。确保排泄环境的安全，预防意外事故的发生。

（4）温和且耐心。照护者在进行排泄照护时，应采取温和且耐心的态度。理解认知症老年人可能存在的焦虑和困难，给予他们足够的时间和空间来完成排泄活动。

（5）观察和监测。密切观察和监测认知症老年人的排泄情况，包括排尿和排便的频率、量和性状等。及时发现和处理排泄问题，预防并发症的发生。

步骤三：确定排泄照护目标

排泄照护的目标是维持认知症老年人的正常排泄功能，预防并发症的发生。达到这些目标，可以改善认知症老年人的生活质量，减少不适和疼痛感，提高他们的自理能力和独立性。具体的排泄照护目标包括以下几个方面：

（1）维持正常的排尿和排便习惯。帮助认知症老年人建立规律的如厕时间，协助他们掌握正确的排尿和排便技巧，以减少大小便失禁和便秘等问题的发生。

（2）预防尿路感染和皮肤损伤。确保认知症老年人的尿液排泄通畅，及时更换尿布，避免尿液滞留和感染的发生。同时，保持其皮肤的干燥和清洁，预防尿布疹和其他皮肤损伤。

（3）促进康复和自主控制。通过康复训练，帮助认知症老年人恢复自主控制排泄的能力，提高他们的生活自理能力和独立性。

（4）提供安全和舒适的排泄环境。确保认知症老年人如厕环境安全、舒适和私密，提供必要的辅助工具，如扶手、坐便器等，以方便他们的排泄活动。

（5）教育和支持。向认知症老年人的家属提供必要的教育和支持，帮助他们理解和参与排泄照护。

【课时练习】

　　Y爷爷，患有阿尔茨海默病，不能控制大小便，医生建议Y爷爷使用尿垫。但是，使用尿垫时Y爷爷经常把垫子撤下来扔到地上，请问此时该如何应对？请在您认为正确的答案后面打"√"，在错误的答案后面打"×"。

1. 继续使用尿垫，并将Y爷爷的手捆绑起来，避免他扔垫子。（　　　）

2. 提醒Y爷爷如果不使用尿垫，就要配合按时使用便盆排便。（　　　）

3. 检查尿垫的尺寸是否合适。（　　　）

4. 排泄后及时更换尿垫。（　　　）

5. 报告医生，寻求帮助。（　　　）

**解析**：上面的练习中，说法正确的是第 2、3、4、5 点，说法错误的是第 1 点。案例中 Y 爷爷把尿垫撕下来扔掉可能是因为尿垫的尺寸不合适、使用尿垫不舒服、尿垫湿了等原因。因此，我们应先排查原因，然后针对性进行干预。若上述情况均不存在，则应考虑 Y 爷爷身体出现了不适，需及时就医。约束 Y 爷爷并不能从根本上解决问题，还可能延误病情，因此不能采用该方法。

步骤四：制订合适的排泄照护措施

为认知症老年人提供排泄照护包括营造适合的厕所环境、定期检查排泄功能、提供适当的饮食和水分、培养良好的排泄习惯、安排适当的活动和运动、提供足够的时间和空间、给予合理的引导等措施。照护者需要根据老年人的具体情况和需求，灵活调整照护措施；在制订个性化排泄照护措施时，与老年人及其家属进行充分的沟通和合作，以达到最佳的照护效果。

步骤五：监测排泄效果

进行排泄照护措施干预后，照护者应定期对排泄效果进行监测，及时调整照护计划，以确保照护的科学性和有效性。监测的内容应包括排泄次数、排泄量、排泄物的性状、排泄时的状态等方面。

步骤六：排泄宣教

通过健康宣教，向认知症老年人及其家属宣传排泄通畅的重要性，帮助他们理解和参与排泄照护，达到预防并发症、提高老年人生活质量的目的。

所以，制订科学合理的排泄照护方案需要进行全面的评估，设定明确的目标，制订具体的照护计划，并实施和监测。同时，排泄宣教也是非常重要的一环。照护者通过科学合理的排泄照护方案，可以提供个性化的照护服务，改善认知症老年人的生活质量和健康状况。

# 第三节　如何帮助认知症老年人如厕

## 一、营造适合的如厕环境

为解决认知症老年人的排泄问题，照护者应提供合适认知症老年人的如厕环境。以下是一些具体的措施：

（1）安全性。确保厕所环境安全，减少老年人发生意外或跌倒的风险。例如，安装扶手、防滑地板、防滑垫等，以提供额外的支持和稳定性。

（2）易于识别和导引。在厕所内使用明亮而清晰的标识和标记，以帮助老年人识别和找到厕所。如可以使用大字体、对比明显的标志和指示牌，以及明确的指示箭头。

（3）提供足够的空间。确保厕所空间足够宽敞，以容纳老年人和照护人员的活动，这样可以提供更多的自由度和灵活性。

（4）考虑便利性和易用性。选择易于使用的厕所设备，例如高度适中的马桶、易于操作的水龙头和抽水装置，带手脚踏板的抽水装置等，以便老年人使用。

（5）提供隐私和尊重。确保厕所环境的私密性，以尊重老年人的隐私，维护其尊严。使用床旁隔帘或屏风，以提供适当的隐私保护。

（6）温度和舒适性。保持厕所环境的适宜温度，避免过热或过冷。提供舒适的坐垫和背垫，以增加老年人在使用厕所时的舒适感。

（7）提供必要的辅助设备。根据老年人的需要，提供必要的辅助设备，如便椅、便盆、便器升降装置等，以方便排泄过程。

### 二、定期检查排泄功能

为解决认知症老年人的排泄问题，建议定期检查排泄功能。以下是一些具体的措施：

（1）观察排泄习惯。密切观察认知症老年人的排泄习惯，包括大小便的频率、时间和量。记录排泄情况的变化，以便及时发现问题并采取相应措施。

（2）监测大便情况。注意观察认知症老年人大便的性状，如颜色、形状、质地和气味等。异常的排便性状可能是消化问题或其他健康问题的指示。

（3）检查排尿情况。关注认知症老年人的排尿频率、尿量和颜色等情况。如果发现排尿异常，如尿频、尿急、无尿、少尿等，应及时咨询医生。

（4）评估排便困难。询问认知症老年人是否存在排便费力的情况，了解排便困难的程度，以便制订相应的照护计划。

（5）评估排泄疼痛。询问认知症老年人是否有排泄过程中的疼痛或不适感。了解疼痛的性质、程度和持续时间，以便及时处理和缓解疼痛。

（6）寻求专业评估。如果发现认知症老年人排泄功能异常或困难持续存在，建议寻求专业医生帮助。他们可以进行更详细的排泄功能评估，并根据结果制订相应的治疗计划。

### 三、提供适当的饮食和水分

为解决认知症老年人的排泄问题，建议提供适当的饮食和水分，照护者可以采取以下具体措施：

（1）增加水分摄入。确保认知症老年人每天摄入足够的水分。照护者可以给他们准备易于使用的杯子或瓶子，提醒他们定期喝水。如果老年人有吞咽困难，照护者可以尝试给他们提供流质或半流质饮食，如果汁、汤或粥等。

（2）提供高纤维食物。纤维有助于增加肠道蠕动和改善排泄。照护者可以为认知症老年人提供富含纤维的食物，如全谷物、蔬菜、水果、豆类和坚果。

（3）避免便秘食物。有些食物可能会导致便秘，需要尽量避免或减少摄入，例如，面包、糖果、巧克力和加工食品等。认知症老年人应尽量选择全谷物、新鲜水果和蔬菜等富含纤维的食物。

（4）少食多餐。将认知症老年人每日的食物分成几个小餐让其食用，可以帮助他们更好地消化和吸收。同时，也可以避免其过度进食，减少胃部不适和消化问题。

（5）调整饮食习惯。观察认知症老年人的饮食习惯，如果发现某些食物会引起排泄问题，则可以适当调整饮食。

（6）补充益生菌。益生菌有助于维持肠道健康和消化功能。在医生的指导下，可以考虑给认知症老年人补充益生菌，以改善排泄问题。

（7）寻求专业建议。如果认知症老年人的排泄问题持续存在或加重，建议寻求医生或专业护理团队的帮助。他们可以根据认知症老年人的具体情况提供更具体的饮食和水分建议。

### 四、培养良好的排泄习惯

为认知症老年人培养良好的排泄习惯需要对其更多的关注和支持。以下是一些具体的措施：

（1）创建熟悉和安全的环境。认知症老年人可能对新环境或陌生的厕所感到困惑和不安。在家庭或养老院中，我们应尽量保持厕所的布局和设备不变，以提供熟悉和安全的环境。

（2）建立规律的排泄时间。尽量在固定的时间段帮助认知症老年人如厕，例如每天早晨起床后、饭后或按照个体的排便习惯排便。建立规律的排泄时间可以帮助他们养成习惯。

（3）提供视觉和听觉提示。使用大号的标志牌或指示牌，放置在厕所门口或显眼的位置，以帮助认知症老年人识别厕所的位置；同时，可以使用闹钟等设备，提醒他们如厕。

（4）协助和支持。认知症老年人可能需要额外的协助和支持来完成排泄过程，如帮助他们脱衣、坐下、擦拭等；在需要时，也可以使用便椅、便盆等辅助工具。

（5）保持沟通和耐心。与认知症老年人进行清晰的沟通，用简单的语言和指示帮助他们理解和配合。保持耐心和尊重，避免催促或施加压力。

（6）定期监测和评估。定期与认知症老年人的照护团队交流，了解其排泄习惯的变化和问题。根据需要，调整照护措施，以让其保持良好的排泄习惯。

### 五、安排适当的活动和运动

为解决排泄问题，建议为认知症老年人安排适当的活动和运动，具体的活动和运动计划应根据老年人的健康状况、身体能力和个体差异来制订。以下是一些具体的措施：

（1）进行有氧运动。鼓励老年人进行适量的有氧运动，如散步、快走、太极拳或瑜伽等。这些活动可以促进肠道蠕动，帮助消化和排便。

（2）促进肌肉活动。鼓励老年人进行盆底肌肉锻炼，如提肛训练、盆底肌肉辅助训练等。这些方法可以增强盆底肌肉的力量，有助于改善排便功能。

（3）活动休息交替。鼓励老年人进行活动和休息的交替，避免长时间久坐或久卧。适度的活动可以刺激肠道蠕动，促进排便。

（4）规律的生活习惯。建立老年人的规律生活习惯，包括定时起床、进食、排便和睡觉。有规律的生活习惯可以帮助调整肠道功能，形成排便规律。

### 六、提供足够的时间和空间

为缓解排泄问题，照护者应为认知症老年人提供足够的排泄时间和空间。以下是一些具体的措施：

（1）创建私密的排泄环境。为老年人提供私密的排泄环境，例如单独的卫生间或隔离的区域。这可以让老年人感到安全和舒适，从而减少其在排泄过程中的干扰和压力。

（2）给予足够的时间。给老年人足够的时间进行排泄，避免匆忙和压迫感。认知症可能导致认知和行动的延迟，照护者应耐心协助老年人完成排泄过程。

（3）适当地提示和指导。在排泄过程中，给老年人提供适当的提示和指导，例如提醒他们去卫生间、解释如何使用卫生纸等。这可以帮助他们养成良好的排泄习惯，力所能及地参与排泄过程。

**【重点提要】**

认知症老年人在排便或者排尿前都会有一些不自然的表现，照护者可细心观察老年人每次排泄之前身体、表情、肢体会有哪些表现，如出现坐立不安、身体不自然扭动等排泄前的"信号"时，应及时引导老年人如厕。

（4）鼓励独立性。尽量鼓励老年人独立完成排泄过程，例如自己去卫生间、自己擦拭等。这可以增强他们的自尊心和自信心，提高排泄的效果。

（5）避免打扰和干扰。在老年人排泄时，尽量避免打扰和干扰，例如关闭电视、减少噪声等。这有助于老年人集中注意力和放松身心，促进排泄过程的顺利进行。

（6）与照护者合作。与照护者密切合作，了解老年人的排泄习惯和需求，制订个性化的排泄计划。

### 七、给予合理的引导

由于认知功能下降，老年人可能会忘记如厕的步骤、不知道如何使用马桶等，在他们排泄的过程中，照护者应给予合理的指导。以下是一些具体的措施：

（1）反复说明。在引导认知症老年人排泄时，照护者需要多次重复和强调，以确保其能够理解和记住相关信息。

（2）避免批评和指责。在老年人排泄时，避免批评和指责，尽量采用鼓励和支持的方式。这可以帮助老年人保持积极的情绪和态度，提高排泄的效果。

（3）制作记忆辅助工具。制作记忆辅助工具，例如排便日历、提醒卡片等。这些工具可以帮助老年人记住排便的时间和步骤，提醒他们按时去卫生间。

（4）定期沟通和回顾。与老年人定期进行沟通，询问他们是否记得厕所的位置和使用方式。可以通过问答、回顾和讨论的方式来帮助老年人巩固记忆。

（5）注意保护隐私。避免在他人面前公开讨论老年人的排泄问题，注意保护隐私。

【课时练习】

　　K 奶奶 3 年前被诊断为阿尔茨海默病，患病后能在没有帮助的情况下自己上厕所。但最近，老伴儿发现 K 奶奶在厕所门外的地板上小便，请问此时该如何应对？请在您认为正确的答案后面打"√"，在错误的答案后面打"×"。

1. 在厕所门上张贴"小象排尿"的图片。（　　　）
2. 用一个对比色马桶座圈。（　　　）
3. 把厕所的门打开，方便看到马桶。（　　　）
4. 惩罚 K 奶奶，不带她出去散步。（　　　）

　　解析：上面的练习中，说法正确的是第 1、2、3 点，说法错误的是第 4 点。案例中 K 奶奶在厕所门外排尿，可能是由于无法找到厕所造成的。因此，其老伴儿可以采用醒目的图片、颜色和排泄设备来帮助她找到厕所，而不是惩罚和批评她。

　　综上所述，帮助认知症老年人如厕的方法包括营造适合的如厕环境、定期检查排泄功能、提供适当的饮食和水分、培养良好的排泄习惯、安排适当的活动和运动、提供足够的时间和空间、给予合理的引导。接下来将以"对随地排尿认知症老年人的照护""对拒绝协助排泄认知症老年人的照护""对混淆排泄物和食物认知症老年人的照护"为例，介绍排泄照护的具体应用，具体内容见图 9-2。

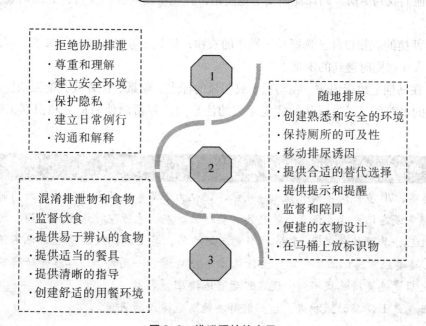

图 9-2　排泄照护的应用

# 第四节　如何照护随地排尿的认知症老年人

随地排尿是认知症老年人常见的排泄问题之一，他们可能会在任何地方排尿，例如在床上、地上、椅子上等。这些行为给照顾者带来了很大的压力和困扰，因此需要及时采取措施进行干预和管理。以下是一些具体的措施：

（1）创建熟悉和安全的环境。认知症老年人可能对新环境或陌生的厕所感到困惑和不安。在家庭或养老院中，我们应尽量保持厕所的布局和设备不变，提供熟悉和安全的环境。

（2）保持厕所的可及性。将厕所的位置设在认知症老年人易于到达的地方，并确保通道清晰明亮，没有障碍物；设置安装提示牌或标记来帮助他们找到厕所。

（3）移动排尿诱因。如果认知症老年人在特定的物品或地方排尿，如观叶植物花盆、垃圾箱等，照护者可将这些物品移动到其他地方，或者将其替换为不易被当成厕所的物品。

（4）提供合适的替代选择。为认知症老年人提供合适的排尿选择，如在房间里设置专门的小便盆或马桶，让他们知道这是正确的排尿地方。

（5）提供提示和提醒。使用闹钟、手机提醒或写有"去卫生间"的提示卡片等，提醒认知症老年人定时去厕所；也可以进行口头提示，温和地提醒他们去使用厕所。

（6）监督和陪同。在认知症老年人可能需要使用厕所的时候，提供适当的监督和陪同。帮助他们找到厕所，确保他们安全地使用，并在需要时提供支持，如协助脱裤子、协助坐下等。

（7）便捷的衣物设计。选择易于操作的衣物，例如松紧腰或拉链的裤子，可以减少认知症老年人在如厕时遇到的困难。

（8）在马桶上放标识物。在马桶上放明显的标志、贴纸、图片或其他视觉提示，或者给马桶里的水着色，以吸引认知症老年人的注意力，并帮助他们记忆和识别正确的厕所位置。

**【案例】照护随地排尿的认知症老年人**

L 婆婆，70 岁，两年前开始出现头晕、记忆力下降等症状，特别是做饭的时候，总忘记关煤气或忘记放盐，还喜欢收集各种塑料袋。在当地医院被诊断为脑梗、阿尔茨海默病。此后，其照护者发现，L 婆婆经常忘记吃药，甚至连药放在哪里都记不清。近一年来，L 婆婆经常忘记回家的路，生活基本不能自理。一周前，L 婆婆开始解不开裤子纽扣，之后竟连厕所都找不到，还在客厅随地排尿。

假如您是 L 婆婆的照护者，该如何解决她随地排尿的问题？

根据制订合理的排泄照护方案的步骤，作为 L 婆婆的照护者，您应从评估可能导致随地排尿的因素、明确照护原则、确定照护目标、制订排泄照护措施、监测排泄效果、健康宣教这 6 个方面解决面临的问题。下面将以清单的方式呈现解决随地排尿问题的过程，具体内容见表 9-2。

表 9-2 随地排尿照护确认清单

| 姓名： | | 自理能力： | | 认知功能： | | 填表人： | | 时间： | |
|---|---|---|---|---|---|---|---|---|---|

| 目前的状态： | |
|---|---|
| 照护原则 | 排泄是私密的行为，需要重视羞耻心、自尊心和伦理问题。<br>以认知症老年人为主导，改善排泄问题时应尊重他的意愿，不能强求。<br>认真观察认知症老年人排泄前后的表情和状态，掌握他的排泄时间和规律 |
| 照护目标 | 解决随地排尿的问题，帮助 L 婆婆恢复正常的排尿形态 |

| 评估内容 | 评估要点 | 确认影响排尿的因素 | 照护方向 | 照护措施 | 监测排泄效果 | |
|---|---|---|---|---|---|---|
| | | | | | 排尿次数 | 排尿状态 |
| 视力 | 评估视力情况 | □清晰<br>□不清晰 | 提供易于识别的厕所环境。<br>提供适当的帮助 | □提供易于辨别的厕所环境<br>□提供指导和帮助 | 随地排尿次数____次/天 | □笑脸<br>□平静<br>□集中精力<br>□悲伤<br>□痛苦<br>□生气<br>□哭泣<br>□心神不宁<br>□睡觉<br>□不感兴趣<br>□重复同样的动作 |
| 肢体功能 | 评估肢体功能 | □不能行走<br>□不能穿脱裤子<br>□便后不能清洁皮肤 | 尽可能维持正常的如厕行为 | □康复训练<br>□提供指导和帮助 | | |
| 认知功能 | 评估记忆力、执行力、定向力等 | □记忆力障碍<br>□判断力障碍<br>□执行力障碍<br>□理解力障碍<br>□定向力障碍 | 缓解疾病的进展，尽量帮助和维持正常的如厕行为 | □提供易于辨别的厕所环境<br>□认知功能训练<br>□适时地提示和指导 | | |
| 情绪 | 评估排泄前后的心情 | □不安<br>□抑郁<br>□恐惧<br>□悲伤 | 保持轻松愉快的排泄心情 | □给予适当的关心和鼓励<br>□给予足够的排泄时间和空间<br>□促进良好的睡眠 | | |
| 排尿规律 | 评估排尿时间、间隔及频率 | □不清楚排尿时间<br>□不知道排尿间隔时间 | 充分掌握老年人排泄规律，适时地提醒和引导。<br>排泄规律非一成不变，应灵活处理 | □监测排尿行为，记录如厕时间<br>□适时地提醒和引导 | | |
| 排泄状态 | 评估有无尿意和排泄的感觉<br>评估随地排尿时的状态和表情 | □完全没有尿意和排泄的感觉<br>□有尿意和排泄感觉，但不能正确表达 | 仔细观察随地排尿前的状态，确认什么时间、场景下会导致随地排尿 | □掌握老年人排尿的语言信号<br>□掌握老年人排尿的非语言信号<br>□在其徘徊时进行如厕引导<br>□观察到老年人把手放在胯间、扭动屁股等动作时，进行如厕引导<br>□在老年人去往阳台（排尿的地方）时，进行如厕引导<br>□在老年人发出异样的声音时，进行如厕引导<br>□在老年人脸上表现出异样的表情时，进行如厕引导 | | |

表9-2（续）

| 失禁 | 评估有无尿失禁的情况<br>评估饮水量及饮水时间 | □尿失禁<br>□摄水过多<br>□摄水过少 | 增加引导的次数。<br>提供合适的饮水量及饮水时间。<br>恢复正常排尿自主性 | □白天每2~3 h引导如厕1次，夜间引导如厕1~2次<br>□早上起床后、三餐前后、入浴前、就寝前、饮水后引导如厕<br>□避免睡前大量饮水<br>□功能训练<br>□就医 | |
| --- | --- | --- | --- | --- | --- |
| 环境 | 评估厕所的位置、标识、设施和设备<br>评估厕所的温度和安全性等 | □厕所位置很难找<br>□厕所标识难理解<br>□厕所门不易进入<br>□马桶不容易识别<br>□私密性不好<br>□卫生间温度过低<br>□未遵循适老化设计 | 提供易于识别的如厕环境，如用醒目的文字、绘画、图形等进行标识。<br>创建熟悉、舒适、安全的厕所环境 | □悬挂醒目的标识，如张贴"小象在排尿"的画<br>□调整床的位置接近自家环境（从床上看厕所的方向一样）<br>□适当打开房门，调亮厕所指引灯<br>□移开易当成厕所的物品<br>□在随地排尿的场所提供合适的替代物品<br>□提供私密的如厕环境<br>□调节适当的厕所温度 | |
| 照护因素 | 评估老年人和照护者的关系<br>评估排泄照护的方法和与老年人的沟通方式 | □关系紧张<br>□放任不管<br>□强制命令<br>□消极否定<br>□呵斥怒吼 | 团队协作，共同商量对策。<br>采用合适的方式沟通，不要批评和责骂 | □照护团队一起探讨排泄照护的方法<br>□照护者真诚提供服务，让老年人感受到热情和关心<br>□采用老年人喜欢的方式沟通<br>□让老年人尽可能地参与排泄过程，充分发挥残存功能 | |
| 健康教育 | | | | | |

## 【课时练习】

H奶奶，63岁，患有阿尔茨海默病，平时喜欢与人交往。女儿通常会带着她到附近商场购物，今天在购物过程中，女儿发现母亲尿湿了裤子，请问此时女儿应该如何处理？请在您认为正确的答案后面打"√"，在错误的答案后面打"×"。

1. 带H奶奶购物前，提醒她上厕所。（    ）

2. 尿湿裤子很尴尬，以后不带H奶奶购物。（    ）

3. 认真观察H奶奶在排尿前有无异常行为。（    ）

**解析：** 上面的练习中，说法正确的是第1、3点，说法错误的是第2点。案例中H奶奶在购物过程中没有告知女儿排尿的需求，尿湿了裤子，可能是由于认知功能障碍，她无法感知尿意造成的，作为家属应理解她，而非责备和批评。同时为了避免此类情况的发生，家人应增加引导排尿的次数，并关注排尿前的非语言信号，以便及时帮助她上厕所。

## 第五节 如何照护拒绝协助排泄的认知症老年人

认知症老年人可能因为尴尬、羞耻、无法理解或失去自主权而拒绝协助排泄。面对以上问题时，以下是一些具体的措施：

（1）尊重和理解。首先，要尊重认知症老年人的意愿和尊严，理解他们可能会拒绝协助排泄的原因；然后采取温和、耐心的态度，尽力应对他们的情感和需求。

（2）建立安全环境。确保卫生间的环境安全和舒适，以减少认知症老年人的不安和抵触情绪，包括提供足够的照明、把手、防滑地板等；还可以考虑使用便携式或可移动的卫生设备，以便更好地适应认知症老年人的需求。

（3）保护隐私。尽量提供认知症老年人所需的隐私和独立性，这可以通过关闭门、拉上窗帘或提供屏风等方式实现。

（4）建立日常例行。建立日常例行，包括定期带认知症老年人去卫生间或提醒他们去卫生间。这有助于培养排泄习惯，并减少拒绝协助的可能性。

（5）沟通和解释。与认知症老年人进行沟通，尽量简单明了地解释为什么需要协助排泄，必要时也可以配合使用肢体语言和示范来帮助他们理解和接受。

## 第六节 如何照护混淆排泄物和食物的认知症老年人

由于认知功能障碍，老年人可能混淆排泄物和食物，出现食用排泄物的行为。遇到此类问题时，以下是一些具体的措施：

（1）监督饮食。确保认知症老年人在进食时有人监督，这可以防止他们将排泄物误认为食物；同时，还可以确保他们摄入足够的营养。

（2）提供易于辨认的食物。选择颜色鲜艳、形状明显的食物，以帮助认知症老年人更容易辨认食物和排泄物之间的区别。避免提供类似颜色和形状的食物，以降低混淆的可能性。

（3）提供适当的餐具。选择易于使用和辨认的餐具，例如使用明亮的餐具、大号的勺子和叉子等。这样可以帮助认知症老年人更好地区分食物和排泄物，并提高他们的用餐体验。

（4）提供清晰的指导。在进食时，使用简单明了的语言和肢体语言来指导认知症老年人。例如，指向食物并说明它是食物，重复这些指导可以帮助他们记住和理解。

（5）创建舒适的用餐环境。确保用餐环境安静、舒适，没有干扰和分散注意力的因素。这有助于认知症老年人更好地专注于食物，减少混淆的可能性。

# 本章小结

　　认知症可能会影响老年人的排泄行为，导致失禁、膀胱刺激征、长时间憋尿、便秘、排泄困难、混淆排泄物和食物等排泄问题。为了帮助老年人维持和恢复正常的排泄状态，提高其生活质量和减轻照护压力，照护者需要制订合理的排泄照护方案。

　　制订排泄照护方案的基本步骤包括：首先，评估老年人的排泄习惯和排泄状况，明确照护原则，确定照护目标。其次，根据老年人的具体情况，制订针对性的排泄照护措施，包括如厕训练、饮食调整、药物治疗等，并监测排泄效果。最后，通过健康宣教，向认知症老年人及其家属宣传排泄通畅的重要性，提醒他们注意排泄问题，并在必要时及时就医治疗。

　　总之，制订科学合理的排泄照护方案，提供针对性的排泄照护措施，可以帮助老年人维持和恢复正常的排泄状态，获得最佳的健康和舒适状态，维护尊严，同时减轻照护压力。

# 第十章　行为和精神症状照护

## 学习目标

**1. 为什么这一课很重要？**

学习这一章能帮助我们更好地理解和应对认知症老年人可能出现的行为和精神症状。通过学习这些症状的背后原因和实用的知识和技巧，我们可以更好地了解认知症老年人的需求和感受，以及他们可能面临的困难，同时更好地帮助出现行为和精神症状的认知症老人，提高照护质量，并为他们提供更好的照护和支持。

**2. 这节课对我有什么帮助？**

了解认知症老年人可能出现的不同行为和精神症状，理解这些症状背后的原因，掌握行为和精神症状的步骤、掌握正确的照护方法。

增强照护者应对行为和精神症状的能力，包括观察和记录、评估、分析和解决问题的能力。

提升照护者的素质，能够同理认知症老年人面临的行为和精神症状的变化，培养照护者的责任心、爱心、耐心等，帮助照护者更好地理解及满足认知症老年人的需求。

**3. 我能学到什么？**

（1）对认知症行为和精神症状的再认识。

（2）出现行为和精神症状时的照护步骤。

（3）出现徘徊行为时的照护方法。

（4）出现幻觉、妄想时的照护方法。

（5）出现攻击行为时的照护方法。

（6）出现睡眠障碍时的照护方法。

（7）出现抑郁、焦虑、无精打采情况时的照护方法。

（8）出现不当行为时的照护方法。

（9）出现重复行为时的照护方法。

# 知识要点

（1）行为和精神症状（BPSD）的出现主要是以核心症状为基础，受周围环境、人际关系、身体状态、性格和心情等的影响，由不安、焦虑、混乱引起的，不是每一位患有认知症的老年人都会出现，不同的认知症老年人可能表现不同的行为和精神症状。

（2）认知症老年人出现行为和精神症状的照护步骤包括：观察和记录认知症老年人的言行举止、评估老年人的意识状态和照护者的应对情况、分析认知症老年人产生异常行为和症状的原因、确定照护原则、确定照护目标、确定应对行为和精神症状的措施、评估效果、及时调整和优化照护计划等。

（3）不同类型的认知症老年人其徘徊表现有所不同，因此照护者需要针对不同的徘徊类型采取针对性的应对措施。

（4）认知症老年人产生幻觉和妄想的原因主要包括认知失调、药物因素、睡眠障碍、记忆受损、情绪因素以及其他情况等。在认知症老年人出现幻觉和妄想症状时，照护者需要分析症状背后的原因，针对性采取措施。

（5）认知症老年人出现攻击行为，是核心症状和周边环境因素相互交织的结果。照护者应排查背后的原因，针对不同类型的攻击行为采取不同的干预措施。

（6）认知症老年人发生睡眠障碍，其主要原因主要包括大脑结构和功能的改变、患有基础疾病、生活作息不规律、情绪影响、药物副作用以及环境因素等。照护者应排查背后的原因，针对不同类型的睡眠障碍采取不同的干预措施。

（7）认知症老年人出现抑郁、焦虑和无精打采的原因包括生理、心理和环境三个方面。当认知症老年人出现这些症状时，照护者应首先评估老年人症状的严重程度，再结合不同原因引发的症状采取不同的干预措施。

（8）不当行为的发生主要和认知症老年人脑部额叶功能受损、认知能力下降有关，所有类型的认知症老年人都有可能发生不当行为。不当行为的种类较多，照护者可以先对认知症老年人的不当行为进行观察和记录，掌握其行为规律后，再在此基础上进行干预。

（9）发生重复行为的原因主要包括记忆力下降、焦虑和不安、习惯性行为、环境改变、缺乏刺激等。照护者通过观察和记录重复行为的表现和具体情况，才能发现认知症老年人出现重复行为的规律，从而找到应对方法。

# 学习计划

| 内容 | 学习目标 | 课程活动 |
| --- | --- | --- |
| 对认知症行为和精神症状的再认识 | ●回顾认知症行为和精神症状及其具体表现<br>●了解行为和精神症状产生的原因 | 课前活动：回顾第一章《认识认知症》，认知症有哪些行为和精神症状？<br>知识讲解：认知症行为和精神症状具体表现<br>知识讲解：行为和精神症状产生的原因 |
| 出现行为和精神症状变化的照护步骤 | ●掌握应对行为和精神症状变化的步骤 | 知识讲解：应对行为和精神症状变化的步骤 |
| 出现徘徊行为 | ●了解导致徘徊行为的原因<br>●掌握应对徘徊行为的方法 | 知识讲解：徘徊的定义<br>知识讲解：产生徘徊的原因<br>小问答：H奶奶产生这样表现的可能原因有哪些？<br>知识讲解：应对不同类型徘徊行为的方法<br>小问答：您觉得小刘应该怎么做？<br>小问答：此时护理人员应如何应对？ |
| 出现幻觉、妄想 | ●了解导致幻觉和妄想的原因<br>●掌握应对幻觉和妄想的方法 | 知识讲解：幻觉、妄想的定义<br>知识讲解：产生幻觉、妄想的原因<br>知识讲解：应对不同类型幻觉、妄想的方法<br>小问答：如果您是李某，遇这种情况该怎么做？ |
| 出现攻击行为 | ●了解导致攻击行为的原因<br>●掌握应对攻击行为的方法 | 知识讲解：攻击行为的定义<br>知识讲解：产生攻击行为的原因<br>知识讲解：应对不同类型攻击行为<br>小问答：如果您是Z先生，以后应该怎么帮助父亲洗澡？ |
| 出现睡眠障碍 | ●了解导致睡眠障碍的原因<br>●掌握应对睡眠障碍的方法 | 知识讲解：睡眠障碍的定义<br>知识讲解：产生睡眠障碍的原因<br>知识讲解：应对不同类型睡眠障碍的方法<br>小问答：如果您是小丽，请问哪些做法是合理的？ |
| 出现抑郁、焦虑、无精打采 | ●了解导致抑郁、焦虑、无精打采的原因<br>●掌握应对抑郁、焦虑、无精打采的方法 | 知识讲解：抑郁、焦虑、无精打采的定义<br>知识讲解：发生抑郁、焦虑、无精打采的原因<br>知识讲解：应对不同原因引发的焦虑、抑郁、无精打采<br>小问答：面对上述情况，女儿合理的应对方式是什么？ |
| 出现不当行为 | ●了解导致不当行为的原因<br>●掌握应对不当行为的方法 | 知识讲解：不当行为的定义<br>知识讲解：发生不当行为的原因<br>知识讲解：应对不同类型不当行为<br>小问答：如果您是M爷爷的家属，下列哪些做法比较恰当？<br>小问答：遇到这种情况，S奶奶的侄女应该如何处理？ |
| 出现重复行为 | ●了解导致重复行为的原因<br>●掌握应对重复行为的方法 | 知识讲解：重复行为的定义<br>知识讲解：发生重复行为的原因<br>知识讲解：应对不同类型重复行为<br>小问答：遇到这样的情况A女士应该如何处理？ |

认知症是一种进行性的神经退行性疾病，常伴随着行为和精神变化，给老年人及其家人带来困扰。了解这些行为和症状背后的原因，可以帮助我们更好地理解并应对。本章将逐步介绍应对这些行为的步骤、技巧和策略，包括处理徘徊行为、幻觉、妄想、攻击行为、睡眠障碍、抑郁、焦虑、无精打采、不当行为以及重复行为。通过采取适当的方法，我们可以为认知症老年人创造一个更安全、更舒适和更有益的生活环境，提高他们的生活质量，并为他们和家人减轻压力。

## 第一节　对认知症行为和精神症状的再认识

**【课前讨论】**

回顾第一章《认识认知症》，认知症有哪些行为和精神症状？

我们通过表 10-1 和表 10-2，再学习认知症的行为和精神症状。

表 10-1　精神症状的分类和具体表现[1]

| 精神症状分类 | | 具体表现 |
| --- | --- | --- |
| 妄想 | 被盗妄想 | 觉得自己的东西被偷了 |
| | 妄想不是自己家 | 在家里却觉得不是自己的家，想要回家 |
| | 妄想配偶假冒 | 怀疑配偶是假冒的 |
| | 被抛弃的妄想 | 觉得照护者或家人抛弃自己，想把自己送进养老院 |
| | 不义妄想 | 认为配偶、照护者、家人背叛了自己 |
| | 其他妄想 | 除上述情况外的其他妄想，信念与事实不符的情况 |
| 幻觉 | 幻视、幻听、幻嗅、幻触 | 实际上没有的东西，却能看见、听到、闻到、触到 |
| 抑郁 | 情绪低落 | 想死、自我贬低的发言、不开心等 |
| 睡眠障碍 | 夜间无法熟睡 | 多次起床走动、吵闹；白天熟睡时间长，有夜间睡眠障碍 |
| 不安 | 焦虑、不安 | 对未发生的事情感觉不安 |
| 误认 | 误认人物 | 把镜子里的自己和他人弄混 |

---

① 国际老年精神医学会. BPSD 认知症的行动和心理症状［M］. 日本老年精神医学会，译. 东京：阿尔塔出版社，2005：29.

**表 10-2 行为症状的分类和具体表现**①

| 行为症状表现 | 具体内容 |
|---|---|
| 攻击行为 | 对他人或物品施暴，如打、踢、咬等；或者虽然没有接触到他人身体或物体，但有威胁动作 |
| 言语攻击行为 | 说脏话、骂人、愤怒，但没有身体上的暴力 |
| 徘徊行为 | 到处走；漫无目的地徘徊；在同一个地方走来走去 |
| 不安行为 | 无法冷静，存在不安、愤怒等感情和实际行动 |
| 焦虑行为 | 伴随焦虑等的行动、言语 |
| 不当行为 | 脱离社会常识的行为，例如，把东西藏在不合适的地方（例如把衣服扔到垃圾桶里）；不恰当性行为 |
| 无目的行为 | 在别人看来毫无意义的动作，如不停开关钱包、开关衣柜等 |
| 情绪化行为 | 喊叫、发出奇怪的声音；表现出悲伤，哭喊，流泪 |
| 无精打采 | 对日常活动和身边事情失去兴趣 |
| 重复同样的话 | 想回家、想打电话；重复同样的要求、问题、发言等 |
| 依赖不安 | 缠在照护者后面不愿离开；害怕一个人，甚至不能正常生活 |
| 拒绝照护 | 不想进行生活上必要的行动或者拒绝照护者的指示 |

认知症的症状分为核心症状和行为和精神症状，核心症状是由于人的大脑细胞受损而导致的认知功能障碍，几乎所有患认知症的老年人都会出现核心症状，而行为和精神症状（BPSD）的出现主要是以核心症状为基础，受周围环境、人际关系、身体状态、性格和心情等的影响，由不安、焦虑、混乱引起的，不是每一位患有认知症的老年人都会出现，不同的认知症老年人可能表现不同的行为和精神症状。

在很多情况下，照护者或周围人采用科学合理的照护方法可以减轻或消除 BPSD 症状。为此，我们需要做的是在充分理解这种疾病特征的前提下，从身体、认知、情感和社交需求的角度为认知症老年人提供安全和舒适的居住环境、建立规律的日常生活模式和活动计划、提供心理支持和情感关怀、避免刺激和过度刺激、提供适当的活动、建立良好的沟通和理解。

## 第二节　出现行为和精神症状的照护步骤

认知症老年人出现行为和精神症状的照护步骤包括：观察和记录认知症老年人的言行举止、评估老年人的意识状态和照护者的应对情况、分析认知症老年人产生异常行为和症

① 国际老年精神医学会. BPSD 认知的行动和心理症状［M］. 日本老年精神医学会，译. 东京：阿尔塔出版社，2005：29.

状的原因、确定照护原则、确定照护目标、确定应对行为和精神症状的措施、评估效果和及时调整和优化照护计划等，如图 10-1 所示。

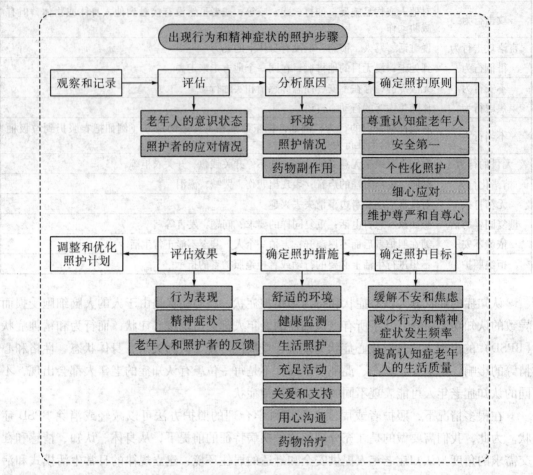

图 10-1　出现行为和精神症状的照护步骤

步骤一：观察和记录认知症老年人的言行举止，包括他们的行为、情绪和精神状态的变化。

照护者在照护过程中，要留意老年人言行举止的变化。一旦发现行为反常，建议：

评估每个行为的频率、严重程度和持续时间，并留意可能导致行为变化的因素，例如外部刺激、情境、药物反应或身体不适等。

记录观察到的信息非常重要，包括时间、日期、行为、情绪、精神状态以及可能的触发因素。

使用客观的术语和事实描述，而不是主观的评价，以确保准确性。

尽量避免对认知症老年人的行为进行干扰或打断，以免影响记录行为的真实表现。在记录时，一定要保护认知症老年人的隐私和尊严，并确保不将记录内容泄露给不相关的人员。

步骤二：当认知症老年人的言行举止异常时，评估老年人的意识状态和照护者的应对情况。

在观察到老年人言行举止异常时，需要对他当下的情况进行大致评估，了解老年人当时的意识状态，并且审视照护者当时的应对情况，这样方便照护者后续根据当时的情况进行总结反思。

了解老年人的意识状态，包括：观察老年人的表情、语言和行为，以了解他们的情绪和行为是否异常；询问老年人的感受，以了解他们的内心状况；考虑老年人可能存在的认知症或其他疾病，这些疾病可能会影响老年人的意识状态。

了解照护者的照护情况，包括：观察照护者的照护方式和沟通方式，以了解他们是否能够有效地应对老年人的异常行为和情绪；询问照护者的感受和情绪，以了解他们的内心状况等。

步骤三：分析认知症老年人产生异常行为和症状的原因。

认知症老年人产生异常行为的原因各不相同，需要从认知功能、身体情况、环境、药物副作用和照护因素等方面查找原因，以便采取适当的措施来支持和管理老年人的日常生活。下文将针对每种行为和精神症状产生的原因进行详细探讨。

步骤四：确定照护原则。

当认知症老年人出现行为和精神症状时，照护者应遵循以下照护原则：

（1）尊重认知症老年人。认知症老年人产生行为和精神症状可能是由于他们的需求没有得到满足，照护者应尊重认知症老年人的想法，尽可能满足他们的需求。

（2）安全第一。认知症老年人的行为和精神症状容易导致意外事故的发生。例如：徘徊容易导致认知症老年人走失；幻觉和妄想容易导致认知症老年人有自伤或者伤害他人的倾向。因此，照护者应该将安全放在首位，采取必要的措施保障认知症老年人的安全。

（3）个性化照护。由于认知症老年人产生行为和精神症状的原因各不相同，因此，照护者应根据具体情况制订个性化的照护计划，有针对性地应对行为和精神症状。

（4）细心应对。照护者应细心观察认知症老年人的情绪和感受，采取有效的沟通方式，让认知症老年人感到舒适和安心。

（5）维护尊严和自尊心。认知症老年人的行为和精神症状容易引起他人不解，导致有些人可能用异样的眼光看待认知症老年人，认为他们"糊涂了"或者"疯了"。此时，照护者应维护认知症老年人的尊严，避免让他们感到尴尬和不安。

除上述照护原则外，照护者在面对认知症老年人出现行为和精神症状时，还应注意以下事项：

（1）行为和精神症状不等于问题。照护者不能将认知症老年人的行为和精神症状视为无法解决的问题。类似地，普通人在面临陌生环境或身体不适时也会出现情绪和行为上的问题。因此，照护者应该努力找到这些症状背后的原因，并采取针对性的解决方法，以改善症状。

（2）不能强制约束其行动。为了减少行为和精神症状的发生频率，照护者不应采取限制认知症老年人行动范围的方法，例如将其关在房间里或束缚身体。这样的处理方式是不可取的。

（3）不要忽视情绪感受。认知症老年人由于衰老和认知症本身的影响，可能会失去一部分价值感。因此，他们常常通过回忆过去的人和事物来寻找满足感。照护者应细心观察认知症老年人的情绪感受，并适时回应，以稳定情绪，减少行为和精神症状的发生。

步骤五：确定照护目标。

（1）缓解不安和焦虑。认知症老年人由于核心症状的影响，可能会出现不知道身处何地、认错或不认识周围的人、时间/空间混乱等表现，这种状态会引发不安和焦虑等负面情绪。因此，照护的首要目标是缓解不安情绪，减轻他们的痛苦。

（2）减少行为和精神症状发生频率。在缓解负面情绪的基础上，照护者需要进一步排查认知症老年人产生行为和精神症状的原因。照护者通过消除产生症状的原因，例如满足照护需求、合理布置环境等，可以有效减少行为和精神症状的发生频率。

（3）提高认知症老年人的生活质量。为了提高认知症老年人的生活质量，照护者可以采取一系列措施，包括创造沟通机会、提供社交活动、提供情感支持等。这些措施能够有效提升认知症老年人的生活质量。

步骤六：确定出现行为和精神症状的照护措施。

针对认知症老年人出现的行为和精神症状，照护者可以从满足身体、认知、情感和社交需求的角度出发，图10-2提供了出现行为和精神症状的通用措施。

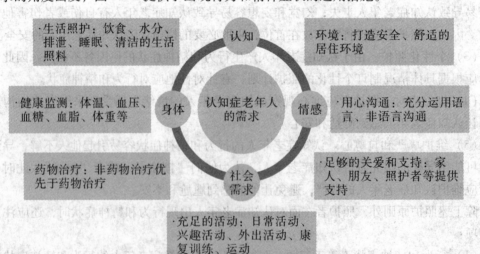

图 10-2　出现行为和精神症状时的通用措施

（1）打造舒适的环境。合理布置环境，创造安全、舒适和熟悉的环境，有助于减少认知症老年人的困惑和不安情绪。

（2）进行定期健康监测。定期进行健康检查，包括体温、血压、血糖等指标的监测，及时发现和处理可能导致行为和精神症状的身体问题。

（3）生活照护。照护者为认知症老年人提供生活照护时，需关注饮食、水分、排泄、睡眠和清洁等基本需求。

（4）开展充足活动。提供适合认知症老年人的活动，如有氧运动、简单的手工活动、智力游戏等，这些活动有助于认知症老年人保持身体和精神的活跃。

（5）提供足够的关爱和支持。给予认知症老年人关心、理解和温暖的关爱，建立良好的情感连接，以减轻他们的焦虑和不安情绪。

（6）用心沟通。与认知症老年人进行有效的交流，应采用简单、明确和耐心的沟通方式，同时注重语言和非语言的沟通。

（7）药物治疗。在必要的情况下，可以考虑使用药物进行治疗，但应在医生的指导下使用，并注意药物的副作用和风险。

步骤七：评估效果。

在实施应对措施后，照护者需要重新评估认知症老年人的日常行为和精神症状，以确定介入措施的有效性。在评估中，照护者可以关注以下方面：

（1）行为表现。观察认知症老年人的日常行为，包括情绪变化、社交互动、活动参与等。比较介入前后的差异，评估是否有改善或减轻。

（2）精神症状。注意认知症老年人的精神症状，如焦虑、抑郁、幻觉等。评估介入措施对这些症状的影响，是否有减轻或缓解。

（3）老年人和照护者的反馈。与认知症老年人及其照护者进行沟通，了解他们对介入措施的感受和观察。他们的反馈可以提供有价值的信息，帮助提高评估效果。

步骤八：及时调整和优化照护计划。

根据评估结果，照护者可以对介入措施进行调整或优化，以进一步改善认知症老年人的生活质量和照护效果。评估的周期可以根据需要而定，以确保及时调整和优化照护计划。

# 第三节　出现徘徊行为的照护方法

## 一、什么是徘徊行为

认知症老年人的徘徊行为是指在没有特定目的或缘由的情况下，进行来回踱步、绕圈，或者漫无目的地闲逛的行为。这种行为常常是由认知功能损害和其他因素引起的。徘徊行为可能会带来严重的安全风险，包括脱离照护、迷路甚至走失。照护者应高度重视徘徊行为，并采取相关措施来确保认知症老年人的安全。

徘徊行为可以大致分为三类：有目的和理由的徘徊、无特别目的和理由的徘徊以及在同一地方反复走动。不同类型的认知症老年人表现出不同的徘徊行为：

（1）有目的和理由的徘徊。患有阿尔茨海默病的老年人可能会在感到困惑或难以保持静止时，采取来回走动的方式。这种徘徊可能是为了寻找或回忆特定的地点、人物或物品。

（2）无特别目的和理由的徘徊。某些认知症老年人可能在没有明确目的或理由的情况下徘徊。他们可能会在家中或照护机构内来回走动，没有特定的目的或目标。

（3）在同一地方反复走动。额颞叶变性的老年人可能会每天在相同的时间走相同的路线，在其他人看来像是毫无目的的来回走动。这种行为可能是由丁认知功能损害而导致的记忆问题或固定行为模式的表现。

照护者在观察到认知症老年人出现徘徊行为后，应及时记录徘徊的行为表现，表10-3提供了需要记录的内容。

表 10-3　认知症老年人徘徊观察记录

| 姓名： | | 年龄： | | 记录人： | | 时间： | |
|---|---|---|---|---|---|---|---|
| 表情 | □轻松愉快的　□愤怒的　□茫然的　□焦虑的<br>□平静的　□激动的　□难过的　□垂头丧气的<br>□恐惧的　□紧张的　□疲惫的　□冷漠的<br>□着急的　□慌乱的　其他：_____ ||||||||
| 行为 | □握着拳头　　□发抖　　　□流泪　　　□叹气 |||||||
| 徘徊情况描述 | 是否有固定路线：□否　　　　　　□是，路线特征是_____<br>是否有明确目的、目的地：□否　　□是，目的/目的地是_____<br>是否口中念念有词：□否　　　　　□是，念着的话是_____<br>能否看懂信号灯：□否　　　　　　□是<br>能否识别车道：□否　　　　　　　□是 |||||||
| 徘徊频率 | 持续时间：____分钟/次　间隔时间：____分钟　频次：____次/天 |||||||

## 二、为什么会产生徘徊行为

认知症老年人产生徘徊行为的原因可能包括认知功能、身体状况、心理状态、药物影响、生活习惯等八个方面，具体内容如表10-4所示。

表 10-4　认知症老年人产生徘徊行为的原因

| 原因 | 内容 |
|---|---|
| 认知功能 | 认知症老年人由于大脑功能受损，可能会出现记忆力减退、定向力下降、判断力减弱等症状，导致他们感到困惑和迷失，从而出现徘徊行为 |
| 身体状况 | 认知症老年人可能会因为口渴、饥饿、尿急、失眠、疼痛等生理需求而出现徘徊行为。运动量、睡眠状况、视力、听力状况变化也可能导致徘徊的发生 |
| 心理状态 | 认知症老年人可能会因为失去独立性和自主性，更换新的环境等多种因素感到焦虑和抑郁，从而出现徘徊行为 |
| 药物影响 | 某些药物可能会导致认知症老年人出现徘徊行为，如安眠药、抗抑郁药等 |
| 生活习惯 | 不尊重老年人的生活习惯，放置或使用老年人不喜欢的物品等 |
| 环境设置 | 认知症老年人可能会因为环境的变化、嘈杂的声音、光线强弱、座椅位置、房间状态等因素而出现徘徊行为 |
| 人际关系 | 和家人、朋友、照护者的关系状况会影响认知症老年人的行为。老年人可能会因为缺乏社交和有效的交流而出现徘徊，他们需要与他人进行互动 |
| 照护因素 | 认知症老年人可能会因为照护者不熟悉、照护者的照护态度强硬或沟通方式不恰当等出现徘徊行为 |

【课时练习】

W 奶奶，85 岁，3 年前确诊为阿尔茨海默病，近期刚入住养老院，工作人员发现她经常在一楼大厅游走，嘴里念叨着要回家。请问 W 奶奶产生这样表现的可能原因有哪些？请在您认为可能的原因后打"√"。

1. 对居住环境感到困惑。（　　　）

2. 想回家，思念家人。（　　　）

3. 对照护者和其他入住的老年人感到陌生。（　　　）

4. 有可能是想上厕所、饥饿等需求的指示。（　　　）

**解析：** 引起徘徊的原因包括认知功能、身体状况、心理状态、药物影响、生活习惯等方面。根据案例的情况，W 奶奶产生徘徊行为的原因有可能是由于认知功能下降而导致她对陌生环境、不熟悉的人员缺乏安全感，思念家人而产生的；也可能是不知道如何应对便意或饥饿造成的，以上四个选项都是合理推测。

为了帮助照护者准确找到引发认知症老年人徘徊行为的原因，表 10-5 提供了可能的排查指标。一旦明确了徘徊的原因，接下来照护者就需要根据不同的徘徊类型采取针对性的应对措施，以确保老年人的安全和健康。

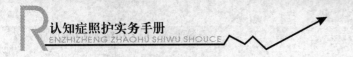
表 10-5　认知症老年人产生徘徊行为的原因排查表（供参考）

| 评估因素 | | 评估要点 | 确定引起徘徊的因素 |
|---|---|---|---|
| 自身因素 | 认知功能 | 评估老年人认知症的类型及认知功能是否有下降 | □记忆力下降<br>□判断力下降<br>□执行力下降<br>□理解力下降<br>□计算力下降 |
| | 身体状况 | 水分摄取　评估老年人是否存在缺水或有脱水现象 | □饮水不足<br>□脱水 |
| | | 饮食　评估老年人的营养状况及有无饮食问题 | □进食过少，饥饿<br>□进食过多，腹胀 |
| | | 排泄　评估排泄次数和量，判断是否存在排泄异常的情况 | □便秘，想上厕所<br>□尿潴留，腹胀<br>□失禁<br>□腹泻 |
| | | 视力　评估老年人能否看清 | □不清晰 |
| | | 听力　评估老年人能否听清 | □下降<br>□耳聋 |
| | | 活动　评估活动时间和活动量 | □活动不足<br>□活动过多 |
| | | 睡眠　评估老年人睡眠时间是否充足，白天是否容易犯困 | □睡眠不足<br>□睡眠过多 |
| | | 不适　评估是否存在身体不适 | □疼痛<br>□发热<br>□瘙痒<br>□身体清洁度差 |
| | 心理状态 | 评估老年人是否存在心理问题 | □幻想<br>□妄想<br>□不安<br>□抑郁<br>□恐惧<br>□悲伤 |
| | 药物影响 | 评估用药是否合适，是否按照医嘱服药 | □未遵医嘱用药<br>□药物副作用 |
| | 生活习惯 | 确认过往的爱好和生活方式等 | □生活方式发生了很大改变<br>□放置或使用老年人不喜欢的物品 |

表10-5(续)

| 评估因素 | | 评估要点 | 确定引起徘徊的因素 |
|---|---|---|---|
| | 环境设置 | 确认老年人周边的刺激、氛围、座席位置、房间状态等 | □声音吵闹<br>□光线昏暗<br>□异味<br>□温度过高/低<br>□湿度过高/低<br>□粘贴的标识很难看懂<br>□播放老年人不喜欢的音乐<br>□未经老年人同意，调整其座位<br>□未按老年人熟悉的环境布置房间 |
| | 人际关系 | 评估和其他入住老年人、照护者和家人的关系 | □关系紧张 |
| 照护因素 | 照护体制 | 评估是否为熟悉的照护者，及照护标准是否一致 | □频繁更换照护者<br>□照护标准不统一 |
| | 照护态度 | 评估照护者干预过程中的照护方式 | □放任不管<br>□强制命令<br>□消极否定<br>□强迫干预 |
| | 沟通方式 | 评估照护者干预过程中的语速和表达方式等 | □语速过快，导致老年人疑惑<br>□未建立信赖关系时就突然和老年人进行肢体接触<br>□单方面地提起老年人不愿提及的往事<br>□向老年人说很多不易明白的话，导致老年人疑惑 |

### 三、出现无特别目的和理由的徘徊行为的照护方法

应对无特别目的和理由的徘徊行为除了采取环境打造、健康监测、生活照护、开展活动、关爱与支持、用心沟通进行应对外，还包括一些具体措施：

（1）提供安全的徘徊空间。为老年人提供安全的徘徊空间，如室内走廊或花园等，以减少他们在不安全的环境中徘徊的风险。

（2）提供安全的徘徊伴侣。提供安全的徘徊伴侣，如家庭成员、义工或专业的照护者等，以确保老年人在徘徊时得到照顾和保护。

（3）使用定位技术。使用定位技术，如 GPS 或电子手环等，以确保老年人在徘徊时能够被及时找到。

（4）使用定时提醒。使用定时提醒器，如钟表或手机应用程序等，以帮助老年人记

住日常活动和任务，减少徘徊的可能性。

（5）使用安全门锁。使用安全门锁，如电子门锁或密码锁等，以确保老年人在徘徊时无法离开房间或家庭，减少不必要的风险。

（6）寻求医疗帮助。如果老年人的徘徊行为严重影响了他们的生活和健康，照护者可以寻求医疗帮助，如药物治疗或认知行为疗法等，以缓解症状和改善生活质量。

## 【课时练习】

小刘和患有认知症的爷爷同住，爷爷之前发生过迷路的情况。某天晚上，小刘在煮饭的时候，突然发现爷爷在门口换鞋，说要出去走一走。这时，您觉得小刘应该怎么做？

1. 严厉地制止爷爷，把他拉回家。（　　　）

2. 关掉火，跟着爷爷出门。（　　　）

3. 锁上门，不让爷爷出门。（　　　）

4. 和爷爷商量先吃饭，吃完饭再一起散步。（　　　）

5. 请家里其他人陪伴。（　　　）

6. 邀请爷爷来厨房帮忙。（　　　）

7. 以后在晚饭前都提前留出散步的时间。（　　　）

**解析：** 第1点、第3做法不太恰当，容易让老年人感到不适。第2点虽然能够保证老年人安全，但不属于长久之计。其他几个选项的做法相对较好。

对于有类似徘徊行为的认知症老年人，照护者应协助其养成生活规律，在认知症老年人最容易游走的时间段，例如饭后，专门安排散步时间，陪伴出门。

### 四、出现有目的和理由的徘徊行为的照护方法

有目的和理由的徘徊行为可能是由于认知症老年人试图满足某种需求或寻找特定的事物。以下是应对有目的和理由的徘徊行为的一些建议：

（1）理解需求。尝试理解老年人徘徊的原因和需求。他们可能在上厕所、饮水、进食、社交互动、运动或安全感等方面有需求。

（2）提供满足需求的环境。创造一个安全、舒适和有足够刺激的环境，以满足老年人的需求。例如，提供易于找到的厕所、饮水和食物，安排社交活动和运动，满足安全感的措施等。

（3）建立规律和有组织的日常生活。为老年人提供规律和有组织的日常生活，使他们感到安全和有秩序。制订日常活动计划，包括饮食、锻炼、休息和社交互动，以帮助老年人建立日常生活的预测性和稳定性。

（4）提供认知刺激。为老年人提供认知刺激，如谈话、记忆游戏、阅读、音乐等，以帮助他们保持活跃和专注，减少徘徊的可能性。

（5）使用重定向技巧。当老年人开始徘徊时，使用重定向技巧将他们的注意力转移到其他活动或兴趣上。例如，提出一些有趣的活动或问题，引导他们参与其中，从而减少徘徊行为。

**【课时练习】**

85岁的H奶奶3年前确诊为阿尔茨海默病，近期刚入住养老院，照护者发现她经常在一楼大厅游走，嘴里念叨着要回家。面对这种情况照护者应如何应对？

**解析：**H奶奶出现徘徊行为很大可能是因为环境改变，缺乏安全感，为了寻找熟悉的地点而产生了徘徊行为。此时，照护者可以通过与H奶奶沟通了解她想回家的原因，在沟通过程中注意态度亲切温和，再根据具体原因采取针对性措施。

### 五、在同一地方反复走动的徘徊行为的照护方法

认知症老年人有时也会出现在同一地方反复走动的徘徊行为。这种行为可能有多种原因，包括记忆力问题、迷失感、焦虑和不安、需要刺激等。应对这种同一地方反复走动的徘徊行为，照护者可以采取以下策略：

（1）减轻他们的内部不安。认知症老年人可能感到内心不安定或不适，导致他们无法停留在一个地方。这可能与他们的情绪状态、焦虑、痛苦或内部冲动有关。应对策略包括提供安全和舒适的环境，使用放松技巧如深呼吸或冥想，提供情感支持和安抚。

（2）寻找熟悉感。提供熟悉的物品、照片或音乐可以帮助他们感到安心和放松。

（3）提供认知刺激。提供适当的认知刺激，如谈话、游戏、音乐或触觉刺激，以帮助老年人分散注意力并减少在同一地方反复走动的行为。

（4）建立规律和有组织的日常生活。这可以帮助老年人感到安全和有目的性，可以减少他们在同一地方反复走动的欲望。

**【重点提要】**

需要注意，每个认知症老年人的情况都是独特的，因此我们可能需要尝试不同的方法来应对徘徊行为。我们要与照护团队保持沟通，并根据老年人的需求和反应来调整策略。

**【案例】** 如何应对翻找东西而产生的徘徊行为

H 爷爷 2 年前确诊认知症，最近一直照顾 H 爷爷的照护者辞职了，家人换了一个新的照护者。H 爷爷总是告诉女儿，最近自己抽屉里的邮票少了很多。女儿发现 H 爷爷经常在房间里走来走去，好像在找什么东西。每次见面 H 爷爷都会说同样的事情，女儿试图阻止父亲，不让他翻箱倒柜，为此 H 爷爷还冲女儿发脾气。

请问，如果您是 H 爷爷的女儿，该如何应对呢？

根据应对徘徊行为的照护步骤，作为 H 爷爷的照护者，您应该从评估可能影响 H 爷爷徘徊的因素、明确照护原则、确定照护目标、制订应对措施、监测干预效果、安全宣教这 6 个方面解决面临的问题，表 10-6 呈现了针对徘徊行为的照护过程。

**表 10-6　徘徊行为照护清单**

| 姓名：H 爷爷 | 自理能力：中度依赖 | 认知功能：中度认知障碍 | | 填表人：XX | 时间：XX |
|---|---|---|---|---|---|
| 徘徊行为观察与记录 | | | | | |
| 情绪 | | 行为 | 情况描述 | | 频率 |
| □轻松愉快的　□愤怒的<br>□茫然的　　　□焦虑的<br>□平静的　　　□激动的<br>□难过的　　　□垂头丧气的<br>□恐惧的　　　□紧张的<br>□疲惫的　　　□冷漠的<br>□着急的　　　□慌乱的<br>其他：_____ | | □握着拳头<br>□发抖<br>□流泪<br>□叹气 | 是否有固定路线：□否　　□是，路线特征是_____<br>是否有明确目的、目的地：□否　□是，目的/目的地是___<br>是否口中念念有词：□否　　□是，念着的话是_____<br>能否看懂信号灯：□否　　□是<br>能否识别车道：□否　　　□是 | | 持续时间：<br>___分钟/次<br>间隔时间：<br>___分钟<br>频次：<br>___次/天 |

| 照护原则 | 安全第一。H 爷爷的徘徊行为，容易导致意外事故的发生，应注意预防走失 |
|---|---|
| | 个性化照护。H 爷爷的徘徊行为主要是怀疑照护者偷盗邮票，到处寻找邮票引起的。在制订措施时应结合这个情况，进行有针对性的应对 |
| | 行为和精神症状不等于问题。女儿不能将 H 爷爷的徘徊行为视为无法解决的问题，应该努力找到这些症状背后的原因，并采取针对性的解决方法，以改善症状 |

| 照护目标 | 控制或改善 H 爷爷的徘徊行为，使其能安心生活 |
|---|---|

| | | 评估要点 | | 确定引起徘徊的因素 | 照护方向 | 照护措施 |
|---|---|---|---|---|---|---|
| 自身因素 | 认知功能 | | 评估老年人认知症的类型及认知功能是否有下降 | □记忆力下降<br>□判断力下降<br>□执行力下降<br>□理解力下降<br>□计算力下降 | 根据认知症的类型及认知功能下降的程度，采取合适的照护措施 | □认知功能训练<br>□药物干预 |
| | 身体状况 | 水分摄取 | 评估老年人是否存在缺水或有脱水现象 | □饮水不足<br>□脱水 | 根据老年人一天的水分摄取量，保持体内水分的平衡 | □为防止脱水，根据饮水计划进行水分补充<br>□餐前提供茶水<br>□准备老年人喜欢的饮料<br>□提供水分充足的主食 |

表10-6（续）

| | | 评估要点 | 确定引起徘徊的因素 | 照护方向 | 照护措施 |
|---|---|---|---|---|---|
| | 饮食 | 评估老年人的营养情况及有无饮食问题 | □进食过少，饥饿<br>□进食过多，腹胀 | 通过合理的饮食照护措施，保证老年人营养均衡，满足机体需要 | □调整饮食量等，进行满足老人食欲的饮食需求<br>□调整饮食结构，进行体重管理 |
| | 排泄 | 评估排泄次数和量，判断是否存在排泄异常的情况 | □便秘，想上厕所<br>□尿潴留，腹胀<br>□失禁<br>□腹泻 | 通畅排泄 | □非药物干预，帮助排泄<br>□药物干预，帮助排泄 |
| | 视力 | 评估老年人的视力能否看清 | □不清晰 | 老年人能够较为清晰地看清事物 | □调整眼镜，确认视力 |
| | 听力 | 评估老年人的听力能否听清 | □下降<br>□耳聋 | 老年人能够较为清晰地听清声音 | □使用助听器，确认听力 |
| | 活动 | 评估活动时间和活动量，一般1~2 h/天 | □活动不足<br>□活动过多 | 结合老年人的活动偏好，开展活动 | □继续实施老年人习惯的日常和工作等活动<br>□继续开展老年人爱好或有兴趣的活动<br>□营造外出购物、散步、兜风等机会 |
| | 睡眠 | 评估老年人睡眠时间是否充足，白天是否容易犯困 | □睡眠不足<br>□睡眠过多 | 保证老年人充足的睡眠，精力充沛 | □布置良好的睡眠环境，促进老年人睡眠<br>□增加白天活动量<br>□必要时进行药物助眠 |
| | 不适 | 评估是否身体不适的情况 | □疼痛<br>□发热<br>□瘙痒<br>□身体清洁度差 | 改善老年人身体不适，使其乐享生活 | □应对疼痛<br>□寻求医生帮助<br>□促进入浴，试着增加次数 |
| 心理状态 | | 评估老年人是否存在心理症状 | □幻想<br>□妄想<br>□不安<br>□抑郁<br>□恐惧<br>□悲伤 | 改善或消除老年人出现心理症状，使他们能安心、安稳 | □非药物对症干预<br>□药物干预 |
| 药物影响 | | 评估现在的药物是否合适，是否按照处方服药 | □未遵医嘱用药<br>□药物副作用 | 遵医嘱安全用药，预防或减少副作用 | □向医生咨询用药方式、药物调整等方面的建议 |
| 生活习惯 | | 确认过往的爱好和生活方式等 | □生活方式发生了很大改变<br>□放置或使用老年人不喜欢的物品 | 根据老年人的生活习惯，进行日常照护 | □让老年人使用喜欢的物品<br>□结合老年人的习惯，进行生活照料 |

表10-6(续)

| | 评估要点 | | 确定引起徘徊的因素 | 照护方向 | 照护措施 |
|---|---|---|---|---|---|
| | 环境设置 | 确认老年人周边的刺激、氛围、坐席位置、房间状态等 | ☐声音吵闹<br>☐光线昏暗<br>☐异味<br>☐温度过高/低<br>☐湿度过高/低<br>☐粘贴的标识很难看懂<br>☐播放老年人不喜欢的音乐<br>☐未经老年人同意调整其坐位<br>☐未按老年人熟悉的环境布置房间 | 营造一个能让老年人舒适、安心的环境 | ☐调整与老年人在一起的人数<br>☐准备能让老年人平静的场所<br>☐把坐席调整为能让老年人平静的位置<br>☐完善房间的环境，调整物品为老年人熟悉的位置<br>☐在厕所或房间门上粘贴上标识，使老年人更易看懂<br>☐调整灯光和声音对老年人的刺激，灯光不要太强烈、消除杂音或噪声等<br>☐在室外准备让老年人平静的场所，改善庭院或屋外的环境 |
| | 人际关系 | 评估和其他入住老年人、照护者和家人的关系 | ☐关系紧张 | 帮助老年人与其他入住者、照护者和家人建立和睦的人际关系，保持心情舒畅 | ☐促进和其他老人的交流，调整和关系不好的人的距离，安排和社区内熟人的会面等<br>☐增加和家人的信件来往、会面和回家探望的次数等<br>☐聊家人的话题<br>☐照护者真诚提供服务，让老年人感受到热情和关心 |
| 照护因素 | 照护体制 | 评估是否为熟悉的照护者，及照护标准是否一致 | ☐频繁更换照护者<br>☐照护标准不统一 | 对老年人进行标准统一和安心的照护 | ☐统一照护者间的照护方法<br>☐调整服务的照护者 |
| | 照护态度 | 评估照护者干预过程中的照护方式 | ☐放任不管<br>☐强制命令<br>☐消极否定<br>☐强迫干预 | 尊重老年人的意愿，坚持自立支援原则，开展日常照护 | ☐让老年人尽可能地参与照护过程，充分发挥残存功能<br>☐询问老年人意愿，尊重他们的选择权 |
| | 沟通方式 | 评估照护者干预过程中的语速和表达方式等 | ☐语速过快，导致老年人疑惑<br>☐未建立信赖关系时就突然和老年人进行肢体接触<br>☐单方面地提起老年人不愿提及的往事<br>☐向老年人说很多不易明白的话，导致老年人疑惑 | 采用恰当的沟通方式，让老年人心情舒畅，并能配合照护工作 | ☐在沟通中增加老年人喜欢的话题和感谢、赞赏的表达<br>☐结合老年人的节奏，不否定、不催促，一边点头一边认真倾听<br>☐在可以让老年人平静的场所，根据他们的行动和状态，选择合适的时间进行沟通<br>☐结合老年人的状态调整沟通时长，增加/减少沟通、交流和守护的时间<br>☐语言沟通与非语言沟通相结合<br>☐用老年人喜欢的方式沟通 |

表10-6(续)

| 前后对比效果监测 | | | |
|---|---|---|---|
| 情绪 | | 行为 | 频率 |
| □轻松愉快的 □愤怒的 □茫然的 □焦虑的<br>□平静的 □激动的 □难过的 □垂头丧气的<br>□恐惧的 □紧张的 □疲惫的 □冷漠的<br>□着急的 □慌乱的 其他：_____ | | □握着拳头<br>□发抖<br>□流泪<br>□叹气 | 持续时间：_____分钟/次<br>间隔时间：_____分钟<br>频次：_____次/天 |
| 健康教育 | | | |

# 第四节 出现幻觉、妄想的照护方法

应对认知症老年人幻觉、妄想症状的步骤包括：观察和记录认知症老年人的幻觉和妄想表现、评估老年人的意识状态和照护者的应对情况、分析认知症老年人产生幻觉和妄想症状的原因、确定照护原则、确定照护目标、确定应对幻觉和妄想症状的措施、评估效果、及时调整和优化照护计划。因应对行为和精神症状的步骤有一定的共同性，下面将主要介绍幻觉和妄想的定义、产生原因以及应对幻觉和妄想症状的措施，照护思路如图 10-3 所示。

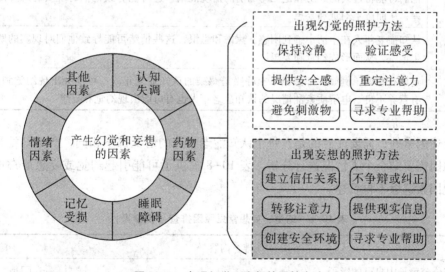

图 10-3 出现幻觉、妄想的照护方法

## 一、什么是幻觉、妄想

幻觉和妄想是认知症的常见症状之一。认知症老年人的幻觉和妄想是指他们产生的虚假的感知、信念或想法，这些感知、信念或想法与现实不符合。幻觉是指感知到不存在的事物，例如听到不存在的声音或看到不存在的人或物体。妄想是指错误的信念或想法，例如认为有人在追杀自己或认为自己拥有超能力。这些症状可能会导致认知症老年人的情感和行为出现异常，例如紧张、恐惧、疑虑、攻击性行为等。

幻觉和妄想常常与现实情况相悖，这些症状可能导致认知症老年人的情绪和行为异常，进而影响其日常生活功能。

### 二、为什么会产生幻觉、妄想

认知症老年人产生幻觉和妄想的原因主要包括认知失调、药物因素、睡眠障碍、记忆受损、情绪因素以及其他情况等，如表 10-7 所示。

表 10-7　认知症老年人产生幻觉、妄想的原因

| 原因 | 内容 |
| --- | --- |
| 认知失调 | 大脑处理信息的方式发生了变化，他们无法正确理解外界的刺激和信息，导致幻觉和妄想的产生 |
| 药物因素 | 认知症老年人在服用一些药物，多种药物的副作用导致幻觉，例如抗抑郁药物 |
| 睡眠障碍 | 存在睡眠障碍的认知症老年人，由于其睡眠不足，导致幻觉、妄想 |
| 记忆受损 | 他们可能将过去的经历和记忆与当前的情境混淆。这可能导致他们对现实的解释出现偏差，从而产生幻觉和妄想 |
| 情绪因素 | 认知症老年人在生活中感到困惑、焦虑和恐惧，这些情绪可能导致他们对现实的解释产生偏差，从而形成幻觉和妄想 |
| 其他情况 | 近期有感染，例如肺部感染、上呼吸道感染的认知症老年人，可能会出现幻觉和妄想；有营养不良、电解质紊乱情况的认知症老年人也有可能出现幻觉和妄想 |

除上述因素外，需要注意的是，每个认知症老年人的情况都不相同，产生幻觉和妄想的具体原因需要结合个人情况进行分析。表 10-8 提供了可能引起幻觉或妄想最常见的因素，常规因素这里不再赘述。

表 10-8　幻觉、妄想常见原因排查（供参考）

| 排查内容 | | |
| --- | --- | --- |
| 是否能够分辨镜子中自己的影子 | □是 | □否 |
| 是否能够分辨自己的家人、照护者 | □是 | □否 |
| 居住环境中是否有容易引起认知症老年人不适、让其害怕的物品（例如画、装饰物等） | □是 | □否 |
| 家中物品是否有在黑暗中形成影子的情况 | □是 | □否 |

表10-8(续)

| 排查内容 | | |
|---|---|---|
| 其幻觉是否和居室中播放的影视剧有关 | □是 | □否 |
| 近期的起居、作息是否有改变 | □是 | □否 |
| 最近服用的药物种类、剂量是否有所改变 | □是 | □否 |
| 是否有陌生人进入认知症老年人的生活环境 | □是 | □否 |
| 近期是否摔倒过或者撞到过头 | □是 | □否 |
| 如果患有长期慢性疾病，是否在进行有效的慢性病管理 | □是 | □否 |

### 三、出现幻觉时的照护方法

除了采取环境打造、健康监测、生活照护、开展活动、关爱与支持、用心沟通等措施进行应对外，还包括一些具体措施：

（1）保持冷静。当认知症老年人出现幻觉时，我们应保持冷静并保持安静的环境。避免过度反应或争辩，以免增加老年人的焦虑或恐惧。

（2）验证感受。与老年人交流，试图理解他们的感受。不要试图说服他们幻觉是不真实的，而是尊重他们的感受并提供安抚和支持。

应对幻觉症状时，验证感受是一种常用的策略，旨在与老年人建立共情和理解。以下是具体的技巧：

（1）倾听和观察。当老年人表达幻觉时，倾听他们的描述，并观察他们的情绪和身体语言；表现出关注和尊重，不要轻视或忽视他们的感受。

（2）同理和确认。通过同理的态度和语言，确认老年人的感受。使用肯定性的语言，例如："我可以理解您感觉到有人在房间里。"或者"我明白您觉得有些不安，这是很正常的。"

（3）避免争论和反驳。避免与老年人争论或试图反驳他们的幻觉。尽量不要直接否认或试图说服他们，因为这可能会加剧他们的困惑和不安。

（4）转移注意力。尝试通过转移注意力来缓解幻觉的影响。提供其他活动或话题，例如一起看一本书、听音乐或参与简单的手工活动，以帮助老年人转移注意力。

验证感受的目标是与老年人建立信任和共情的关系，让他们感到被理解和支持。这种方法可以帮助减轻老年人的困惑和不安。

（3）提供安全感。确保老年人所处的环境安全，移除可能引起恐惧或混淆的物品或情境。提供稳定和熟悉的环境，以帮助老年人感到安全和放松。

（4）重视注意力。引导老年人的注意力转移到其他事物上，例如提供一些简单的活动或与他们进行互动，以分散他们的注意力。

（5）避免刺激物。减少刺激物，如噪声、强光或过多的人群，这些刺激可能会加剧幻觉症状。创建一个安静、舒适的环境，有助于减轻幻觉的影响。

（6）寻求专业帮助。如果幻觉症状严重影响老年人的生活质量或安全，建议寻求专业的医疗和心理支持。

## 【课时练习】

一天晚上，李某在陪患认知症的父亲看电视。父亲突然看着房间的阴暗角落，变得害怕起来，一直往沙发角落里缩。李某问父亲怎么了，他说，角落里有一个白胡子老头，拿着剪刀，要来害他。李某听到感觉有些害怕，让父亲别乱说了。

如果您是李某，遇到这样的情况怎么做呢？

**解析**：作为照护者，李某首先要保持镇定，尽量安抚父亲情绪，避免直接呵斥他，让其感到安全，然后慢慢帮助其恢复平静。下面的应对思路供参考：

（1）安抚父亲，告诉他自己会陪着他。如果他害怕，可以找其他家人一起陪伴。

（2）打开家里所有的灯，让环境更明亮，避免家中有阴暗的角落或影子。

（3）考虑父亲最近服用的药物有无药效冲突，记录父亲的幻觉情况，咨询医生。

### 四、出现妄想时的照护方法

除了采取环境打造、健康监测、生活照护、开展活动、关爱与支持、用心沟通进行应对外，还包括一些具体措施：

（1）建立信任关系。与认知症老年人建立良好的信任关系，尊重他们的感受和观点，以便更好地理解和应对他们的妄想症状。

建立信任关系对于应对妄想症状是非常重要的。以下是一些具体的方法和技巧：

（1）尊重和理解。尊重和理解是建立信任关系的基础。尽量理解老年人的感受和想法，不要质疑或否定他们的妄想，而是以尊重的态度对待他们的体验。

（2）倾听和沟通。倾听老年人的话语，给予他们充分的表达空间。尽量保持开放的姿态，与他们进行有效的沟通，表达关心和支持。

（3）建立日常的联系和互动。与老年人建立日常的联系和互动，例如一起聊天、散步、做饭或看电视等。经常互动可以增进彼此的了解和信任。

（4）提供实质性的帮助和支持。提供老年人需要的实质性帮助和支持，例如帮助他们完成日常生活中的任务、提供情感上的支持，或寻求专业医疗和照护的帮助等。

（2）不争辩或试图纠正。避免与老年人争辩或试图纠正他们的妄想，这可能会加剧他们的困惑和痛苦。相反，倾听他们的观点，并提供安抚和支持。

（3）转移注意力。引导老年人的注意力转移到其他事物上，例如提供一些简单的活动或与他们进行互动，以分散他们的注意力，并减少妄想的影响。

（4）提供现实信息。在适当的时候，以温和平静的方式提供现实信息，但不要过于强调他们的妄想是错误的。逐渐引导他们接受现实，而不是直接否定他们的妄想。

（5）创建安全环境。确保老年人所处的环境安全，移除可能加剧妄想的物品或情境。提供稳定和熟悉的环境，以帮助老年人感到安全和放松。

（6）寻求专业帮助。如果妄想症状严重影响老年人的生活质量或安全，建议寻求专业的医疗和心理支持。专业医生可以提供更具体的建议和治疗方案，如药物治疗。

**【重点提要】**

不要忽视认知症老年人的妄想，虽然认知症老年人的妄想可能是由认知能力下降和多种因素引起的，但有时也可能是由身边的虐待、偷盗等安全风险引起的。因此，我们需要警惕这些潜在的风险，并采取必要的措施来预防和处理。

监控老年人的日常生活，包括他们的行为、言语和情绪等。如果发现老年人出现妄想症状，那么我们需要进一步观察和调查，以确定是否存在安全风险。

防范虐待和偷盗，采取必要的措施来防范虐待和偷盗等安全风险。例如定期清点贵重物品、安装监控摄像头、请可信赖的人员照顾老年人等。

## 第五节　出现攻击行为的照护方法

认知症老年人出现攻击行为的照护步骤包括：观察和记录认知症老年人的攻击行为表现、评估老年人的意识状态和照护者的应对情况、分析认知症老年人产生攻击行为的原因、确定照护原则、确定照护目标、确定应对攻击行为的措施、评估效果、及时调整和优化照护计划。

### 一、什么是攻击行为

认知症老年人的攻击行为和一般意义上的攻击行为不同，它不以伤害对方为目的，而是一种在应激情况下产生的无意识行为，是认知症老年人的行为和精神症状之一。认知症老年人由于认知和情感障碍，可能会在没有明显诱因的情况下表现出攻击行为。

认知症老年人的攻击行为可以分为四种形式。一是身体攻击，包括对他人施暴的行为，例如焦躁地来回踱步、踢、咬、挠等行为，即使实际上没有接触到身体，也可能存在威胁性的动作表现。二是言语攻击，当认知症老年人处于兴奋或愤怒状态时，可能会说脏话、骂人、大喊大叫或发脾气等。三是物品破坏，可能会故意破坏家具、物品或其他财产。四是自我伤害，可能会出现自残或自杀的倾向，可能会摔倒、撞墙或用尖锐物品划伤自己。

### 二、为什么会产生攻击行为

认知症老年人产生攻击行为大都是由于多种因素的相互作用。首先，由于疾病产生的脑部病变会导致老年人的情感、性格变化，对于情绪的控制调节能力下降，因此其在面临生活中的外部刺激的时候更容易产生攻击行为。除此之外，还有环境因素、身体因素、认知因素、沟通方式等因素会对老年人产生影响。

（1）环境因素。由于老年人对周围环境的适应能力下降，因此如果环境中有太多陌生人，或者是空间的布置具有刺激性因素（颜色、噪声等），则这有可能成为一种压力，进而使认知症老年人表现出攻击行为。

（2）身体因素。老年人也可能会由于身体不适（便秘、尿湿裤子等）和疼痛，表现得不安、焦躁，可能会对身边的人进行不讲理的抵抗。

（3）认知因素。认知因素也可能是认知症老年人产生攻击行为的原因。例如，老年人可能无法理解自己的环境或对环境感到困惑，从而表现出攻击行为。

（4）沟通方式。如果与认知症老年人的沟通方式过于复杂，或者对其进行强迫、责备等，那么就会导致其产生疑惑或焦虑情绪，进而导致其产生攻击行为。此外，如果认知症老年人长期独处、缺乏社交，也可能会产生攻击行为。

### 三、由于需求未得到满足而产生攻击行为的照护方法

当认知症老年人需求未得到满足、产生挫败感以及不被理解时，其会产生攻击行为。照护者应该尊重认知症老年人的需求和选择，尽可能维护认知症老年人的尊严，以减少其攻击行为发生的频率，处理这种情况的方法包括以下几点：

（1）确认老人的需求。在老人表现出攻击行为时，照护者需要先确认老人的需求，例如是否需要进食、喝水、上厕所或换尿布等。

（2）给予实质性的帮助和支持。一旦确认老人的需求，照护者需要尽快给予实质性的帮助和支持，例如提供食物、饮水，帮助上厕所或换尿布等。

（3）接纳认知症老年人当下的情绪，帮助其冷静下来。当认知症老年人出现攻击行为时，照护者首先要接受和顺应认知症老年人的情绪，做到不否定、不说服、不无视。照护者可以停下手头的工作，通过陪伴、安抚等方式，帮助其冷静下来。

（4）尊重认知症老年人的意愿。在协助认知症老年人料理日常事务时，照护者可以让

认知症老年人自主选择，充分尊重他们的意愿，而不是强制性地直接告诉他们接下来的安排。

（5）通过语言表达赞赏。认知症老年人常常有挫败感和无力感，因此，照护者在和他们交流的时候，可以多对他们进行赞赏，帮助他们提升自信，从而帮助他们增强和周围环境的情感联结，减少攻击行为发生的频率。

（6）营造让其感到舒适的环境。认知症会导致老年人的"刺激屏障"功能受损，使他们无法过滤掉环境中的噪音和刺激，从而引发攻击行为。因此，照护者可以创造一个让认知症老年人感到舒适的环境，帮助他们缓解焦虑和恐慌。

一般而言，在应对认知症老年人的攻击行为时，除身体异常及药物原因导致的攻击行为之外的其他情况，照护者可以通过和认知症老年人的良性互动进行改善。

**【课时练习】**

张先生一直在照顾患有认知症的父亲。某一天，张先生准备给父亲洗澡，调试好水温后父亲怎么也不愿意进浴室，张先生不得不抓着父亲的胳膊，并且告诉他，"等会儿要去看医生，时间来不及了，现在必须先把澡洗了"。父亲不情愿并且使劲抽回胳膊，一边大喊一边和张先生推搡起来。

如果您是张先生，以后应该怎么帮助父亲洗澡？

**解析：**在本案例中，父亲的攻击行为表现更像是一种应激行为，在这种情况下，如果从父亲的角度去理解发生的事情，可能会是"明明今天身体不舒服不想洗澡，但是此时自己不仅没有选择的权利，还没有办法说话来表达自己的想法"。这样失去自主性的场景很容易引起认知症老年人的过激反应，因此父亲选择推搡张先生来表示反抗。因此，我们在照护认知症老年人的时候，需要充分尊重认知症老年人的自主性。

张先生的正确做法是，应留出充足的洗澡时间，避免时间太紧导致自己和父亲的压力都过大；询问父亲愿意洗澡的时间及方式，例如午睡后，淋浴还是泡澡，等等。在认知症老年人开始洗浴之前，帮助其穿好浴袍、浴巾，注意保护隐私。

**四、由于视、听障碍而产生攻击行为的照护方法**

视、听障碍会影响老年人的感知和交流能力，可能导致他们感到不适或困惑，从而引发攻击行为。因此认知症老年人要注重视力、听力的检查，进行早期治疗。以下是应对由视、听障碍引发的攻击行为的建议：

（1）确认障碍。首先要确认老年人是否存在视、听障碍，了解他们的程度和类型。如果老年人有视、听障碍，可以考虑提供适当的辅助设备，如助听器、放大镜等，以帮助他们更好地感知和理解周围的环境。

（2）提供清晰的信息。照护者与老年人交流时，应清晰、简洁地表达信息，避免使用复杂的语言或难以理解的词汇；可以使用手势、面部表情等非语言交流方式，帮助老年人更好地理解信息。

（3）避免过度刺激。老年人由于视、听障碍可能会对刺激过度敏感，容易感到不适或困惑，从而引发攻击行为。因此，照护者在与老年人交流时，应避免使用刺激性的语言或动作，保持平静和温和。

（4）提供安全感。老年人由于视、听障碍可能会感到不安和孤独，这也是引发攻击行为的原因之一。因此，照护者可以提供陪伴和安全感，帮助老年人缓解不适和焦虑。

（5）寻求专业支持。如果老年人的视、听障碍严重影响了他们的生活质量和行为，照护者可以寻求专业支持，如听力、视力康复治疗等，以帮助老年人恢复感知和交流能力，减少攻击行为的发生。

# 第六节  出现睡眠障碍的照护方法

认知症老年人出现睡眠障碍的照护步骤包括：观察和记录认知症老年人的睡眠障碍的表现、评估老年人的意识状态和照护者的应对情况、分析认知症老年人产生睡眠障碍的原因、确定照护原则、确定照护目标、确定应对睡眠障碍的措施、评估效果、及时调整和优化照护计划。

## 一、什么是睡眠障碍

睡眠障碍是指认知症老年人难以入睡以及无法保持正常睡眠的状态。认知症老年人的睡眠障碍主要有以下几种情况：

（1）失眠。失眠主要表现为入睡困难、频繁醒来或早醒等失眠症状。

（2）夜间觉醒和昼夜节律紊乱。夜间频繁觉醒，导致睡眠质量下降。昼夜节律也因此受到干扰，白天过度嗜睡，晚上难以入睡。

（3）夜间行为异常。认知症老年人可能会在夜间出现行为异常，如夜间搏动、夜间惊醒、夜间迷路等。这些行为会干扰其睡眠，也会对照护者造成困扰。

（4）嗜睡症。某些认知症老年人可能会出现嗜睡症状，无法保持清醒，白天频繁打盹。

（5）日落综合征。其又称为"日落症候群"或"黄昏症候群"，是一种与日落时间相关的生物钟紊乱现象，表现为傍晚或晚上出现焦虑、烦躁、失眠、幻觉和行为异常等症状。

### 二、为什么会发生睡眠障碍

认知症老年人发生睡眠障碍的原因主要有以下几个方面：

（1）大脑结构和功能的改变。认知症会导致大脑结构和功能的改变，包括睡眠调控中枢的部分脑区，这可能导致睡眠周期紊乱和睡眠质量下降。

（2）患有基础疾病。患有较多基础性疾病的认知症老年人更容易产生睡眠障碍，比如被疼痛、呼吸困难等打断睡眠。

（3）生活作息不规律。很多认知症老年人昼夜作息不规律，白天活动量太少或者白天睡得太多，从而导致夜间难以入睡。

（4）情绪影响。认知症老年人如果有抑郁、焦虑倾向或者近期遭受家庭变故、环境变化等，则更容易发生入睡困难。

（5）药物副作用。含有咖啡因、茶碱类、甲状腺素的药物可能会导致睡眠障碍。

（6）环境因素。如果认知症老年人居住的环境让其感到不舒适、不安全，可能会导致失眠。另外，更换新环境或者作息时间改变，也可能导致睡眠障碍。

表10-9提供了认知症老年人睡眠障碍常见原因的排查清单，常规因素这里不再赘述。

表 10-9 睡眠障碍原因排查（供参考）

| 指标 | 是否有下列情况 | | |
| --- | --- | --- | --- |
| 日常起居 | 白天睡得太多 | □是 | □否 |
| | 白天的运动量太少 | □是 | □否 |
| | 睡觉时间过早 | □是 | □否 |
| | 未适应老年人的睡眠习惯 | □是 | □否 |
| | 有饮酒、抽烟、喝浓茶的习惯 | □是 | □否 |
| 医疗需求 | 有疼痛、生病或者其他不适的情况 | □是 | □否 |
| | 服用影响睡眠的药物 | □是 | □否 |
| 空间布置 | 睡眠环境不熟悉 | □是 | □否 |
| | 睡眠环境不舒适（光线、声音、异物等） | □是 | □否 |
| 心理 | 存在不安、抑郁、恐惧、悲伤、幻觉和妄想等行为和精神症状 | □是 | □否 |

### 三、由日常作息混乱引起睡眠障碍的照护方法

认知症老年人发生睡眠障碍的原因各有不同，照护者应该根据认知症老年人的具体情况，仔细分辨原因，制订个性化的照护计划，以改善认知症老年人的睡眠情况。如果是由日常作息混乱导致的认知症老年人睡眠障碍，则照护者可以从其日常起居、睡眠环境以及

身体照护等几个方面进行应对。

（1）建立健康的睡眠习惯。老年人应该建立固定的睡眠时间，并保持规律的作息习惯，包括按时上床、起床、吃饭等。晚上睡觉的环境应该舒适、安静、卫生，并保持充足的空气流通。参考措施如下：

①监督认知症老年人每天进行锻炼；

②限制午睡时间，午睡在下午 3 点前，午睡时间控制在 15~30 分钟；

③将耗费能量较多的活动安排在白天的早些时候，例如，早上洗澡，中午聚会；

④卧室只用作休息睡眠，其他活动尽量在活动区完成；

⑤晚饭不要吃得太饱，丰盛的餐食放在中午食用；

⑥在同一时间上床睡觉，帮助认知症老年人养成固定的睡前习惯；

⑦减少咖啡因摄入，避免喝浓茶等饮料。

（2）满足医疗需求。有效管理慢性疾病，睡前帮助认知症老年人保持呼吸道通畅、改善疼痛及其他不适症状。

（3）营造舒适的睡眠环境。良好的睡眠环境对于认知症老年人入眠非常重要，照护者可以借助温度、光线、氛围的营造，如使房间温度适宜，调暗卧室灯光，降低噪声，播放舒缓音乐，营造一个安静、放松的氛围，帮助其放松，从而更快进入睡眠。

### 四、出现日落综合征睡眠障碍的照护方法

日落综合征是指认知症老年人在傍晚和夜晚时间出现情绪不稳定、混乱和睡眠障碍等症状。以下是应对日落综合征认知症老年人的睡眠障碍的一些建议：

（1）创造舒适的环境。确保老年人睡觉的环境安全、舒适和安静。调整室内光线，避免强光刺激，并保持适度的室温，让他们感到舒适。

（2）建立规律的作息时间。尽量让老年人保持规律的作息习惯，包括固定的睡眠时间和起床时间。建立一个日常的例行程序，例如晚餐后进行放松活动，然后进行洗漱等，帮助老年人更快地进入睡眠状态。

（3）日间活动和锻炼。白天保持老年人的体力和脑力活动，可以帮助他们在晚上更容易入睡。尽量避免让他们在傍晚和夜晚长时间休息，以减少入睡困难的可能性。

（4）规律的社交互动。增加老年人的社交互动和外出活动，可以改善他们的心情，减轻他们的身体疲劳感，有助于改善他们的睡眠质量。让他们与家人和朋友保持联系，参加一些适合他们的社交活动。

（5）限制傍晚的刺激。避免在傍晚时给老年人提供过多的刺激，例如大声的电视、兴奋的音乐或剧烈的光线。适度的放松活动，如听轻柔的音乐或进行放松的气氛照明，可以帮助老年人进入更平静的状态。

（6）考虑药物治疗。如果以上方法无法有效缓解老年人的睡眠障碍，照护者可以考虑

咨询医生，以了解是否适合采用药物治疗。请注意，药物治疗应该在医生的指导下进行，以确保安全性和有效性。

上述内容分别介绍了应对由日常作息混乱引起的睡眠障碍和应对日落综合征认知症老年人的睡眠障碍的方法，具体应对思路如图 10-4 所示。

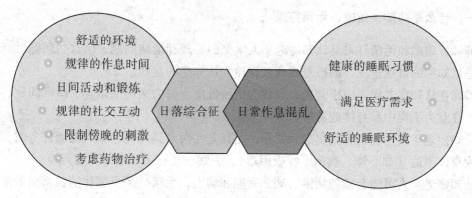

**图 10-4　出现常见睡眠障碍的照护方法**

**【课时练习】**

　　小丽的母亲被诊断为认知症很长一段时间了，小丽白天上班，母亲由护工照顾。晚上小丽在母亲家睡，方便照顾母亲。近期母亲总是在晚上起床，叫醒小丽，说这不是她的家，她要回家。小丽感到身心俱疲，白天工作也很辛苦，所以忍不住对母亲发了火。

　　如果您是小丽，请问下面哪些做法是合理的？

1. 找能帮助母亲营造归属感、安全感的方法，根据入睡习惯布置房间。（　　　）
2. 和医生咨询母亲的半夜惊醒是否有药物原因，看能否调整药物。（　　　）
3. 告知护工白天监督母亲适当运动，严格控制午睡时长。（　　　）
4. 考虑雇请 24 小时住家护理员。（　　　）
5. 告诉母亲，如果她再这样胡闹，以后自己就不来看她了。（　　　）
6. 强制锁好母亲卧室门，避免她半夜出来乱走。（　　　）

**解析：**对于小丽来说，母亲的睡眠状态已经影响到了她的作息，前面四项方法都有可能帮助他们，但是最后两项有可能会导致母亲更加激动、焦虑，从而加重其行为和精神症状，因此不适宜。需要注意的是，如果认知症老年人的日落综合征已经达到比较严重的程度，会给照护者带来沉重的照料负担，此时应该通过寻找支持资源（如就医）缓解照护压力。

## 第七节　出现抑郁、焦虑、无精打采的照护方法

### 一、什么是抑郁、焦虑、无精打采

抑郁、焦虑和无精打采是认知症老年人常见的心理和情绪问题，但这些问题可能会被认为是认知症的自然进程，而被忽视或被误诊为认知症的症状。

抑郁在认知症老年人中很常见，表现为情绪低落、失去兴趣或乐趣、睡眠问题、食欲改变、注意力不集中和身体疲劳等。

认知症老年人可能会感到焦虑和紧张，尤其是在面对新环境、新人或新任务时。焦虑表现为身体不适（如心悸、胸闷、呼吸困难）、失眠、注意力不集中和疲劳等。

认知症老年人可能会感到疲倦、缺乏兴趣和动力，无精打采可能伴随着情绪低落、失眠、注意力不集中和身体疲劳等。

### 二、为什么会发生抑郁、焦虑、无精打采

认知症老年人发生抑郁、焦虑、无精打采的原因是多方面的，包括生理、心理和环境因素。

（1）生理原因。认知症老年人的大脑结构和功能可能受到破坏，导致神经递质和激素水平的改变，从而影响其情绪和行为。例如，认知症老年人可能会出现血清皮质醇水平升高、血清5-羟色胺水平降低等生理反应，这些生理反应可能与抑郁和焦虑有关。

（2）心理原因。认知症老年人可能会面临许多心理压力，例如失去独立性、社交隔离、身体功能下降等。这些心理压力可能导致认知症老年人感到沮丧、无助、无价值感等，从而引发抑郁和焦虑。

（3）环境因素。认知症老年人的生活环境可能会发生变化，例如住所、照护者、家庭成员等的改变，这些变化可能会导致认知症老年人感到不适应、不安全、不稳定等，从而引发抑郁和焦虑。此外，认知症老年人的日常生活和活动也可能受到限制，这可能会导致认知症老年人感到无聊、无意义、无精打采等。

认知症老年人有可能会因为很多因素的共同作用产生情绪问题，照护者可以结合具体情境，从生理因素、心理因素和环境因素的角度来思考，尝试找到困扰认知症老年人的原因。表10-10提供了认知症老年人产生抑郁、焦虑、无精打采行为的常见原因排查清单，其余常规因素排查可参考徘徊行为产生的原因排查表。

表 10-10　抑郁、焦虑、无精打采常见原因排查（供参考）

| 是否有下列情况 | | |
| --- | --- | --- |
| 有不可治愈的疾病或者其他慢性疼痛的困扰 | □是 | □否 |
| 存在失眠的问题 | □是 | □否 |
| 存在饮酒过量的问题 | □是 | □否 |
| 服用抗抑郁药物、抗精神药物和安眠药物等 | □是 | □否 |
| 缺少沟通和社交 | □是 | □否 |
| 居住环境发生改变 | □是 | □否 |
| 照护者发生改变 | □是 | □否 |
| 家中发生变故，例如家人去世、离开等情况 | □是 | □否 |

当出现抑郁、焦虑、无精打采等负面情绪时，有些认知症老年人能够慢慢调整，但对于其他认知症老年人来说，其可能无法自行调整，而负面情绪积累到一定程度会导致严重后果。此时，客观评估认知症老年人情绪问题的严重程度非常重要。老年抑郁自评量表详见第五章认知症评估。

接下来将分别介绍应对由低效能感以及由环境改变引起的抑郁、焦虑、无精打采的方法，具体思路见图 10-5。

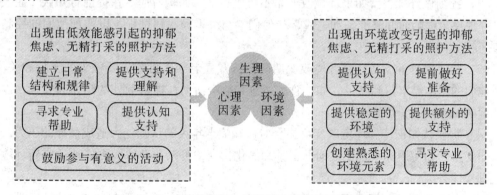

图 10-5　常见的抑郁、焦虑和无精打采的照护方法

### 三、由低效能感引起的抑郁、焦虑、无精打采的照护方法

帮助认知症老年人应对由低效能感引起的抑郁、焦虑和无精打采是一项挑战性的任务。以下是一些建议：

（1）提供支持和理解。认知症老年人可能感到沮丧和无助，他们可能会忘记事情、失去能力或感到困惑。重要的是要提供情感上的支持和理解，让他们知道他们并不孤单，他们的感受被理解。

（2）鼓励参与有意义的活动。帮助认知症老年人参与一些适合他们能力和兴趣的活动，这可以提高他们的自尊心。这些活动可以是简单的手工艺、音乐、阅读、散步等，可根据个体的兴趣和能力来选择。

（3）建立日常结构和规律。认知症老年人通常需要稳定的日常生活结构和规律。制订一个简单的日程表，包括饮食、锻炼、休息和社交活动，这有助于提供安全感和稳定感。

（4）提供认知支持。认知症老年人可能会感到挫败和无能为力，因为他们的认知能力受到影响。提供认知支持，如使用标签和记忆辅助工具，可以帮助他们更好地处理日常任务和活动。

（5）寻求专业帮助。如果认知症老年人的抑郁、焦虑和无精打采症状严重影响他们的生活质量，建议寻求专业帮助。

### 四、由环境改变引起的抑郁、焦虑、无精打采的照护方法

与认知症老年人建立密切的关系，并尽量保持耐心和理解。环境改变对他们来说可能是一种挑战，但照护者应通过提供稳定的环境、额外的支持和认知支持，帮助他们更好地应对并适应新的环境。

（1）提供稳定的环境。认知症老年人对环境的改变可能感到困惑和不安。照护者应尽量提供一个稳定、熟悉和安全的环境，避免频繁的改变和不必要的干扰。

（2）提前做好准备。如果环境改变是不可避免的，照护者应尽量提前告知认知症老年人，并提供足够的时间来准备和适应，让他们参与决策和规划过程，以增加他们的控制感和参与感。

（3）提供额外的支持。在环境改变期间，认知症老年人可能需要额外的支持和关注。确保他们的基本需求得到满足，如饮食、休息和社交活动；提供额外的陪伴和安抚，以减轻他们的焦虑和不安情绪。

（4）提供认知支持。环境改变可能会对认知症老年人的认知能力造成额外的压力。提供认知支持，如使用标签、记忆辅助工具和简化指令，可以帮助他们更好地适应新环境和处理日常任务。

（5）创建熟悉的环境元素。在新环境中尽量保留一些熟悉的元素，如照片、家具或其他物品，这些元素可以让认知症老年人感到更加熟悉和安全。

（6）寻求专业帮助。如果认知症老年人的抑郁、焦虑和无精打采症状严重影响他们的生活质量，建议寻求专业帮助。

### 【课时练习】

H 爷爷患有轻度认知症，之前一直由老伴儿照顾，近期他的妻子去世了，H 爷爷就搬去女儿家住。女儿发现，父亲搬来后整天坐在椅子上发呆，很少和其他人说话，往常喜欢看的电视节目也不怎么看了。

面对上述情况，您觉得其女儿合理的应对方式包括？

1. "爸，您能不能别再这么坐着了，起来活动一下不行吗？越坐越难受。"（　　　）

2. "爸，您怎么天天都这么消极呢？把家里其他人的心情也搞得很糟糕。"（　　　）

3. 和父亲坐在一起，陪他看他喜欢的电视节目。（　　　）

4. 安排周末出行计划，邀请父亲和家人一起。（　　　）

5. 请父亲承担一些力所能及的家庭事务，例如取牛奶，监督孙子做作业等。（　　　）

　　**解析**：前两个选项都是站在自己的角度和立场对认知症老年人进行指责的做法，不仅不能够缓解其的负面情绪，还容易让认知症老年人更感到孤独、无用。而后面三个选项则能够给予认知症老年人尽可能多的关爱与支持，属于恰当的做法。

　　H爷爷情绪低落、缺乏兴趣是因为妻子的离世，加上搬到新环境，难免有些不适应，其参与到女儿的家庭中也可能产生一种被排斥的感觉，因此可以通过一些共同的家庭活动，引导其承担一些力所能及的事务，提升其参与感。

## 第八节　出现不当行为的照护方法

### 一、什么是不当行为

　　不当行为是指认知症老年人在错误的时间说错误的话，在某些情景下做出不当行为，或者做一些超出自己能力范围的事情。通常这些行为并不会带来太严重的后果，但可能会给认知症老年人或照护者带来压力、尴尬。认知症老年人常见的部分不当行为见表10-11。

表10-11　部分常见的不当行为（供参考）

| 表现 | 常见的不当行为 |
| --- | --- |
| 行为表现 | 不当的语言，例如大声粗鲁评价他人外表等。<br>对话缺乏基本的社交礼仪，打断别人，说过于隐私的话等。<br>餐桌上表现得十分粗鲁。<br>公共场合暴露身体部位。<br>在公共场合有不当地尝试发起性行为的举动。<br>肆意花钱。<br>偷窃。<br>危险的驾驶行为。 |

## 二、为什么会发生不当行为

认知症老年人发生不当行为的原因很多，以下是一些可能的原因：

（1）认知功能损害。认知症老年人由于大脑功能受损，可能无法正确理解和判断事物，导致他们表现出不当行为。

（2）失忆和混乱。认知症老年人可能会经历记忆丧失和混乱，他们可能会忘记自己在哪里、做什么或如何做某件事。这种混乱可能导致他们表现出不恰当的行为。

（3）没有意识到行为的不当性。由于认知功能受损，认知症老年人可能无法意识到自己的行为是不恰当的或不合适的。

（4）情绪和情感变化。认知症老年人可能会经历情绪和情感的波动，他们可能会感到焦虑、恐惧、愤怒或沮丧。这些情绪变化可能导致他们表现出不当行为。

（5）生理需求。认知症老年人可能无法正确表达他们的生理需求，例如饥饿、口渴、疼痛或需要上厕所。这些未满足的生理需求可能导致他们表现出不恰当的行为。

（6）环境因素。环境的变化、噪声、拥挤或不熟悉的地方可能会导致认知症老年人感到不安，从而表现出不恰当的行为。

（7）社交互动困难。认知症老年人可能由于记忆丧失、语言障碍或社交技能不足而感到困惑和不安。这可能导致他们在社交互动中表现出不当行为。表 10-12 提供了不当行为产生的常见原因，应予以重点评估。

表 10-12 不当行为常见原因排查

| 是否有下列情况 | | |
|---|---|---|
| 有疾病征兆，身体出现不适 | □是 | □否 |
| 需要上厕所 | □是 | □否 |
| 环境不舒适 | □是 | □否 |
| 服装太紧 | □是 | □否 |
| 时间定向障碍（如，以为是睡觉时间，故脱衣服） | □是 | □否 |
| 误认（例如，错误将收银员当成自己的配偶） | □是 | □否 |
| 地点定向障碍（例如，以为是厕所，故脱掉裤子） | □是 | □否 |
| 感到孤独 | □是 | □否 |

## 三、出现性方面的不当行为的照护方法

当认知症老年人出现性方面的不当行为时，照护者可以从排除身体不适、排除导致认知混乱的因素、进行行为引导等方面进行应对。

（1）排除导致其身体不适因素。认知症老年人暴露性器官可能是由于身体不适，因此在日常照护时，照护者可以加强对其进行排泄、清洁等方面的照料。

①养成规律排便习惯。如果认知症老年人出现随地大小便的情况，那么照护者可以进行强化训练，帮助其养成规律的排便时间，同时，在日常生活中监督其定时上厕所，帮助其形成习惯。

②保持私处清洁与健康。有的认知症老年人暴露私处是因为卫生问题导致的私处不适，因此照护者在帮助认知症老年人进行日常清洁的时候，需要注意私处的清洁与健康。

（2）排除导致认知混乱的因素，加强康复锻炼。有些认知症老年人产生不当性行为是由于其对时间、地点以及人物的误认，如果照护者发现认知症老年人属于此类型，可以采取引导结合锻炼的方式加以应对。

①排查认知症老年人是否需要排泄，带其去厕所。

②如果认知症老年人是误认，照护者可温和地向其澄清他人身份，避免责怪。

③进行认知训练，加强认知症老年人的记忆力训练、语言交流与定向力训练。

④可以将认知症老年人带到安静、隐私的地方，帮助其休息、冷静一会。

（3）进行行为引导。当认知症老年人做出不当性行为的时候，照护者可以适当进行引导，引导时需要注意以下事项。

①在认知症老年人愤怒时，不要试图与其讲道理或解释这是不恰当的行为。

②可以轻拍认知症老年人的肩膀，触摸其手臂或手背，帮助其冷静下来。

③通过其他事物或活动帮助认知症老年人分散注意力。

【课时练习】

M爷爷72岁，患有认知症，家人请了一位50岁的女性护理员负责照护日常饮食起居。有一天，护理员放好水准备帮助M爷爷洗澡，M爷爷突然抓住护理员胳膊把其往自己身上拉，想要用身体贴近护理员。护理员吓坏了，跑出了浴室。

如果您是M爷爷的家属，您认为下列哪些做法比较恰当呢？

1. 保持冷静，告诉M爷爷这种行为是不可接受的。解释一下护理员是谁。（    ）

2. 改变洗澡的方法，例如改为盆浴，老年人可以尽量自己洗。（    ）

3. 改变环境，在老年人准备洗澡时，用毛巾、浴衣遮盖其隐私，避免误会。（    ）

4. 严厉呵斥老年人。（    ）

5. 忽略这种情况。（    ）

**解析**：前面三个选项的做法比较可取，认知症老年人发生不当行为的当下需要照护者或者家属冷静、温和、坚定地应对，不应进行斥责，更不应该装作什么都没发生，要知道认知症老年人的认知状态时好时坏，通过他人的引导，是可以对此类行为进行有效介入的。

总之，在应对认知症老年人不恰当的性行为时，照护者应意识到这是认知症老年人认知症表现的一部分，对此应尽可能地耐心、包容和理解，避免对其进行辱骂和苛责。

### 四、出现丧失判断力的不当行为的照护方法

当一个人失去判断力时，他们可能会表现出一些不当行为。这对他们自己和周围的人都可能造成困扰和危险。以下是一些应对丧失判断力的老年人出现不当行为的建议：

（1）理解原因。首先要意识到丧失判断力的不当行为是认知能力下降的结果。这可能是由认知症或其他健康问题引起的。了解背后的原因可以帮助我们更加理解和应对这种行为。

（2）创建安全环境。重要的是为老年人创造一个安全的环境，以最大限度地减少他们的不当行为对其自身和他人的伤害。这可以包括移除潜在的危险物品，确保家居环境安全，例如用柜子锁住危险物品或将热水器保持在适当温度。

（3）提供监护和照顾。对于失去判断力的人来说，他们可能需要额外的监护和照顾。我们应确保有人在旁边监督他们的行为，尽可能减少他们的不适当行为发生的机会。

（4）使用适当的沟通技巧。尽量用简单、明确和肯定的语言与他们进行沟通。避免引起混乱或激起争端的话题，并使用肯定的说法来指导他们的行为。例如，不要说"不要"或"不能"，而是提供更具体的指导，比如"请不要碰这个"或"让我们去做另一件事"。

---

**【课时练习】**

S奶奶是一位75岁的独居老年人，患有认知症多年，由于她坚持要独居，因此家中并没有其他的照护者或者家属。S奶奶的子女住在其他城市，很少过来，只有一位侄女有时会来探望她。虽然侄女多次建议S奶奶住养老机构，或者住自己家，但是S奶奶都拒绝了，她认为自己可以独立生活。

最近侄女来探望时，发现S奶奶家里的电话因为很久没有缴费停用了，电表里剩下的电也不多了。这才意识到S奶奶已经忘记怎么缴纳生活费用。

遇到这种情况，您认为S奶奶的侄女应该如何处理呢？

1. 提醒S奶奶，协助她缴纳费用，恢复电话通畅，保证水、电、气的供应。（      ）

2. 联系S奶奶的子女，说明情况。（      ）

3. 和S奶奶商量，阐明自己的担忧，讨论寻找照护人员的可能性。（      ）

**解析**：上述三个选项都属于正确选项，第一个选项是首先应该完成的内容，接着再完成第二、三选项的内容。认知症老年人很多时候会拒绝承认自己的生活能力已经下降到了需要别人照顾的地步。他们会觉得这是一件丢人的事情。但是随着其生活能力的下降，他们会逐渐不得不面临这样的问题，照护者可以和认知症老年人讨论不同选择的可能性，尊重其意见，帮助其逐渐接受他人的帮助。

# 第九节　出现重复行为的照护方法

## 一、什么是重复行为

认知症老年人的重复行为是指他们在日常生活中频繁地重复相同的动作、言语或行为。以下是一些常见的认知症老年人重复行为的例子：

（1）反复询问同样的问题。认知症老年人可能会忘记他们刚刚问过的问题，然后再次问同样的问题，这可能会让照护者感到疲惫和不耐烦。

（2）反复做同样的事情。认知症老年人可能会反复做一些日常活动，如洗手、整理东西、打开和关闭门窗等，这可能会占用他们大量的时间和精力。

（3）反复说同样的话。认知症老年人可能会不断重复相同的话语或句子，这可能会让照护者感到厌烦和困惑。

（4）反复检查或寻找物品。认知症老年人可能会反复检查某个地方或寻找特定的物品，即使他们已经找到了，他们可能还会再次寻找。

## 二、为什么会发生重复行为

重复行为是认知症老年人常见的行为之一，可能由多种因素引起。以下是一些可能导致认知症老年人产生重复行为的因素：

（1）记忆问题。认知症老年人的记忆能力受到影响，可能会忘记之前的行为或经历，因此他们会不断重复相同的行为。

（2）焦虑和不安。认知症老年人可能会感到焦虑和不安，重复行为可能是一种减轻压力和焦虑的方式。

（3）习惯性行为。认知症老年人可能会形成某些习惯性行为，如整理某个物品或检查某个地方，这些行为可能会变得反复无常。

（4）缺乏刺激。认知症老年人可能会感到无聊或缺乏刺激，重复行为可能是一种寻求刺激的方式。

（5）环境变化。认知症老年人对环境的改变可能会导致他们产生重复行为，因为他们需要适应新的环境和情境。

这些因素可能会相互作用，导致认知症老年人产生重复行为。理解这些因素可以帮助照护者更好地应对和管理认知症老年人的重复行为。表 10-13 列出了重复行为的排查因素。

表 10-13　重复行为表现记录

| 表现 | 是否有下列情况 | | | |
|---|---|---|---|---|
| 行为表现 | □反复洗手　□重复计数<br>□反复收拾东西：＿＿＿＿＿<br>□重复说话/提问：＿＿＿＿＿<br>其他：＿＿＿＿＿ | | □反复找东西：＿＿＿＿＿<br>□自言自语：＿＿＿＿＿<br>□重复沿一条路徘徊：＿＿＿＿＿ | |
| 情绪表现 | □愉快的　　□愤怒的　　□紧张的<br>□意识不清　□焦虑的　　□自言自语<br>其他：＿＿＿＿＿ | | □过于兴奋的　□困惑的<br>□沮丧的　　　□抑郁的 | |
| 具体情况 | 重复行为的发生时间：＿＿＿＿＿<br>重复行为频率：＿＿＿＿次/天，持续＿＿＿＿分钟<br>重复行为的平复情况：＿＿＿＿＿ | | | |

### 三、出现反复收拾东西的行为的照护方法

有些认知症老年人会表现出反复收纳、整理物品的重复行为，面对这种情况，照护者可以参考下面的应对方法：

（1）开展其他活动，分散其注意力。照护者可以通过开展其他的活动，分散认知症老年人注意力，例如，翻看相册、品尝美食、欣赏音乐、观看电视节目等。另外，照护者也可以借助认知症老年人的重复行为，引导其做一些有意义的行为，例如，对于喜欢搓手的认知症老年人，照护者可以提供一些帮助手部锻炼的物品去揉捏，或者给其一些物品进行整理。

（2）悄悄收捡物品，避免发生正面冲突。在应对认知症老年人的重复行为时，照护者应保持耐心，避免直接呵斥，避免尝试纠正等。当其行为已经非常严重并给家人带来困扰时，照护者可以趁其外出或者不注意的时候，收走多余物品，但应避免和其发生正面冲突。

【课时练习】

　　A 女士照顾患有认知症的 W 奶奶。近期，A 女士发现 W 奶奶出门回来，每次都会捡楼下垃圾桶的餐盒回家，并且将塑料餐盒放在房间，反复整理。A 女士觉得这些东西很脏，不允许 W 奶奶把物品带回家。W 奶奶因为这个和 A 女士发过很大的脾气，A 女士不敢再干涉。近期 W 奶奶变本加厉，常带很多吃剩的塑料餐盒回家，放在自己的房间里，理了又理，A 女士趁着 W 奶奶外出时来到她的房间，看见塑料盒堆在角落里已经开始有些臭了。

　　遇到这样的情况 A 女士应该如何处理呢？

**解析：** 案例描述的是一位有囤积、整理癖好的认知症老年人，面对这样的情况，A女士之前采取的直接阻止的方式明显容易引起老年人的激烈反抗，严重的话可能会激发起认知症老年人的暴躁、攻击行为，从而加重症状。在应对认知症老年人的重复囤积行为时，照护者应保持耐心，避免直接讲道理，以及采取呵斥、责备等方式，而是应在确保安全的情况下，允许认知症老年人按照自己的想法来行事，再伺机逐渐帮助认知症老年人接受改变。

本案例中A女士的正确做法是，当W奶奶拿回脏盒子的时候，引导其一起将脏盒子洗干净，不要表现出要将脏盒子丢出去的意图。趁W奶奶离开房间的时候，可以适当清理，一次清理一些，避免一次性清理完，引起W奶奶注意。通过这样的方式逐渐将盒子清理掉，待清理完后，应避免提及塑料盒等字眼。

#### 四、出现反复发问的行为的照护方法

认知症老年人由于记忆衰退、认知混乱等原因，会反复问同一个问题。面对这种情况，照护者在应对时应遵循以下两个原则。

（1）适当转移注意力。当认知症老年人重复提问时，照护者不需要反复回答，而是应该关注其反复提问背后的原因，然后采取措施消除其担心、打消其顾虑。例如，当认知症老年人反复问"我儿子什么时候来接我"时，照护者可以推测认知症老年人可能有些思念其儿子，此时就可以答复："今天我来照顾您，好好休息一晚上，明天我们一早给您儿子打电话问问他"，或者也可以引导认知症老年人聊聊关于自己儿子其他有趣的事情，总之，通过上述方式将认知症老年人的关注点转移到其他方面。

（2）避免呵斥、责备。在应对认知症老年人重复发问的行为时，照护者尽量避免呵斥、责备。因为呵斥、责备可能引起认知症老年人的情绪问题。正确做法是采取宽容的态度和的耐心的沟通方式，让认知症老年人感到被支持和理解，这样更有利于认知症老年人情况的改善。

# 本章小结

该章节旨在帮助人们更好地应对认知症老年人的行为和精神变化。本章涵盖了对认知症行为和精神症状的重新认识、对这些行为和症状的应对步骤以及七类行为和精神症状的具体照护措施。

认知症老年人出现行为和精神症状的照护步骤包括：观察和记录认知症老年人的言行举止、评估老年人的意识状态和照护者的应对情况、分析认知症老年人产生异常行为和症

状的原因、确定照护原则、确定照护目标、确定应对行为和精神症状的措施、评估效果、及时调整和优化照护计划等。

针对认知症老年人的行为和精神症状，照护者可以通过打造舒适的环境、进行定期健康监测、提供生活照护、开展充足活动、提供足够的关爱和支持、用心沟通、药物治疗七个方面进行改善和调适。

由于不同的认知症老年人可能表现不同的行为和精神症状，因此，照护者在面对这些症状时，需要针对不同症状类型分类探讨照护方法。

# 第十一章 活动介入

## 学习目标

**1. 为什么这一课很重要？**

活动介入对认知症老年人非常重要，认知功能受损会影响老年人的身体功能、认知功能和社交互动。对认知症老年人进行活动介入，可以帮助他们维持身体健康，刺激他们的大脑功能，促进他们的社交互动，提高他们的生活质量，从而减轻家庭负担。

**2. 这节课对我有什么帮助？**

了解针对认知症老年人进行活动介入所需的知识，提高您对认知症老年人活动参与需求的认识和理解。

提高您的照护能力，让您学会如何制订个性化的活动介入方案、从哪些方面开展活动介入、具体的活动介入方法等。这些技能和方法可以提高您对认知症老年人的护理水平和服务质量，从而帮助老年人改善身体机能，提高认知功能，适应社会环境，提高生活质量，同时也可以减轻您的照护负担。

提高您的耐心和责任心，使您能结合老年人的需求与意愿，为认知症老年人提供个性化的活动介入服务。

**3. 我能学到什么？**

（1）为什么要进行活动介入。

（2）如何制订个性化的活动介入方案。

（3）提高认知症老年人身体功能的活动。

（4）提升认知症老年人认知功能的活动。

（5）促进认知症老年人社交功能的活动。

（6）活动案例：帮助认知症老年人延缓认知能力下降。

（7）示例：认知症老年人日常活动计划。

# 知识要点

（1）针对认知症老年人的活动介入需要根据老年人的特点和需求进行个性化的安排和组织，同时也需要有专业的照护人员进行指导和监督。照护者通过合理的活动介入，可以帮助认知症老年人缓解症状，提高认知功能，更好地适应社会环境，提高生活质量，同时也可以减轻照护者自身的负担。

（2）根据认知症老年人的个体差异和特点，为其提供适合的活动，可以帮助其提高认知能力和生活质量。制订个性化的活动个人方案具体包括评估老年人认知和生活能力、评估照护情况、确定活动原则、确定活动目标、选择适合的活动、设计活动方案、实施活动、评估活动效果七个步骤。

（3）提高认知症老年人身体功能的活动有有氧运动、平衡和协调训练、力量训练、柔韧性训练、功能性训练等。其中，有氧运动是本部分的重点，其他活动介入的方式见康复训练模块。

（4）提升认知症老年人认知功能的活动有记忆力训练、注意力训练、语言训练、视觉空间训练、执行功能训练、问题解决训练活动、智力游戏、多感官训练等。上述方法和康复训练方法有很多重叠之处，但是在目的、方式以及实际操作方面有所区别。本部分主要介绍问题解决训练、智力游戏、多感官训练活动介入，其他活动介入的方式见康复训练模块。

（5）促进认知症老年人社交功能的活动有社交游戏、社区活动、家庭活动、旅游活动、音乐疗法、美术疗法、园艺疗法、烹饪疗法、宠物疗法等，这些活动介入可以帮助认知症老年人促进社交互动，提高生活质量和心理健康水平。

# 学习计划

| 内容 | 学习目标 | 课程活动 |
|------|---------|---------|
| 为什么要进行活动介入 | ● 了解活动介入的定义<br>● 理解活动介入的重要性 | 课前活动：如何让认知症老年人度过充实且有意义的一天？<br>知识讲解：活动介入的定义和重要性 |
| 如何制订个性化的活动介入方案 | ● 掌握制订个性化活动介入方案的流程 | 知识讲解：制订个性化的活动介入方案 |
| 提高认知症老年人身体功能的活动 | ● 熟悉提高认知症老年人身体功能的活动类型<br>● 掌握提高认知症老年人身体功能的活动实施方法 | 知识讲解：提高认知症老年人身体功能的活动 |
| 提升认知症老年人认知功能的活动 | ● 熟悉提升认知症老年人认知功能的活动类型<br>● 掌握提升认知症老年人认知功能的活动实施方法 | 知识讲解：提升认知症老年人认知功能的活动<br>案例分析：个体化训练活动<br>案例分析：小组训练活动 |
| 促进认知症老年人社交功能的活动 | ● 熟悉促进认知症老年人社交互动的活动类型<br>● 掌握促进认知症老年人社交互动的活动实施方法 | 知识讲解：促进认知症老年人社交功能的活动<br>案例分析：音乐欣赏活动<br>小问答：针对认知症老年人的身心特点，音乐疗法应选择哪些类型的音乐？<br>案例分析：如何使用宠物疗法？ |
| 案例分析 | ● 以某机构开展的真实活动为例，介绍如何进行完整的活动介入 | 知识讲解：案例分析 |
| 示例 | ● 为认知症老年人制订日常活动计划 | 知识讲解：日常活动示例 |

认知症是一种渐进性的疾病，会逐渐影响老年人的认知能力。在面对这个挑战时，活动介入作为一种综合的照护方法，显得尤为重要。照护者通过活动介入，可以帮助认知症老年人尽可能地保持身体功能，提升认知能力，并促进他们的社交互动。在本章中，我们将一起深入研究为什么活动介入如此重要，并学习如何制订个性化的活动介入方案。此外，我们还将详细探讨提升认知症老年人身体、认知和社交功能的具体活动。通过学习本章内容，您将全面了解活动介入的知识，并能够为认知症老年人提供更加精心和有针对性的照护。

## 第一节 为什么要进行活动介入

如何让认知症老年人度过充实且有意义的一天?

让认知症老年人度过充实且有意义的一天可以通过以下几个方面来实现:

(1) 制订日常活动计划。为认知症老年人制订一个规律的日常活动计划,包括起床、用餐、锻炼、社交互动、休息等。这样的计划可以帮助他们建立稳定的生活节奏,增加安全感和自主性。

(2) 提供有趣和有挑战性的活动。选择适合认知症老年人的活动,既能够激发他们的兴趣,又能够提供一定的挑战。例如,进行记忆游戏、拼图、手工制作、音乐欣赏等,这些活动可以刺激认知症老年人的认知能力、刺激其大脑、改善其认知功能。

(3) 鼓励参与社交互动。认知症老年人往往面临社交隔离的问题,因此鼓励他们参与社交互动非常重要。照护者可以组织家庭聚会、朋友聚餐或参加社区活动,让他们与亲朋好友保持联系,并与其他人建立新的社交关系。

(4) 提供身体活动机会。认知症老年人需要保持身体健康,因此提供适合他们的身体活动机会非常重要。认知症老年人可以进行散步、太极、瑜伽等运动,也可以参加老年健身班或活动中心提供的适应性运动课程。

(5) 创造意义和成就感。认知症老年人需要感受到自己的价值和存在意义,因此照护者可以给予他们一些简单的任务和责任,例如帮忙整理房间、照顾植物、参与家庭烹饪等。这样可以增加他们的自尊心和成就感。

(6) 提供情感支持和关怀。认知症老年人常常面临情感困扰和挫折感,因此给予他们情感支持和关怀非常重要。照护者应与他们进行沟通,倾听他们的需求和情感表达,并提供安慰和鼓励。

通过以上的方法,我们可以帮助认知症老年人度过充实且有意义的一天,提升他们的生活质量和幸福感。需要注意的是,每个人的需求和兴趣不同,因此个性化的关怀和活动安排非常重要。

活动是指人们在特定的时间和空间内进行的各种行为和运动。活动可以包括身体上的活动,如运动、散步、户外活动等,也可以包括精神上的活动,如思考、阅读、学习等。活动的目的通常是为了达到特定的目标或满足特定的需求,例如保持健康、改善心情、增加社交互动等。在医学和健康领域,活动也被用作一种治疗手段,例如物理治疗、认知行为治疗等。

活动介入是指通过安排和组织适当的活动，来促进个体身心健康、提高生活质量和社交能力的一种干预方式。认知症是一种神经系统退行性疾病，随着疾病的发展，老年人可能会出现记忆力下降、思维能力减退、语言障碍、注意力不集中以及日常生活技能逐渐丧失等症状。这些症状可能会逐渐恶化，严重影响老年人的身体功能、认知功能和社交互动。在认知症老年人的照护中，照护者可以通过各种适合认知症老年人的活动，如社交活动、户外活动、运动、音乐疗法、艺术疗法等，来提升老年人的身心健康和生活质量。这些活动可以促进老年人的社交能力、增加老年人的自信心、缓解老年人的情绪问题、提高老年人的认知功能。

**【重点提要】**

活动介入需要根据老年人的特点和需求进行个性化的安排和组织，同时也需要有专业的照护者进行指导和监督。照护者通过合理的活动介入，可以帮助老年人缓解症状、提高认知功能、帮助认知症老年人更好地适应社会环境，提高生活质量，同时也可以减轻照护者自身的负担。

## 第二节 如何制订个性化的活动介入方案

根据认知症老年人的个体差异和特点，为其提供适合的活动，可以帮助其提高认知能力和生活质量。制订个性化的活动介入方案包括评估老年人认知和生活能力、评估照护情况、确定活动原则、确定活动目标、选择适合的活动、设计活动方案、实施活动、评估活动效果七个步骤，具体内容见图11-1。

步骤一：评估老年人认知和生活能力、评估照护情况

通过对认知症老年人的认知和生活能力、目前的照护情况进行评估，了解其认知和生活能力的水平和特点，为制订个性化的活动介入方案提供依据。

步骤二：根据老年人的需求和问题，确定活动原则

根据认知症老年人的需求和问题，确定活动原则。这样可以帮助照护者制订有针对性和有效的活动方案。以下是常见的活动原则：

（1）个性化原则。活动介入应该根据老年人的个性、兴趣和需求进行个性化设计，以提高老年人的参与度和满意度。

（2）适度性原则。活动介入应该根据老年人的身体状况和认知能力进行适度的安排，以避免过度疲劳和刺激，保证老年人的身体和心理健康。

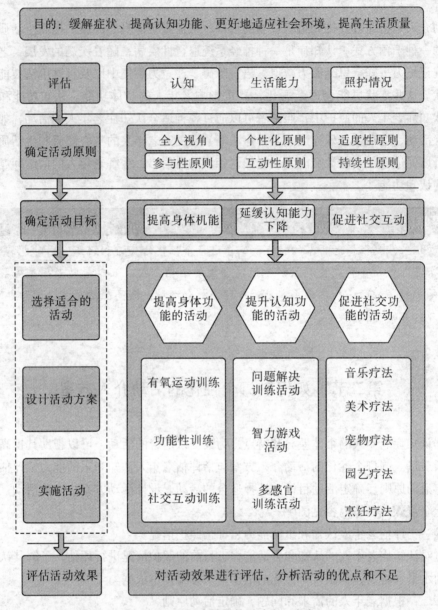

图 11-1　制订个性化的活动介入方案

（3）参与性原则。活动介入应该鼓励老年人积极参与，增强老年人的自我效能感和自信心，提高活动的效果。

（4）互动性原则。活动介入应该促进老年人与他人的互动，增强社交网络和人际关系，提高生活质量。

（5）持续性原则。活动介入应该具有持续性，以达到长期的效果，同时应该根据老年人的变化和需求进行调整和改进。

步骤三：根据评估结果和需求，确定活动目标

根据认知症老年人的评估结果和需求，确定适当的活动目标。这有助于提高老年人的生活质量和功能独立性。常见的活动目标包括：

（1）提高身体机能。认知症老年人常常因为认知能力下降而缺乏运动和身体锻炼，活动介入的目标之一是通过适当的身体活动，提高老年人的身体机能，预防相关疾病的发生。

（2）延缓认知能力下降。认知症老年人的认知能力会逐渐下降，活动介入的目标之一是尽可能地延缓这一过程，保持老年人的认知功能，提高生活质量。

（3）促进社交互动。认知症老年人常常因为认知能力下降而难以与他人交流，活动介入的目标之一是通过活动促进老年人与他人的社交互动，增强社交网络和人际关系。

步骤四：选择适合的活动

根据老年人的兴趣、爱好和能力，选择适合的活动，比如提升身体机能的活动、延缓老年人认知能力下降或者是促进其社交互动的活动等。

步骤五：设计活动方案

根据选择的活动，制订具体的活动方案，包括活动的时间、地点、人员、物资、风险预案管理等，并确保活动的顺利进行。

步骤六：实施活动

在活动实施过程中，根据老年人的反应和情况，及时进行调整和改进，确保活动的有效性和安全性。

步骤七：评估活动效果

在活动结束后，对活动效果进行评估，分析活动的优点和不足，为下一次活动的制订提供参考。

## 第三节　提高认知症老年人身体功能的活动

对于认知症老年人，身体功能的活动介入同样非常重要，其可以帮助他们保持身体健康和延缓认知能力下降。提高认知症老年人身体功能的活动包括有氧运动、平衡和协调训练、力量训练、柔韧性训练、功能性训练等。这里主要介绍有氧运动，其他活动介入的方式见康复训练模块。

有氧运动可以提高心肺功能，增强身体代谢能力，有助于改善认知症老年人的身体状况。适合的有氧运动包括步行、慢跑、骑自行车等。有氧运动是一种非药物干预手段，适用于认知症老年人的康复和预防。有氧运动介入的具体方式包括：

（1）有氧运动训练。有氧运动，如快走、慢跑、打太极拳等，能提高认知症老年人的心肺功能和代谢水平，增强身体的氧耗能力，改善肌肉力量，预防和控制多种慢性疾病。

（2）功能性训练。练习日常生活中的功能性动作，如上下楼梯、走路、洗衣服等，能提高认知症老年人的生活自理能力和日常活动能力，改善生活质量。

（3）社交互动训练。参加社交活动，如聚会、舞会、唱歌等，提高认知症老年人的社交能力和情感交流能力，减轻他们的抑郁和焦虑。

**【重点提要】**

有氧运动的优点是安全、易于实施、成本低廉、无药物副作用等。但是需要注意，介入前需要对认知症老年人进行全面评估，选择适合的运动方式和强度，避免过度疲劳和受伤；同时，还需要结合其他康复预下预手段，如认知训练、营养干预等，综合提高认知症老年人的身体和认知功能，改善生活质量。

## 第四节　提升认知症老年人认知功能的活动

针对认知症老年人认知功能的活动介入非常重要。认知症是一种退行性疾病，会导致老年人的认知能力逐渐下降，从而影响日常生活和社交能力。照护者通过记忆力训练、注意力训练、语言训练、视觉空间训练、执行功能训练、问题解决训练、智力游戏、多感官训练等活动介入，能帮助认知症老年人尽可能地保持和提高认知功能，延缓认知能力下降的速度，提高生活质量。同时，这些活动也可以提高老年人的自信心和自尊心，增强社交能力，减少抑郁和焦虑等心理问题的发生。因此，照护者应该重视活动介入，根据老年人的具体情况和需求，制订个性化的活动计划，帮助老年人尽可能地保持和提高认知能力和生活质量。

延缓老年人认知能力下降的活动介入方法和康复训练方法有很多重叠之处，但是也有区别，详见图11-2。记忆力训练、注意力训练、语言训练、视觉空间训练、执行功能训练等方式主要在康复训练模块详细阐述，本部分主要介绍问题解决训练活动、智力游戏活动、多感官训练活动介入。

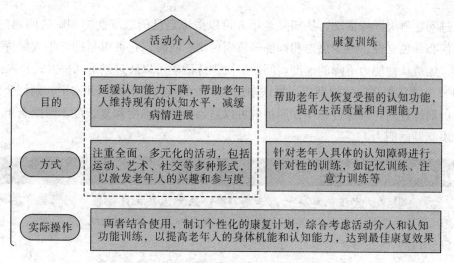

**图 11-2 活动介入方法和康复训练方法的区别**

## 一、问题解决训练活动

它是一种认知训练活动，可以帮助认知症老年人提高解决问题的能力和思维灵活性。图 11-3 呈现了问题解决训练活动的步骤。

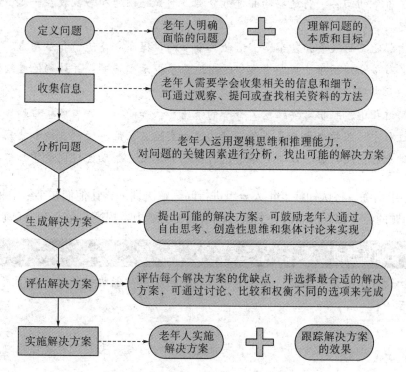

**图 11-3 问题解决训练活动的步骤**

通过问题解决训练活动，认知症老年人可以锻炼自己的思维能力和解决问题的能力，提高自信心和独立性，减少焦虑和抑郁等负面情绪。同时，它可以帮助老年人保持大脑的活跃度，延缓认知能力下降的速度。问题解决训练活动可以通过以下几种方式介入：

（1）个体化训练。照护者应根据认知症老年人的具体情况和认知水平，制订个性化的问题解决训练计划。训练过程中，照护者可以适当地调整难度和复杂度，帮助老年人逐步提高解决问题的能力。

**【案例】个体化训练活动**

Z 爷爷，80 岁，中度认知障碍，注意力难以集中，喜欢自言自语。照护者尝试用问题解决训练帮助他锻炼思维，集中注意力。以下是一项个体化训练活动示例：

活动名称：物品归类。

活动目标：提高老年人的分类能力和注意力。

活动步骤：

准备一些不同种类的物品，如钥匙、笔、手机、糖果等。

将这些物品放在桌子上，让 Z 爷爷观察这些物品。

询问 Z 爷爷这些物品有什么共同点，帮助他将这些物品进行分类。

根据 Z 爷爷的回答，将这些物品进行分类，例如将钥匙和手机放在一起，将笔和糖果放在一起。

逐渐增加物品的数量和复杂度，帮助 Z 爷爷逐步提高分类能力和注意力。

如果 Z 爷爷出现困难，照护者可以适当地给予提示或帮助，并鼓励他继续尝试。

活动注意事项：

在活动过程中，照护者要注意 Z 爷爷的情绪和认知能力，适当调整难度和复杂度。

活动过程中，照护者要与 Z 爷爷进行沟通和交流，让他感受到支持和鼓励。

活动结束后，照护者可以与 Z 爷爷进行回顾和总结，帮助他巩固所学知识和技能。

（2）小组训练。将认知症老年人分组进行问题解决训练，让他们在小组中相互交流和分享解决问题的经验和方法。这种方式可以增强社交能力，提高自信心和自尊心。

**【案例】小组训练活动**

C 机构设计了一系列帮助认知症老年人提高解决问题能力的活动，以下是一项小组训练活动示例：

活动名称：团队拼图。

活动目标：通过小组合作和交流，提高老年人的问题解决能力和合作能力。

活动步骤：

将认知症老年人分成小组，每个小组由3~4人组成。

给每个小组提供一幅拼图，确保每个小组的拼图难度相当。

解释活动规则：每个小组需要合作完成拼图，但只能使用自己小组内的资源，不能与其他小组交换拼图块。

给每个小组一定的时间来完成拼图任务。

鼓励小组成员之间的交流和合作，让他们讨论如何最有效地完成拼图。

在活动进行过程中，观察和记录每个小组的合作方式和解决问题的方法。

活动结束后，让每个小组展示他们完成的拼图，并让他们分享合作经验和解决问题的方法。

对每个小组的表现给予肯定和鼓励，强调团队合作的重要性。

活动注意事项：

在活动过程中，照护者要注意老年人的情绪和认知能力，适当调整难度和复杂度。

鼓励每个小组成员参与讨论和交流，让每个人都有机会发表意见和建议。

活动结束后，照护者可以进行回顾和总结，让每个小组讨论他们遇到的挑战和如何克服这些挑战。

（3）家庭训练。认知症老年人的家属可以帮助他们进行问题解决训练，例如，给他们提供一些难题和情境，引导他们思考解决方案。这种方式可以促进家庭成员之间的互动和交流，增强家庭凝聚力。

（4）游戏化训练。将问题解决训练融入游戏中，让认知症老年人在游戏中锻炼解决问题的能力。这种方式可以增加训练的趣味性，提高参与度和积极性。

## 二、智力游戏活动

智力游戏活动是一种非常适合认知症老年人的康复训练活动，可以帮助他们锻炼大脑，提高认知能力，延缓认知功能下降的速度。以下是智力游戏活动介入的一些方法：

（1）选择合适的游戏。根据认知症老年人的认知水平和兴趣爱好，选择合适的智力游戏，例如数字游戏、字谜游戏、棋类游戏、图形游戏、记忆游戏等。

游戏包括：

● 数字游戏。例如数独、数码游戏、数学题等，可以帮助认知症老年人锻炼计算、记忆力、逻辑推理等能力。

● 字谜游戏。例如填字游戏、字谜、成语接龙等，可以帮助认知症老年人锻炼词汇、记忆力、语言理解等能力。

●棋类游戏。例如围棋、五子棋、象棋等，可以帮助认知症老年人锻炼空间认知、思维策略、判断力等能力。

●图形游戏。例如拼图、迷宫、找不同等，可以帮助认知症老年人锻炼视觉空间能力、注意力、观察力等能力。

●记忆游戏。例如卡片翻牌、记忆配对、猜谜语等，可以帮助认知症老年人锻炼记忆力、注意力、语言理解等能力。

（2）适当调整难度。根据认知症老年人的认知水平和个体差异，适当调整游戏的难度和复杂度，让他们感到有趣并且能够完成。

（3）增加互动和交流。照护者可以陪伴认知症老年人一起进行游戏，增加互动和交流，提高认知症老年人的社交能力和自信心。

（4）定期进行训练。智力游戏活动需要长期进行，照护者需要制订合理的训练计划，定期进行训练，逐步提高认知症老年人的智力水平。

（5）注意情绪和舒适度。在进行智力游戏活动时，照护者需要注意认知症老年人的情绪和舒适度，避免让他们过度疲劳和产生失落感。

### 【重点提要】

照护者可以适当地调整智力游戏活动的难度和复杂度，并根据认知症老年人的具体情况和认知水平对其进行个性化的训练。同时，在游戏过程中需要注重老年人的情绪和舒适度，避免让他们过度疲劳和产生失落感。照护者可以陪伴老年人一起进行游戏，增加互动和交流，提高认知症老年人的生活质量。

### 三、多感官训练活动

多感官训练是一种通过刺激多个感官来提高认知能力的训练方法。这种方法可以通过同时刺激视觉、听觉、触觉、嗅觉和味觉等多个感官来提高认知症老年人的感知、注意、记忆力、思维和语言等方面的能力。以下是一些常见的多感官训练活动：

（1）视觉训练。通过观察图形、颜色、动画等来提高认知症老年人的视觉能力。照护者可以采用拼图、涂色、观看电影等活动。

（2）听觉训练。通过听音乐、听故事、听语言练习等来提高认知症老年人的听觉能力。照护者可以采用唱歌、听广播、听有声书等活动。

（3）触觉训练。通过触摸、握力练习、手指操作等来提高认知症老年人的触觉能力。照护者可以采用拼图、握力球、按摩等活动。

（4）嗅觉训练。通过闻香水、香料、花朵等来提高认知症老年人的嗅觉能力。照护者可以采用香薰、花园散步、闻香水等活动。

（5）味觉训练。通过品尝不同口味的食物、饮料等来提高认知症老年人的味觉能力。照护者可以采用烹饪、品尝美食、品茶等活动。

多感官训练可以在日常生活中进行，例如在吃饭、洗澡、听音乐等时刻中，加入一些刺激感官的活动，让认知症老年人感到有趣并且能够完成。另外，多感官训练也可以由专业的认知康复机构或者认知康复专家进行指导和训练。

**【重点提要】**

在进行多感官训练活动时，照护者需要注意训练的难度和复杂度，避免让认知症老年人感到过度疲劳和产生失落。照护者可以陪伴认知症老年人一起进行训练，增加互动和交流，改善老年人认知功能的同时，提高老年人的生活质量。

## 第五节  促进认知症老年人社交功能的活动

认知症老年人常常存在社交障碍，活动介入可以帮助他们进行社交互动，提高生活质量和心理健康水平。表11-1是促进认知症老年人社交互动的活动介入方法。

表11-1  促进认知症老年人社交互动的活动介入方法

| 活动类型 | 具体内容 |
| --- | --- |
| 社交游戏 | 猜谜语、打扑克牌、棋类游戏等，可帮助老年人提高社交技能和交流能力 |
| 社区活动 | 参加社区集会、志愿者活动、戏剧表演等，可帮助老年人增加社交机会和社交支持 |
| 家庭活动 | 看电影、聊天、共进晚餐等，可帮助老年人与家人建立良好的亲密关系 |
| 旅游活动 | 参观博物馆、旅游景点等，可帮助老年人开阔视野和增加社交机会 |
| 音乐疗法 | 唱歌、听音乐、跳舞等，可帮助老年人提高情绪和心理状态 |
| 美术疗法 | 绘画、手工制作、陶艺等，可帮助老年人提高创造力和想象力 |
| 园艺疗法 | 种植花草、修剪枝叶等，可帮助老年人提高身体活动水平和自我价值感 |
| 烹饪疗法 | 烹饪、烘焙、餐桌礼仪等，可帮助老年人提高烹饪技能和自我保健能力 |
| 宠物疗法 | 与小动物互动、遛狗等，可帮助老年人降低焦虑和抑郁情绪，增加生活乐趣和社交互动 |

以下详细介绍五种较为新颖的活动介入方法，包括音乐疗法、美术疗法、宠物疗法、园艺疗法和烹饪疗法等。

## 一、音乐疗法

音乐疗法是一种通过音乐来促进身体和心理康复的治疗方法，可以帮助认知症老年人缓解症状，提高生活质量。音乐疗法可以根据认知症老年人的身体状况和认知能力来设计，具体方式包括：

（1）音乐欣赏。播放一些轻松、柔和的音乐，让认知症老年人在听音乐的过程中放松身心，缓解焦虑和抑郁情绪。

音乐欣赏的具体方法：

● 选择适合的音乐。选择一些认知症老年人熟悉或喜欢的音乐，如古典音乐、轻音乐等，让认知症老年人更容易接受和享受。

● 创造安静的环境。为认知症老年人创造一个安静、舒适的环境，如关闭门窗、调低灯光等，让认知症老年人更容易集中注意力和放松身心。

● 引导深呼吸。让认知症老年人进行深呼吸，通过呼吸来放松身心，缓解焦虑和抑郁情绪。

● 提供支持和陪伴。陪同认知症老年人一起欣赏音乐，提供支持和安全感，同时增强社交互动。

● 讨论音乐。让认知症老年人讨论音乐，分享自己的感受和想法，提高其自我表达能力和社交能力。

## 【课时讨论】

选择适合的音乐是音乐欣赏的关键。请思考：

针对认知症老年人的身心特点，音乐欣赏应选择哪些类型的音乐？

**解析：** 以下是一些选择音乐的建议：

（1）选择认知症老年人熟悉或喜欢的音乐。认知症老年人的记忆力可能受损，但是他们可能会记得一些年轻时候喜欢的音乐或童谣，选择这些熟悉的音乐可以让他们更容易接受和享受。

（2）选择轻松、柔和的音乐。认知症老年人可能会感到焦虑、抑郁。选择一些轻松、柔和的音乐，如古典音乐、轻音乐、自然声音等，可以让其更容易放松身心。

（3）选择节奏稳定的音乐。选择一些节奏稳定的音乐，如古典音乐、轻音乐、自然声音等，可以让他们更容易跟随和享受。

（4）选择具有情感色彩的音乐。选择一些具有情感色彩的音乐，如悲伤的、欢乐的、感恩的等，可以让认知症老年人更容易产生共鸣和情感交流。

（5）选择适合的场景音乐。选择一些适合不同场景的音乐，如海浪声、鸟鸣声、雨声等，可以让认知症老年人更容易放松身心，享受自然的美好。

（2）唱歌。让认知症老年人唱一些熟悉的歌曲，提高其记忆能力和语言能力，同时增强其社交互动能力。

（3）演奏乐器。让认知症老年人演奏一些简单的乐器，如手鼓、钢琴等，提高其手指灵活性和协调能力。

（4）舞蹈。让认知症老年人跟随音乐节奏进行简单的舞蹈，提高其身体协调性和平衡能力。

（5）制作音乐。让认知症老年人参与音乐制作，如编写歌词、创作曲调等，提高其创造力和自我表达能力。

（6）音乐治疗。让认知症老年人接受专业的音乐治疗，通过音乐治疗师的引导，缓解症状，促进康复。

音乐疗法需要根据认知症老年人的身体状况和认知能力来进行，逐步增加活动难度和时间，避免让认知症老年人过度疲劳和受伤；同时，还需要结合其他康复干预手段，如认知训练、营养干预等，综合提高认知症老年人的身体和认知功能，改善其生活质量。

## 二、美术疗法

美术疗法是通过绘画、雕塑、美工等表现性的艺术活动，让老年人在进行艺术创作的过程中锻炼手眼协调能力、精细动作能力，同时也有助于提高老年人的社交功能。具体方式包括：

（1）绘画，指通过线条与色彩，采用构图、着色方式，在平面状态下进行创作的活动。

（2）雕塑，通过陶泥、石头以及木块等材料，制作出具有实体形象的作品。

（3）美工，指利用手工材料开展活动，制作具有美感的作品，创作的成果既可以是实用感强的工具，如笔筒、茶具等，也可以是观赏性强的作品，如粘贴画，木雕等。

欣赏美术作品，可以刺激认知症老年人的多种感官（眼、脑、手等），起到愉悦心情、训练思维能力的作用。认知症老年人通过美术创作，可以发泄消极情绪，表达孤独情感。在团体式美术创作中，认知症老年人完成作品后可以互相分享，有利于改善他们的人际沟通能力与社会交往能力。

以绘画的介入为例：

（1）创造安静的环境。为老年人创造一个安静、舒适和有创造力的环境；确保良好的照明和足够的工作空间，以便老年人可以自由地表达自己。

（2）提供合适的材料。准备易于使用和操作、适合老年人能力、确保安全的艺术材料，如铅笔、彩色铅笔、水彩颜料、画笔、纸张和帆布等。

（3）引导和示范。根据老年人的能力和需求，提供适当的引导和示范。演示一些简单的技巧和技术，帮助他们了解不同的艺术表达方式。

（4）自由创作。鼓励老年人自由表达和创作，让他们自主选择主题、颜色、形状和材料，然后按照自己的节奏进行创作，尊重他们的个人风格和创造力。

（5）互动和交流。与老年人互动并鼓励他们谈论自己的作品，过程中可以询问他们关于作品的问题，了解他们的创作动机和感受；通过与他们就艺术作品进行交流，促进情感表达和沟通。

（6）积极反馈和鼓励。关注老年人的创作成果而不是绘画技术或审美价值；肯定他们的努力和创造力，帮助他们建立自信心。

（7）展示和分享。提供展示和分享作品的机会，如在家庭中展示、社区艺术展览或与其他老年人分享等，这有助于老年人感到被关注和认可，从而促进其社交互动能力的提升。

### 三、宠物疗法

宠物疗法又称为动物陪伴疗法，它是指通过和动物接触的方式，促使认知症老年人减轻心理压力，提高认知症老年人的社会参与度。同时，与宠物接触和互动，还可促进认知症老年人活动身体及四肢，刺激其语言功能。以下是实施步骤：

（1）评估适宜性。在考虑宠物疗法之前，照护者首先需要评估老年人与动物互动的适宜性，需重点考虑老年人的健康状况、过敏反应、亲密接触的能力和喜好等因素。

（2）选择合适的宠物。选择适合老年人的宠物类型和品种。某些动物，如狗和猫，通常更适合宠物疗法，因为它们可以提供情感支持和互动，但需要考虑老年人的喜好和能力；也可以考虑其他类型的动物，如小型哺乳动物或鸟类。

（3）进行宠物驯化。使宠物慢慢适应环境和习惯被抚摸的感觉，直至变得温顺可爱，才可与老年人进行互动。

（4）做好宠物卫生防疫工作。确保宠物的健康和卫生状况良好，包括定期为宠物做好驱虫、洗澡、剪指甲、打针等事项，减少传染病和伤害认知症老年人的风险。

（5）引导互动。在认知症老年人与宠物互动时，提供适当的引导和监督。指导认知症老年人如何与宠物互动，包括如何触摸、抚摸、玩耍和喂食。观察老年人与宠物互动的反应和效果，并根据需要进行调整和改进。

（6）社交互动。鼓励认知症老年人与宠物互动的同时，也鼓励他们与其他人分享这一体验。宠物可以成为认知症老年人与家庭成员、照护者或其他社区成员之间交流和互动的媒介。

**【案例】如何使用宠物疗法**

W 奶奶（90 岁）入住机构 1 年，中度认知障碍，专注力较低，认不清家属，有焦虑情绪，偶有幻觉，经常徘徊。

养老机构与 W 奶奶及其家属进行了详细的沟通，了解她的个人需求和喜好。他们了解到 W 奶奶曾经热爱养猫，并且喜欢与宠物互动。养老机构为她领养了一只叫"乖乖"的宠物猫。工作人员精心地照料了猫咪一段时间，再让 W 奶奶与乖乖"见面"。经工作人员的引导，本来话语不多的 W 奶奶准确说出了猫咪的毛色，并表示想抚摸"乖乖"。工作人员把猫咪放在 W 奶奶怀里，W 奶奶轻轻地抚摸猫咪。随后，工作人员引导 W 奶奶做一些与猫咪互动的活动和游戏，例如，使用玩具与猫咪玩耍、为猫咪准备食物、观察猫咪的行为等。W 奶奶喜欢上了与猫咪接触，之后每天与猫咪玩耍成了 W 奶奶生活的日常。

在使用宠物疗法的过程中，工作人员观察到，通过与猫咪互动，W 奶奶的情绪和行为出现了变化：其语言功能有所提升；焦虑情绪有较大改善，愿意和他人分享快乐的事情；专注力有所增强，徘徊行为明显下降，跌倒风险也有所降低。

**【重点提要】**

宠物疗法并非适用所有的认知症老年人，某些认知症老年人可能由于过敏、恐惧或其他健康问题而不适合与宠物互动。在实施宠物疗法之前，照护者应咨询专业医护人员或宠物相关专家，以获得个性化的建议和指导，确保宠物疗法的安全性和有效性。

## 四、园艺疗法

园艺疗法是利用植物或园艺活动等促进认知症老年人身体、精神与心灵的健康的活动方法。照护者可让认知症老年人照顾植物，提供五官刺激，使他们从中获得存在感、责任感、成就感和认同感；让他们在活动中分享他们的喜悦，从而取得更好的治疗效果，使他们回归有意义的生活。园艺疗法的实施不只局限于种植植物，它包括静态活动和动态活动。

（1）静态活动，包括简要介绍课程内容；认识植物和土壤分类、分枝扦插、认识插牌组合花盆；观赏植物、装饰物、多肉盆栽、玻璃瓶盆栽、树叶拼图、叶子敲染、植物图作等。

（2）动态活动，包括户外学习土壤知识、观赏主题花展、种植蔬果、节庆活动、栽植活动等。

园艺疗法的实施的一般步骤为：

（1）准备工具和材料。准备适合老年人使用的园艺工具和材料，如花盆、土壤、种子或植物、喷壶、手套等。确保这些工具易于使用、安全，并符合老年人的能力和喜好。

（2）选择适合的活动。照护者应根据老年人的能力和兴趣，选择适合的园艺活动，如播种种子、移植植物、修剪叶子或花朵、给植物浇水等；根据老年人的能力和进展情况，逐渐增加活动的难度和复杂度。

（3）示范和指导。使用简单和清晰的语言，向老年人演示正确的姿势和技巧；可能要重复演示，并在需要时提供逐步指导。

（4）参与互动。鼓励老年人亲自参与种植、修剪、浇水等过程，帮助老年人了解不同植物的名称、特征和用途；同时与老年人进行交流，向他们提问，鼓励他们描述体验和感受。

（5）分享过程或成果。营造机会让老年人之间相互讨论，例如，讨论种植的经验和喜好，同时可以通过颁发证书赞赏和鼓励老年人的努力和成就。

### 五、烹饪疗法

烹饪疗法是一种通过饮食和烹饪技巧来改善健康状况的方法，对认知症老年人的压力管理、情绪调节、自我表达、人际沟通与社交能力都有帮助。以下是针对认知症老年人的烹饪疗法的一般操作步骤：

（1）简化食谱。选择简单易懂的食谱，避免复杂的步骤和烹饪技巧。确保食谱包含清晰的说明和简明的步骤，最好使用图示或视频来辅助理解。

（2）食材准备。在开始烹饪之前，确保所需的食材已经准备好，并放置在易于辨认和取用的地方。清楚标记每种食材，可以使用标签或贴纸，以帮助老年人识别和辨认。

（3）逐步指导。提供逐步的指导，一步一步地引导老年人完成烹饪过程。使用简单的语言和明确的指令来解释每个步骤，并确保老年人理解。

（4）安全管理。在烹饪过程中，要确保老年人的安全，特别是在使用热源、刀具或其他可能造成危险的工具时；同时要采取适当的预防措施，如佩戴固定式围裙、使用安全的厨具等。

（5）参与互动。鼓励老年人积极参与烹饪过程，例如，让他们选择食材、搅拌食物或装盘。这可以增强他们的参与感和成就感，提升其情绪和认知功能。

（6）支持和鼓励。与老年人进行烹饪时，要有耐心，有时照护者可能需要额外的时间重复帮助他们理解和完成任务。提供积极的支持和鼓励，让他们感到受到关注和肯定。

（7）温馨用餐环境。在烹饪完成后，创造一个温馨和宁静的用餐环境，提供舒适的座位，并与老年人进行愉快的交流，使整个用餐过程更加愉悦。

## 第六节　活动案例：帮助认知症老年人延缓认知能力下降

C机构最近接收了几位患有认知症的老年人，工作员小刘打算为他们开展一些个性化的活动，以下是小刘开展活动的具体过程。

步骤一：评估老年人的身体功能和认知功能

为了给老年人制订适合他们的活动内容，小刘首先评估了老年人的身体功能和认知功能，具体评估内容见表11-2。

表11-2　评估老年人基本情况

| 老年人 | 评估内容 |
|---|---|
| S奶奶 | 女，85岁<br>身体功能：患有高血压等慢性疾病，平时坐轮椅，日常生活需要介护，需佩戴眼镜。<br>认知功能：轻中度认知功能障碍，对近期事件遗忘明显，能与他人交流。<br>其他信息：喜欢被称呼S奶奶，性格外向，积极参与活动，喜欢唱歌 |
| Z爷爷 | 男，93岁<br>身体功能：一年前曾患脑梗；平时坐轮椅，日常生活需要介护，需佩戴眼镜。<br>认知功能：轻中度认知功能障碍，勉强能够表达自己的需要及理解他人的话。<br>其他信息：退休之前在部队工作，所以非常自律，每天进行康复锻炼，心态比较积极、乐观 |
| J爷爷 | 男，87岁<br>身体功能：平时坐轮椅，日常生活需要介护，视力不好需佩戴眼镜。<br>认知功能：轻中度认知功能障碍，勉强能够表达自己的需要及理解他人的话。<br>其他信息：喜欢被称呼J爷爷，退休前在部队工作，爱好豫剧，性格比较孤僻，不愿意和别人交流 |

步骤二：根据评估结果，确定活动原则和目标

通过评估，小刘发现，3位认知症老年人均面临身体机能下降、认知功能受损并且缺乏社交互动的问题。活动介入应根据3位老年人的身体状况和认知能力进行适度的安排，鼓励他们积极参与，促进他们之间的互动。因此，小刘确定活动原则为适度性原则、参与性原则和互动性原则。同时，小刘根据以上评估结果将活动目标确定为延缓认知能力下降。

第三步：选择适合的活动

为了达到上面的活动目标，结合每位老年人的兴趣爱好情况，小刘决定选取能提升身体机能、延缓老年人认知能力下降以及促进其社交互动的活动，经过仔细筛选，小刘最终确定开展园艺疗法、音乐疗法、智力游戏等活动。

第四步：设计活动方案

根据选择的活动，小刘设计了一份活动策划方案。具体内容如下：

活动目的：为帮助（3位）认知症老年人延缓认知能力下降，特开展本次活动。

活动对象：轻中度认知症老年人3名（S奶奶、Z爷爷、J爷爷）。

活动地点：C机构照护单元4楼活动区。

活动时间：2023 年 4 月 20 日至 5 月 4 日，每周周四下午 2:30~3:30。

活动整体时间进度安排见表 11-3。

表 11-3　整体时间进度安排

| 活动类型 | 具体任务 | 分工 | 日期 |
|---|---|---|---|
| 园艺疗法 | 准备工具和材料。提前准备适合老年人使用的园艺工具和材料，包括花盆、土壤、多肉植物、手套、喷壶、便签、笔等，提前检查，确保工具易于使用、安全 | 小曾 小李 | 2023 年 4 月 19 日 |
| | 选择适合的活动。根据 3 位老年人的能力和兴趣，体现由易到难的原则，决定按照下面的顺序开展活动。首先，让老年人辨别多肉的颜色；然后，种植多肉，并用便签写上名字贴到盆上；最后，进行分享 | 小刘 | 2023 年 4 月 19 日 |
| | 示范和指导。颜色辨别环节，使用简单和清晰的语言，向老年人询问多肉的颜色；多肉种植环节，主持人（小刘）先整体演示种植多肉的过程，在老年人分别操作时，其他工作人员（小蔡、小曾、小李）在旁边进行针对性的示范和指导（20 min） | 小刘 小曾 小李 | 2023 年 4 月 20 日 14:30~15:30 |
| | 参与互动。活动过程中，工作人员积极鼓励老年人亲自参与种植、浇水、撰写签名等过程，并在老年人完成一个步骤后及时进行肯定和鼓励，通过各种方式与老年人进行交流，如，自己喜欢什么植物？之前有没有种植植物的经历？种植成功的植物有哪些等（20 min） | 小刘 小曾 小李 | |
| | 分享环节。让老年人积极交流，邀请每位老年人介绍自己种植的多肉，并分享自己的感受（20 min） | 小刘 | |
| 音乐疗法 | 选择适合的音乐。根据 3 位认知症老年人的特点，选择他们熟悉的音乐，经过评估，挑选了《南泥湾》《太阳出来喜洋洋》《团结就是力量》等几首音乐，提前下载相关的音频或视频材料 | 小王 | 2023 年 4 月 26 日 |
| | 创造安静的环境。关闭活动区的电视声音，为认知症老年人创造一个安静、舒适的环境，方便认知症老年人集中注意力和放松身心（5 min） | 小王 | 2023 年 4 月 27 日 14:30~15:30 |
| | 引导老年人一起唱。播放音乐背景音，邀请老年人跟着一起哼唱，达到放松身心、舒缓情绪的目的（20 min） | 小刘 | |
| | 提供支持和陪伴。陪伴认知症老年人一起欣赏音乐，与老年人一起哼唱，随着音乐节拍拍手，对于唱的不错的老年人及时鼓励（20 min） | 小蔡 小曾 小李 | |
| | 讨论音乐。引导老年人讨论音乐，分享自己的感受和想法，提高语言表达能力和社交能力（15 min） | 小刘 | |

表11-3(续)

| 活动类型 | 具体任务 | 分工 | 日期 |
|---|---|---|---|
| 智力游戏 | 颜色游戏：<br>准备素材。提前打印不同的汉字"蓝、红、黑、黄"，准备数支不同颜色的彩笔。<br>讲解规则。主持人（小刘）介绍活动规则，并做示范。<br>汉字填色。让老年人用不同颜色的笔填涂不同的汉字，用红色涂"蓝"字，用黑色涂"红"字，用黄色涂"黑"字，用蓝色涂"黄"字（15 min）。<br>颜色辨别。呈现不同的汉字，让老年人说出字的颜色（而不是读出字的发音）。尤其是颜色辨别环节，老年人可能出错，需要活动主持人及时进行引导，帮助老年人清楚游戏规则（5 min）。<br>分享环节。让老年人积极交流，邀请每位老年人介绍自己参与游戏的感受（10 min） | 小刘<br>小蔡<br>小李 | 2023年5月4日 14：30～15：30（素材准备需提前一天） |
| | 拼图游戏：<br>准备素材。提前打印彩色图片，并裁剪成9等份和12等份，打乱顺序。注意图片的选取要结合老年人的特点，同时，应保留完整的拼图，以备老年人无法正确拼出时作为提示。<br>示范和指导。主持人（小刘）呈现打乱的拼图，并通过组合完成一幅完整的图画。之后老年人分别进行拼图，先呈现9等份拼图，待完成后再呈现12等份拼图，工作人员在旁边进行针对性的示范和指导（20 min）。<br>分享环节。让老年人呈现自己的拼图成果，邀请每位老年人介绍自己参与游戏的感受（10 min） | 小刘<br>小蔡<br>小李 | |

开展活动的经费见表11-4。

表11-4 活动经费

| 活动类型 | 活动物资 | 单价 | 数量 | 金额 |
|---|---|---|---|---|
| 园艺疗法 | 多肉植物 | 2元/个 | 4 | 8元 |
| | 小花盆 | 2元/个 | 4 | 8元 |
| | 土壤 | 10元/包 | 1 | 10元 |
| | 喷壶 | 10元/个 | 1 | 10元 |
| | 铲子 | 5元/个 | 2 | 10元 |
| | 手套 | 10元/包 | 1 | 10元 |
| | 标签贴 | 5元/袋 | 1 | 5元 |
| | 签字笔 | 2元/支 | 3 | 6元 |

表11-4（续）

| 活动类型 | 活动物资 | 单价 | 数量 | 金额 |
|---|---|---|---|---|
| 智力游戏 | 9 等份拼图 | 1 元/张 | 4 | 4 元 |
| | 12 等份拼图 | 1 元/张 | 4 | 4 元 |
| | 汉字图片 | 0.1 元/张 | 12 | 1.2 元 |
| | 彩笔或蜡笔（黑、红、黄、蓝） | 2 元/支 | 4 | 8 元 |
| 总计 | | | | 84.2 元 |

风险预案管理：

（1）提前彩排，所有工作人员一起沟通确定活动安排细节。

（2）提前准备素材，确保活动现场素材充足。

（3）活动现场应至少有 1 位安全专员，以及时应对活动过程中可能出现的突发状况。

第五步：实施活动。

根据上述活动策划内容，小刘及其同事开展了三次活动，并在每次活动过程中仔细观察、做好记录，根据老年人的反应及时进行调整。以益智游戏为例，表 11-5 呈现了相应的活动过程记录。

**表 11-5  活动过程记录**

| 活动名称 | 益智游戏 | | | | |
|---|---|---|---|---|---|
| 活动目的 | 1. 锻炼老年人的记忆力<br>2. 锻炼老年人的手指灵活度<br>3. 锻炼老年人的反应能力以及语言表达能力 | | | | |
| 活动时间<br>及地点 | 活动时间：2023 年 5 月 4 日 14:30~15:30<br>活动地点：C 机构照护单元 4 楼活动区 | | | | |
| 主持人 | 小刘 | 记录人 | 小解 | 参与人 | 小蔡、小李 |
| 任务安排 | 一、活动阶段<br>（一）活动组织及安排<br>1. 颜色游戏<br>（1）主持人让老年人用不同颜色的笔填涂不同汉字。用红色涂"蓝"字，用黑色涂"红"字，用黄色涂"黑"字，用蓝色涂"黄"字。<br>（2）收集老年人完成填涂的字，之后逐一呈现，让老年人依次说出 4 个字的颜色，工作人员记录老年人的回答情况。<br>人员分工及任务：汉字填色环节，提前准备 4 张写有"黑""蓝""黄""红"相应汉字的纸及相应颜色的彩色笔，主持人讲完活动规则后，引导老年人进行汉字填色，过程中观察并记录老年人填涂情况；之后，收集齐填涂好的汉字（筛选正确填涂的字）并按顺序排列。颜色辨别环节，主持人讲完活动规则后，其他工作人员引导老年人说出填涂汉字的颜色，并记录老年人正确回答颜色的情况 | | | | |

表11-5(续)

| | |
|---|---|
| | 2. 拼图游戏<br>(1) 完成9等份拼图,该图被分成9等份,顺序已被打乱,需还原成完整的拼图。<br>(2) 完成12等份拼图,该图被分成12等份,顺序已被打乱,需还原成完整的拼图。<br>人员分工及任务:主持人讲完活动规则后,其他工作人员先发放9等份拼图,观察老年人的进度,完成9等份拼图的老年人及时给予12等份拼图。记录并跟进老年人拼图的完成情况。<br>(二) 活动注意事项<br>提前了解参加活动的老年人情况,准备足够素材;<br>工作人员应交叉站在老年人中间,以便针对性指导;<br>留意现场情况,及时应对可能出现的突发状况。<br>二、分享阶段<br>主持人邀请3位老年人分别讲述了自己制作的多肉,并分享了参加活动的感受 |
| 老年人情况 | S奶奶,涂色环节,对于颜色、文字敏感度较强;拼图环节,参与意愿较强,语言能力一般,手指灵活度和肢体协调性一般。<br>Z爷爷,涂色环节,部分完成,手指灵活度一般,但能正确识别颜色;拼图环节,参与意愿强,且拼图能力较强,对文字、颜色敏感度较高。<br>J爷爷,涂色环节,只画了几笔,不愿意继续画,(反馈手部活动不太方便),鼓励之后效果不佳;拼图环节,给予少部分提示,能够完成9等份、12等份的拼图。整体活动参与意愿良好,语言能力良好,手指灵活性不佳(左手活动不太方便) |
| 存在问题 | 1. 活动时间过长,老年人后期有些疲劳<br>2. 活动素材有些小,不利于老年人观看<br>3. 游戏环节激励不足 |

第六步:评估活动效果

在相应活动结束后,小刘和其他活动成员一起讨论,评估活动效果,总结不足。他们认为活动整体达到了预期,但是在活动设计难度分层、活动素材适宜性、交流环节引导分享效果等方面仍有优化空间。

# 第七节　示例:认知症老年人日常活动计划

照护者在为认知症老年人制订日常活动计划时,需要考虑他们的个人喜好、能力和兴趣。表11-6是一个日常活动计划示例,您可以根据个体的情况进行调整和定制。

表 11-6　认知症老年人日常活动计划（供参考）

| 时间 | 活动名称 | 活动内容 |
|---|---|---|
| 早晨 | 早餐 | 提供营养丰富的早餐，并与他们一起享用 |
| | 伸展活动 | 进行轻度的伸展运动，如手臂伸展、脚踝转动等，以促进血液循环和活动关节（关节活动度） |
| 上午 | 认知训练 | 进行记忆游戏、拼图、数学题等认知训练活动，以刺激大脑功能 |
| | 手工制作 | 进行手工制作活动，如绘画、手工艺品制作等，以提高手眼协调和创造力 |
| 中午 | 午餐 | 提供营养均衡的午餐，并与他们一起用餐 |
| | 音乐欣赏 | 播放他们喜欢的音乐，让他们欣赏音乐并跟随节奏摇摆 |
| 下午 | 社交互动 | 组织家庭成员或朋友来访，与他们进行交流和互动，或者参加社区组织的活动 |
| | 有氧运动 | 进行散步或参加适应性运动课程，如太极、瑜伽等，以保持身体健康 |
| 晚上 | 晚餐时间 | 提供丰盛的晚餐，并与他们一起用餐 |
| | 放松活动 | 进行放松活动，如听音乐、观赏电视节目、阅读等，以帮助他们放松身心 |
| 睡前 | 洗漱准备 | 帮助他们进行洗漱和睡眠照护 |
| | 轻松活动 | 进行轻松的活动，如听轻音乐、讲故事等，以帮助他们入睡 |

# 本章小结

　　本章主要介绍了如何通过活动来帮助认知症老年人改善身体功能、提升认知功能、促进社交功能，并延缓认知能力的下降。

　　本章明确了进行认知症活动介入的重要性。活动介入可以帮助认知症老年人保持身体健康、延缓认知能力下降，并提升他们的生活质量。制订个性化的活动介入方案是十分关键的，因为每个认知症老年人的需求和能力都是不同的。照护者通过了解他们的兴趣、能力和喜好，可以为他们设计出具有个性化和针对性的活动方案。

　　对于身体功能，本章介绍了一些适合认知症老年人进行的活动，如有氧运动，这些活动有助于保持肌肉力量和灵活性。

　　对于认知功能，本章介绍了问题解决训练活动、智力游戏活动、多感官训练活动等，这些活动可以刺激认知能力的提升，如记忆力、注意力和问题解决能力等。

　　对于促进社交功能，本章介绍了五种较为新颖的活动介入方法，包括音乐疗法、美术疗法、宠物疗法、园艺疗法和烹饪疗法等。这些活动可以帮助他们建立社交支持网络，减少社交孤立感。

最后，本章提供了一些活动案例，展示了如何通过具体的活动计划帮助认知症老年人延缓认知能力的下降。同时，本章还给出了一个示例的日常活动计划，帮助照护者在日常生活中为认知症老年人提供有意义和有益的活动。

通过本章的学习，读者可以了解到活动介入在认知症照护中的重要性，掌握制订个性化活动方案的方法，以及具体的活动策划和实施方法，从而为认知症老年人提供更加贴心和有效的照护和支持。

# 第十二章　康复训练

## 学习目标

**1. 为什么这一课很重要?**

康复训练对于认知症老年人很重要,认知症老年人会因为认知功能障碍影响日常生活能力,并对他们的社交能力和生活质量造成严重影响,同时也会给家庭和社会带来负担。对认知症老年人进行康复训练,不仅可以有效延缓病情发展,提高老年人生活质量,减轻家庭和社会负担,还可以提高照护者的照护水平。

**2. 这节课对我有什么帮助?**

了解针对认知症老年人开展康复训练所需的知识,提高您对认知症老年人康复需求的认识和理解。

提高您的照护能力,让您学会如何制订个性化的康复训练方案、从哪些方面开展康复训练、具体的康复训练方法等。这些技能和方法可以提高您对认知症老年人的照护水平和服务质量,从而延缓老年人的病情进展、改善其生活质量。

提高您的爱心和同情心,让您更加关注认知症老年人的健康状况和生活质量,促进您积极参与和支持认知症老年人的康复工作,提高您的社会责任感和职业道德。

**3. 我能学到什么?**

(1) 什么是康复训练?

(2) 如何制订个性化的康复训练方案?

(3) 如何针对认知症老年人的身体功能开展康复训练?

(4) 如何针对认知症老年人的认知功能开展康复训练?

(5) 如何针对认知症老年人的情绪和行为问题开展康复训练?

(6) 如何针对认知症老年人适应家庭和社会环境开展康复训练?

# 知识要点

（1）对认知症老年人进行康复训练可以帮助他们维持或提高日常生活能力，延缓病情，提高生活质量。

（2）为认知症老年人制订个性化的康复方案需要全面考虑老年人的认知状况、生活背景和康复需求，并以此为基础来确定康复目标，选择适合的康复措施，定期进行评估和调整，以达到最佳的康复效果。进行康复训练的一般步骤通常包括：对老年人进行全面的评估、确定康复训练的原则、确定康复目标、选择适合的康复措施、制订康复计划、定期评估和调整。

（3）针对认知症老年人身体功能的康复训练，主要是通过一系列的训练和恢复措施，帮助老年人延缓认知症对身体功能的影响。常见的训练方式包括：肌肉力量训练、平衡训练、协调训练、关节活动范围训练、吞咽功能训练、言语功能训练、日常生活技能训练等。

（4）针对认知症老年人认知功能的康复训练可以帮助老年人恢复或者维持日常生活能力，提高生活质量。常见的训练方式包括：记忆力训练、定向力训练、失认训练、计算力训练、注意力训练、思维障碍训练等。

（5）改善认知症老年人情绪和行为问题的康复训练主要包括认知行为疗法、情绪调节训练、社交技能训练、生活技能训练等。

（6）帮助认知症老年人适应社会和家庭环境的康复训练主要包括社交技能训练、家庭关系训练、职业技能训练、生活技能训练、社区融入训练、康复辅具使用等。

# 学习计划

| 内容 | 学习目标 | 课程活动 |
| --- | --- | --- |
| 什么是康复训练 | 熟悉康复训练的定义 | 课前活动：结合案例内容，请思考<br>1. 康复训练是什么？<br>2. 认知症老年人康复训练的方法有哪些？<br>知识讲解：康复训练的含义 |
| 如何制订个性化的康复训练方案 | 熟悉制订个性化康复训练的步骤 | 知识讲解：制订个性化的康复训练方案<br>小问答：判断以下关于对认知症老年人进行全面评估的说法正确与否？<br>小问答：判断以下关于制订个性化康复训练方案的说法正确与否？ |

续表

| 内容 | 学习目标 | 课程活动 |
|---|---|---|
| 如何针对认知症老年人的身体功能开展康复训练 | 掌握针对认知症老年人的身体功能开展康复训练的方法 | 知识讲解：针对认知症老年人的身体功能开展康复训练的方法<br>小问答：判断以下关于认知症老年人身体功能康复训练的说法正确与否？ |
| 如何针对认知症老年人的认知功能开展康复训练 | 掌握针对认知症老年人的认知功能开展康复训练的方法 | 知识讲解：针对认知症老年人的认知功能开展康复训练的方法<br>小问答：判断以下关于认知症老年人认知功能康复训练的说法正确与否？ |
| 如何针对认知症老年人的情绪和行为问题开展康复训练 | 掌握针对认知症老年人的情绪和行为问题开展康复训练的方法 | 知识讲解：针对认知症老年人的情绪和行为问题开展康复训练的方法 |
| 如何针对认知症老年人适应家庭和社会环境开展康复训练 | 掌握针对认知症老年人适应家庭和社会环境开展康复训练的方法 | 知识讲解：针对认知症老年人适应家庭和社会环境开展康复训练的方法 |

　　随着认知症病情的加重，认知症老年人的日常生活能力和社会适应能力会逐渐下降，对老年人及其家庭的生活造成严重影响。康复训练通过认知训练、行为疗法、物理治疗、心理干预、社会支持等手段帮助认知症老年人延缓病情进展，改善老年人的行为和情绪问题，减轻其家庭负担，提高家庭生活质量。因此，康复训练对于认知症老年人及其家庭来说非常重要。

# 第一节　什么是康复训练

**【课前讨论】**

　　72岁的Y叔叔是一位退休教师，退休后他喜欢给家人做饭，和老朋友跳广场舞、弹钢琴、唱歌，但是最近，女儿小杨发现，父亲烧菜时会把盐和糖放错，弹琴时记不清曲谱和节奏，忘记老朋友的名字，甚至找错家门。她带父亲到医院检查后，Y叔叔被诊断为阿尔茨海默病。经过询问医生，小杨了解到，这种情况目前没有根治方法，更多是借助康复训练进行干预。结合案例内容，请思考：

　　1. 康复训练是什么？

　　2. 对认知症老年人开展康复训练的方法有哪些？

康复训练是指通过综合运用各种康复措施，减轻或改善认知症老年人身体、心理、社会功能障碍，帮助他们恢复或提高身体、心理、社会功能，从而提高其生活质量的一种治疗方式。

对认知症老年人进行康复训练的主要目的是通过科学的训练方法，帮助他们维持或提高日常生活活动能力，延缓病情，提高生活质量。康复训练通常是由康复医师或康复治疗师根据老年人的功能障碍程度结合他们的实际需求，为达到确定的康复目标，制订个性化的康复计划，并进行逐步的康复训练。

## 第二节　如何制订个性化康复训练方案

为认知症老年人制订个性化的康复方案需要全面考虑他们的认知状况、生活背景和康复需求，并以此为基础确定康复目标，选择适合的康复措施，定期进行评估和调整，以达到最佳的康复效果。图 12-1 呈现了制订个性化康复训练方案的步骤。

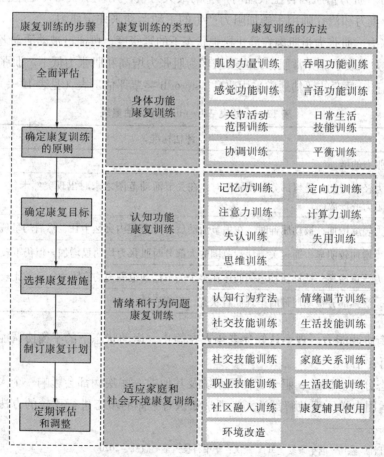

图 12-1　制订个性化康复训练方案的步骤

**步骤一：对认知症老年人进行全面评估**

评估是开展康复训练的前提，治疗师只有全面了解认知症老年人的功能情况，才能确定康复目标、制订康复方案，帮助他们最大限度恢复功能。评估包括对于老年人情况和照护情况两方面的评估，前者通常包括运动功能评估、感觉功能评估、言语与吞咽能力评估、日常生活能力评估、情绪和行为问题评估、社会生活能力评估等，具体评估内容如下①②。

1. 运动功能评估

运动功能评估包括关节活动度、肌力、肌张力、平衡协调能力、步态分析等内容。

（1）关节活动度。关节活动度指关节活动时转动的角度或所通过的运动弧，通常借助量角器测量，根据所测量的关节大小不同选择合适的量角器，量角器轴心一般应与关节的运动轴一致，固定臂与关节的近端骨长轴平行，移动臂与关节的远端骨长轴平行。

（2）肌力。肌力指肌肉自主收缩时产生的最大力量，用徒手肌力评定进行测量，即通过老年人自身重力和治疗师用手施加阻力产生的主动运动来评定肌力。

（3）肌张力。肌张力指肌肉在静止松弛状态下的紧张度，可通过被动活动老年人肢体时所感受到的阻力来表示。异常肌张力主要表现为肌张力增高和肌张力低下。肌张力增高主要包括痉挛和强直，痉挛的评估通常采用改良 Ashworth 痉挛评估量表（见表 12-1）来评估。

表 12-1　改良 Ashworth 痉挛评估量表

| 级别 | 评估标准 |
|---|---|
| 0 级 | 无肌张力的增加 |
| 1 级 | 肌张力轻微增加，受累部分被动屈伸时，在关节活动范围之末时出现突然卡住，然后呈现最小的阻力或释放 |
| 1⁺级 | 肌张力轻度增加，被动屈伸时，在关节活动后 50% 范围内突然卡住，然后均呈现最小的阻力 |
| 2 级 | 肌张力增加较明显，通过关节活动范围的大部分时肌张力均明显增加，但仍可较容易活动 |
| 3 级 | 肌张力严重增高，被动活动患侧肢体在整个关节活动范围内均有阻力，活动比较困难 |
| 4 级 | 僵直，受累部分被动屈伸时呈现僵直状态，不能活动 |

（4）平衡协调能力。观察认知症老年人在静止、运动状态下的平衡协调能力，也可以借助量表进行评估。

（5）步态分析。四肢、躯干、神经系统及其他的一些疾病都会影响一个人的步态。步态分析就是运用力学原理及解剖学、生理学知识对个体的步态进行比较的方法。其一般有

---

① 王平, 汪洋, 蔡涛. 老年康复 [M]. 武汉：华中科技大学出版社, 2020.
② 熊华, 张鸿宇. 康复护理学 [M]. 2 版. 北京：中国医药科技出版社, 2019.

两种：一种是观察认知症老年人行走过程，将观察的资料与正常步态进行比较从而得出评估结果；另一种是借助器械或专用设备获得具体数据从而对步态进行分析。

2. 感觉功能评估

感觉是人体获得外界信息的重要方式之一，当感觉系统不能对外界刺激产生正常的感觉反应时就会引发感觉障碍，这会影响认知症老年人对于外部环境的感知从而影响其认知与行为。感觉功能的评估通常按照浅感觉检查、深感觉检查、复合感觉检查等项目进行。

浅感觉检查包括触觉、痛觉、温度觉等的评估。

（1）触觉。用棉签轻轻地在认知症老年人皮肤上划过，或轻触其毛发，询问其感觉。

（2）痛觉。用针灸针或叩诊锤轻刺认知症老年人皮肤，叮嘱老年人在感受到微痛时发声，有时他们感受到的是尖锐物的触觉而非痛觉，为避免出现这种情况，检查者可以采用针灸针的尖、钝两端交替刺激以进行核实。若发现异常区域，检查者需进行多方位检查以核实异常范围。

（3）温度觉。用装有冷水（5~10℃）及热水（40~50℃）的两根试管，交替接触认知症老年人的皮肤，让他们答复"冷"或"热"，若回答不正确，则代表异常。

深感觉检查包括关节位置觉、关节运动觉、振动觉等的评估。

（1）关节位置觉。被动活动认知症老年人关节，询问他们肢体所处位置；或者将认知症老年人一侧肢体摆成一种姿势并保持，嘱老年人将对侧肢体摆放为同样位置。

（2）关节运动觉。轻轻移动老年人的手指和足趾，请老年人说出移动的方向。操作时需要注意，为避免老年人以压觉进行间接判断，检查者的手指要放在移动方向的两侧，动作应缓慢。

（3）振动觉。用振动的音叉柄置于老年人的关节或骨突起处，询问其是否有振动感，评估时应两侧对比，并注意感觉的时限。此外，也可交替使用振动和不振动的音叉，检查老年人的辨别能力。

复合感觉检查包括皮肤定位觉、两点辨别觉、实体觉、重量觉等的评估。

（1）皮肤定位觉。嘱老年人闭眼，用手指或笔杆轻触老年人皮肤后，嘱其用手指出刺激部位。

（2）两点辨别觉。嘱老年人闭眼，用钝角两脚规，将其双脚分开一定距离，接触老年人皮肤，之后不断缩小距离，直至缩小到其能分辨出两点的最小距离。正常情况下，全身各处敏感程度不同，感受到的两点最小距离也不同，指尖、手掌、手背分别为 2~4 mm、8~12 mm、20~30 mm，前胸和背部、上臂和大腿则分别为 40~50 mm、70~80 mm。

（3）实体觉。嘱老年人闭眼，将钢笔、钥匙或硬币等放置老年人手中，让其单手触摸后说出物品名称。左右两侧可以分别进行测试。

（4）重量觉。用重量相差至少 1 倍的两个物体先后放入老年人一侧手中，请老年人区别哪个更重。正常人能分辨出重量相差 10~20 g 的重量。

**【重点提要】**

进行感觉功能评估时需要注意，评估前需给老年人解释检查的方法及目的，以便取得老年人的配合；评估时应确保老年人的精神状态良好、意识清醒，检查部位充分暴露，并避免老年人过度疲劳；评估时老年人应当闭眼或遮挡检查部位，检查的顺序通常是先患侧后健侧，从感觉障碍区再到正常区；评估时应注意左右部位与远近侧对比；评估时应确保老年人安全，预防出现压疮、烫伤等损害。

3. 言语与吞咽能力评估

言语与吞咽能力评估包括失语症、构音障碍、吞咽障碍等内容。

（1）失语症。大脑由于各种原因受损所产生的一种获得性语言障碍，主要表现为口语的理解（听）和表达（说）、书面语的理解（阅读）和表达（书写）等多种语言模式不同程度受损，轻者仅部分语言功能受损，重者语言功能完全丧失，不能交流。我们主要采用改良版 Benson 失语症诊断分类，根据病灶位置及症状不同划分成不同的失语症类别。

（2）构音障碍。由于神经系统受损，引起与言语有关的肌肉出现麻痹或运动不协调，从而导致言语障碍。认知症老年人通常表现为听、学、理解都正常，但是却无法发音或言语不清，甚至不能闭合嘴唇、完全不能讲话或丧失发音能力。检查者通过借助构音器官检查和构音检查进行评估。

①构音器官检查，包括面部、呼吸情况、口部肌肉、喉、硬腭、舌、下颌等的检查。

②构音检查，包括会话、单词检查、音节复述检查、文章水平检查等内容。

（3）吞咽障碍。由于下颌、唇、舌、软腭、咽喉、食管上段括约肌或食管功能受损而引起的进食障碍，包括口、咽或食管的吞咽障碍。吞咽障碍除了会导致营养不良、脱水外，也可以引起误吸、咳呛、吸入性肺炎等，甚至可危及生命。

吞咽障碍通常采用洼田饮水试验进行筛查，具体方法是让老年人喝下两三勺水，如无问题，让老年人取座位，将 30 ml 温开水一口咽下，记录饮水情况。若 5 秒内一口喝完，无噎呛，则代表无吞咽障碍；若分两次喝完或超过 5 秒，则可能存在吞咽障碍；若是一次喝完有噎呛、两次以上喝完有噎呛、呛咳多次而无法将水喝完，则这几种情况均为异常，并且情况逐渐加重。

4. 日常活动能力评估

日常活动能力包括日常生活自理能力以及工具性日常生活自理能力。

（1）日常生活自理能力，包括修饰、穿衣、洗澡、进食、如厕、控制大小便、床椅转移、行走、上下楼梯等，具体内容可查看认知症评估章节。

（2）工具性日常生活自理能力，包括使用电话、购物、做饭、家事处理、洗衣、服药、使用交通工具等，具体内容可查看认知症评估章节。

5. 认知功能评估

认知功能评估包括记忆力、定向力、注意力、计算力等的评估，具体内容可查看认知症评估章节。

除此之外，检查者还会借助特异性检查法进一步评估某种特异类型的认知障碍，进一步明确认知症老年人的功能症状以便更有针对性地进行干预。具体评估内容如下所示：

（1）失认症评估。失认症是由于对视觉、听觉、触觉等获得的信息缺乏正确的分析和识别能力，造成对感知对象的认知障碍。评估方法如下：

①视觉失认。视觉失认包括物品失认（将梳子、牙刷等日常生活用品摆在一起，说出名称后让老年人挑出相应物品。不能完成者，视为异常）；相貌失认（找一些熟人、知名人士或各种表情的照片请老年人辨认。不能完成者，视为异常）；颜色失认（给老年人一张绘有苹果、橘子、香蕉图案的无色图，请老年人用彩色笔涂上对应颜色。涂色不正确者，视为异常）；图形失认（桌面上摆放形状不同的图片，请老年人按要求挑选相应图片。不正确者，视为异常）。

②触觉失认。触觉失认包括手触失认（请老年人闭眼，用手触摸物体，识别其形状和材料，如金属、三角形、日常用品等。不正确者，视为异常）；皮肤描画失认（请老年人闭眼，用铅笔或火柴杆在老年人皮肤上写数字或画图。不能辨认者，视为异常）。

③听觉失认。听觉失认包括环境声失认（请老年人听熟悉的声音，例如雷声、雨声等，并答复是什么声音。回答不正确者，视为异常）；失音乐（要求老年人听熟悉的音乐或歌曲，然后指出歌曲名称，或者要求老年人随着音乐的节奏打拍子。不能完成者，视为异常）。

④单侧忽视。单侧忽视包括平分直线（准备一张白纸，白纸上画一条横线，请老年人画一条垂直短线将横线平分为两段，若横线明显偏向一侧视为异常）、绘图测验（请老年人随机画一幅图，若有偏斜或明显缺少对侧部分，视为异常）；删字测验（准备一张纸，纸上呈现一组随机数字，请老年人用笔删去指定的数字，若其仅删去一侧的数字，视为异常）；阅读测验（请老年人读一段文字，若漏读一则内容，视为异常）。

⑤躯体构图障碍。躯体构图障碍包括躯体失认（要求老年人在合理的时间内准确说出身体部位的名称，如"指出您的鼻子"，不能正确完成者，视为异常。注意不要用"左"或"右"这样的字，以区别左右分辨障碍。躯体失认的老年人可以表现为左右分辨障碍，而左右分辨障碍的老年人可以辨别身体部位）；手指失认（检查前先让老年人弄清各手指的名称，然后让老年人根据指令伸出相应的手指。不能正确完成者，视为异常，通常以中间三指出现错误较多）；左右分辨障碍（检查者发出一个指令，看老年人能否完成，如"伸出您的右手，去摸您的左耳"；或者，检查者先做一个动作，要求老年人模仿，例如，检查者将左手放在右侧大腿前面，观察老年人能否完成模仿。不能正确完成者，视为异常）。

（2）失用症评估。失用症是指脑损伤后大脑高级部位功能失调，在运动、感觉、反射均无障碍的情况下，却不能按命令完成患病前能做的动作。治疗师可以通过以下方法评估：

①结构性失用。结构性失用主要表现为不能描绘简单的图形，不能正确组合不同物体之间的空间关系。评估方法如下：画空心十字（给老年人纸和笔，让其照着画一个空心十字的图形，不能完成者，视为异常）；用火柴棒拼图（检查者先用火柴棒拼一个图形，然后让老年人模仿用火柴棒拼图，不能完成者，视为异常）；积木构筑模型（让老年人在指定时间内按照模型模仿砌积木块，不能完成者，视为异常）。

②观念性失用。观念性失用指老年人不能自主地或按指令完成一套有目的的动作。其常用活动逻辑试验进行评估，如给老年人茶叶、茶壶、开水瓶（盛温水）和茶杯，请其泡一壶茶。若老年人出现动作次序紊乱，则视为异常。

③运动性失用。运动性失用包括运动记忆丧失（让老年人做扣纽扣、系鞋带等动作，不能完成者，视为异常）；视觉空间失认（老年人穿衣的方式和动作顺序有误，导致自己不能穿上衣服。此外，在肌张力和反射无异常的情况下，老年人出现步行困难，甚至偏瘫老年人出现健侧肢体运动失控造成步行困难的均属于运动性失用）。

（3）注意力评估。注意力是心理活动对一定对象的指向与集中，认知症老年人通常面临注意力无法集中的问题。针对注意力的评估方法如下：

①视跟踪和辨识测试。视跟踪（要求老年人目光跟随光源做左、右、上、下移动。每个方向记1分，正常为4分）；形态辨认（要求老年人临摹画出垂线、圆形、正方形和A字形各一图。每项记1分，正常为4分）；删字母测试（要求老年人用铅笔以最快速度划去字母当中的C和E，100秒内划错超过一个字母视为注意有缺陷）。

②数或词的辨别注意测试。听认字母测试（以每秒1个字母的速度念无规则排列的字母，测试时间为60秒，其中有10个为指定的同一字母，要求听到此字母时举手，举手10次为正常）；背诵数字（以每秒1个字的速度念一系列数字给老年人听，要求立即背诵，从两位数开始至不能背诵为止。背诵少于5位数为异常）；词辨认（向老年人播放一段短文录音，其中有10个为指定的同一词，要求听到此词时举手，举手10次为正常）。

③听跟踪。要求老年人闭目，在其左、右、前、后及头上方摇铃，要求其指出摇铃的位置。每个位置记1分，少于5分为不正常。

④声辨认。声音识认（向老年人播放一段有嗡嗡声、电话铃声、钟表声和号角声的录音，要求其听到号角声时举手。号角声出现5次，正确举手少于5次为异常）；在杂音背景中辨认词（测验内容及要求同上述词辨认方法，只是录音中有喧闹集市背景音等，正确举手次数少于8次为异常）。

6. 情绪和行为问题评估

情绪和行为问题评估包括情绪问题评估、行为问题评估等内容。

（1）情绪问题评估。评估老年人的抑郁、焦虑情绪，主要采用抑郁评估量表（SDS）、焦虑评估量表（SAS）等进行评估。

（2）行为问题评估。其通过阿尔茨海默病行为量表进行评估，具体内容查看评估章节。

7. 社会生活能力评估

社会生活能力评估包括人际交往情况、家庭关系状况、对自己的照顾情况、参与社会活动情况、康复辅具需求等内容。

（1）人际交往情况。如与家人、朋友等的交往情况，外出访友、接待朋友到访等情况。

（2）家庭关系状况。如夫妻关系、与子女之间的关系等。

（3）对自己的照顾情况。如是否能独立完成基本日常生活。

（4）参与社会活动情况。如参加各类社交活动、娱乐活动的情况，对外界事物的关心程度等。

（5）康复辅具需求。如在饮食、移动、日常起居等方面是否有借助辅具的需求。

【重点提要】

只有全面了解老年人的功能情况，才能确定康复目标、制订康复方案，帮助老年人最大限度恢复功能，因此，制订个性化康复训练方案的第一步是对老年人进行全面的评估。

评估包括对于老年人情况和照护情况两方面的评估，前者通常包括运动功能评估、感觉功能评估、言语与吞咽能力评估、日常生活能力评估、情绪和行为问题评估、社会生活能力评估等。

【课时练习】

以下是一些关于对认知症老年人进行全面评估的描述。请在您认为正确的答案后面打"√"，在错误的答案后面打"×"。

1. 评估是开展康复训练的前提，对老年人进行全面评估非常重要，主要是对于老年人情况进行评估。（    ）

2. 对老年人的评估包括运动功能评估、感觉功能评估、言语与吞咽能力评估、日常生活能力评估、情绪和行为问题评估、社会生活能力评估等。（    ）

3. 运动功能评估包括关节活动度、肌力、肌张力、平衡协调能力、步态分析等内容。（    ）

4. 言语与吞咽能力评估主要包括失语症、构音障碍的评估。（    ）

5. 失认症是指脑损伤后大脑高级部位功能失调，在运动、感觉、反射均无障碍的情况下，却不能按命令完成患病前能做的动作。（    ）

解析：上面的练习中，说法正确的是第2、3点，说法不完整的是第1、4点，错误的是第5点。对老年人进行全面评估非常重要，评估包括对于老年人情况和照护情况两方面的评估，故说法1不完整；言语与吞咽能力评估包括失语症、构音障碍、吞咽障碍等内容，故说法4不完整；失认症是由于对视觉、听觉、触觉等获得的信息缺乏正确的分析和识别能力，从而造成对感知对象的认知障碍。题项中给出的是失用症的症状描述，故说法5错误。

**步骤二：确定康复训练的原则**

针对认知症老年人的康复训练应以老年人为中心，以综合性康复为目标，遵循个性化、科学性、综合性、长期性、家庭参与、评估和调整等原则，以达到最佳的康复效果。

（1）个性化原则。根据老年人的具体情况和需求制订个性化的康复方案，以达到最佳的康复效果。

（2）科学性原则。基于科学的理论和方法，采用科学的评估和干预手段，以确保康复训练的有效性和安全性。

（3）综合性原则。采用多种康复措施和方法，包括生活技能训练、认知训练、情绪管理、社交技能训练等，以达到综合性康复的目的。

（4）长期性原则。康复训练是一个长期的过程，需要持续、有计划地进行，以确保康复效果的持久性和稳定性。

（5）家庭参与原则。鼓励家庭成员的参与和支持，以促进老年人的康复和适应社会和家庭环境。

（6）评估和调整原则。定期进行评估和调整，以根据老年人的康复情况和需求，及时调整康复方案和康复措施。

**步骤三：确定康复目标**

认知症老年人通常面临身体功能下降、认知功能下降、情绪和行为问题以及难以适应家庭和社会环境等问题，因此，康复训练的目标也应围绕上述四个方面展开。具体而言，康复训练的目标如下：

（1）延缓、维持或提高身体功能。认知症老年人常伴随着身体功能下降的问题，如肌肉萎缩、运动能力下降等，维持或提高认知症老年人的身体功能是康复训练中非常重要的一个目标。治疗师可以通过运动训练、物理治疗、作业治疗等手段来达到。

（2）延缓、恢复或提高认知功能。认知症老年人常伴随着认知功能下降的问题，如记忆力减退、注意力不集中、定向障碍等，恢复或提高认知症老年人的认知功能是康复训练中非常重要的一个目标。治疗师可以通过记忆训练、定向力训练、注意力训练、失认训练等手段来达到。

（3）改善老年人的情绪和行为问题。认知症老年人常伴随着情绪和行为问题，如抑郁、焦虑、易激动、行为异常等，这些问题会给老年人和家庭带来困扰。因此，改善认知症老年人的情绪和行为问题是康复训练中非常重要的一个目标。治疗师可以通过认知行为疗法、情绪调节训练、社交技能训练、生活技能训练等手段来达到。

（4）帮助老年人适应社会和家庭环境。认知症老年人常常因为认知受损和活动能力受损而难以适应家庭和社会环境，这会给老年人和家庭带来很大的困扰。因此，帮助认知症老年人适应家庭和社会环境是康复训练中非常重要的一个目标。

### 步骤四：选择合适的康复措施

根据老年人的康复目标和康复需求，选择适合的康复措施。

### 步骤五：制订康复计划

根据康复目标和康复措施，制订具体的康复计划，一份完整的康复计划通常包括：功能障碍评估情况、康复目标、具体康复措施（康复内容、康复方法、康复时间、康复频率等）以及相关注意事项等。

### 步骤六：定期评估和调整

定期对老年人的康复效果进行评估，根据老年人的康复状况和需求，及时调整康复方案和康复措施，以达到最佳的康复效果。

**【重点提要】**

上面详细介绍了制订个性化康复训练方案的步骤，需要注意的是，康复训练需要在专业医护人员的指导下进行，以确保训练的安全性和有效性。认知症老年人和家属也需要积极参与康复训练，配合医护人员的治疗和指导，以促进康复效果的达成。

**【课时练习】**

以下是一些关于如何制订个性化康复训练方案的描述，请在您认为正确的答案后面打"√"，在错误的答案后面打"×"。

1. 应围绕认知症老年人面临的问题制订康复训练目标，因此，通常情况下，认知症老年人的康复训练目标主要围绕身体功能下降、认知功能下降、情绪和行为问题以及难以适应家庭和社会环境等问题展开。（　　）

2. 康复训练方案一旦确定，就要遵照执行，不能改变。（　　）

3. 康复训练主要是康复师和老年人参与，不需要家庭成员参与其中。（　　　）

4. 一份完整的康复计划通常包括功能障碍评估情况、康复目标、具体康复措施（康复内容、方法、时间、频率等）以及相关注意事项等。（　　　）

**解析：** 上面的练习中，说法正确的是第 1、4 点，说法错误的是第 2、3 点。康复训练方案确定之后，需要根据老年人的康复情况和需求，及时调整康复方案和康复措施，故说法 2 错误；在康复训练过程中，应鼓励家庭成员的参与和支持，以促进老年人的康复和适应社会和家庭环境，故说法 3 错误。

# 第三节　如何针对认知症老年人的身体功能开展康复训练

针对认知症老年人身体功能的康复训练，主要是通过一系列的训练和恢复措施，帮助老年人维持或提高认知症老年人的身体功能。常见的训练方式有肌肉力量训练、平衡训练、协调训练、关节活动范围训练、吞咽功能训练、言语功能训练、日常生活技能训练等[1][2]。

## 一、肌肉力量训练

认知症老年人常常会出现肌肉萎缩和力量下降的问题。肌肉力量训练可以帮助老年人增加肌肉力量和耐力，减少肌肉萎缩和骨质疏松的风险。增强肌力的训练方法很多，目前，临床上最常用的是：先根据徒手肌力评定来确定肌力等级，然后采用综合性康复训练方法来改善肌力，如传递神经冲动训练、被动训练、助力训练、主动训练、抗阻训练等。

1. 传递神经冲动训练

传递神经冲动训练适用于肌力 0~1 级的老年人。治疗师引导老年人做主观努力，通过意念的方式，尽力去诱发瘫痪肌肉的主动收缩。

2. 被动训练

被动训练适用于肌力 0~1 级的老年人。被动训练是指老年人肌肉不收缩，肢体处于放松不用力状态，整个训练完全依靠外力作用来帮助完成，通常由治疗师徒手完成或施加电刺激，也可利用老年人自身的健侧肢体自我完成。适当的被动运动，可保持肌肉的生理长度和张力，防止肌肉萎缩，维持关节活动，刺激肢体/本体感觉的恢复。训练前应先在认知症老年人健侧完成同样动作，使老年人体会肌肉收缩方式和动作要领，治疗师用口令

① 王平，汪洋，蔡涛. 老年康复 [M]. 武汉：华中科技大学出版社，2020.
② 熊华，张鸿宇. 康复护理学 [M]. 2 版. 北京：中国医药科技出版社，2019.

促使老年人的注意力集中在训练部位。

3. 助力训练

助力训练适用于肌力 1~2 级的老年人。助力训练是指部分肌肉主动收缩、部分由外力辅助所完成的训练，由治疗师辅助或借助器具完成。助力训练是老年人由被动运动向主动运动过渡的重要训练环节，包括徒手助力训练、悬吊助力训练、滑面上助力训练、滑车重锤助力训练、浮力助力训练等。

4. 主动训练

主动训练适用于肌力 3 级的老年人。主动训练是老年人在完全不依靠外力辅助的情况下独立完成的训练。训练时老年人应采取正确的体位和姿势，将肢体置于抗重力位，由老年人自己进行运动，治疗师给予适当的指导和必要的监督，防止代偿运动。

5. 抗阻训练

抗阻训练适用于肌力 4~5 级的老年人。抗阻训练是对运动中的肢体施加的一定量的阻力进行的运动。常用的抗阻训练方法有等长抗阻训练、等张抗阻训练及等速抗阻训练。常用弹力带、弹簧、沙袋、杠铃、哑铃、重锤等器械作为抗阻负重物。

【重点提要】

需要注意的是，在进行肌力训练时，老年人可能会感到疲劳、肌肉酸痛或者失去平衡。为了避免摔倒，建议在训练时有人在旁边协助或者使用支撑物。在训练过程中，治疗师应注意老年人心血管反应，特别是老年人对抗较大的阻力时，会引起血压的明显升高，加上训练时常伴有憋气，也会对心血管造成过多的负荷，因此，有高血压、冠心病或其他心血管疾病的老年人，应禁忌过分用力或憋气[①]。如果老年人出现明显的不适，应立即停止训练，咨询专业医生的建议。

二、平衡训练

认知症老年人常常会出现平衡问题，容易摔倒受伤。平衡训练可以帮助老年人提高平衡能力，减少跌倒的风险。平衡功能训练应按照由易到难、循序渐进的原则进行，一般从稳定体位逐渐过渡到不稳定体位，即按照卧位—坐位—站位这样的顺序进行一级、二级、三级平衡功能训练。常见的平衡训练包括单腿站立、行走平衡练习、坐姿平衡练习等。

1. 单腿站立

单腿站立是一种常见的平衡训练方法，可以帮助老年人提高平衡能力，减少跌倒的风险。下面是单腿站立的康复训练方法：

---

① 人力资源社会保障部教材办公室. 老年人康复护理使用技能［M］. 北京：中国劳动社会保障出版社，2019.

（1）确定训练姿势。选择平稳的地面，老年人一只脚站在地面上，另一只脚抬起，双手自然放在身体两侧。初学者可以先在墙边或椅子旁边进行练习，以免摔倒。

（2）坚持站立。让老年人尽可能地坚持单腿站立的时间，初始时间可以从10秒开始，逐渐增加到30秒、1分钟等。训练时可以使用计时器，记录老年人站立的时间。

（3）增加难度。当老年人能够坚持单腿站立30秒以上时，可以增加训练的难度。例如，让老年人闭上眼睛、将双手抬起或者在不平稳的地面上进行训练。

（4）逐渐增加训练次数。每天进行多次单腿站立训练，每次训练时间逐渐增加。例如，初期每天进行3次训练，每次训练时间为30秒。后面逐渐增加到每天进行5次训练，每次训练时间为1分钟。

2. 行走平衡练习

行走平衡练习是一种非常有效的康复训练方法，可以帮助认知症老年人提高平衡能力和步态稳定性，减少跌倒的风险。下面是行走平衡练习的康复训练方法：

（1）确定训练姿势。选择平稳的地面，让老年人保持直立姿势，双脚并拢，双手自然放在身体两侧。

（2）行走练习。让老年人沿着一条直线或者固定的路线行走，初始距离可以从2米开始，逐渐增加到5米、10米等。训练时可以使用计时器，记录老年人行走的时间。

（3）增加难度。当老年人能够稳定地行走一段距离时，可以增加训练的难度。例如，让老年人向前倾斜身体或者在不平稳的地面上进行训练。

（4）逐渐增加训练次数。每天进行多次行走平衡练习，每次训练距离可以逐渐增加。例如，每天进行3次训练，每次训练距离为5米，然后逐渐增加到每天进行5次训练，每次训练距离为10米。

**【重点提要】**

需要注意的是，在进行单腿站立训练和行走平衡练习时，老年人可能会感到头晕、眩晕或者失去平衡。为了避免摔倒，建议在训练时有人在旁边协助或者使用支撑物。如果老年人出现明显的不适，应立即停止训练，咨询专业医生的建议。

### 三、协调训练

协调训练是指恢复平稳、准确、有控制的随意运动的锻炼方法，即利用残存部分的感觉系统以及利用视觉、听觉、嗅觉、触觉来促进随意运动的控制能力，本质在于集中老年人的注意力，反复训练。训练项目主要包括上肢协调性训练、下肢协调性训练和方向性活动等。

（1）上肢协调性训练。着重练习动作的准确性、反应速度的快慢、动作节奏性等方面，可进行一些上肢轮替动作，如双上肢交替上举、交替摸肩等。

（2）下肢协调性训练。着重训练正确的步态，也可进行轮替动作，如交替屈髋、交替伸膝等。

（3）方向性活动。如指鼻练习、木钉板训练。

需要注意，平衡训练应与其他方法结合开展，训练时不宜过度用力，避免老年人因兴奋扩散而加重不协调；训练要在允许的范围内进行，注意保护老年人，防止意外受伤和增加心理负担；训练中不断纠正老年人错误的姿势，通过反复多次的训练，逐渐提高老年人的协调性。

### 四、关节活动范围训练

关节活动范围训练是指采取主动或被动运动的方法，以预防和改善关节活动受限，恢复关节活动功能的运动治疗技术。包括老年人的主动和被动运动，治疗师的手法和器械牵引治疗。关节活动范围训练根据是否借助外力分为被动运动、主动助力运动和主动运动三种。

1. 被动运动

被动运动是指老年人完全不用力，全靠外力来完成的运动。其根据外力的来源分为两种：一种是由治疗师来完成的被动运动，如关节活动技术和关节松动技术；另一种是借助外力由老年人自己来完成的被动运动，如牵伸技术、持续性被动活动等。外力主要来自治疗师、家属、老年人健侧肢体或各种康复训练器械。

（1）关节活动技术。关节活动技术是治疗师对关节各个轴、各个方向进行被动活动的方法。操作要在关节活动的各个方向进行，范围应尽可能大，动作缓慢、匀速，忌暴力。

（2）关节松动技术。关节松动技术是治疗师利用较大的振幅、低速度的手法在关节的可动范围内进行的一种针对性很强的方法，具有针对性强、见效快、痛苦小、易接受等特点。

（3）牵伸技术。牵伸技术是用外力（人工或器械）牵伸挛缩的软组织，以改善或重新获得关节周围软组织的伸展性，防止发生不可逆的组织挛缩，降低肌张力，改善和恢复关节活动范围的方法。牵伸技术是治疗各种软组织挛缩导致的关节功能障碍的临床常用方法之一。根据外力的来源、牵拉方式和持续时间，我们可以把牵伸分为被动牵伸和主动抑制。

（4）持续性被动活动。持续性被动活动是指利用专门的 CPM 训练器械，对关节进行持续缓慢被动运动的治疗方法。其主要用于手术后肢体进行早期、持续性、无疼痛范围内的被动活动，以缓解疼痛，改善关节活动范围，防止粘连和关节僵硬，促进关节周围软组织血液循环和损伤软组织的修复，消除手术和制动带来的并发症。

2. 主动助力运动

主动助力运动是指在一定的外力辅助下，老年人主动收缩肌肉来完成关节活动的训练。助力运动可逐步增强肢体的肌力，建立协调动作模式。常用的有器械训练、悬吊训练、滑轮训练等。

（1）器械训练。以器械为助力，利用杠杆原理，带动老年人受限关节进行活动，常用的器械有体操棒、肋木、火棒、肩轮、肩梯以及针对四肢关节活动障碍而专门设计的练习器械。

（2）悬吊训练。利用挂钩、绳索和吊带组合，将拟活动的肢体悬吊起来，使其在去除肢体重力前提下进行摆动活动。

（3）滑轮训练。利用挂钩、绳索，使用健肢带动患肢的活动。

3. 主动运动

主动运动是指当老年人能自动活动时应以主动锻炼为主。最常用的是各种徒手体操，一般根据老年人关节活动受限的方向和程度，设计一些有针对性的动作，内容可简可繁。主动运动应注意：

（1）运动时用力要均匀缓慢，循序渐进，幅度从小至大，以牵伸挛缩的肌肉、肌腱和关节周围的组织。

（2）每次操作尽可能达到当时的最大范围后再稍加用力，以引起轻微痛感为度，并稍作停留，还原后再重复，每天可练习 2~3 次，每一动作重复 10~20 次。

（3）锻炼应包括该关节所有轴位的活动，且尽可能逐步达到最大速度。

（4）可以个人练习，也可以将有相同疾病的老年人分组集体练习。

### 五、感觉功能训练

针对感觉功能障碍的训练方法通常遵循以下步骤：第一步，让老年人闭眼尝试做某一活动；第二步，让老年人睁眼检查所完成的活动是否正确；第三步，如果不正确，让老年人睁眼重复相同的活动，以实现视觉与感觉经验的统合，并进行记忆储存；第四步，再次让老年人闭眼，重复做相同的活动，以强化睁眼时所获得的经验。

常用的感觉功能康复训练方法包括以下内容：

1. 早期训练

早期训练的目的是训练移动性触觉、持续触觉、压觉和正确的触觉定位。刺激强度由强到弱。训练可分为三个阶段：

（1）第一阶段。让老年人睁眼看着，刺激其健侧和患侧肢体皮肤，努力体验和对照。

（2）第二阶段。让老年人睁眼看着，刺激其患侧肢体皮肤，然后闭眼，继续在同一部位以同样物品进行刺激，要求老年人努力比较和体会。

（3）第三阶段。让老年人闭上眼睛，用物品同时刺激其健侧和患侧肢体皮肤，要求老年人比较和体会。

2. 后期实体觉训练

认知症老年人在移动和固定触觉以及指尖定位恢复后，可进入后期训练。后期训练需借助装有玻璃的木箱，有玻璃的一面向着治疗师，木板面向着老年人。具体训练方法如下：

（1）第一阶段。识别物品，让老年人闭目，并让其尽可能描述手中物品的特征，睁开眼睛后观察手中物品，如有遗漏，补充描述其特点。

（2）第二阶段。识别物品质地：从差异大的材料到质地差别细微、分辨难度大的物品。

（3）第三阶段。识别日常生活用品：从识别较大的物品开始，逐步过渡到识别小巧的物品。

3. 深感觉训练

深感觉如位置觉的障碍、动作不准确、平衡功能差以及姿势异常等，可用以下方法训练：

（1）早期进行良姿位训练。患肢关节负重，手法挤压以及神经肌肉本体促进技术（PNF）训练。

（2）训练平衡。

（3）视觉生物反馈训练。例如借助姿势镜等。

（4）放置训练。保持在一定的空间位置，反复训练直到老年人能独立完成该动作。

进行感觉训练时需要注意：提醒老年人集中注意力；训练要在允许的范围内进行；注意保护老年人，防止出现意外或安全事故。

## 六、吞咽功能训练

认知症老年人通过训练不仅能改善吞咽功能，改变或恢复经口进食的方式，同时也能改善其营养状况，增强机体抵抗力。常用的方法有口唇训练，下颌、面部、颊肌、喉部训练，舌部训练，冷刺激训练，屏气-发声训练，代偿性训练等。

1. 口唇训练

让老年人通过张闭口动作促进口唇肌肉，如抿嘴，说"嗯"，维持 5 秒，重复五次；然后闭拢嘴，说"呜"，维持 5 秒，重复五次。

2. 下颌、面部、颊肌、喉部训练

（1）下颌训练。指导老年人进行夸张的咀嚼动作，重复 10 次。

（2）面部训练。指导老年人把嘴巴尽可能地张至最大后，维持 5 秒，然后放松，重复10 次。

（3）颊肌训练。指导老年人紧闭嘴唇，鼓腮，维持 5 秒，放松，再做将空气快捷地在左右面颊内转移的动作，如漱口动作，重复 5~10 次。

（4）喉上提训练。指导老年人头部前伸，使颌下肌伸展 2~3 秒，然后治疗师在老年人的颌下施加压力，嘱老年人低头，发辅音字母的发音，以改善喉入口的闭合能力。

3. 舌部训练

指导老年人每日进行舌操训练。

（1）舌尽量伸出口外，维持5秒，然后缩回，放松，重复5~10次。

（2）舌尽量贴近硬腭向后回缩口腔内，维持5秒，然后放松，重复5~10次。

（3）快速的伸缩舌运动，重复5~10次。

（4）张开口，舌尖抬到门牙背面，维持5秒，然后放松，重复5~10次

（5）张开口，舌尖抬到门牙背面，贴硬腭向后卷，即做卷舌运动。持续5~10次。

（6）舌尖伸向左唇角，再转向右唇角，各维持5秒，然后放松。连续做5~10次。

（7）用舌尖舔唇一圈，重复5~10次。

（8）将舌伸出，快速的舔左右唇角，重复5~10次。

4. 冷刺激训练

治疗师将冰棉签棒放置于老年人的舌尖、舌体、舌根上，轻轻下压，嘱老年人将舌抬起，做空吞咽动作。

5. 屏气—发声训练

老年人取座位，双手支撑床/椅面做推压运动和屏气，使胸廓固定、声门紧闭，然后松手，呼气发声，让声门打开。此训练除了能训练吞咽功能，也有利于去除咽部残留食物。

6. 代偿性训练

进食时，治疗师让老年人采取特定的吞咽方法使吞咽变得安全，避免误吸、噎食等意外发生。

（1）侧方吞咽。指导老年人分别左、右侧转头，做侧方吞咽。

（2）空吞咽与交替吞咽。治疗师在老年人每次进食后嘱咐其反复做几次空吞咽，使饭团全部咽下；或在进食后让老年人饮极少量的水（1~2 ml）。

（3）用力吞咽。指导老年人将舌用力向后移，帮助食物推进通过咽腔，以增大口腔咽压，减少食物残留。

（4）点头样吞咽。指导老年人颈部尽量前屈形状似点头，同时做空吞动作，以除去会厌部残留食物。

### 七、言语功能训练

言语训练是借助听、说、读、写等训练方法，恢复或改善构音结构，提高言语清晰度的训练方法。常用的方法包括失语症的训练、构音障碍训练。

1. 失语症训练

失语症训练主要采取听理解训练、阅读理解训练、语言表达训练、书写训练等。

（1）听理解训练包括语词听觉辨认、执行命令训练、判断是非训练、记忆训练等。

①语词听觉辨认。出示一定数量的实物、图片、字词卡片，治疗师说出某词让老年人

指认。由单词的指认开始，逐渐增加难度。当老年人听单词理解正确率近100%时，可进行语句理解训练。

②执行命令。出示一定数量的实物、图片，治疗师发出指令，让老年人完成简单动作，如"把牙刷拿起来"。逐渐增加信息成分，使指令逐渐复杂。

③判断是非。让老年人听完题后判断是否正确。

④记忆训练。让老年人在一定的时间内记住一定数量的实物、图片，然后把实物和图片拿掉，间隔一定时间后，再让老年人回忆刚才出示的实物和图片，如"把笔、帽子和牙刷拣出来"等，逐渐增加难度。

（2）阅读理解训练包括字词句理解训练、短文理解训练等。

①字词句理解训练。字词句理解训练包括视觉认知训练（将一组图片摆在老年人面前，让老年人看过后进行图片与文字匹配）、听觉认知训练（将一组图片摆在老年人面前，治疗师读一个词后，老年人指出相应的字卡、图片）、语词理解训练（用句子卡片，让老年人指出情景画，进行语句与图画匹配，以训练老年人执行书面语言指令的能力）。

②短文理解训练。阅读短文后，在选项中选出正确答案。

（3）语言表达训练包括复述训练、选择回答、命名训练、朗读训练、旋律吟诵训练、自发口语练习等。

①复述训练。从单词开始，逐渐过渡到句子、短文，随着老年人的能力增强，增加训练难度。对重症老年人可使用提示图片或文字卡，在要求复述时配以视觉刺激。

②选择回答。提出问题，让老年人在选项中找出正确答案并读出。

③命名训练。按照单词—短句—长句的顺序进行，给老年人出示一组卡片或实物进行提问，让老年人说出物品的名称。

④朗读训练。出示单词句子、短文卡，让老年人出声读出。如不能进行，由治疗师反复读给老年人听，然后鼓励老年人一起朗读，最后让其自己朗读。由慢速逐渐接近正常，每日坚持，以提高朗读的流畅性。

⑤旋律吟诵训练。鼓励引导老年人唱出自己熟悉的歌曲的旋律和歌词等。

⑥自发口语练习。将有关行为动作的图片让老年人看后，用口语说明，描述图中的活动；或看情景画让老年人自由叙述；与老年人进行谈话，让老年人回答自身、家庭及日常生活中的问题等。逐渐增加句子的长度和复杂性，同时要注意进行声调和语调的训练。

（4）书写训练包括抄写阶段、随意书写、默写阶段和自发书写阶段。治疗师可让认知症老年人抄写和听写单词、简单的短句、复杂的长句和短文；看物品图片，写出单词；看动作图片，写叙述短句；看情景图片，写叙述文；记日记和给朋友写信。目的是逐步使老年人将语义与书写的词联系起来，达到有意义书写和自发书写的目的。

2. 构音障碍训练

构音障碍训练包括松弛训练、呼吸训练、发音与发音器官的训练等。

（1）松弛训练。其目的是通过随意肌群的放松，降低非随意言语肌的紧张性，因此松弛训练对痉挛性构音障碍比较重要。松弛训练包括肩颈头部肌、上肢、下肢、胸腹背肌放松。如老年人坐位，闭眼、平静呼吸，双肩缓慢向上耸起再缓慢下降，以放松双肩部肌肉。

（2）呼吸训练。呼吸气流的控制是正确发音的基础。

①上肢上举、摇摆，可改善呼吸功能。

②双上肢伸展吸气，放松呼气，可改善呼吸协调动作。

③进行吸气—屏气—呼气训练（老年人坐位，双唇紧闭，用鼻缓慢深吸气，再缓慢用嘴呼气）可延长呼气的时间。

（3）发音与发音器官的训练。其包括构音改善的训练、鼻音控制训练、克服费力音的训练、克服气息音的练习、语调练习、音量控制训练等。

①构音改善的训练。本体感觉刺激训练（用长球棉棒按唇—牙龈—上齿龈背侧—硬腭—软腭—舌—颊粘膜顺序进行环形刺激）；舌唇运动训练（张开唇—发"啊"音、前突—发"呜"音、缩回裂开—发"衣"音、紧闭唇—放松；舌的前伸、后缩、上抬、向两侧口角移动，舌尖沿上下齿龈做环形"清扫"动作等。可以借助压舌板增加阻力进行力量训练）；发音训练（先训练发元音，然后发辅音，再将元音与辅音相结合。按单音节—双音节—单词—句子的顺序进行。可以通过画图让老年人了解发音的部位、目前存在的问题，并告诉准确的发音音位）；减慢言语速度训练（治疗师轻拍桌子或借助节拍器，由慢到快，老年人随节拍发音，可以明显增加可理解度）；辨音训练（通过口述或放录音，分辨出错音，并及时进行纠正）。

②鼻音控制训练。鼻音过重是由于软腭、腭咽肌无力或不协调，将鼻音以外的音发成鼻音。干预方法主要包括"推撑"疗法和引导气流法两种。"推撑"疗法：老年人两只手放在桌面上向下推或两手掌相对推同时发短元音，也可训练发舌后部音［ka］等；引导气流法：使用吸管在水杯中吹泡、吹气球、吹蜡烛、吹纸张等，可以引导气流通过口腔，减少鼻漏气，并可延长呼气时间。

③克服费力音的训练。此音是由声带过分内收所致。干预方法包括如下几种：让老年人处在一种很轻的打哈欠状态时发声；颈部肌肉放松法（低头、头后仰、向左右侧屈以及旋转）；咀嚼练习。

④克服气息音练习。此音的产生是由声门闭合不充分引起的。干预方法有"推撑"法、咳嗽法，也可用手法辅助甲状软骨的运动等进行发音练习。

⑤语调练习。多数老年人表现为音调低或单一音调。训练时可以采用可视音调训练器帮助训练。

⑥音量控制训练。自主的互相控制对音量的控制和调节也极为重要。训练时指导老年人持续发声，并由小到大，使呼气时间延长。

### 八、日常生活技能训练

认知症老年人常常会出现日常生活技能下降的问题，例如穿衣、洗漱、进食困难等。日常生活技能训练可以帮助老年人恢复或提高这些日常生活技能。常见的日常生活技能训练包括穿衣训练、如厕训练、进食训练、沐浴训练等。

1. 穿衣训练

穿衣训练是一种康复训练方法，可以帮助认知症老年人增强自理能力和日常生活技能。下面是穿衣训练的康复训练方法：

（1）提供示范。提供穿衣示范，帮助老年人了解正确的穿衣方法。可以使用图片、视频等方式进行示范。

（2）分步训练。根据老年人的穿衣能力，将穿衣过程分为多个步骤进行训练。例如，先让老年人练习穿袜子，再让老年人练习穿鞋子，最后让老年人练习穿上衣服。

（3）提供帮助。在训练过程中，可以提供适当的帮助和提示，例如提醒老年人注意衣服的正反面、提供穿衣辅助工具等。

（4）逐渐增加难度。根据老年人的穿衣能力，逐渐增加训练的难度。例如，从简单的穿衣开始，逐渐增加穿衣的复杂度和难度。

（5）练习日常穿衣。在训练过程中，逐渐让老年人练习日常穿衣，例如穿外套、裤子等。

（6）穿衣选择。引导老年人认识不同季节应穿着的衣物，并定期协助老年人整理衣柜，放置适合季节的衣物。

需要注意的是，在进行穿衣训练时，老年人可能会感到困难或者失去兴趣。为了保持老年人的积极性和参与度，建议选择老年人喜欢的衣服和颜色，适当调整训练难度。如果老年人出现明显的不适，应立即停止训练，咨询专业医生的建议。

2. 如厕训练

如厕训练是一种康复训练方法，可以帮助认知症老年人增强自理能力和日常生活技能。下面是如厕训练的康复训练方法：

（1）观察老年人的如厕情况，了解老年人的如厕规律，建立如厕时间，通过生物反馈训练肛门括约肌活动，以提高老年人对直肠扩张的感受性和警觉性。

（2）采用"标示"引导，并定时提醒老年人到指定地点如厕，防止老年人随时随地大小便。

（3）识别老年人的如厕需求迹象，如在房门外徘徊、拉扯裤子、坐立不安等，及时引导，并根据如厕能力给予协助与支持。

3. 进食训练

进食训练是一种康复训练方法，可以帮助认知症老年人增强自理能力和日常生活技能。下面是进食训练的康复训练方法：

（1）引导老年人识别食品和餐具，一次可只识别一种，且应反复进行。

（2）老年人进食时，尽量保持环境安静，减少活动和刺激。

（3）就餐有规律，尽量保持相同时间、相同地点，宜少食多餐。

（4）尽量让老年人独立进食，治疗师在一旁给予适量的协助，逐步提高老年人的进食能力。

4. 沐浴训练

沐浴训练是一种康复训练方法，可以帮助认知症老年人增强自理能力和日常生活技能。下面是沐浴训练的康复训练方法：

（1）沐浴前应告知老年人，如遭拒绝应稍后再引导参与。

（2）了解老年人喜好的沐浴方式（如沐浴液种类、沐浴时间等），建立沐浴的吸引性，满足其合理需求。

（3）调节室内水温，避免老年人因怕冷或感觉闷热而发生异常行为。

（4）沐浴过程中尽量保持坐位，避免跌倒。

（5）帮助老年人建立愉悦的沐浴经历，完成沐浴后可适当赞美老年人的表现，形成正反馈。

## 【课时练习】

以下是一些关于如何针对认知症老年人的身体功能开展康复训练的方法描述，请在您认为正确的答案后面打"√"，在错误的答案后面打"×"。

1. 肌肉力量训练主要采用综合性康复训练方法来改善肌力，常用的有传递神经冲动训练、被动训练、助力训练、主动训练、抗阻训练等。（　　）

2. 平衡训练方法包括单腿站立、行走平衡练习、坐姿平衡练习等。（　　）

3. 言语功能训练常用的方法包括失语症的训练、构音障碍训练、吞咽功能训练等。（　　）

4. 关节活动范围训练根据是否借助外力分为被动运动和主动运动。（　　）

5. 吞咽功能训练常用的方法包括口唇训练，下颌、面部、颊肌、喉部训练，舌部训练，冷刺激训练，屏气—发声训练，代偿性训练等。（　　）

解析：上面的练习中，说法正确的是第1、2、5点，说法错误的是第3、4点。言语功能训练常用的方法包括失语症的训练、构音障碍训练等，吞咽功能训练不属于言语功能训练的内容，故说法3错误；关节活动范围训练根据是否借助外力分为被动运动、主动助力运动和主动运动三种，故说法4错误。

## 第四节　如何针对认知症老年人的认知功能开展康复训练

针对认知症老年人的认知功能康复训练可以帮助老年人恢复或者维持日常生活能力，提高生活质量。常用的认知功能训练内容包括记忆力训练、定向力训练、失认训练、计算力训练、注意力训练、思维训练、失用训练等。

### 一、记忆力训练

对于认知症老年人而言，记忆损伤相比于一般老年人较为严重，而通过记忆训练，可以帮助老年人提高记忆能力。常用的方法有以下几种：

（1）卡片记忆法。准备 5 至 6 张难度递增的记忆力训练识物卡片（例如，水果卡片、蔬菜卡片、日常生活生活用品卡片等，见图 12-2），先教会老年人卡片的名称，指导老年人反复记忆，之后让其回忆。根据老年人的回答情况，更换其他卡片，结合不同老年人的情况，可以逐步增加回忆的时间间隔和一次需要回忆的卡片数量。

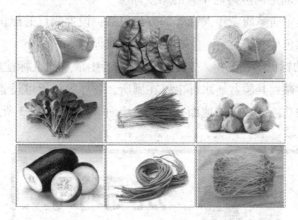

**图 12-2　蔬菜卡片**

（2）数字复述训练。提前准备一组数字卡片，然后将其打乱，让老年人读出数字，从三位数开始，每次增加一位数，如 137、1375、13753、137539……读完之后立即进行复述，直至不能复述为止。

（3）亲人图片记忆。提前准备由老年人家属提供的老年人和家人的照片，然后向老年人提问，激发其对于照片有关的时间、地点、人物、环境的回忆，进行脑部功能的锻炼。

（4）PQRST 练习法。治疗师给老年人一篇短文，按 P-Q-R-S-T 程序进行练习，通过反复阅读、理解、提问来促进记忆。其中 P 为 Preview（预读），即浏览阅读材料的大概内容；Q 为 Question（提问），即就相关内容向老年人提问；R 为 Read（阅读），即让老年人再次仔细阅读；S 为 State（陈述），即让老年人复述阅读的内容；T 为 Test（测验），即通过回答问题检查老年人是否理解并记住了有关信息。

（5）回忆法。重现旧时家庭生活场景或者其他对于老年人而言比较熟悉的场景，和老年人一起看一些旧照片、一起回忆过往等，通过这样的方式，帮助其更好地回忆。

（6）电话号码背诵训练。让老年人先记忆背诵自己的电话号码，然后再去背诵子女的电话号码，进行反复练习。治疗师可指导老年人用联想法进行记忆，例如，要记住电话号码 87335100 可以想象"8 个 73 岁的老年人爬 3 座山去看望 5 个 100 岁的老和尚"①。

（7）每天记录。对于患病前喜欢用文字记录的老年人，照护者可以鼓励他们在患病的早期继续记日记等。

### 二、定向力训练

老年人一旦患上认知症，其定向力往往受损，给其生活带来困扰，从而导致其情绪变化，进而引发老年人的攻击行为等。开展定向力训练就是针对地点（空间）、时间、人物等的认知训练。具体方法如下：

1. 针对地点、空间定向障碍老年人的康复训练

针对地点、空间定向障碍老年人训练的方法包括：设置醒目的标识、不轻易改变老年人日常生活用品的颜色/图案/位置、实物定位、路线训练等。

（1）设置醒目的标识。在老年人常用的物品或者生活空间上标注醒目的标识。例如，将老年人喜爱的图片贴到其脸盆、水杯上，在厕所、餐厅等位置可设置醒目的标识，用不同颜色来区分不同的功能区域，如地面、家具、墙面等。如图 12-3 所示。

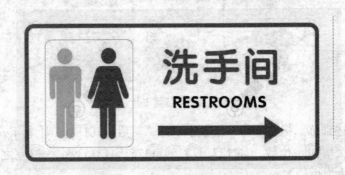

图 12-3　醒目的洗手间标识

（2）不轻易改变老年人日常生活用品的颜色、图案和位置。不轻易更换床单颜色，不改变房间内的摆设，否则会导致老年人对环境的辨认难度加大。

---

① 种元崇子，魏红蕾，赵力文. 养老服务机构护理骨干培训［M］. 北京：中国协和医科大学出版社，2010.

（3）实物定位。训练前可以带老年人外出，比如去逛公园、买菜等，回来后请老年人回忆外出去干什么了、去了什么地方、碰见什么人、当时周围环境怎样。返回后可以立即让老年人回忆，也可以过两天再回忆。

（4）路线训练。与老年人共同制订一个行动路径（见图12-4），例如从家到小区大门，若中间出现迷茫或走错，治疗师可以适当提醒。到达目的地后，治疗师可以请老年人用提前准备的纸和笔，把路线图写出或画出。路线难度、目标难度可随老年人能力的增加逐步增大，训练中应随时关注老年人，避免走失①。

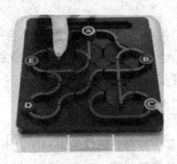

图12-4 行动路径

2. 针对时间定向障碍老年人的康复训练

针对时间定向障碍老年人训练的方法有以下几种：

（1）借助大型日历牌、钟表等营造时间感。将大型日历牌（见图12-5）设在客厅，对即将到来的日期、节日加以提醒；制订每日生活计划，列出每日要做事情的清单及时间点；日常对话时，谈论关于时间的话题；烹饪或者洗涤时，在老年人能看到的地方进行，让老年人感觉到时间的流逝。

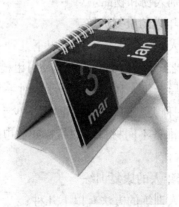

图12-5 大型日历牌

① 种元崇子，魏红蕾，赵力文. 养老服务机构护理骨干培训［M］. 北京：中国协和医科大学出版社，2010.

（2）注意光线运用，维持昼夜节律。白天注意光线运用，尽量让阳光照进房间。另外，可带老年人参加一些户外的活动，从而使其更好地维持昼夜节律，减少白天睡眠时间，增加夜间睡眠时间。

3. 针对人物定向障碍老年人的康复训练

针对人物定向障碍老年人训练的方法有以下几种：

（1）采取佩戴工作牌、放合照等方式增加老年人的安全感。照护者可以佩戴工作牌，方便老年人记忆；房间里可以放置照护者与老年人的合照，让其了解彼此关系，从而帮助其获得安全感。

（2）给老年人制作个人"生命之书"。书里面放上老年人年轻时的照片、亲密的朋友、家人的照片等，记录老年人喜欢的物品、食物等，在老年人情绪不好的时候给他看，让他讲述自己的故事，从而更好地安抚其情绪。

## 三、失认训练

认知症老年人对于人、物品、声音、形状的识别能力下降，常见的有视觉失认、触觉失认、听觉失认、单侧忽视、体像障碍等。

1. 针对视觉失认障碍老年人的康复训练

针对视觉失认障碍老年人的康复训练方法包括：

（1）辨识训练。让老年人反复看照片，尽量记住与其有关的重要人物的姓名，如家人、朋友、邻居等；协助老年人找出照片与名字之间的联系；使用色卡，指导老年人命名和辨别颜色，随着能力的进步，逐渐增加颜色的种类。

（2）代偿技术。在视失认难以改善时，治疗师应鼓励老年人利用其他正常的感觉输入方式，如利用触觉或听觉识别人物和物品。

2. 针对触觉失认障碍老年人的康复训练

针对触觉失认障碍老年人的康复训练方法有以下几种：

（1）刺激触、压觉感受器。治疗师指导老年人用粗糙的毛巾用力摩擦患侧前臂、手、手指背侧以及手指指腹；指导老年人利用手握锥形体对手掌产生压力。摩擦和压力交替进行，每30秒变换一次，每一种类型的刺激累积时间不少于2分钟。

（2）辨识训练。治疗师准备不同材料的物品，如丝巾、毛巾、纸张等，指导老年人闭目，用手感觉和分辨不同的材料。

3. 针对听觉失认障碍老年人的康复训练

针对听觉失认障碍老年人训练的方法有以下几种：

（1）听觉辨识训练。治疗师先让老年人仔细听一种声音，然后要求老年人从绘有各种发声体的图片中挑选出与该声音对应的图片，例如老年人听过哨子声后，让其从笛子、闹钟、哨子、门铃等图片中指认出与哨音一致的发声体（即哨子）图片，亦可用各种动物的叫声（如猫叫、犬吠、鸡鸣、狮吼等）。

（2）声一词辨识。让老年人听过某一种声音后，从若干词卡中找出相应的词。

（3）代偿训练。将发声体放在老年人的视野内，使老年人利用视觉输入帮助辨认声音的性质。

4. 单侧忽略训练

单侧忽略是指老年人对来自病灶对侧刺激无法适应的现象。大多数老年人是因为脑血管疾病导致右脑损伤，常常不会对自己左侧出现的刺激做出反应。例如，吃饭时总是夹左侧的菜、看漏左侧的文字等。

针对该障碍的训练方法包括视扫描训练、木钉盘训练、忽略侧肢体的感觉输入训练、阅读训练、猜测游戏等[①]。

（1）视扫描训练。老年人根据治疗师的指示在电话簿、菜单、训练时间安排表或地图上寻找信息；或让其在杂乱的抽屉里找出一角钱硬币或曲别针等生活小用品。扫描空间范围由小到大；扫描目标的数量由少到多；扫描目标由熟悉到不熟悉；扫描速度由慢到快；扫描间距或密度由大到小，由均匀到不均匀等。

（2）木钉盘训练。治疗师将木钉放在老年人的忽略侧（左侧），提醒老年人用目光在左侧寻找木钉，然后将木钉拿起并插进位于右侧的木钉盘中。整个过程要在老年人的目光注视下进行。

（3）忽略侧肢体的感觉输入训练。治疗师对老年人的忽略侧肢体进行各种感觉输入刺激。刺激方法包括：

①治疗师触摸患侧肢体部位，让老年人判断触及的部位。

②在老年人的注视下，治疗师用手、粗糙的毛巾、毛刷、冰或振动按摩器等摩擦老年人的忽略侧上肢。摩擦刺激时，应避免出现或加重痉挛。

③老年人自行在注视下用健侧手摩擦患侧上肢。

④如果上肢的近端功能有一些恢复，指导老年人借助于滑板在桌面上做跨中线的弧形运动，目光要随上肢移动。

⑤患侧肢体被动活动关节、负重训练等。

（4）阅读训练。症状轻的左侧忽略老年人，治疗师可稍加提醒让其自行阅读；重症或右侧忽略的老年人，治疗师要在忽略侧提供一个视觉提示以告诉老年人应从何处开始搜寻，即帮助老年人找到阅读的起始点。提示量随老年人情况的改善逐渐减少。

（5）猜测游戏。治疗师准备两个杯子和一个弹球，让老年人注意观察，治疗师将一杯子反扣在弹球上，让老年人指出球在哪个杯子里，反复数次。

---

① 种元崇子，魏红蕾，赵力文. 养老服务机构护理骨干培训［M］. 北京：中国协和医科大学出版社，2010.

5. 躯体构图障碍训练

躯体构图障碍训练包括躯体失认康复训练、手指失认康复训练、左右分辨障碍康复训练等。

（1）针对躯体失认的康复训练方法有以下几种：

①躯体感觉训练。治疗师用手或粗糙的毛巾摩擦身体的某一部位并说出部位名称，让老年人模仿。如用右手触摸左耳，将左手放在右膝上。

②结构训练。治疗师准备人体拼图，让老年人先通过拼图了解人体的基本结构，然后治疗师给予老年人指令让其进行躯体的识别，如"触摸四肢""触摸耳朵"等。

（2）针对手指失认障碍的康复训练方法有以下几种：

①皮肤触觉刺激训练。指导老年人用毛巾用力摩擦患侧前臂的腹侧面、手掌、手指指腹。

②压力训练。指导老年人主动或被动抓握住一个由硬纸板做成的圆锥体，向手掌施加压力。轻重两种压力刺激可以交替进行，如每 30 秒钟轮换一次，但每一种刺激的总时间至少应达到 2 分钟。刺激应当有舒适感，如果在摩擦手指时老年人出现后撤逃避反应，则需要改变摩擦部位以避免引起保护性反应。

③手指辨别训练。老年人根据治疗师的指令伸出自己的手指或指出治疗师的手指，如"指出左手无名指、伸出您的右手中指、触摸我的左手食指等"。

（3）针对左右分辨障碍的康复训练方法有以下几种：

①左右感觉输入训练。在老年人目光的注视下，治疗师通过刺激老年人的左/右上肢的皮肤或进行负重训练以增加该上肢皮肤或本体感觉的输入。训练时，治疗师不可随意变换左侧或右侧肢体，而应固定在左侧或者右侧使之产生累积效应。

②肢体左右训练。治疗师反复使用"左"和"右"的口令，如"伸出您的左手""将右边那只鞋子给我"等。如果老年人不能分辨，治疗师可以给予提示以帮助老年人完成，如戴彩带标识、戴手表、戴手套等来提示。

### 四、计算力训练

认知症老年人常常计算不清楚，甚至出现常见的加减乘除都做不对的情况。针对认知症老年人的计算力训练主要是训练老年人对数字大小、多少的概念及简单的运算能力。另外，治疗师可以将计算力训练融入生活中。具体训练方法如下：

（1）比较物品多少。例如，将筷子、积木等分成两堆，让老年人比较哪堆多，哪堆少；或者数数，如数花生、数草莓、数工具、数卡片等。

（2）简单的加减法。指导老年人进行 10 以内加减法，可逐步增大训练范围至 1~100，逐渐增加运算难度，提高运算速度，观察老年人的正确率。

（3）练习顺序排列。让老年人学习烧饭、做菜等各种日常活动和家务动作的组合及顺序排列。例如，学习阿拉伯数字、英文字母的排列；学习星期、月份、年份的排列顺序；学习简单的生活计划、安排日程等。

（4）简单账目计算。购买日用品，买菜找零，计算每样各花费多少钱、共消费多少、还剩多少等具体问题。

### 五、注意力训练

认知症老年人常常无法集中注意力，导致日常沟通及生活受影响。针对该障碍的训练方法如下：

（1）猜测游戏。治疗师准备两个杯子和一个弹球，让老年人注意观察，治疗师将一杯子反扣在弹球上，让老年人指出球在哪个杯里，反复数次。如无误差，可以增加难度，改用两个以上的杯子和多种颜色球，方法同前；扣上后让老年人分别指出各颜色球被扣在哪个杯子里。具体如图 12-6 所示。

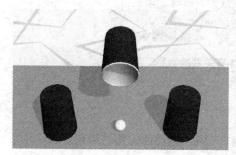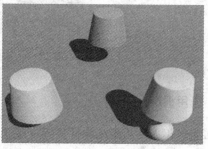

**图 12-6　猜测游戏**

（2）删除作业。治疗师在白纸上用铅笔写汉字、拼音或图形等，让老年人用笔删去指定的汉字、拼音或图形，反复多次无误差后，可增加汉字的行数或词组。

### 六、思维训练

认知症老年人的思维出现混乱，包括抽象概括过程障碍、联想过程障碍、思维逻辑障碍、妄想等。针对该障碍的训练方法如下[1]：

（1）类比训练。指导老年人对不同的物品或事物进行分类，从粗分类到进一步细分类。

①将食品类进一步细分为肉、奶制品、蔬菜、豆制品、水果等。

②治疗师向老年人出示成对的、有共同点的物品或词组，如玫瑰—菊花、手表—皮尺、床—椅子等，让老年人回答每一对物品有哪些相似之处。

———————————

① 种元崇子，魏红蕾，赵力文. 养老服务机构护理骨干培训［M］. 北京：中国协和医科大学出版社，2010.

（2）思维训练。治疗师给老年人提出不同的问题让其思考回答，如"和牛有关联的东西是什么？""牛吃什么？拉什么？""牛有什么好处"等一系列的问题（见图12-7）。根据老年人的表现，治疗师可提供不同的帮助，如分解解决问题的步骤、给予提示、让老年人将解决问题的步骤写下来等。

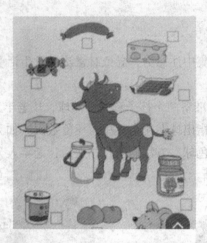

图 12-7　和牛有关联的物品

### 七、失用训练

认知症老年人常出现结构性失用、观念性失用、运动性失用等障碍。

1. 结构性失用障碍的康复训练

针对结构性失用障碍的康复训练方法有以下几种：

（1）复制几何图形。从简单的平面图形（如正方形、三角形）开始，逐步向复杂图形（如连接点状图或曲线图，将平面图加工成立体图等）过渡。

（2）用积木复制结构。从简单的三块积木开始，如图12-8所示，逐渐增加积木数量及设计难度，从二维到三维；从单色积木到彩色积木；从大小和形状相同的积木，到大小和形状不相同的积木，逐渐过渡到根据照片或图画再现三维结构。

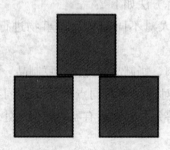

图 12-8　简单的三块积木练习

（3）用火柴棍或几何拼图进行复制练习。从简单的图形或熟悉的物品开始，逐渐增加图形或构图的复杂性。用火柴棍进行复制练习如图12-9所示。

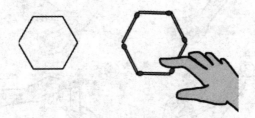

**图12-9　用火柴棍进行复制练习**

（4）让老年人完成剩下部分的任务，如进行摆餐具作业时，先摆好筷子和杯子，然后让老年人自己独立完成剩下的部分。

2. 观念性失用障碍的康复训练

针对观念性失用障碍的康复训练方法有以下几种：

（1）故事图片排序练习。摆放3张卡片，要求老年人按正确的顺序排列起来组成一段情节或短故事，并逐渐增加故事情节的复杂性。例如下面这组图片（见图12-10），女孩早晨起床后先吃早饭，再去上学校。治疗师可以要求老年人按照正确的顺序在图片下面标明第一步、第二步和第三步。

**故事图片排序练习**

按照正确的顺序在图片下面标明第一步，第二步和第三步

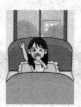 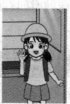 

**图12-10　故事图片排序练习**

（2）选择日常生活中的系列动作训练。如把点蜡烛动作分解为拿起火柴盒、取出火柴棒、划着火柴、拿起蜡烛点燃等4个步骤并依次进行训练，如图12-11所示。由于老年人的动作顺序经常混乱，除将动作分解外，有时还需对下一个步骤进行适当提醒，或用手帮助其进行下一个动作，直到老年人基本完成动作。

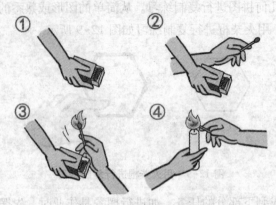

图 12-11　点蜡烛动作训练

3. 运动性失用障碍的康复训练

针对运动性失用障碍的康复训练方法有以下几种：

在治疗前及治疗中给老年人的患肢以触觉、位置觉和运动觉刺激，加强正常运动模式和运动计划的输出。

对于老年人的动作笨拙和动作异常，尽量不要用语言纠正，而应握住他的手帮助其完成，并随动作的改善逐渐减少辅助量。

让认知症老年人在训练前先进行想象或观摩，即让老年人在头脑中以流畅、精确和协调的运动模式想象，或观看治疗师演示一套完整的动作后，再进行尝试。

日常生活活动能力训练尽可能在相应的时间、地点和场景进行，如早晨在病房进行穿衣训练。

【重点提要】

需要注意的是，在进行认知功能康复训练时，治疗师应根据老年人的认知水平和能力，逐渐增加训练的难度。同时，治疗师应注意老年人的情绪和身体状况，避免其过度疲劳和不适。若老年人出现明显不适，应立即停止训练，咨询医生的建议。

【课时练习】

以下是一些关于如何针对认知症老年人的认知功能开展康复训练的方法描述，请在您认为正确的答案后面打"√"，在错误的答案后面打"×"。

1. 记忆训练主要针对老年人的记忆能力进行训练，常用的方法包括卡片记忆法、数字复述训练、亲人图片记忆、PQRST练习法、回忆法、电话号码背诵训练、每天记录等。（　　　）

　　2. 定向力训练就是针对地点（空间）和时间的训练。（　　）

　　3. 失认训练主要包括针对视觉失认障碍老年人的康复训练、针对触觉失认障碍老年人的康复训练、针对听觉失认障碍老年人的康复训练、单侧忽略训练、躯体构图障碍训练。（　　）

　　4. 失用训练包括结构性失用障碍的康复训练、观念性失用障碍的康复训练、运动性失用障碍的康复训练等。（　　）

　　**解析**：上面的练习中，说法正确的是第1、3、4点，说法错误的是第2点。定向力训练主要是针对地点（空间）、时间、人物等的训练，故说法2错误。

## 第五节　如何针对认知症老年人的情绪和行为问题开展康复训练

　　改善老年人的情绪和行为问题的康复训练主要包括认知行为疗法、情绪调节训练、社交技能训练、生活技能训练等方法。

### 一、认知行为疗法

　　认知行为疗法（cognitive behavioral therapy，CBT）是一种常用的心理治疗方法，旨在帮助老年人改变消极的思维模式和行为方式，从而改善其情绪和行为问题。其基本原理是认为人的情绪和行为是由其思维方式所决定的。认知行为疗法通常包括以下几个步骤：

　　（1）评估。通过面谈、问卷等方式，了解老年人的情绪和行为问题，以及其思维方式。

　　（2）目标制订。与老年人共同制订治疗目标和计划，明确需要改变的思维和行为。

　　（3）认知重构。通过识别和改变消极的思维模式，帮助老年人改变对自己、他人和世界的看法。例如，通过反思、实证、替换等方法，帮助老年人转变负面的自我评价和预测。

　　（4）行为实验。通过实践和反馈，帮助老年人尝试新的行为方式和思维模式，从而改变其消极的情绪和行为。

　　（5）巩固和维持。通过巩固和维持新的思维和行为方式，帮助老年人保持良好的情绪和行为状态。

　　认知行为疗法的优点有治疗时间短、效果显著、适用范围广等。同时，它也具有一定的局限性，如对老年人的要求较高、需要老年人的积极参与等。因此，在实践中治疗师应根据老年人的具体情况和需要，选择合适的治疗方法和策略。

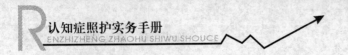

### 二、情绪调节训练

情绪调节训练可以帮助老年人学会自我调节情绪的方法，从而减轻焦虑、抑郁等情绪问题。例如，治疗师可以通过深呼吸、渐进性肌肉松弛等方法，帮助老年人放松身心，缓解负面情绪。

### 三、社交技能训练

社交技能训练可以帮助老年人提高社交能力，减少社交障碍和孤独感。例如，治疗师可通过角色扮演、小组讨论等方法，帮助老年人学会与他人交流、合作和解决问题。

### 四、生活技能训练

生活技能训练可以帮助老年人提高日常生活自理能力，减少依赖和行为问题。例如，治疗师可以通过模拟日常生活场景、示范、反馈等方法，帮助老年人学会独立完成日常生活活动，如洗漱、进食、穿衣等。

需要注意的是，在进行情绪和行为问题的康复训练时，治疗师应根据老年人的具体情况和需要，选择合适的训练方法和策略。同时，治疗师应注意老年人的情绪和身体状况，避免其过度疲劳和不适。如果老年人出现明显的不适，应立即停止训练，咨询医生的建议。

## 第六节　如何针对认知症老年人适应家庭和社会环境开展康复训练

帮助老年人适应社会和家庭环境的康复训练通常包括以下几个方面：

### 一、社交技能训练

治疗师可通过角色扮演、讨论小组等方法，帮助老年人学习与他人交流、合作和解决问题的技能，从而改善其社交关系和适应能力的训练。以下是社交技能训练的一些具体方法：

（1）角色扮演。通过模拟真实社交场景，让老年人扮演不同的角色，练习与他人交流、合作和解决问题的能力。例如，模拟面试、交友、商务谈判等场景。

（2）小组讨论。通过小组讨论，让老年人与他人分享自己的看法和经验，学习如何与他人进行有效的沟通和交流。例如，讨论某个话题或问题，让老年人发表自己的观点并听取他人的反馈。

（3）社交技能教育。通过教育和讲解，让老年人了解社交技能的重要性和应用方法。例如，教授如何表达自己的观点、如何倾听他人的意见、如何妥善处理冲突等。

（4）反馈和强化。通过给予老年人积极的反馈和强化，帮助其建立自信和动力，增强其社交技能和适应能力。例如，赞扬老年人在社交场合中表现出色的行为，鼓励其积极参与社交活动。

需要注意的是，在进行社交技能训练时，治疗师应根据老年人的具体情况和需要，选择合适的训练方法和策略。同时，治疗师应注意老年人的情绪和身体状况，避免过度疲劳和不适。如果老年人出现明显的不适，应立即停止训练，咨询专业医生的建议。

## 二、家庭关系训练

通过家庭治疗、家庭教育等方式，帮助老年人和家人改善相互之间的关系，增进相互之间的理解和支持。

## 三、职业技能训练

通过职业培训、实习等方式，帮助老年人掌握就业所需的技能和知识，提高其就业竞争力和自理能力。

## 四、生活技能训练

通过模拟日常生活场景、示范、反馈等方法，帮助老年人学习独立完成日常生活活动，如洗漱、进食、穿衣等，提高其自理能力和生活质量。

## 五、社区融入训练

通过社区活动、志愿服务等方式，例如，在社区开设棋牌室提供文体娱乐活动、举办健康促进讲座等，帮助老年人融入社区，建立社交网络，增强其社会支持和归属感。

## 六、康复辅具使用

借助特殊用具或设备，充分利用老年人残余功能，替代身体受损功能，帮助老年人达到最大限度的功能独立。常用的康复辅具包括饮食辅助器具、个人移动辅助器具、起居辅助设备、肢体功能训练器具、预防走失器具等[1]。

饮食辅助器具包括（见图12-12）：

（1）可转动的餐具。

（2）加大手柄的餐具。

（3）握柄有角度的餐具。

（4）防洒碗、防洒碟、碗固定器及多用途固定器等。

---

[1]　种元崇子，魏红蕾，赵力文. 养老服务机构护理骨干培训［M］. 北京：中国协和医科大学出版社，2010.

（5）辅助饮用器具，例如，有手柄和无手柄的杯子、吸管及吸管架等。

（6）勺子、叉子、筷子、杯子等。

（7）防滑垫或吸盘，用于不能单手固定餐具或食物的认知症老年人。

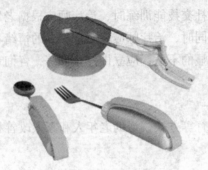

图 12-12　饮食辅助器具

个人移动辅助器具包括（见图 12-13）：

（1）各种肘拐、腋拐、手杖（单足手杖、三足手杖、四足手杖等）。

（2）助行器、普通助行架、轮式助行架、助行椅、助行台。

（3）轮椅车、手推轮椅、手动轮椅、电动轮椅、机动轮椅车、手摇三轮车。

（4）升降装置自动提升用具、提升装置、升降台、吊兜、座椅升降机、上下楼轮椅、汽车改装等。

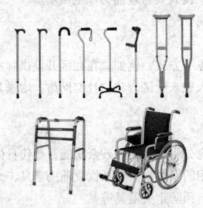

图 12-13　个人移动辅助器具

方便生活辅助器具包括：

（1）梳洗自助具。包括长柄刷、长柄梳、带吸附盘的刷子、专用牙膏、牙膏固定器、台式指甲钳、剃须刀夹持器、长柄口红、简易洗发器等。

（2）穿衣辅助器具。拉链上加拉环，纽扣牵引器手柄加粗、尼龙搭扣（见图 12-14）。

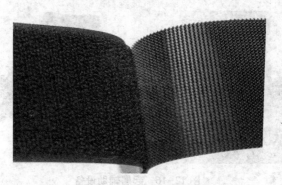

图 12-14 尼龙搭扣

（3）如厕洗澡自助具。包括可调节便器、助起式坐圈、自动冲洗或烘干器。

（4）家务活动自助具。包括启瓶器、固定器、多功能手柄、钥匙扳手、拾物器等。

（5）书写辅助类自助具（见图 12-15）。包括加粗笔、免握笔、电子交流辅助设备等。

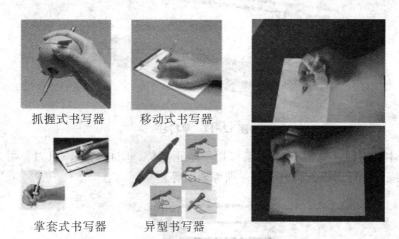

抓握式书写器　　　移动式书写器

掌套式书写器　　　异型书写器

图 12-15 书写辅助类自助具

起居辅助设备包括（图 12-16）：

（1）床具。手动及电动可调式床具、床上用品、防压疮垫。

（2）桌。可调式工作台或工作桌、床上小桌板等。

（3）椅子。手动或电动提升椅、高座位椅、老年座椅等。

（4）姿势保持辅助器具。俯卧板、站立架、背托垫、颈托垫、坐姿保持器等。

（5）防压力性损伤。气垫床。

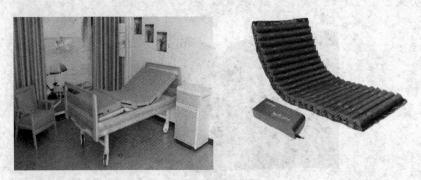

图 12-16　起居辅助设备

肢体功能训练器具包括：

（1）平行杠（见图 12-17）。可用于站立训练、步行训练、肌力训练、关节活动度训练、训练辅助等。

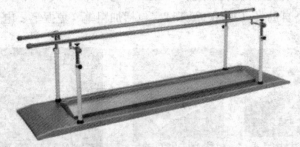

图 12-17　平行杠

（2）肋木及肩梯（见图 12-18）。可用于矫正姿势，防止畸形，肌力、耐力训练，关节活动度训练，步行训练，肌力训练，训练辅助等。

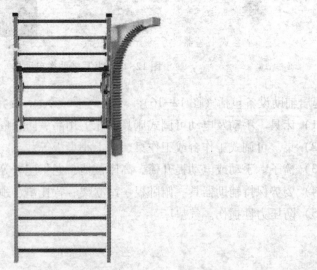

图 12-18　肋木及肩梯

（3）运动垫（见图 12-19）。综合基本动作训练（卧、跪、单腿跪、手膝位、坐位训练及垫上训练等）、平衡训练、训练辅助（与肋木等配合使用，能满足多种训练卧位操作需要，还可作跌倒防护用）。

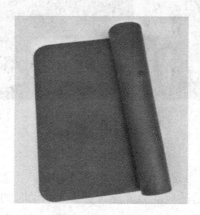

图 12-19　运动垫

（4）滚筒（图 12-20）。协调性训练，关节活动度训练，综合基本动作训练，平衡功能训练。

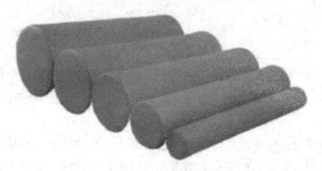

图 12-20　滚筒

预防走失器具包括（图 12-21）：

（1）GPS 防走失定位器。家属可在手机或电脑上追踪位置，以防止老年人走失。

（2）腕带电子标签。老年人佩戴腕带电子标签，家属可以实时了解老年人所处位置。

（3）远程监控。可以监控认知症老年人的活动，如果出现问题就会触发报警器。例如，报警器与电话相连，一旦出现问题就会直接通知家属或呼叫中心；如果忘记关闭煤气阀，传感器就会发出警告信号；如果床垫上安装传感器，老年人夜间起床时，家属就能及时知道并进行协助。

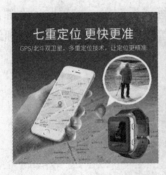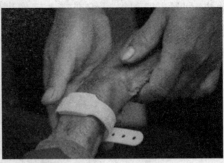

图 12-21　预防走失器具

### 七、环境改造

为增强老年人的日常生活适应能力，提高老年人活动时的安全性，照护者应确保其所居住环境简单、无杂物、通道无障碍物、远离危险等。具体内容可以参考环境安全章节有关内容。

# 本章小结

这一章主要介绍了康复训练对认知症老年人的重要性和如何制订个性化的康复训练方案，以及针对身体功能、认知功能、情绪和行为问题以及适应家庭和社会环境等方面的康复训练措施。

康复训练旨在帮助认知症老年人恢复、维持或改善其功能和生活质量。个性化的康复训练方案是基于认知症老年人的特点、需求和目标进行设计的。通过了解老年人的身体状况、认知能力、行为特点、情绪状态以及生活环境，我们可以制订出适合老年人的具体康复训练计划。

针对身体功能，康复训练有物理活动、平衡训练、力量训练等，用以增强老年人的肌肉力量、平衡能力和日常生活能力。这些训练可以减少跌倒风险，提高身体机能。

针对认知功能，康复训练有记忆训练、注意力训练、问题解决训练等，用以提升老年人的认知能力。通过各种认知训练活动，可以加强老年人的记忆、注意力、语言和执行功能等，提高其日常生活的独立性。

针对情绪和行为问题，康复训练有情绪管理技巧、行为调节策略等，用以帮助老年人有效处理情绪波动、控制行为反应。这种训练可以减少焦虑、抑郁和冲动行为等负面情绪和行为。

　　针对适应家庭和社会环境，康复训练有家庭教育、社交技巧训练、社区参与等，用以帮助老年人适应并参与到家庭和社会中。通过这些训练，老年人可以建立支持网络、增加社交互动，提高生活质量。

　　通过本章的学习，读者可以了解到康复训练在认知症照护中的重要性，掌握制订个性化康复训练方案的方法，以及具体的康复训练策略。同时，这些训练策略可以为认知症老年人提供有针对性的支持和帮助，改善他们的功能和生活质量。

# 第十三章　安全照护

## 学习目标

### 1. 为什么这一课很重要？

随着全球老龄化趋势的加剧，认知症老年人的数量也在不断增加。学习这一章可以帮助我们更好地理解和应对认知症老年人的安全问题，提高他们的生活质量，并为照护者和老年人的家庭成员提供支持和指导，减轻他们的负担和压力；同时，帮助我们更好地关注和关怀认知症老年人，减少他们可能遭受的虐待和伤害。

### 2. 这节课对我有什么帮助？

了解认知症老年人可能面临的安全问题，以及如何应对和预防这些问题。这些知识将使您能够更好地理解和应对认知症老年人的安全需求，提供他们所需的安全照护。

提高您在认知症老年人安全照护方面的能力。您将学习到如何评估和管理认知症老年人的安全风险，掌握相关的安全措施和技巧，如防止走失、预防误食和误吸等。您还将学习如何与认知症老年人有效沟通和处理紧急情况，提高您在实际照护中的应对能力。

提升您对认知症老年人的关爱和尊重、责任感和社会责任。

### 3. 我能学到什么？

（1）为什么要对认知症老年人进行安全照护？

（2）如何制订安全照护方案？

（3）如何选择合适的安全照护措施？

（4）如何预防误食、误吸？

（5）如何应对走失？

（6）如何预防认知症老年人受虐待？

（7）如何实现不受身体束缚的照护？

## 知识要点

（1）认知症老年人由于认知能力的下降，面临着走失、意外伤害、火灾和烧伤等一系列安全风险，照护者通过采取相应的安全措施和预防措施，可以减少这些风险的发生。

（2）制订安全照护方案包括七个步骤，即评估老年人的安全需求、确定安全照护的原则、制定安全照护目标、确定照护措施、制定照护计划、监测和评估、持续支持和指导。

（3）从认知症老年人日常生活中面临的安全风险出发，常见的安全措施包括调整生活环境、提高药物使用的安全性、提供安全教育和培训、合理安排社交活动、提供适当的监护和陪伴、确定紧急联系人和应急计划等。

（4）认知症老年人由于认知症因素、服药种类多、环境不安全、照护方式不恰当等原因容易发生误吸、误食。照护者可通过定期归纳和整理物品、提供适当的饮食环境、提供适合的饮食、监督进食过程、定期检查口腔健康、提供适当的液体、增加锻炼和身体活动等方式预防认知症老年人误吸、误食的情况。

（5）由于认知症的影响，老年人可能走失，带来安全风险。照护者可通过确保环境安全、提供身份信息、监控和追踪设备、定期检查、建立紧急计划等方式应对认知症老年人走失。

（6）由于认知症的影响，老年人可能变得更加脆弱和易受伤害，由此可能遭受身体、情感、经济或精神上的虐待行为。预防认知症老年人受虐待的方法包括密切观察、沟通和倾听、寻求支持、家庭和照护人员教育、监测和监督、法律保护等。

（7）实现不束缚的照护需要综合考虑老年人的需求、安全和福祉，采取多种措施来满足老年人的需求和保护他们的安全。但是如果老年人本人或其他人的生命或身体处于紧急危险状态，为了保护他们的安全，不得不采取紧急的束缚措施，这种情况下的束缚行为被视为"不得已的紧急情况"。

## 学习计划

| 内容 | 学习目标 | 课程活动 |
| --- | --- | --- |
| 为什么要对认知症老年人进行安全照护 | ●了解认知症老年人面临的安全风险 | 课前活动：认知症老年人在日常生活中面临哪些安全风险<br>知识讲解：认知症老年人面临的风险类型 |

续表

| 内容 | 学习目标 | 课程活动 |
|---|---|---|
| 如何制订安全照护方案 | ● 熟悉制订安全照护方案的流程<br>● 掌握评估老年人安全风险的方法 | 知识讲解：制订安全照护方案<br>知识讲解：评估认知症老年人安全风险的方法 |
| 如何选择合适的安全措施 | ● 掌握如何选择合适的安全措施 | 知识讲解：选择合适的安全措施<br>小问答：请对比图1和图2，指出改造了哪些环境因素，这样改造的原因是什么？ |
| 如何预防误食、误吸事故 | ● 了解误吸、误食的原因<br>● 掌握误吸、误食的预防措施 | 知识讲解：误食、误吸的原因<br>知识讲解：预防误吸、误食的措施 |
| 如何应对走失 | ● 掌握应对走失的措施 | 知识讲解：应对走失的措施 |
| 如何预防认知症老年人受虐待 | ● 了解虐待的不同类型<br>● 熟悉虐待的征兆和表现<br>● 掌握预防认知症老年人受虐待的措施 | 知识讲解：虐待的主要类型<br>知识讲解：虐待的征兆和表现<br>知识讲解：预防认知症老年人受虐待的措施 |
| 如何实现不受身体束缚的照护 | ● 了解身体束缚的类型<br>● 掌握紧急情况下的束缚<br>● 掌握实现不束缚照护的思路 | 知识讲解：身体束缚的类型<br>知识讲解：紧急情况下的束缚<br>案例分析：如何去除束缚并且保证老年人安全 |

　　随着全球人口老龄化的加速，认知症老年人的数量也在不断增加。对于这些老年人来说，生活中的安全问题可能会给他们和他们的照护者带来极大的挑战。因此，对认知症老年人进行安全照护非常重要。本章将介绍为何要对认知症老年人进行安全照护，以及如何制订安全照护方案和选择合适的安全照护措施。同时，我们还将探讨如何预防误食、误吸，应对走失，预防老年人受虐待，以及实现不受身体束缚的照护。这些内容将为认知症老年人的安全照护提供实用的建议和指导。

## 第一节　为什么要对认知症老年人进行安全照护

【课前讨论】

认知症老年人在日常生活中面临哪些安全风险？

　　认知症老年人在日常生活中可能面临走失、意外伤害、火灾和烧伤、误食和中毒、社交和金融安全等一系列风险，具体的风险类型及表现见表13-1。

表 13-1　认知症老年人面临的风险类型

| 风险类型 | 具体表现 |
|---|---|
| 走失风险 | 老年人可能会忘记家庭住址或者迷失方向，导致无法找到回家的路从而走失 |
| 意外伤害风险 | 由于认知功能下降，老年人可能会出现视觉和空间感知障碍、行动不稳等问题，从而造成碰撞、摔倒等意外伤害 |
| 火灾和烧伤风险 | 认知症老年人可能会忘记关掉炉灶、热水器等电器，或者在使用火源时不注意安全，增加火灾和烧伤的风险 |
| 误食和中毒风险 | 由于记忆力和判断力下降，老年人可能会误食不适宜的食物或药物，或者忘记吃药的时间和剂量，导致中毒或其他健康问题 |
| 社交和金融安全风险 | 老年人容易受到不法分子的欺诈和剥削，如被诱骗签署合同、泄露个人信息、财务诈骗等 |
| 自我伤害风险 | 在情绪波动或认知混乱的状态下，老年人可能会产生自伤的念头或行为，增加自伤或自杀的风险 |
| 药物滥用风险 | 老年人可能会忘记自己已经服用过药物，导致重复用药或滥用药物，增加药物副作用和健康风险 |
| 驾驶风险 | 老年人的驾驶能力和判断力下降，可能会出现驾驶错误、迷路、忘记交通规则等问题，增加发生交通事故的风险 |
| 营养不良风险 | 由于老年人可能忘记进食、不愿意进食或选择不健康的食物，容易出现营养不良 |
| 虐待风险 | 老年人可能成为家庭暴力或虐待的受害者，由于其认知能力下降，无法保护自己或寻求帮助 |

上述安全风险对认知症老年人的身体和心理健康构成严重威胁，照护者需要采取相应的安全照护措施，以最大限度地减少老年人面临的安全风险和意外伤害，确保他们的安全，提高他们的生活质量。

# 第二节　如何制订安全照护方案

为认知症老年人制订个性化的安全照护方案需要全面考虑老年人的认知状况、生活背景和安全需求，确定安全目标，选择适合的安全照护措施，并定期进行评估和调整，以达到最佳的安全保障。以下是制订安全照护方案的一般步骤（见图 13-1）。

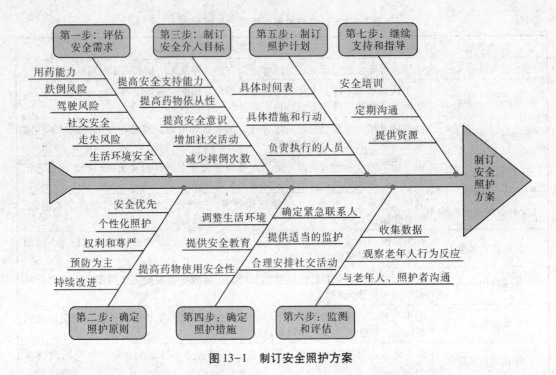

图 13-1　制订安全照护方案

步骤一：评估老年人的安全需求

评估是开展安全照护的前提。照护者只有全面了解老年人的功能情况，才能确定安全照护目标、制订安全照护方案，帮助老年人最大限度地规避安全风险。安全需求评估内容包括身体状况评估、行动能力评估、认知功能评估、生活环境评估、用药情况评估、社交情况评估、驾驶安全评估、走失和跌倒风险评估等方面。

（1）生活环境安全评估。评估房屋整体卫生间、卧室等的安全性，以确认是否适合认知症老年人居住。具体评估内容如表 13-2 所示。

表 13-2　生活环境安全评估（供参考）

| 指标 | 维度 | 具体内容 | |
|------|------|----------|---|
| 全屋整体 | 环境 | 走廊和房间光线是否充足 | □是 □否 |
| | | 家具、摆设是否简洁 | □是 □否 |
| | 安全隐患 | 大门和窗户是否安全、固定妥当 | □是 □否 |
| | | 大型家具（如书架、橱柜或电视）是否固定好，以防止倾倒 | □是 □否 |
| | | 电线、插座是否能正常、安全使用 | □是 □否 |
| | | 潜在危险物品是否妥善存放，如药物、酒精、火柴、尖锐物品、清洁剂等 | □是 □否 |

表13-2（续）

| 指标 | 维度 | 具体内容 | |
|---|---|---|---|
| 卫生间 | 地面情况 | 是否消除台阶等高低落差，便于通行 | □是 □否 |
| | | 是否有较多杂物（如报纸、杂志等）堆放在地面 | □是 □否 |
| | | 是否有电线等散落在地面 | □是 □否 |
| | | 是否有容易绊脚的物品（如地毯等） | □是 □否 |
| | | 地面材料是否防滑 | □是 □否 |
| | | 地面是否随时保持干爽 | □是 □否 |
| | 设施 | 淋浴间、浴缸和马桶上是否安装扶手 | □是 □否 |
| | | 淋浴间是否放置淋浴椅、花洒等，方便洗浴 | □是 □否 |
| | | 水温是否控制在40摄氏度或更低，以防止烫伤 | □是 □否 |
| | 地面防滑 | 地面是否做防滑处理 | □是 □否 |
| | | 地面是否平整，容易进出 | □是 □否 |
| 厨房 | 用物安全 | 电器、厨具是否安全、易于使用 | □是 □否 |
| | | 是否有煤气安全阀门并且不做饭时随时关闭天然气 | □是 □否 |
| | | 一氧化碳和烟雾探测器是否可用 | □是 □否 |
| | 物品收纳 | 是否妥善保管可能对身体造成伤害的物品 | □是 □否 |
| | | 是否将药物、调味料等统一放在不容易拿取的地方 | □是 □否 |
| 卧室 | 床单位 | 床的高度是否合适，老年人能否安全上下 | □是 □否 |
| | | 床上用品是否简洁、轻便，以避免老年人窒息 | □是 □否 |
| | 照明 | 床头灯照明效果是否良好，以避免因视线不清晰发生意外 | □是 □否 |
| 室外 | 室外通行 | 门口、走廊是否有良好照明 | □是 □否 |
| | | 室外路径是否清晰，便于行走 | □是 □否 |
| | 设施 | 门铃、门禁系统是否能正常使用 | □是 □否 |
| | | 是否安装监控、摄像头，提供安全保障 | □是 □否 |

（2）评估用药安全。评估老年人能否按照正确的方式、时间、剂量等完成药物使用，以评估老年人的用药风险。具体评估内容如表13-3所示。

**表13-3　认知症老年人用药能力评估**

| 姓名 | | 年龄 | | 认知症程度 | □轻度　□中度　□重度 |
|---|---|---|---|---|---|

**一、目的**

评估认知症老年人是否能独立使用药物。

**二、适用范围**

该测试只能评估老年人的服用药物能力，不能反映老年人在实际生活中的用药情况，因为后者会受到环境、老年人本人状态、是否有他人协助等等诸多因素影响。

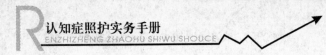

表13-3（续）

**三、评估方法**

采用Drug Regimen Unassisted Grading Scale（DRUGS），该评估方法在国外运用较多，其信度和效度良好，值得借鉴。

**四、操作方法**

（一）使用药物

选取老年人正在服用的药物，评估者可提前了解正确服用该药物的方法。

（二）步骤

评估者可按照下面的步骤评估老年人能否正确服用该药物：

第一步：评估者说出药物名称，让老年人识别出对应药盒（老年人可自行查看标签）。

第二步：让老年人独立打开药盒/药瓶。

第三步：让老年人独立取出该药物的服用剂量。

第四步：让老年人口头表述应该在什么时间服用该药物，也可以让其放置在标注有时间段的分药盒里。

注意：老年人服用的所有药物均需完成上述步骤，才算完成测试；若过程中老年人某一步骤无法完成，评估者可以适当协助，让老年人接着完成下一步。

**五、评分标准**

每种药物的使用满分为4分，做对一个步骤得1分，计算老年人得分占总分的百分比，即代表老年人的正确自行用药的能力。例如，老年人总共使用5种药物（总分就为20分），老年人得分为15分，则其正确自行用药的能力就为15/20=75%。

| 编号 | 药品名 | 测试得分 | | | | 每项得分 |
|---|---|---|---|---|---|---|
| | | 第一步 | 第二步 | 第三步 | 第四步 | |
| 1 | | | | | | |
| 2 | | | | | | |
| 3 | | | | | | |
| 4 | | | | | | |
| 5 | | | | | | |
| 6 | | | | | | |
| 总分数： | | 老年人得分： | | 得分比（老年人得分/总分）： | | |

（3）驾车安全评估。评估老年人的驾驶历史、身体健康状况和认知能力，判断其是否具备驾驶机动车的能力。具体评估内容如表13-4所示。

**表13-4 认知症老年人驾驶风险评估**

**驾驶者基本信息**

姓名：_____　　年龄：_____　　驾龄：_____

认知症程度：□轻度　　　□中度　　　□重度

表13-4(续)

| 第一部分 驾驶历史调查 |
| --- |
| 1. 在驾驶历史中，是否涉及较为严重的交通事故（例：造成其他道路交通参与者的严重损伤）？<br> □是 □否 |
| 2. 在驾驶历史中，是否曾因为危险驾驶接受过民事惩罚（例如：赔偿）、行政惩罚（例如：吊销执照）或者刑事惩罚（例如：拘役）。<br> □是 □否 |
| 若上述任意一项选择为"是"，则认为该老年人驾驶具有较高安全风险 |

**第二部分 身体健康状况调查**

视力水平

1. 两眼裸视力或矫正视力在对数视力表水平为*：
□5.0 以及以上　　□4.9 以及以上　　□4.9 以下

2. 观察下图这张图片，请在 5 秒钟内分别指出：

| 完成指令 | 是否能及时完成 | |
| --- | --- | --- |
| A. 红色信号灯 | □是 | □否 |
| B. 黄色信号灯 | □是 | □否 |
| C. 绿色信号灯 | □是 | □否 |

听力水平

1. 操作方法：要求老年人站在距离测试者至少5米处，测试者说三个常用词语（音量在30-40分贝左右，属于安静、轻声说话的情况），老年人分别捂住左右耳、测试单耳听力，测试者能完整复数出三个词语，为正常听力水平，否则属于听力受损。

| 完成指令 | 是否能完整复述三个词语 | |
| --- | --- | --- |
| A. 捂住左耳，测试右耳听力 | □是 | □否 |
| B. 捂住右耳，测试左耳听力 | □是 | □否 |

**第三部分 认知能力测试**

方向感

1. 右图中黄色小车行驶在自己驾驶车辆的后方，该说法（　　）。
□正确　　□错误

2. 右图中第二个箭头的方向是（　　）。
□向左　　□向右
□向上　　□向下

表13-4(续)

反应速度

（请注意测试老年人能否在规定时间内完成对应题目）

1. 右图中，根据规律，问号处应该是图片（ ）。

（注意观察老年人能否在15秒内完成）

□图1 □图2
□图3 □图4

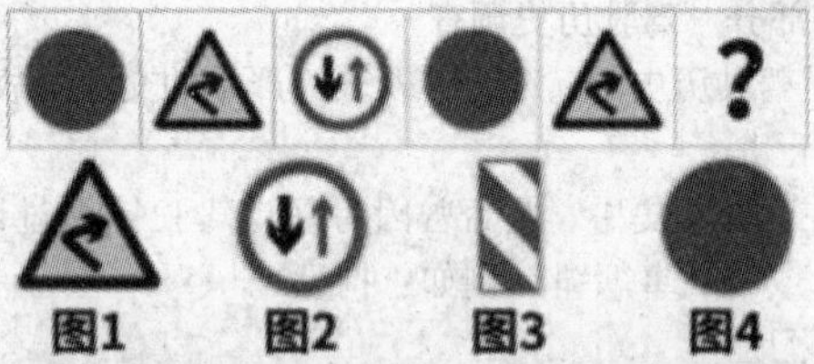

2. 在绿灯亮的路口右转，遇到图中所示情况，应该怎么做（ ）。

（注意观察老年人能否在10秒内完成）

□加速转弯通过
□等待行人通过后转弯
□鸣喇叭让行人停止通行后向右转

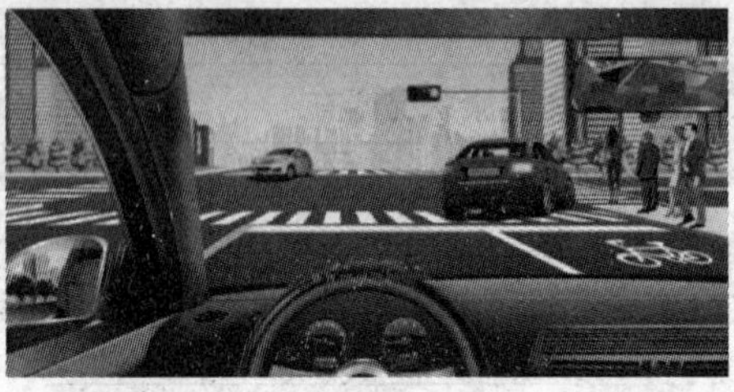

图1 图2 图3 图4

记忆力

1. 请指出，右图中的物品不包括（ ）。

□微波炉 □飞机
□墨镜 □碗筷

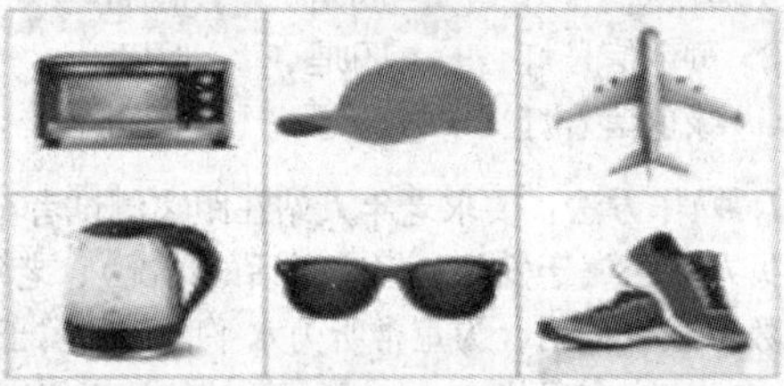

2. 请被测试老年人将右图中的数字倒着念，观察其完成情况（ ）。

□能够正确完成
□无法正确完成

# 5, 8, 4, 9

## 第四部分 情绪与精神状态测试

| | | |
|---|---|---|
| 1. 开车时会手心出汗、感到紧张。 | □是 | □否 |
| 2. 开车时容易脾气暴躁、发怒。 | □是 | □否 |
| 3. 常有幻听、幻视、妄想的情况。 | □是 | □否 |

## 第五部分 药物使用情况测试

1. 老年人使用以下镇静催眠类药物的情况：

□阿普唑仑 □地西泮 □氯硝西泮 □艾司唑仑 □唑吡坦
□佐匹克隆 □均未使用 □其他镇静催眠类药物_____

2. 老年人使用以下镇痛药物的情况：

□阿司匹林 □布洛芬 □氨酚伪麻美芬片 □氨麻苯美片
□其他镇痛类药物_____

3. 老年人使用以下抗焦虑类药物的情况：

□盐酸氯丙嗪 □奋乃静 □氟哌噻吨
□其他抗焦虑类药物_____

表13-4（续）

| |
|---|
| 4. 老年人使用以下抗组胺类药物的情况：<br>□氯苯那敏（扑尔敏）　　　　□赛庚啶　　　□苯海拉明<br>□含有抗组胺成分的感冒药（复方感冒灵、维C银翘片）<br>□其他抗组胺药物_____<br>5. 老年人使用以下抗高血压药物的情况：<br>□氢氯噻嗪　　　　□可乐定　　　□利血平　　　□雷米克林<br>□硝苯地平　　　□其他抗高血压药物_____<br>6. 老年人使用降血糖类药物的情况：<br>□含格列苯脲成分的降糖药　　□胰岛素　　□磺酰脲类药物<br>7. 老年人如果使用其他可能会影响驾驶的药物，请补充_____ |

*注：申请大型客车、重型牵引挂车、城市公交车、中型客车、大型货车、无轨电车或者有轨电车准驾车型的，两眼裸视力或者矫正视力达到对数视力表 5.0 以上。申请其他准驾车型的，两眼裸视力或者矫正视力达到对数视力表 4.9 以上。

（4）社交安全评估。社交安全评估主要是对老年人的社交情况以及社交安全水平进行评估，包括其社交能力、社交圈子、社会支持、人际关系以及数字安全。具体评估内容见表 13-5。

**表 13-5　社交安全评估**

| 社交安全评估量表 | | | | | | | |
|---|---|---|---|---|---|---|---|
| 姓名 | | 年龄 | | 认知症程度 | □轻度　□中度　□重度 | | |
| 社交能力（评估下述情况的出现频率） | | | | | 总是 | 经常 | 说不清 | 有时 | 从不 |
| 1. 愿意主动和别人聊天 | | | | | □ | □ | □ | □ | □ |
| 2. 参加活动时，更倾向独处，不和他人攀谈 | | | | | □ | □ | □ | □ | □ |
| 3. 在陌生的环境中，觉得拘束、手足无措 | | | | | □ | □ | □ | □ | □ |
| 4. 和他人发生冲突时，觉得无法应对 | | | | | □ | □ | □ | □ | □ |
| 5. 与他人发生冲突时，能控制情绪，冷静应对 | | | | | □ | □ | □ | □ | □ |
| 社交圈子（评估下述描述的符合程度） | | | | | 完全<br>不符合 | 比较<br>不符合 | 不清楚 | 比较<br>符合 | 非常<br>符合 |
| 6. 只和很少的一两个家人、朋友有联系和来往 | | | | | □ | □ | □ | □ | □ |
| 7. 很少或者完全不参加任何形式的团体，包括兴趣爱好组织 | | | | | □ | □ | □ | □ | □ |
| 社会支持（多选） | | | | | | | | | |
| 8. 当日常生活（做饭、洗衣、买菜、洗澡等）遇到困难时，我的解决办法是：<br>□找子女帮忙　□找护理员帮忙　　□找伴侣帮忙<br>□找认识的人帮忙，例如朋友、其他家人、晚辈等<br>□找社区、机构等资源进行协助　□不找别人，自己想办法解决<br>□不知道该如何处理　　　　　□其他情况：_____ | | | | | | | | | |

表13-5(续)

| 9. 当我心情很差，想要找人倾诉的时候，我的解决办法是： |
| :--- |
| □和伴侣倾诉 　　　　□和子女聊天、倾诉 　　　　□和身边其他人倾诉 |
| □没有办法倾诉，往往都是自己排解 　　　　□不知道该如何处理 |
| □其他情况：＿＿＿＿＿＿＿＿＿＿＿＿＿ |

| 10. 当我遇到急难情况，需要有钱、物或者实质性支持时，我的应对情况是： |
| :--- |
| □和子女商量，子女一般都会帮助 　　　　□和其他家人商量，请家人提供援助 |
| □和朋友商量，朋友能提供援助 |
| □向社区工作人员、其他援助机构、组织求助 |
| □没有人能够帮忙，只能自己独自处理　□不知道该如何处理 |
| □其他情况：＿＿＿＿＿＿＿＿＿＿＿＿＿ |

| 人际关系评估 | 完全<br>不符合 | 比较<br>不符合 | 不清楚 | 比较<br>符合 | 非常<br>符合 |
| :--- | :---: | :---: | :---: | :---: | :---: |
| 11. 在人际交往中，很少感受到快乐、满足 | □ | □ | □ | □ | □ |
| 12. 在人际交往中，常怀疑自己，觉得自己没用 | □ | □ | □ | □ | □ |
| 13. 和别的人相处时（朋友、照护者、平辈、晚辈），觉得受到排斥、欺凌 | □ | □ | □ | □ | □ |
| 14. 曾遭受过虐待（心理、身体、经济等不同形式） | □ | □ | □ | □ | □ |

| 数字安全评估（多选） |
| :---: |
| 15. 如果收到手机短信提醒您中了大奖，要进行奖金的发放时，您会如何应对？ |
| □点击链接，进一步查看 　　　　□回拨电话，进行询问 |
| □按短信要求缴纳中奖手续费 　　　　□识别是骗子，直接无视 |
| □其他处理：＿＿＿＿＿＿＿＿＿ |
| 16. 如果收到自称银行工作人员的电话，告知您身份信息过期，需要重新提交身份证照片、银行卡卡号时，会如何应对？ |
| □加对方微信，进一步沟通 　　　　□按照要求提交身份证等材料和信息 |
| □打银行官方服务电话进行核实 　　　　□识别是骗子，不提供隐私信息 |
| □其他处理：＿＿＿＿＿＿＿＿＿ |
| 17. 如果收到亲戚的微信，告知最近手头困难，需要借钱的微信消息时，会如何应对？ |
| □通过微信转账，因为是亲戚发的微信，所以可信 |
| □通过银行转账，更加安全 　　　　□打通亲戚的电话，和本人确认 |
| □提防亲戚微信被盗用，提高警惕 　　　　□其他处理：＿＿＿＿＿＿＿＿＿ |

（5）评估跌倒风险。使用 Morse 跌倒风险评估量表，从跌倒史、疾病诊断、行走辅助情况、静脉注射/导管/使用特殊药物情况、步态情况、认知状态六个项目评估老年人的跌倒风险。评估时，根据每个项目的得分标准确定项目分数，所有项目分数相加即为总分，根据老年人的总分所属范围确定相应的跌倒风险程度。具体评估内容及分数解释如表13-6 所示。

表 13-6　Morse 跌倒风险评估量表①

| 评估项目 | 得分标准 | 得分 |
|---|---|---|
| 跌倒史 | 25 分：三个月内有跌倒史<br>0 分：三个月内没有跌倒史 | |
| 超过 1 个医学诊断 | 15 分：有<br>0 分：没有 | |
| 行走辅助 | 30 分：依扶家居行走<br>15 分：使用拐杖、手杖、助行器等<br>0 分：不需要/完全卧床/有专人扶持 | |
| 静脉注射/导管/<br>使用特殊药物 | 20 分：有<br>0 分：没有 | |
| 步态 | 20 分：平衡失调/不平衡<br>10 分：虚弱乏力<br>0 分：正常/卧床休息/轮椅代步 | |
| 认知状态 | 15 分：高估自己能力/忘记自己受限制/意识障碍/躁动不安/<br>沟通障碍/睡眠障碍<br>0 分：了解自己能力，量力而行 | |
| **分数解释**：根据老年人总分所属范围确定相应的跌倒风险程度，具体如下：<br>0~24 分，跌倒低危人群；<br>25~44 分，跌倒中危人群；<br>45 分或以上，跌倒高危人群 | | |

（6）走失风险评估。使用 Dewing 走失风险评估量表评估老年人的走失风险，根据老年人的具体行为表现评估走失风险程度，分为 0 至 4 共五个风险等级，分数越高，代表老年人走失的风险越高。具体评估内容及分数解释如表 13-7 所示。

表 13-7　Dewing 走失风险评估量表②

| 风险等级 | 风险水平 | 具体表现 |
|---|---|---|
| 0 | 几乎无风险 | 老年人无出走历史。<br>老年人也无任何尝试出走的表现 |
| 1 | 低风险 | 近期有以下尝试出走的表现：<br>• 老年人在确保自身安全的情况下，偶尔有短暂走动，但是没有离开约定好的范围。<br>• 老年人在确保自身安全的情况下，较长时间在约定好的区域内走动 |

①　MORSE J M, MORSE R M, TYLKO S J. Development of a scale to identify the fall-pronepatient [J]. Canadian Journal on Aging/La Revue canadienne du vieillissement, 1989, 8 (4)：366-377.

②　DEWING J. Screening for wandering among older persons withdementia [J]. Nursing Older People, 2005, 17 (3).

表13-7(续)

| 风险等级 | 风险水平 | 具体表现 |
|---|---|---|
| 2 | 中风险 | 近期有出走历史或者近期有以下尝试出走的表现：<br>• 难以被制止的徘徊行为。<br>• 他人尝试引导、约束时，老年人表现得很抵触<br>• 尝试离开限制的区域（但没有成功） |
| 3 | 显著风险 | 近期有出走历史或者近期有以下尝试出走的表现：<br>• 尝试出走的行为成为常态，即使照护者说明了安全范围，老年人仍然要离开这个安全范围。<br>• 照护者感到难以控制老年人的出走/徘徊行为。<br>• 老年人经常走失，并且无法沿来时的路走回去 |
| 4 | 高风险 | 近期有出走历史或者近期有以下尝试出走的表现：<br>• 他人在尝试引导或者介入老年人的出走行为时，老年人完全不回应或比较抵触。<br>• 行为干预完全不起作用。<br>• 老年人多次尝试，并且成功地离开了限定好的安全活动范围。<br>• 在定期服用帮助改善出走/徘徊行为的药物。<br>• 常常发生家人或者照护者无法找到老年人的情况。<br>• 经常发生徘徊、出走的情况，导致其饮食摄入量下降 |

步骤二：确定安全照护的原则

在认知症老年人的安全照护过程中，照护者应该以老年人为中心，并遵循尊重老年人的权利和尊严、个性化照护、安全优先等原则。这些原则可以帮助照护者制订适合老年人的照护计划，提高照护质量。

（1）尊重认知症老年人的权利和尊严。照护者应尊重老年人的自主权和意愿，避免对其进行不必要的干预。

（2）个性化照护。认知症老年人的症状和需求各不相同，照护计划应根据其个性化需求进行制订，以确保其安全和舒适。

（3）安全优先。老年人的安全是最重要的，照护者应优先考虑老年人的安全需求。

（4）预防为主。采取预防措施防止潜在危险和风险的发生，而不是仅仅依靠事后的干预和处理。

（5）持续改进。安全照护是一个持续改进的过程。照护者要通过不断地评估、反馈和改进，不断提高安全水平和照护质量。

步骤三：制订安全照护目标

根据评估结果，结合老年人实际情况，制订明确、具体、可量化和可实现的安全照护目标。以下是可供参考的安全照护目标：

（1）减少摔倒、滑倒、碰撞的次数。通过改善生活环境，提供辅助设备和安全教育等措施，减少老年人的摔倒次数。

（2）提高药物依从性。通过提供药物管理服务、药物提醒服务、药物教育等措施，提高老年人的药物依从性，减少药物漏服，减少由此带来的药物使用风险。

（3）增加社交活动。通过提供社交技能培训、组织社交活动、提供社交支持等措施，增加老年人的社交活动，减少其孤独和抑郁。

（4）增强安全意识。通过提供安全教育、安全支持等措施，提升老年人的安全意识，从而减少意外事故和伤害的发生。

（5）提高照护者安全支持的能力。照护者应在日常生活中增加安全提示，采取措施帮助老年人规避安全风险；在发生安全事故时，应及时采取措施进行正确、快速地介入和干预。

步骤四：确定照护措施

根据认知症老年人的安全照护目标和安全需求，确定具体的安全照护措施，从调整生活环境、提高药物使用的安全性、提供安全教育和培训、合理安排社交活动、提供适当的监护和陪伴、确定紧急联系人和应急计划等方面对老年人进行全方位的安全照护。

步骤五：制订照护计划

根据设定的目标，制订具体的安全照护计划，包括确定需要采取的具体措施和行动、负责执行措施的人员和具体时间表等。照护计划应根据老年人的个性特点和需求进行灵活调整。

步骤六：监测和评估

定期监测和评估照护效果。评估者可通过观察老年人的行为反应、收集相关数据、与老年人及其照护者进行沟通等方式进行。根据评估结果，照护者可以对照护计划进行调整和改进。

步骤七：持续支持和指导

提供持续的支持和指导，帮助老年人和照护者应对安全挑战和困难，包括提供安全培训、定期沟通、提供必要的资源和信息等。

# 第三节　如何选择合适的安全照护措施

认知症老年人由于记忆力减退、判断力减弱、行为异常等原因，在日常生活中面临多种安全风险。因此，照护者在提供安全照护服务时，需要采取恰当的措施，以减少安全风险的发生。照护者应综合考虑老年人特点、疾病情况、环境条件和照护资源等因素，确保安全措施的有效性和可行性。

从认知症老年人日常生活中面临的安全风险出发，常见的安全措施包括调整生活环境、提高药物使用的安全性、提供安全教育和培训、合理安排社交活动、提供适当的监护和陪伴、确定紧急联系人和应急计划等。

## 一、调整生活环境

调整生活环境是保障认知症老年人安全的重要措施之一。因为认知症老年人可能会出现记忆力减退、判断力下降、行动不便等症状，所以照护者需要根据老年人的症状表现和需求进行相应的环境改造，以提供一个安全、舒适和有益的生活环境。表 13-8 提供了认知症症状与环境设计对照。

表 13-8　认知症症状与环境设计对照

| 症状表现 | 可视化原则：空间设计、物品摆放都应该简单、直接 | 简化生活任务：将相关联的用品靠近放置（如茶杯和水壶就近放置） | 使用清晰标识：使用简洁明了的语言，配合图案提示 | 使用对比色：墙面、地毯、家具的颜色可使用对比色来进行区分 | 保证安全：减少遮挡物，通道等空间都应该尽量保证安全、畅通 | 使用辅助工具：使用认知症老年人专用的大钟表、日历帮助提醒时间 | 引入自然元素：保证环境中可以看到外界自然环境，有新鲜空气、自然光的照射 | 管理环境中的刺激物：减少噪声等无效刺激。放置图案挂毯、照片等有效刺激物 |
|---|---|---|---|---|---|---|---|---|
| 无法处理复杂任务 | ✓ | ✓ | | | | | | |
| 短期记忆下降 | ✓ | | | | | ✓ | | ✓ |
| 视觉空间感知力下降 | ✓ | | | ✓ | | | | |
| 语言理解能力衰退 | | | ✓ | | | | | |
| 时间定向能力衰退 | | ✓ | | | | ✓ | ✓ | |
| 空间定向能力衰退 | | | ✓ | ✓ | ✓ | | | |
| 难以识别身边的人 | | | | | | | | ✓ |
| 情感淡漠 | | ✓ | | | | | ✓ | ✓ |

这种环境改造包括但不限于：简化环境、提供安全防护措施、增加或者减少环境中的刺激元素、提供记忆辅助工具等。在实施这些改造时，改造人员需要根据老年人的个体情况和需求进行个性化的调整，并与家庭成员、照护人员或专业机构合作，以获得更具体的指导和支持。

（1）简化环境。简化环境是为了减少认知症老年人的混乱和困惑感，提供一个更清晰、整洁和易于理解的生活空间。

以下是一些简化环境的方法：

（1）减少杂乱物品和刺激。移除多余的家具、装饰品和杂物，保持空间整洁和简单。避免过多的装饰和图案，以减少视觉干扰。

（2）保持整洁有序。确保房间的布局合理，物品摆放整齐。使用收纳盒、抽屉和柜子来整理物品，避免堆放和杂乱。

（3）减少屏风和隔断。避免使用过多的屏风、隔断和遮挡物，以免增加认知症老年人的迷惑感和困惑感。

（4）使用简单的家具和设备。选择简单易懂的家具和设备，避免过于复杂的功能和操作。确保家具的高度和布局符合老年人的需求和习惯。

（5）提供清晰的标识。使用清晰易懂的标识和指示牌，标示出房间、卫生间、厨房等重要区域，帮助认知症老年人更好地理解和导航。

（6）消除高低差和门槛。确保房间之间没有明显的高低差和门槛，以减少跌倒和绊倒的风险。

（2）提供安全防护措施。提供安全防护措施可以减少老年人发生意外和伤害的风险，保护他们的安全和健康。

以下是一些提供安全防护的方法：

（1）安装防盗门和门锁。确保房屋的入口处安装坚固的防盗门和可靠的门锁，以防止不明人员进入。

（2）安装窗锁和护栏。在窗户上安装窗锁，以防止老年人意外打开窗户坠楼。在阳台或楼梯口等危险区域安装护栏，以防止老年人意外摔倒。

（3）使用安全设备。为老年人提供紧急呼叫器、防滑垫等安全设备，以便在紧急情况下能够及时呼救或提供支持。

（4）安装烟雾报警器和灭火器。在房屋的关键位置安装烟雾报警器，并确保灭火器易于找到和使用。

（5）防止跌倒。保持房间的地面干燥、整洁和无障碍，移除绊脚物品，使用防滑地垫和扶手，为老年人提供合适的鞋子和辅助工具。

（6）安全用电。确保房屋的电线和插座没有暴露和损坏，避免过载使用插座，定期检查电器的安全性。

（7）安全储存危险物品。将危险物品如清洁剂、药物、锐利工具等放置在老年人无法触及的地方，使用安全锁柜或柜子进行储存。

（8）监控和监护。在需要的情况下，使用监控摄像头和监护设备，确保老年人的安全和监护。

（9）定期检查和维护。定期检查房屋的安全设施和设备，确保其正常运作和安全性。

（3）增加或者减少环境中的刺激元素。对于认知症老年人来说，环境中的刺激元素可能会导致其混乱、困惑和不安。因此，增加或减少环境中的刺激元素是帮助老年人适应他们的生活空间的重要方法。

增加环境中的刺激元素的方法：

（1）开展活动。开展适当的活动，如音乐、手工艺、游戏等，以增加对老年人的刺激，增强其参与感。

（2）提供社交互动。鼓励老年人与家人、朋友或志愿者进行社交互动，以增加对他们的刺激，增强其社交支持。

（3）提供宠物。提供宠物作为老年人的伴侣，以增加对他们的刺激，丰富其情感。

（4）提供自然环境。提供花园、阳台等自然环境，以增加老年人接触自然和户外的机会。

（5）摆放熟悉的装饰。根据老年人的生活经历、爱好、喜恶等，用其习惯的方式摆放他们熟悉的物品。例如，将子女送的闹钟放在能从床上直接看到的位置、将孙子的照片放在床头柜上等。

减少环境中的刺激元素的方法：

（1）减少噪声。减少噪音和刺激音乐，以减少老年人的混乱和困惑感。

（2）减少光线。减少强烈的光线和闪烁的灯光，以减少老年人的视觉干扰和不适感。

（3）减少物品。减少过多的家具和装饰品，以减少老年人的混乱和困惑感。

（4）减少人员。减少过多的人员和嘈杂的环境，以减少老年人的混乱和困惑感。

（5）减少反光。减少反光的表面和镜子，以减少老年人的视觉干扰和混乱感。

（4）提供充足照明。在走廊、卫生间、客厅和其他常用区域提供充足照明，以确保老年人能够看清楚道路、物品等。

（5）使用对比色。使用对比色可以帮助老年人更好地识别和理解环境中的物体和信息，提高可见性和注意力。

以下是一些使用对比色的方法：

（1）色彩对比。选择明亮对比的颜色组合，如黑白、蓝黄、红绿等，以增加环境的视觉吸引力和对比度。

（2）标识和标记。使用对比色来标识和标记物体、房间或区域，以帮助老年人识别和区分不同的物品和位置。

（3）警示和安全标志。在危险区域或需要特别注意的地方使用对比色来标识警示和安全标志，以提醒老年人注意和遵守安全规定。

（4）可读性和可见性。在文字、标志和指示物上使用对比色，以增加可读性和可见性，帮助老年人更容易理解和遵循指示。

（5）室内装饰。在家居装饰中使用对比色，如使用对比色的家具、窗帘、地毯等，以增加房间的视觉吸引力和活力。

（6）路线指示。在走廊、门口或楼梯上使用对比色来指示路线和方向，以帮助老年人更容易导航和移动。

（6）提供记忆辅助工具。使用记忆辅助工具，如大字体时钟、日历、备忘录板等，帮助认知症老年人记住重要的日期、活动和任务。

## 【课时练习】

下列图片（见图13-2）是一家养老机构对室内走廊的改造①，请对比图1和图2，指出改造了哪些环境因素，这样改造的原因是什么。

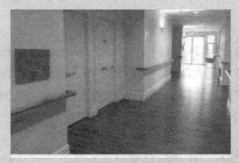 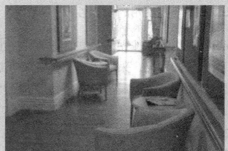

图1　改造前　　　　　　　　　图2　改造后

图13-2　走廊改造图

**解析：** 经过观察发现，改造后的走廊增加了两侧墙面的颜色对比，左侧墙面采取绿色提示板，右侧采取橙色提示板，两侧的颜色不同，分别指向不同的功能区；提示板上张贴了照片、图画等刺激物品；走廊上放置了椅子，让认知症老年人有坐下参与交谈的机会，也增加了空间的趣味性。具体分析见图13-3。

---

① FLEMING R，BENNET K. Applying the key design principles in enviroments for people with dementra ［J］. 2017.

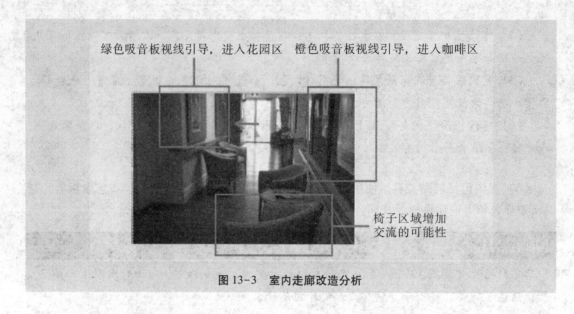

绿色吸音板视线引导，进入花园区　橙色吸音板视线引导，进入咖啡区

椅子区域增加
交流的可能性

图 13-3　室内走廊改造分析

## 二、提高药物使用的安全性

认知症老年人往往无法独立管理药物，由此引发一系列安全风险，因此，照护者需根据老年人的认知状况，采取适当的方式来协助老年人正确、按时地服药，以避免药物的漏服、误用。照护者可以通过简化药物管理、提供适当协助等方式提高药物使用的安全性。

（1）了解药物的作用、副作用和注意事项。及时与医生沟通老年人的用药情况、剂量和用法。

（2）简化药物管理。使用药盒、药盒分割器，将药物按照时间和剂量进行分割和组织。这样可以帮助老年人和照护者更容易管理和监控药物的使用。

（3）提供适当的协助。根据老年人的认知状况，提供适当的协助来确保老年人正确、按时地服药，包括提醒老年人服药、协助打开药瓶、按医嘱剂量给药等。

（4）监测用药效果和副作用。密切关注老年人的身体反应和行为变化，以及可能与药物治疗相关的副作用。定期复查，医生应评估药物治疗的效果和副作用，并根据老年人情况进行必要的调整和优化。

（5）安全存放药物。将药物存放在安全、干燥、阴凉和不易触及的地方，以防止老年人误服。

（6）避免同时使用多种药物。尽量减少服药的种类和剂量，以降低药物相互作用和发生不良反应的风险。

（7）观察老年人的饮食和生活习惯。在药物使用过程中，注意观察老年人的饮食和生活习惯，避免与药物相互影响或干扰。

（8）接受相关的培训和教育。确保老年人和照护者了解药物的正确用法和剂量，以提高他们对药物管理的技能和知识。

（9）寻求专业帮助。如果老年人服药后出现异常情况，如突然的行为改变或身体症状，需及时就医。

（10）服药错误的紧急处理。如果老年人误服了药物，应立即采取紧急处理措施。刚刚服用的话，马上让其吐出（用手指或勺柄等伸入口腔内，刺激咽头）；如果不知道何时服用，让老年人保持静止休息，并尽快寻求医疗帮助。

### 三、提供安全教育和培训

提供安全教育和培训对于认知症老年人和他们的照护者来说非常重要。以下是一些建议：

（1）为老年人的家庭成员和照护者提供有关认知症安全的培训。这些培训可以包括了解认知症的症状和行为特征，学习如何与老年人有效沟通，以及如何提供安全的环境和照顾。

（2）安全设施培训。如果老年人在照料机构或养老院中接受照护，确保工作人员接受过相关的安全培训。包括如何预防跌倒、走失，如何正确使用安全设备等。

（3）药物管理培训。提供药物管理培训，包括正确的药物剂量、用药时间和注意事项。确保照护者了解如何正确储存、分配和监测老年人的药物使用。

（4）预防意外伤害培训。提供预防烧伤、跌倒、误吸等意外伤害的培训，包括教授正确使用家居安全设备、防滑垫、热水器温度控制等。

（5）紧急情况应对培训。教育照护者应对意外跌倒、突发疾病或药物误服等紧急情况，包括如何寻求医疗帮助、如何进行急救，并了解紧急联系人和应急计划。

（6）防范骗局的培训。教育认知症老年人和照护者如何辨别和防范骗局，包括教授如何辨别可疑电话、电子邮件和网站，如何保护个人信息等。

（7）社交风险认知培训。教育认知症老年人和照护者如何辨别不安全的社交环境和人际关系。包括如何辨别潜在危险、如何避免与陌生人交流、如何保护隐私等。

（8）社区资源和支持。提供有关社区资源和支持组织的信息，帮助照护者和家庭成员获得必要的支持和帮助。这些资源可以包括认知症支持小组、社区服务机构和专业机构等。

安全教育和培训可以帮助照护者和家庭成员更好地了解如何提供安全的环境和照护，减少意外事件的发生，并提高其应对紧急情况的能力，从而为认知症老年人提供更好的保护和照护。

### 四、合理安排社交活动

合理安排社交活动是指根据认知症老年人的能力和兴趣，设计和安排适合他们参与的社交活动，例如参加社交俱乐部、参加志愿者活动、参加认知症支持小组等。这些活动可以提供安全的社交环境，并与其他人建立联系。

（1）考虑老年人的能力和兴趣。认知症老年人的能力和兴趣各不相同，照护者需要根据其具体情况来选择适合的社交活动。例如，有些老年人可能对音乐、艺术、手工制作等活动感兴趣，而有些老年人可能喜欢户外活动，需根据他们的兴趣选择适合的活动。

（2）安排适当的时间和地点。安排社交活动的时间和地点也需要考虑到老年人的能力和需求。例如，如果老年人行动不便，可以选择在家附近的公园或社区中心举办活动；如果老年人需要定期服药，活动可以安排在不会影响服药的时间段。

（3）提供必要的支持和援助。在社交活动中，照护者需要提供必要的支持和援助，以确保老年人的安全和舒适。例如，可以提供身份识别标志、使用 GPS 定位设备、与他们保持紧密联系等，以确保他们的安全。

（4）鼓励参与和互动。在社交活动中，需要鼓励老年人参与和互动。照护者可通过提供适当的话题、游戏等促进老年人之间的交流和互动，增强他们的社交能力和信心。

### 五、提供适当的监护和陪伴

适当的监护和陪伴是指在认知症老年人的日常生活中，提供必要的监护和陪伴，以确保他们的安全和幸福。这种监护和陪伴应该是个性化的，根据老年人的需求和偏好来设计和实施。适当的监护和陪伴可以包括以下方面：

（1）日常生活。监护认知症老年人的日常生活，包括饮食、睡眠、个人卫生等。这可以帮助他们保持健康和舒适。

（2）监护认知症老年人的安全。这包括防止他们迷路以及防止他们误食危险物品等。

（3）社交活动。陪伴认知症老年人参加社交活动，如社交聚会、健身活动、艺术课程等。照护者通过陪伴他们参与这些活动，可以帮助他们保持社交联系，提高生活质量；同时，需要监护认知症老年人的社交行为，以确保他们的安全。这意味着您要确保他们不会迷路或走失，不会被陌生人骗取财物，不会遇到其他危险。

（4）医疗护理。监护认知症老年人的医疗护理，包括按时服药、定期体检等。这可以帮助他们保持健康和预防疾病。

### 六、确定紧急联系人和应急计划

确定认知症老年人的紧急联系人和应急计划，以便在紧急情况下提供必要的支持和援助。

（1）确定至少两名紧急联系人，包括家人、朋友或邻居等。这些联系人应该知道老年人的基本情况、医疗记录和药物清单等信息，并能够在紧急情况下提供帮助。

（2）提供必要的联系信息。为每个紧急联系人提供完整的联系信息，包括姓名、电话号码、地址和电子邮件等。这些信息应该放在易于访问的地方，如家庭医疗记录或老年人手册中。

（3）制订应急计划。制订一份应急计划，包括在紧急情况下应该采取的措施、如何联系紧急联系人、如何获取医疗帮助等。应和老年人以及紧急联系人沟通应急计划，并定期更新。

（4）提供身份识别标志。为认知症老年人提供身份识别标志，如手环或项链等，以便在紧急情况下能够快速识别他们的身份和联系信息。

（5）定期进行演练。定期进行应急演练，以确保所有照护者都知道应该采取的措施和如何执行应急计划。

以上是关于如何选择合适的安全照护措施的通用内容，接下来将以认知症老年人常见的安全问题为例，详细介绍预防误食和误吸、应对走失、预防受虐待以及实现不受身体束缚的照护的方法，具体思路如图13-4所示。

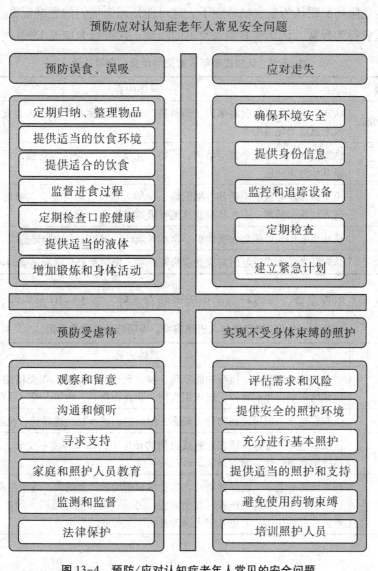

**图13-4　预防/应对认知症老年人常见的安全问题**

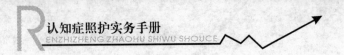
## 第四节　如何预防误食、误吸

认知症老年人由于神经功能减退，咽喉吞咽反射能力下降，容易发生误吸。特别是患血管性痴呆的老年人，由于脑部血管病变会导致认知障碍，其咽喉功能可能受损更加严重，误吸的概率较高。此外，认知障碍严重的老年人，由于判断力受损，可能会将药物、电池、垃圾等危险物品误认为是食物并吞下。这可能是因为他们的思维混乱，或者食欲亢进而导致的进食行为异常。认知症老年人常见的误食、误吸行为如表 13-9 所示。

表 13-9　认知症老年人常见的误食、误吸行为

| 误食、误吸 | 具体内容 |
| --- | --- |
| 误食非食物物品 | 认知症老年人可能会将纸张、塑料袋、衣物等非食物物品误认为食物而吞下，导致窒息或消化道阻塞 |
| 误食有毒物质 | 认知症老年人可能会将清洁剂、药物、化学物质等误认为食物而吞下，导致中毒或其他健康问题 |
| 误吸食物 | 由于认知症导致的咀嚼和吞咽困难，老年人在进食时可能会误吸食物，导致食物进入气管和肺部，引发肺炎或其他呼吸道感染 |
| 误吸液体 | 认知症老年人可能会误吸饮料、口水等液体，导致窒息或肺部感染 |
| 误吸呕吐物 | 认知症老年人在呕吐时可能会误吸呕吐物，增加窒息和肺部感染的风险 |

认知症老年人出现误食、误吸行为的原因可能有多种，表 13-10 是一些常见原因。

表 13-10　认知症老年人出现误食、误吸行为的常见原因

| 常见原因 | 具体内容 |
| --- | --- |
| 认知因素 | 由于认知功能受损、执行功能障碍、视觉和空间认知障碍以及情绪和行为变化等症状的影响，他们难以正确识别食物和非食物物品，增加误吸、误食的风险 |
| 药物种类多 | 认知症老年人服用的药物种类较多，因而他们更容易出现混淆、误服等情况 |
| 环境不安全 | 认知症老年人常常生活在家庭或机构的环境中，如果环境不安全，如危险物品容易接触到等，就会增加误吸、误食的风险 |
| 照护方式不恰当 | 在为认知症老年人选择食物时，需要尽量避免选择坚硬的、过于粘稠的或者豆类、坚果类食物，以避免进餐时发生危险；另外在老年人进餐时，照护者应尽量进行看护并提供协助，避免老年人因为食物太大等原因发生意外 |

预防认知症老年人的误食和误吸是非常重要的，以下是一些可以帮助减少误食和误吸风险的预防措施：

（1）定期归纳、整理物品。将危险物品放置在老年人无法触及的地方，确保家中环境安全。

（2）提供适当的饮食环境。确保饮食环境安全，如清除环境中的杂物，保持桌面整洁。使用适合的餐具和杯子，如易于握持的手柄、防滑杯垫等。

（3）提供适合的饮食。根据认知症老年人的需要和能力，提供易于咀嚼和吞咽的食物。食物应该是柔软的、易于消化的，并且切成小块或细条以减少吞咽困难。

（4）监督进食过程。为认知症老年人提供适当的监督和支持，确保他们正确地咀嚼和吞咽食物。避免分散他们的注意力，保持安静的进食环境，并提醒他们慢慢进食。

（5）定期检查口腔健康。口腔健康问题可能导致吞咽困难和误吸，定期检查老年人的口腔健康情况，并及时治疗口腔问题，如龋齿、口腔感染等。

（6）提供适当的液体。确保认知症老年人有足够的饮水，以保持适当的水分摄入。使用方便使用的杯子或吸管，并确保杯子放在老年人易于接触到的地方。

（7）增加锻炼和身体活动。锻炼和身体活动有助于保持身体健康和肌肉灵活性，同时也有助于促进消化功能。根据老年人的能力和兴趣，鼓励他们参与适当的锻炼和身体活动。

# 第五节　如何应对走失

认知症老年人的走失是一个常见且严重的问题。由于认知症的影响，他们可能迷失在陌生的环境中，无法找到回家的路。以下是一些应对认知症老年人走失的建议：

（1）确保环境安全。确保住所或居住环境安全，包括安装门锁、窗户锁和安全门禁系统。可以考虑使用门禁警报器，当门打开时会发出警报。

（2）提供身份信息。给认知症老年人佩戴身份标识，如手环或项链，上面有他们的姓名、紧急联系人和电话号码。这有助于他们在走失时能够得到帮助。家人或照护者可协助认知症老年人完成一张联系卡片，具体内容可参见图13-5。

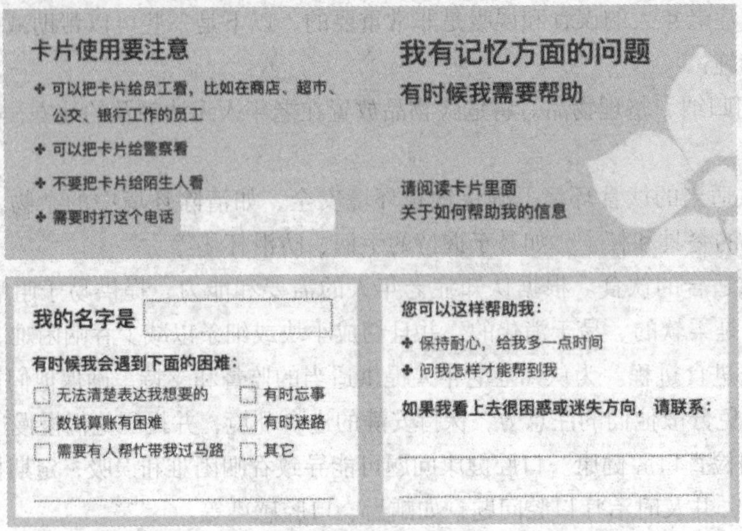

**卡片使用要注意**

✤ 可以把卡片给员工看，比如在商店、超市、
公交、银行工作的员工

✤ 可以把卡片给警察看

✤ 不要把卡片给陌生人看

✤ 需要时打这个电话

**我有记忆方面的问题**
有时候我需要帮助

请阅读卡片里面
关于如何帮助我的信息

**我的名字是**

**有时候我会遇到下面的困难：**

☐ 无法清楚表达我想要的　　☐ 有时忘事

☐ 数钱算账有困难　　　　　☐ 有时迷路

☐ 需要有人帮忙带我过马路　☐ 其它

**您可以这样帮助我：**

✤ 保持耐心，给我多一点时间

✤ 问我怎样才能帮到我

**如果我看上去很困惑或迷失方向，请联系：**

**图 13-5　联系卡片**

（3）监控和追踪设备。使用 GPS 追踪设备或其他监控设备，可以帮助家人或照护者及时发现认知症老年人的位置，并迅速采取行动。

（4）定期检查。定期检查认知症老年人的居住环境，确保门窗锁好，没有安全隐患；也要定期检查他们的身份标识是否完好，是否需要更新或更换。

（5）建立紧急计划。与家庭成员和邻居建立联系，告知他们认知症老年人的情况，并制订走失时的紧急计划。这样在发生走失时，可以快速寻求帮助和支持。

如果发现认知症老年人走失，家人和照护者需要引起重视，应立即采取行动：首先，应立即报警，并且提供老年人的体貌特征、近照等资料，便于公安机关通过监控等手段进行寻找；其次，可以发动亲友、邻居、门卫、保安等进行搜寻，同时也可以联系附近的社区组织或志愿者组织，寻求帮助和支持；最后，如果老年人寻回，应对其身体状况、精神状态进行检查，如果有异常情况需及时送医救治。需要注意的是，面对走失的老年人，家人和照护者应保持冷静，尽量不要给予他们过多的刺激和压力，以免加剧情况。

## 第六节　如何预防认知症老年人受虐待

认知症老年人受虐待是指在照护或监护过程中，他们遭受身体、情感、经济或精神上的虐待行为。这种虐待可能来自家庭成员、照护者、照护设施的工作人员或其他人。虐待行为可能包括身体虐待、忽视、精神虐待、性虐待、经济剥削，如表 13-11 所示。认知症老年人由于认知功能的下降和依赖性的增加，更容易成为虐待的对象。这种虐待行为是对老年人权利的侵犯，严重影响他们的身体和心理健康。

表 13-11　虐待的主要种类与示例

| 类型 | 主要内容与具体示例 |
|---|---|
| 身体虐待 | 因暴力行为致使身体出现外伤或瘀青、让其感到疼痛，以及故意且持续性地切断老年人与外部接触的行为。<br>【具体示例】<br>• 打耳光、掐、打、踢<br>• 将饭菜强送进老年人嘴里、使老年人烫伤、挫伤<br>• 将老年人绑在床上、故意让老年人过多地服用药物<br>• 使老年人受到身体束缚、压制等 |
| 忽视 | 不论是否是照护者故意的，从最终结果来看，照护老年人生活的家属对老年人弃之不顾、放任自流，从而导致老年人的生活环境、身体及精神状态恶化的行为。<br>【具体示例】<br>• 由于没有洗澡而身体有异味、一直没有理发、皮肤很脏<br>• 由于没有给予充分的水分和食物，让老年人长时间持续处于饥饿状态、出现脱水症状或处于营养失调的状态<br>• 一直不清理室内的垃圾等，让老年人生活在恶劣的居住环境中<br>• 无理由地限制或不让老年人利用本人所需的照护和医疗服务 |
| 精神虐待 | 使用威胁性或侮辱性的言语或威慑性的态度，无视、骚扰老年人，给老年人带来精神上、情绪上的痛苦。<br>【具体示例】<br>• 嘲笑老年人排泄失败，在他人面前提起而使老年人出丑<br>• 训斥、谩骂、说坏话<br>• 带有侮辱性地、将老年人看作小孩来对待<br>• 老年人搭话时故意无视等 |
| 性虐待 | 未经本人同意的所有形式的性行为或强行要求发生该行为。<br>【具体示例】<br>• 由于排泄失败，惩罚性地让老年人裸露下半身并置之不顾<br>• 强行要求接吻、接触性器官或发生性行为等 |
| 经济剥削 | 未经本人同意使用财产或金钱，在本人要求使用金钱时，无理由地加以限制。<br>【具体示例】<br>• 不让老年人在日常生活中使用所需的金钱<br>• 擅自出售本人的住宅等<br>• 违背本人的意愿和利益使用养老金或存款等 |

认知症老年人受虐待是一个令人震惊和令人痛心的问题。由于认知症的影响，他们可能变得更加脆弱和易受伤害。以下是一些预防认知症老年人受虐待的建议：

（1）观察和留意。密切观察认知症老年人的身体和情绪变化。注意是否出现不明原因的伤痕、恐惧、焦虑、抑郁等情绪反应，这些可能是受虐待的迹象。表 13-12 描述了遭受虐待的老年人的症状，表 13-13 描述了虐待的照护者的征兆，表 13-14 描述了发生虐待的周边环境征兆。

## 使用说明

可从以下几个方面来排除老年人是否有被虐待的可能。若符合多个选项，那么怀疑被虐待的程度会更高，但这仅作为参考。我们要捕捉各种可能指向虐待的信号。在此表格的基础上，我们可以进行虐待情况的排查，同时也可思考如何为老年人和照护者提供援助。

若符合该情况描述时，在"确认"栏中画"○"，并填写具体状况。

如果条件允许，尽量不要一个人独自排查，可以与其他照护者、亲属、机构的其他照护人员等多人一同确认。

对于机构人员来说，若多个内容上都画有"○"，怀疑老年人受虐待时，需要与主管人员或者主管单位进行汇报。

在"可能发生的虐待行为"一栏中，在相关的虐待种类栏中标"＊"号。

**表 13-12　遭受虐待的老年人的症状**

| 老年人情况 | 表现 | 确认 | 具体状况（程度、从何时开始等） | 身体上 | 放弃照护 | 心理上 | 性方面 | 经济上 |
|---|---|---|---|---|---|---|---|---|
| 态度和表情 | 害怕的表情，身体蜷缩 | | | | | | | |
| | 有时会突然变得不安，态度突然发生变化 | | | | | | | |
| | 家属在时和不在时，老年人态度会有所不同 | | | | | | | |
| | 没精神，面无表情 | | | | | | | |
| | 发现有乱挠、乱咬、身体颤抖、自残行为等（除去因疾病引起的表现） | | | | | | | |
| | 躲避他人的目光 | | | | | | | |
| | 常说肚子饿了，或在其他地方吃饭时狼吞虎咽，明显属于不正常的表现 | | | | | | | |
| 身体状况 | 身上有瘀痕或伤口：<br>●经常发现有瘀痕或小伤口。<br>●大腿内侧、上臂内侧或背部等部位有伤口或抓痕。<br>●身上有各种新旧伤口、瘀痕或骨折。<br>●臀部、手臂或背部等部位有烫伤的伤痕。<br>●诉说生殖器官等有伤口、出血、瘙痒的症状 | | | | | | | |
| | 衣服和身体没有保持清洁：<br>●身体有异味、头发很脏、指甲很长。<br>●身上穿着肮脏的衣服或湿了的内衣内裤 | | | | | | | |
| | 明显变瘦，体重急剧减少，有因拒食或过食使体重非正常地增减的情况 | | | | | | | |
| | 诉说有失眠的情况（做噩梦、害怕睡觉、睡眠过度等） | | | | | | | |

表13-12(续)

| 老年人情况 | 表现 | 确认 | 具体状况（程度、从何时开始等） | 虐待种类 | | | | |
|---|---|---|---|---|---|---|---|---|
| | | | | 身体上 | 放弃照护 | 心理上 | 性方面 | 经济上 |
| 谈话内容 | 说过类似"好怕""好痛""会被骂""不想在家里""会被打"等这样的话 | | | | | | | |
| | 说话内容前后不一，不合逻辑（除去因疾病引起的表现） | | | | | | | |
| | 无论问什么都不愿意详细说，像是在隐瞒什么 | | | | | | | |
| | 说过类似"没有给我钱""钱被拿走了""没有收到养老金""存款没了"等这样的话，或没有养老保险和存折 | | | | | | | |
| | 说出自我否定的话 | | | | | | | |
| | 说过"想去机构住""想死"等话 | | | | | | | |
| | 总是不想接受照顾，如拒绝使用服务等 | | | | | | | |
| 行为的自由度 | 不能自由外出或不能与除家属以外的人说话 | | | | | | | |

表 13-13 虐待的照护者的征兆

| 照护者的情况 | 表现 | 确认 | 具体状况（程度、从何时开始等） | 可能发生的虐待行为 | | | | |
|---|---|---|---|---|---|---|---|---|
| | | | | 身体上 | 放弃照护 | 心理上 | 性方面 | 经济上 |
| 对老年人的态度 | 冷淡、傲慢、漠不关心、摆布，带有攻击性、拒绝性 | | | | | | | |
| 对老年人说的话 | 说过"赶紧去死"等否定性的话 | | | | | | | |
| | 不进行沟通交流 | | | | | | | |
| 对相关人员的态度 | 带有拒绝性的态度，如避免或不想与提供援助的专业人员见面或说话等（包括不让专业人员见老年人本人或不让其看老年人房间） | | | | | | | |
| | 将责任推卸给专业人员 | | | | | | | |
| | 不听取他人的建议，坚持使用不恰当的照护方法 | | | | | | | |
| 照护提供方式上 | 经济上看起来很宽裕，但不会为老年人花钱。资产和日常生活有巨大落差。没有为老年人支付服务费用或者生活费用 | | | | | | | |
| | 居住环境不适：非常不卫生或有异味，如脏乱不堪、地板发粘、床单很脏等。处在气候不适宜的地方，但是没有暖气、空调 | | | | | | | |
| | 只让老年人吃点心、面包等，不提供足够的餐食 | | | | | | | |
| | 对老年人的健康和所患疾病漠不关心，拒绝让老年人接受医生的诊疗、拒绝让老年人住院或老年人似乎没有接受过诊疗 | | | | | | | |
| | 虽然老年人需要接受照护服务，他们也提出了建议，却被无视或被拒绝，完全不愿意提供一些照护服务 | | | | | | | |

表 13-14　发生虐待的周边环境征兆

| 表现 | 确认 | 可能发生的虐待行为 | | | | |
|---|---|---|---|---|---|---|
| | | 身体上 | 放弃照护 | 心理上 | 性方面 | 经济上 |
| 可以听到家中有训斥声、惨叫声、呻吟声或扔东西的声音 | | | | | | |
| 院子或房屋看起来没有进行修整或处于一直被搁置的状态（杂草丛生、墙壁掉漆、垃圾堆积） | | | | | | |
| 室内或住处周围堆满垃圾，有异味或长满虫子 | | | | | | |
| 即使天气不好，也能经常看到老年人长时间在外徘徊 | | | | | | |
| 会看到老年人坐在马路上或在外徘徊 | | | | | | |
| 与家属一起居住的老年人经常去便利店或超市买一个人分量的盒饭 | | | | | | |
| 对事物或自己周围的事完全没有兴趣，凡事都报以放弃的态度 | | | | | | |
| 不与近邻往来，即使上门拜访也见不到老年人 | | | | | | |
| 信或者快递无人查收，电表没有转动 | | | | | | |
| 水电、煤气被停，拖欠电费、房租等 | | | | | | |

在进行观察和情况排查时，以下是一些处理原则：

（1）尊重和保护老年人的权益。在观察和情况排查过程中，始终尊重老年人的权益并维护他们的尊严。确保他们感到安全和被尊重，并采取措施保护他们的隐私。

（2）保持客观和中立。在观察和情况排查时，保持客观和中立的态度；不要偏袒任何一方，只根据事实和证据进行判断。

（3）保护老年人的隐私和机密性。在观察和情况排查过程中，确保老年人的个人信息和隐私得到保护。遵守相关的隐私法规和道德准则，不将个人信息泄露给无关人员。

（4）与老年人建立信任关系。在观察和情况排查时，与老年人建立信任关系非常重要。通过友善和温和的态度，让老年人感到舒适和安心，愿意与您分享他们的经历和感受。

（5）保持记录和证据。在观察和情况排查过程中，及时记录观察到的情况和证据。这些记录可以作为后续调查和干预的依据，帮助确保老年人的权益得到保护。

（2）沟通和倾听。与认知症老年人进行良好的沟通，倾听他们的感受和需求。尽量保持开放的对话环境，让他们感到安全和被尊重。

（3）寻求支持。如果怀疑认知症老年人受到虐待，相关人员应及时寻求支持和帮助。其可以与社区的老年保护服务机构、社会工作者、医生或警察部门联系，报告虐待行为。

（4）家庭和照护人员教育。提供教育和培训，使家庭成员和照护人员了解认知症老年人的特殊需求和如何提供安全的照护。这有助于减少虐待事件的发生。

（5）监测和监督。定期监测认知症老年人的照护环境和照护人员的行为。确保他们得到适当的照顾和尊重，避免虐待的发生。

（6）法律保护。了解当地的法律和法规，以保护认知症老年人的权益。如果发现虐待行为，相关人员可以寻求法律援助和起诉虐待者。

## 第七节　如何实现不受身体束缚的照护

身体束缚的照护是指在对认知症老年人进行照护时，使用一些限制性手段或设备来限制其身体活动。这些手段包括使用约束带、床栏、固定椅子等。其目的是控制老年人的行动范围，减少他们可能引发的意外伤害或不安全行为。然而，身体束缚的照护方法在很多情况下是不推荐的，因为它们可能会导致认知症老年人产生身体和心理的副作用，包括肌肉萎缩、压疮、焦虑、抑郁等。因此，现代的照护理念更加倾向于使用非限制性手段和方法，提供更加人性化和尊重老年人权益的照护方式。

过去在医疗和照护一线，为了确保老年人的安全，照护者会不得已采取束缚身体的方式。束缚包括但是不局限于表 13-15 中所列举的类型，表 13-16 列举了一些常见束缚的具体表现。

表 13-15　束缚的类型（供参考）

| 束缚类型 | 具体内容 |
| --- | --- |
| 身体约束 | 为了防止老年人自行下床、徘徊、脱掉衣服、拔掉管子等，利用约束用具保护老年人及周围环境免遭损害，而暂时采取的安全措施。约束用具包括约束手套、约束带、约束衣、约束椅、约束床等 |
| 人际约束 | 人际约束是指通过另一个人的语言、动作、心理等方式来限制老年人的行为。这种约束可能来自照护者、家庭成员、医护人员等。例如，照护者可能会用手阻挡老年人的动作，或者通过语言上的威胁或禁止来约束老年人的行为 |
| 环境约束 | 环境约束是指通过改造环境设施限制老年人活动范围的做法。例如：通过上锁等方式，将老年人隔离在房间里；使用围栏、栅栏等限制老年人的活动范围等 |
| 化学约束 | 化学约束指的是使用药物来约束或控制老年人的行为。一种可能的情况是，在没有确切的医疗需求的情况下，使用药物来控制老年人的行为或过度治疗。例如，在认知症老年人出现焦虑不安的行为时，为了使其冷静下来，可能会给老年人过量使用精神类药物 |

表 13-16　束缚的具体表现（供参考）

| 序号 | 表现 |
| --- | --- |
| 1 | 为了防止老年人徘徊，用绳子将老年人的躯干或四肢绑在轮椅、椅子或床上 |
| 2 | 为了防止老年人摔倒，用绳子将老年人的躯干或四肢绑在床上 |
| 3 | 为了防止老年人自己下床，将其肩部、腿部进行约束 |

表13-16（续）

| 序号 | 表现 |
|------|------|
| 4 | 为了防止老年人拔掉导管，用绳子将其四肢绑住 |
| 5 | 为了防止老年人拔掉导管，让老年人佩戴限制手指功能的连指型手套 |
| 6 | 对有起立能力的老年人使用难以起立的椅子 |
| 7 | 为了不让老年人脱衣或脱掉尿布，让老年人穿照护服（连体服） |
| 8 | 为了防止老年人扰乱他人，用绳子将老年人的躯干或四肢绑在床上等地方 |
| 9 | 为了使老年人冷静，让老年人服用过量的精神药物 |
| 10 | 将老年人隔离在无法自主开门的房间里 |

束缚身体会导致老年人产生焦躁、愤怒、屈辱感等情绪反应，给老年人带来巨大的精神痛苦。原则上来说，所有束缚身体的行为都属于虐待行为。然而，在某些情况下，如果老年人本人或其他人的生命或身体处于紧急危险状态，为了保护他们的安全，照护者可能不得不采取紧急的束缚措施，这种情况下的束缚行为可能被视为"不得已的紧急情况"。在这种情况下，采取束缚措施是为了保护老年人的生命和身体安全，而非出于虐待的目的。

### 【重点提要】

即使在紧急情况下，束缚身体的措施也应该是短期的、最后的手段，并且需要在专业人员的监督下使用。在其他情况下，应该尽量避免采取束缚身体的措施，而是采取其他替代性的措施来满足老年人的需求和保护他们的安全。

紧急情况是指老年人或其他人的人身安全受到威胁的情况。在这种情况下，照护者可进行束缚，但必须满足"急迫性""无其他可行性""暂时性"这三个必要条件，且需要极其慎重地对该必要条件进行确认，才能实施身体束缚。

（1）判断是否属于"不得已的紧急情况"。对于照护机构来说，照护人员不能独自进行判断，应尽量通过医生来判断是否实施。机构需要事先制订应对流程，针对具体事例，在小组相关人员在场时，对紧急情况进行判断，从而做出进一步应对策略。

（2）向老年人及其家属说明并征得同意。要尽量详细地说明身体束缚的实施内容、目的、理由、开始束缚的时间等内容，努力获得老年人及其家属的理解。即使已事先向老年人及其家属说明机构对身体束缚的规定，但在进行束缚时也需做签署知情同意书并征得同意。

（3）不再符合必要条件时应及时解除身体束缚。要时刻观察并重新探讨老年人的情况是否属于"不得已的紧急情况"。不再符合必要条件的情况下，要立刻解除身体束缚。

实现不束缚的照护需要综合考虑老年人的需求、安全和福祉，并采取多种措施来满足老年人的需求和保护他们的安全。以下是一些可能的措施：

（1）评估老年人的需求和风险。在制订照护计划之前，需要对老年人进行全面的评估，包括身体和认知功能、行为和情绪状态、社会支持和生活环境等方面，以了解老年人的需求和风险。

（2）提供安全的照护环境。为老年人提供安全、舒适和适宜的环境和设施，包括床垫、床栏、轮椅、拐杖等，以减少老年人跌倒和受到其他意外伤害的风险。

（3）充分进行基础照护。需要对老年人进行充分的基础护理，调整生活规律。这主要是在"起身""进餐""排泄""清洁""活动"等方面进行符合老年人本人情况的护理。照护者在提供这些照护时，要增加与老年人接触、交流的机会，理解老年人的需求、心情和信号，尽量缓和老年人的不安、不适和孤独感。

对老年人的照护需要反思五个基础照护是否做好，具体的思路是：

"起身"：人处于坐姿状态时，会因从上而下的重力而清醒，会睁开眼睛、听见声音，并了解到自己周围的状况。因此照护者应该尽量帮助有行动能力的老年人坐起来，而不是躺在床上。

"进餐"：进餐对人来说是一种乐趣，也是生存的价值之一。帮助老年人更好地进餐是照护的基本。

"排泄"：原则上尽量帮助老年人在厕所排泄，但对于使用尿布的人，随时更换尿布则尤为重要。若老年人一直穿着沾有排泄物的尿布，其不仅会心情变差，甚至可能还会出现"玩弄尿布"的行为。

"清洁"：通过洗澡将身体清洗干净是基本。老年人皮肤不干净的话会发痒，从而导致其大声喊叫或晚上失眠。使老年人皮肤保持清洁，不仅老年人本人舒心，周围的人也容易照顾，人际关系也能得以改善。

"活动"：结合本人的状态和生活经历提供适当的刺激很重要。具体的有音乐、工艺、园艺、游戏、体操、家务活、宠物、看电视等。照护者可通过言语、非言语方式进行适当刺激，但无论是哪一种，都要尽量尊重老年人的个性。

（4）提供适当的照护和支持。为老年人提供适当的照护和支持，包括帮助老年人进行日常生活活动、提供社交支持和心理支持等，以减少老年人的焦虑和孤独感，提高他们的生活质量。

（5）避免使用药物束缚。药物束缚是指使用药物来控制老年人的行为，这种做法可能会导致副作用和身体损伤。因此，照护者应该避免使用药物束缚，尽可能采用非药物的照护方法。

（6）培训照护人员。提供专业的培训和指导，帮助照护人员了解认知症老年人的特殊需求和偏好，掌握不使用身体束缚的照护技巧和方法。

**【案例】** 如何去除束缚并且保证老年人安全

W 爷爷, 84 岁, 重度认知障碍, 患有高血压和冠心病, 日常通过鼻饲管进行饮食。近期家人发现照护者给 W 爷爷佩戴了连指手套, 经过询问, 照护者说 W 爷爷喜欢用手抓挠身上, 抓出红印子, 有时还会流血; W 爷爷也会拔掉鼻饲管, 这样每次进餐需要重新进行插管, 对他的身体也不太好。使用连指手套的话, 他就没有办法抓挠身上。家人对这样的处理方法感到有些疑惑和不安, 但是考虑到也是为了 W 爷爷的安全, 就没有多说什么。

请思考:

1. 照护者给 W 爷爷佩戴约束手套的做法存在哪些问题?

2. 为了保证 W 爷爷的安全, 有哪些可替代的照护措施?

解析:

1. 戴约束手套存在哪些问题?

戴约束手套对 W 爷爷来说其实是限制他的手部活动自由, 会让 W 爷爷产生不舒适的感受。他如果想动, 但是不能动, 会更加焦虑, 这样一来皮肤如果瘙痒的话, 不舒适的感觉会更加强烈。因此, 这有可能导致 W 爷爷进一步产生夜间失眠、昼夜颠倒、情绪焦躁的情况, 由此形成恶性循环。另外, 佩戴约束手套会使双手闷热, 从而造成进一步的瘙痒或引发皮肤疾病。

2. 有哪些可替代的照护措施?

饮食方面: 和医护团队探讨 W 爷爷是否可以经口进食。若 W 爷爷过于频繁拔掉鼻饲管, 可以和医护团队进行讨论, 根据他的疾病改善情况, 探讨经口进食的可能性。若可能的话, 在避免发生误吸的同时, 让 W 爷爷一口一口地尝试吃较软的、能用舌头压碎的食物。

导管护理方面: 减少可能会导致不舒适的因素。例如: 选择不易引起皮肤发炎的固定用胶带 (因为胶带粘贴的部分会导致皮肤很痒); 调整、更换导管固定的部位。

皮肤瘙痒的照护: 尽量改善 W 爷爷皮肤瘙痒的情况, 可参考以下内容:

观察皮肤是否干燥、有无湿疹。

通过身体清洁来保持卫生。同时, 要注意避免过分的清洁, 有时会因为皮肤过于干燥, 从而导致瘙痒。为了防止出现这种情况, 在身体清洁后, 可以使用有保湿效果的身体乳。

定期帮助 W 爷爷修剪指甲, 防止抓伤皮肤。

换成纯棉的、材质舒适的衣物。

去掉衣服的标签, 避免其和皮肤摩擦造成不适。

调整 W 爷爷衣服的松紧, 避免过紧, 导致皮肤难以透气, 产生湿疹等。

调节室内的温度和湿度, 将室温调至舒适的温度。

活动的照护支持。帮助 W 爷爷转移注意力, 帮助安排丰富的休闲活动, 例如简单的手工、叠毛巾等, 避免其因为无聊, 抓挠身上的皮肤。

# 本章小结

　　认知症老年人的安全照护是一个至关重要的议题，涉及他们的生命安全和生活质量。本章涵盖了多个方面，包括为什么要对认知症老年人进行安全照护、如何制订安全照护方案、选择合适的安全照护措施、预防误食和误吸、应对走失、预防老年人受虐待以及实现不受身体束缚的照护。

　　通过制订安全照护方案，我们可以为认知症老年人创造一个安全、舒适的生活环境。选择合适的安全照护措施，如调整生活环境、确定紧急联系人，可以帮助我们及时应对紧急情况和减少意外发生的风险。

　　此外，预防误食和误吸是关键，我们需要采取措施确保老年人的饮食安全，并提供易于识别的食物和适当的餐具。对于走失的问题，我们可以通过提供身份信息和定期检查等措施来增强老年人的安全意识。

　　另外，预防老年人受虐待是我们的责任，我们应该增强意识，建立支持网络，教育照护者和家庭成员正确对待认知症老年人。最后，我们还应努力实现不受身体束缚的照护，尊重老年人的尊严和自主权。

　　通过关注认知症老年人的安全照护，我们可以为他们提供一个安全、舒适和尊严的生活环境，提高他们的生活质量，并减少他们和照护者所面临的风险和挑战。

# 第十四章 临终照护

## 学习目标

**1. 为什么这一课很重要？**

在临终阶段，认知症老年人面临着特殊的挑战和需求，更需要特别的关注和照护。对于照护者或家庭成员来说，这也是一段艰难的时期。学习这一章可以帮助人们更好地了解认知症老年人的临终关怀，并提供有效的照护措施和策略，以改善他们的生命质量和尽可能地减轻他们在生命最后阶段的痛苦。

**2. 这节课对我有什么帮助？**

了解有关认知症老年人临终期的特点和需求，理解认知症老年人的临终照护要提前考虑的原因，熟悉为认知症老年人制订临终照护方案的一般步骤，理解制订预先照护计划的重要性，掌握如何为认知症老年人提供适当的照护和支持的措施。

提升您临终照护的能力，让您学会如何评估认知症老年人的痛苦和需求，制订个性化的照护计划，并实施相关的临终照护措施。

培养您的同理心、爱心和人文关怀。让您学会尊重和有尊严地对待认知症老年人，关注他们的个体差异和需求。

**3. 我能学到什么？**

（1）为什么认知症老年人的临终照护要提前考虑？

（2）如何为认知症老年人制订临终照护方案？

（3）临终照护措施。

（4）如何制订预先照护计划？

# 知识要点

（1）认知症老年人在临终照护中面临的困难确实比其他老年人更加复杂和严重。解决这些困难需要照护者、家庭成员和社会资源的共同努力。提前考虑临终照护可以为认知症老年人制订适当的照护计划，以确保他们在生命的最后阶段能够得到最好的照护和支持，同时也确保他们的意愿得到尊重和实施。

（2）为认知症老年人制订临终照护方案需要综合考虑他们的身体、心理和精神需求。制订临终照护方案一般包括评估、家庭讨论、确定照护原则、制订照护目标、制订计划、团队协作、定期评估和调整七个步骤。

（3）认知症老年人的临终照护是指在认知症老年人生命的最后阶段，为他们提供综合性的支持和关怀，以确保他们在临终时获得尊重以及舒适和安宁的照护，主要包括疼痛控制、舒适照护、心理和情感支持、精神支持、家庭支持和指导五个方面。

（4）在对认知症老年人进行疼痛控制时，照护者需要更加仔细观察评估疼痛程度，在使用镇静剂时要更加谨慎，并与家人和其他照护者密切合作，共同监测疼痛症状和治疗反应等。

（5）在对认知症老年人进行舒适照护时，照护者更需要管理好居家环境、做好他们的口腔护理、协助他们进食和饮水、应对好他们排尿和排便异常的情况，确保设备的安全性和舒适性等。

（6）临终阶段的认知症老年人可能会面临困惑、不安、痛苦、失去尊严和自尊等心理和情感上的问题，照护者需要帮助他们应对情绪反应，给予尊重和尊严，通过拥抱、触摸、聊天等方式与他们保持沟通和关爱，提供社交支持。

（7）认知症老年人的精神需求包括生命的意义感、与自己和他人的和解等。照护者要帮助他们寻找生命的意义和目的，促进和解和宽恕，以帮助他们平静地离开这个世界。

（8）为认知症老年人的家庭提供支持和指导可采取提供信息和教育、建立支持网络、提供应对策略、提供情感支持、提供照护者支持、协调医疗和社会服务等方式。

（9）预先照护计划是让一个人事先考虑和规划日后的医疗护理安排。若一个人因疾病或受伤而无法自主决策时，事先制订的预先照护计划便可帮助医疗团队和决策代言人，以最符合当事人意愿的方式做出医疗决定。

（10）制订预先照护计划，包括做好对话准备、完成《生命中什么对我是重要的》练习、共同填写《我的五个愿望》、为他代言、持续对话并定期更新预先照护计划。

# 学习计划

| 内容 | 学习目标 | 课程活动 |
|---|---|---|
| 为什么认知症老年人的临终照护要提前考虑 | ●理解认知症老年人在临终照护过程中面临的困难<br>●理解认知症老年人的临终照护要提前考虑的原因 | 课前讨论：您认为认知症老年人和其他老年人相比，在临终照护过程中面临的困难有哪些？<br>知识讲解：提前考虑认知症老年人的临终照护的原因 |
| 为认知症老年人制订临终照护方案 | ●掌握为认知症老年人制订临终照护方案的一般步骤<br>●熟悉照护原则、照护目标 | 知识讲解：为认知症老年人制订临终照护方案的一般步骤<br>知识讲解：照护原则、照护目标 |
| 临终照护措施 | ●掌握临终照护的措施 | 知识讲解：临终照护的措施 |
| 如何制订预先照护计划 | ●熟悉预先照护计划的含义<br>●理解预先照护计划的重要性<br>●掌握制订预先照护计划的步骤 | 课堂活动：什么是预先照护计划？<br>谁应该参与到预先照护计划中来？应该何时引入预先照护计划？<br>知识讲解：制订预先照护计划的定义、重要性<br>知识讲解：制订预先照护计划的步骤 |

在认知症老年人临终阶段，照护和关怀的重要性变得更加突出。认知症疾病对老年人的认知和功能产生了严重的影响，使他们在面对死亡和临终时面临独特的挑战。在这一时期，认知症老年人和家庭成员需要得到全面的支持和关怀。临终照护的目标是减轻老年人的痛苦，提供舒适和有尊严的环境，同时支持他们及其家庭在面对死亡和丧失时的心理并满足其情感需求。在这一过程中，专业医疗人员、家庭成员、照护者都可以发挥重要作用，从而确保认知症老年人在临终阶段得到全面的照护和尊重。

## 第一节 为什么认知症老年人的临终照护要提前考虑

**【课前讨论】**

您认为认知症老年人和其他老年人相比，在临终照护过程中面临的困难有哪些？

认知症是一种逐渐进展的疾病，认知症老年人在临终照护过程中面临的困难更为复杂，如表14-1所示。

表 14-1　认知症老年人在临终照护过程中面临的困难

| 类型 | 具体表现 |
|------|----------|
| 沟通困难 | 认知症老年人的语言能力和记忆力可能受到影响，他们可能无法清楚地表达自己的意愿和需求，也难以理解照护者的建议和指示 |
| 决策困难 | 认知症老年人可能无法独立作出决策，需要家庭成员或照护者的帮助，但有时家庭成员和照护者之间的意见可能存在分歧，从而导致决策困难 |
| 疼痛管理困难 | 认知症老年人可能无法准确描述自己的疼痛感受，也不一定能够配合照护者的治疗和疼痛管理计划，这可能导致他们的疼痛得不到有效控制 |
| 行为问题 | 认知症老年人可能出现行为问题，如焦虑、抑郁、幻觉、妄想等，这会影响他们的照护和治疗，也可能给家庭成员和照护者带来额外的压力和负担 |
| 家庭照护困难 | 认知症老年人需要长期的家庭照护，但家庭照护可能会给家庭成员带来身心负担，而且家庭照护者也可能因为缺乏专业知识和技能而无法提供适当的照护 |

认知症老年人在临终照护过程中面临的困难比其他老年人更加复杂和严重。为了解决这些困难，照护者、家庭成员和社会资源需要共同努力，为他们提供全面的临终照护服务，确保他们在生命的最后阶段得到尊严和关爱。

临终是每个人必须要经历的阶段，对认知症老年人提前进行临终照护，可以尽量确保老年人在临终前能够得到适当的医疗和护理，减少不必要的痛苦，同时也为家庭、照护者提供支持和指导，使他们能够更好地应对老年人的状况。另外，提前考虑临终照护还可以为老年人和家庭制订适当的照护计划，以确保老年人在生命的最后阶段能够得到最好的照护和支持，确保他们的意愿得到尊重和执行。

## 第二节　如何为认知症老年人制订临终照护方案

为认知症老年人制订临终照护方案需要综合考虑他们的身体、心理和精神需求，确定临终照护目标和照护内容，并定期评估和调整。以下是为认知症老年人制订临终照护方案的一般步骤（见图14-1）：

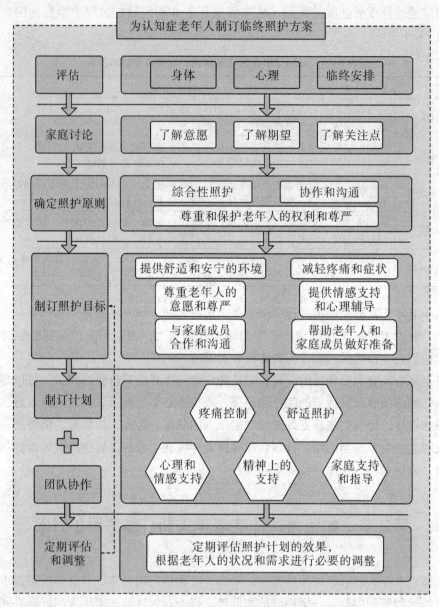

**图 14-1 为认知症老年人制订临终照护方案**

步骤一：评估

对认知症老年人进行身体、心理、精神和临终安排评估，了解他们的状况、症状和需求。身体、心理、精神等评估工具可参考第五章认知症评估相关内容并结合实际情况使用，表 14-2 是对认知症老年人临终安排的简单评估，供参考。

表 14-2 了解认知症老年人的临终安排（供参考）

| 类型 | 是 | 否 |
|---|---|---|
| 有关临终照护的愿望或需求是否已经讨论过了？ | ☐ | ☐ |
| 是否已经做好了财产安排？ | ☐ | ☐ |
| 是否已经制订了医疗决策的授权委托书？ | ☐ | ☐ |
| 您是否适合接受安宁疗护？ | ☐ | ☐ |

步骤二：家庭讨论

与家庭成员和主要照护者进行讨论，了解他们的意愿、期望和关注点。这是一个开放、坦诚和尊重的对话，每个人都应参与制订照护计划。

步骤三：确定照护原则

在以人为本的照护理念指导下，在认知症老年人的临终照护中，照护者应根据以下原则来开展照护工作：

（1）尊重和保护老年人的权利和尊严。照护者应该尊重老年人的自主权和决策权，尊重他们的意愿和价值观，保护他们的尊严和隐私。

（2）综合性照护。照护者应该提供全面的照护，包括医疗护理、疼痛管理、心理支持、精神支持等方面的照护，以满足老年人的多样化需求。

（3）协作和沟通。照护者应该与老年人及其家庭成员、医疗团队和其他相关人员进行有效的沟通和协作，共同制订和执行照护计划，确保照护的连续性和协调性。

步骤四：制订照护目标

根据评估结果和家庭讨论的内容，确定照护的目标和重点，包括：

（1）提供舒适和安宁的环境。确保老年人在临终阶段得到舒适和安宁的照护，包括提供合适的床位，保持适宜的温度，进行噪声控制，提供舒适的床上用品等。

（2）减轻疼痛和症状。积极管理老年人可能出现的疼痛和其他症状，包括恶心、呕吐、呼吸困难等，以提高他们的生活质量。

（3）尊重老年人的意愿和尊严。尊重老年人的自主权和决策权，确保他们的意愿得到尊重和执行，同时保护他们的尊严和隐私。

（4）提供情感支持和心理辅导。为老年人及其家庭成员提供情感支持和心理辅导，帮助他们应对临终和丧失的挑战，减轻他们的焦虑和恐惧。

（5）与家庭成员合作和沟通。与老年人的家庭成员建立良好的合作关系，共同制订和执行照护计划，保持有效的沟通和信息交流。

（6）帮助老年人和家庭成员做好准备。提供必要的信息和支持，帮助老年人及其家庭成员做好心理和实际行动上的准备，以应对临终的到来。

步骤五：制订计划

基于确定的目标，制订具体的照护计划。照护计划应包括疼痛控制、舒适照护、心理和情感支持、精神支持、家庭支持和指导等方面的措施（具体见本章第三节临终照护措施）。

步骤六：团队协作

组建一个多学科的团队，包括医生、护士、社会工作者、照护者等，共同协作实施照护计划，团队成员之间需要密切合作、定期沟通，并评估照护效果。

步骤七：定期评估和调整

定期评估照护计划的效果，并根据老年人的状况和需求进行必要的调整，这需要与团队成员和家庭成员进行定期沟通和协商。

以上是为认知症老年人制订临终照护方案的基本步骤。每个步骤都需要根据个体的需求和情况进行个性化的调整和实施。当然，最重要的是与专业医护人员、家庭成员和照护者密切合作，以确保为认知症老年人提供最佳的临终照护。

## 第三节　临终照护措施

认知症老年人的临终照护是指在认知症老年人生命的最后阶段，为他们提供综合性的支持和关怀，以确保他们在临终时获得尊重、舒适以及周全的照护。《安宁疗护实践指南（试行）》对临终者和家属从疼痛控制、舒适照护、心理支持和人文关怀三个方面提出了应对措施[①]。本书根据认知症老年人的实际情况，结合《安宁疗护实践指南（试行）》，提出认知症老年人临终照护五个方面的内容：疼痛控制、舒适照护、心理和情感支持、精神支持、家庭支持和指导等方面。

### 一、疼痛控制

疼痛控制包括疼痛、呼吸困难、咳嗽、咳痰、咯血、恶心、呕吐、呕血、便血、腹胀、水肿、发热、厌食/恶病质、口干、睡眠/觉醒障碍（失眠）、谵妄等13个方面的照护。具体的评估和观察、治疗原则、操作要点、护理要点、指导要点和注意事项请参照附件2《安宁疗护实践指南（试行）》。

和其他人群相比，认知症老年人在疼痛控制上有一些照护上的侧重点需要关注，主要涉及以下方面（见表14-3）：

---

① 国家卫生计生委办公厅. 国家卫生计生委办公厅关于印发安宁疗护实践指南（试行）的通知. ［2017-01-25］. http://wsjkw.sc.gov.cn/scwsjkw/sclljk/2017/1/25/ad110a02c4be46daac3196a1366e7901.shtml.

**表 14-3　与其他人群相比，认知症老年人在疼痛控制照护的侧重点**

| 侧重方面 | 具体表现及措施 |
|---|---|
| 评估困难 | 认知症老年人可能无法准确描述和沟通疼痛的感觉和强度，因为他们的认知能力已受损。因此，照护者需要仔细观察其行为表现、面部表情、非语言反应等来判断疼痛的程度 |
| 镇静剂使用谨慎 | 对于认知症老年人，特别是晚期阶段的认知症老年人，使用镇静剂时需要谨慎。因为这些药物可能引起意识状态的进一步下降，增加谵妄和其他不良反应的风险 |
| 检查诊断困难 | 由于认知症老年人沟通困难，因此他们可能无法描述疼痛的原因和相关的症状。照护者需要依赖其他临床表现和实验室检查等确定疼痛的可能原因 |
| 个性化和综合照护 | 疼痛控制需要根据认知症老年人的个体差异、疼痛类型和病情发展进行综合考虑。与普通人群相比，认知症老年人可能需要更频繁的评估和调整，以满足他们的特殊需求 |
| 观察和治疗反应的困难 | 认知症老年人的疼痛控制可能受到认知和沟通的限制，因此观察和评估治疗效果比较困难。照护者需要与其家人和其他照护者密切合作，共同监测疼痛症状和治疗反应 |

## 二、舒适照护

舒适照护包括居家环境管理、床单位管理、口腔护理、肠内营养的护理、肠外营养的护理、静脉导管的维护（PICC/CVC）、留置导尿管的护理、会阴护理、协助沐浴和床上擦浴、床上洗头、协助进食和饮水、排尿异常的护理、排便异常的护理、卧位护理、体位转换、轮椅与平车使用等 16 个方面的照护。具体的评估和观察、治疗原则、操作要点、护理要点、指导要点和注意事项请参照《安宁疗护实践指南（试行）》。

认知症老年人和其他人群相比而言，在舒适照护上有一些侧重点需要关注和支持，主要涉及以下方面（见表 14-4）：

**表 14-4　与其他人群相比，认知症老年人在舒适照护方面的侧重点**

| 侧重方面 | 具体表现及措施 |
|---|---|
| 居家环境管理 | 认知症老年人可能会面临更多的安全风险，如徘徊、跌倒等。因此，在居家环境管理方面，照护者需要更加注重防止意外事故的发生，例如安装护栏、放置防滑垫等 |
| 床单位管理 | 认知症老年人可能会出现失眠、夜间惊醒等睡眠问题。在床单位管理方面，照护者需要提供舒适的床铺、合适的床垫、适当的睡眠环境等，以促进其良好的睡眠 |
| 口腔护理 | 认知症老年人可能会出现口腔卫生问题，如口臭、口腔感染等。在口腔护理方面，照护者需要定期清洁口腔，帮助认知症老年人维持良好的口腔健康 |
| 协助进食和饮水 | 认知症老年人可能会出现吞咽困难、进食困难等问题。在协助进食和饮水方面，照护者需要提供适合的饮食和饮水方式，确保他们获得足够的营养和水分 |
| 排尿和排便异常的护理 | 认知症老年人可能会出现尿失禁、便失禁等问题。在排尿和排便异常的护理方面，照护者需要提供适当的尿布、尿壶、便盆等，保持干燥和清洁 |
| 轮椅和平车使用 | 认知症老年人可能需要依赖轮椅或平车进行移动。在轮椅和平车使用方面，照护者需要确保设备的安全性和舒适性，并提供必要的协助和支持 |

### 三、心理和情感支持

临终阶段的认知症老年人可能会面临一些心理和情感上的问题，如表 14-5 所示。

表 14-5　临终阶段的认知症老年人面临的心理和情感问题

| 问题 | 具体内容 |
|---|---|
| 恐惧和焦虑 | 认知症老年人可能会感到恐惧和焦虑，他们无法理解自己的情况和即将面临的死亡 |
| 困惑和不安 | 认知症老年人可能会感到困惑和不安，他们无法理解周围的环境和人际关系，难以适应临终的状态 |
| 痛苦和疼痛 | 认知症老年人可能会感到痛苦和疼痛，他们无法表达自己的痛苦和需求，需要依赖他人的照护 |
| 失去意识和反应 | 认知症老年人可能会失去意识和反应，他们的大脑功能已经严重受损，无法理解周围的环境和人际关系 |
| 失去尊严和自尊 | 认知症老年人可能会失去尊严和自尊，因为他们无法掌握自己的思维和行为，需要依赖他人的照护和帮助 |

这些心理和情感上的问题会导致认知症老年人在临终阶段的生活质量下降，针对相关问题，照护者可以从以下几方面提供心理和情感上的照护措施，帮助认知症老年人应对情绪反应。

（1）评估认知症老年人的心理状况和情绪反应。

（2）恰当运用沟通技巧表达对老年人的理解和关怀（如倾听、触摸等）。

（3）鼓励家属陪伴，促进家属和老年人的有效沟通。

（4）指导老年人使用放松技术减轻焦虑，如深呼吸、放松训练、听音乐等。如果老年人出现愤怒情绪，帮助查找引起愤怒的原因，给予有针对性的个体化辅导。

（5）保持沟通和关爱。即使认知症老年人无法理解周围的环境和人际关系，家庭成员、医护人员、照护者仍然需要保持沟通和关爱。其可以通过聊天、唱歌、给予拥抱和温暖的触摸等，来表达对认知症老年人的关爱和支持。

（6）给予尊重和尊严。即使认知症老年人已经失去了正常的大脑功能，他们仍然需要得到尊重和尊严。家庭成员、医护人员、照护者需要尊重认知症老年人的意愿和需求，给予他们尊严和尊重。

### 【重点提要】

临终阶段的认知症老年人仍享有个人尊严的权利。只要未进入昏迷阶段，仍具有思想和情感，家庭成员、医护人员、照护者就应维护和支持老年人的个人权利，如保留个人隐私和自己的生活方式，获得家人的理解和关怀等。

（7）提供社交支持。认知症老年人可能会感到孤独和失落，需要家庭成员、照护者提供社交支持。其可以邀请认知症老年人的亲友来探望，或者提供虚拟社交支持，例如视频聊天等。

### 四、精神上的支持

对于临终阶段的人来说，精神需求可能和他们的身体问题一样重要。精神需求可能包括生命的意义感、与自己和他人的和解等。针对相关问题，照护者可以从以下几方面提供精神上的照护：

（1）帮助寻找生命的意义和目的。临终的人可能会感到生命失去了意义和目的，需要得到帮助和支持。家庭成员和医护人员可以与临终的人交流，帮助他们找到生命的意义和目的，以帮助他们度过最后的时光。

（2）促进和解和宽恕。临终的人可能会有未了的心事或者需要与他人和解和宽恕。家庭成员和医护人员可以帮助他们面对这些问题，促进和解和宽恕，以帮助他们平静地离开这个世界。

### 五、家庭支持和指导

为认知症老年人的家庭提供支持和指导是非常重要的，以下是一些建议：

（1）提供信息和教育。帮助家庭了解认知症的症状、进展和管理方法，提供有关疾病的书籍、手册、网站和其他资源，以便家庭能够更好地理解和应对挑战。

（2）建立支持网络。鼓励家庭寻求支持和加入认知症支持小组。这些小组可以提供情感支持、信息交流和资源共享的平台，家庭可以从其他有类似经历的人那里获得支持和建议。

（3）提供应对策略。为家庭提供应对认知症挑战的实际策略和技巧，这可能包括如何与认知症老年人进行有效的沟通、如何处理行为变化、如何提供安全和舒适的环境等。

（4）提供情感支持。认知症对家庭来说是一个巨大的心理和情感负担，为家庭提供情感支持和理解非常重要。鼓励家庭表达他们的感受和需求，帮助他们应对挫折和压力。

（6）提供照护者支持。认知症老年人的照护是一项长期的任务，需要照护者付出大量的时间和精力，在老年人的临终阶段，照护者可能会面临更大的挑战。

**（1）照护者在老年人临终阶段可能会面临以下问题：**

①心理压力。在认知症老年人临终阶段，照护者可能会面临更大的心理压力，因为他们必须面对他们生命的终结，这种压力可能会导致照护者出现焦虑、抑郁、失眠等问题。

②生理疲劳。在照护认知症老年人的过程中，照护者需要承担很多日常生活的照护工作，如喂饭、洗澡、换衣服等。这些工作可能会导致照护者出现身体疲劳和疼痛等问题，在老年人临终阶段，这种疲劳可能会加重。

③社交隔离。照护认知症老年人需要花费大量的时间和精力，可能会导致照护者与朋友、家人等社交圈子的隔离。在老年人临终阶段，照护者可能会更加孤独和无助，缺乏社交支持。

④决策困难。在认知症老年人临终阶段，照护者可能需要面对一些重要的决策，比如如何进行终末期医疗护理等。这些决策可能会让照护者感到困惑和矛盾，需要得到适当的支持和帮助。

⑤哀伤情绪。在照护认知症老年人的过程中，照护者与老年人之间建立了深厚的情感联系，当老年人走向生命的终结时，照护者可能会感到失落、悲伤和沮丧。

**（2）为照护者提供支持可以考虑以下方法：**

①自我照护。照护者需要关注自己的身体和情绪健康，保持良好的饮食、睡眠和运动习惯，寻找适当的放松和娱乐活动。

②寻求社交支持。照护者可以与家人、朋友、社区组织等建立联系，分享照护过程中的困惑和挑战，以得到情感支持和建议。

③寻求专业帮助。照护者可以咨询医生、社会工作者、心理医生等专业人士，寻求适当的帮助和建议。

④死亡教育。照护者可以通过参加相关课程、阅读相关书籍、与专业人士和家庭成员交流以及接受自然哀伤等方法了解死亡和临终的过程，以减轻恐惧和不安，提高应对能力，为老年人提供更好的照护。

⑤哀伤辅导。鼓励照护者通过充分表达悲伤情绪、参加社会活动等方式缓解照护者的悲伤情绪和情感压力。

（7）协调医疗和社会服务。帮助家庭与医疗和社会服务机构建立联系，以获得必要的支持和资源。这可能包括寻找专业的医疗照护、康复服务、社区支持和财务援助等。

（8）计划未来。与家庭一起讨论和制订未来的照护计划。这可能包括安排家庭照护、寻找适合的养老院或护理机构，以及处理法律和财务事务等。

**【课时练习】**

L婆婆，72岁，认知症晚期，肺癌晚期，已经接受了一系列治疗，但病情急剧恶化，现在她的身体非常虚弱，无法进食或自理。

针对L婆婆目前的状况，您认为可以采取哪些临终照护措施？请在您认为正确的答案后面打"√"。

1. 给予适当的镇痛药物，以缓解肺癌引起的剧痛。定期检查疼痛程度，并根据需要调整药物剂量。（　　）

2. 提供24小时的基本生活需求照护，包括饮食摄入、个人卫生清洁、床上转换和翻身等。（　　）

3. 提供心理和情感支持，使用温暖的触摸安抚她，提供安心的环境。（　　）

4. 积极与L婆婆的家人交流，提供他们所需的信息、安慰和支持。（　　）

5. 根据L婆婆的信仰背景，提供合适的宗教或精神支持，以满足她内心的需求和安慰。（　　）

**解析：** 答案中五个选项均是针对L婆婆目前的状况可以采取的临终照护措施，即疼痛控制、舒适照护、心理和情感支持、家庭支持和指导、精神支持。需要注意的是，由于认知症老年人的特殊性，在临终照护中其更需要综合性的支持和关怀，以确保他们在临终时获得有尊严和舒适的照护。

## 第四节　如何制订预先照护计划

在学习了认知症老年人的临终照护方案和措施后，了解预先照护计划变得很有必要。预先照护计划是在认知症老年人尚未进入生命末期时制订的计划，旨在确保在他们需要生命末期照护时能够提供最适当的支持和关怀。生命末期通常是指人生命的最后几个月或者几年，这个时期可能是由疾病终末期或者老年衰竭等因素引起的。

### 一、什么是预先照护计划？

【课堂活动】

请思考：

（1）什么是预先照护计划？

（2）谁应该参与到预先照护计划中来？

（3）应该何时引入预先照护计划？

预先照护计划（advance care planning，ACP）是让一个人事先考虑和规划日后的医疗护理安排。若一个人因疾病或受伤而无法自主决策时，事先制订的预先照护计划便可帮助医疗团队和决策代言人，以最符合当事人意愿的方式做出医疗决定。预先照护计划的制订通常需要制订者与本人、家属、相关医护人员等进行讨论和交流，以了解他/她对医疗护理的偏好、临终的安排、生命价值观等信息。与亲人进行有意义的对话是预先照护计划中最重要的部分，许多人还选择通过填写生前预嘱来书面表达他们的偏好。

谁应该参与到预先照护计划中来？

（1）正在考虑自己未来健康和个人照护偏好的人士。

（2）与其关系密切的家人和朋友。

（3）他们的决策代言人。

（4）照护人员：包括医生、护士和其他医护人员。

（5）各组织：通过制定政策和指导方针并通过提供最新信息来支持这一进程。

应该何时引入预先照护计划？

（1）与所照护的老年人进行日常例行谈话的时候。预先照护计划可以作为日常照护的一部分，与老年人进行定期的谈话，了解他们的意愿和偏好。这可以帮助建立信任和开放的沟通，为未来的照护决策奠定基础。

（2）病情稳定、舒适的时候。如果老年人的健康状况相对稳定，并且他们感到舒适，那么这是一个引入预先照护计划的好时机。这样可以避免在紧急情况下匆忙做出决策，而是在冷静和理性的状态下进行讨论和计划。

（3）老年人或家人有顾虑的时候。如果老年人或家人对未来的照护有顾虑或担忧，那么这是引入预先照护计划的重要时机。他们可以与照护团队讨论，并制订适合他们的照护计划，以满足他们的需求和意愿。

（4）老年人的健康或能力发生变化的时候。如果老年人的健康状况或能力发生变化，如认知能力下降、疾病进展等，那么这是重新评估和更新预先照护计划的时机。确保照护计划与老年人当前的需求和情况相符。

（5）生活状况的变化。如果老年人的生活状况发生变化，例如搬入养老院，这也是引入预先照护计划的时机。在新的环境中，需要重新讨论和制订护理计划，以适应新的情况和需求。

## 二、预先照护计划为何重要？

预先照护计划不仅仅适用于老年人或患病人士。无论任何年龄，事故、创伤和疾病都可能使个人无法作出自己的医疗护理决策。对于认知症老年人及其照护者来说，预先照护计划尤为重要。处于认知症后期的人往往会失去最基本的能力，在紧急情况下或在临终前，认知症老年人可能会面临有关其医疗的问题，但其无法回答。认知症老年人的照护者也并非时刻都了解他的医疗护理决策。如果认知症老年人提前就未来的医疗护理安排进行了沟通并制订了计划，就可以对不确定的未来有一种控制感，并能够直接参与有关未来医疗护理的决策。这不仅有利于其获得所需要的护理，还可以帮助亲人更从容地应对悲伤、减轻负担、内疚和抑郁，同时获得更多支持。

### 三、如何制订预先照护计划？

制订预先照护计划，应按照以下步骤进行（见图 14-2）：

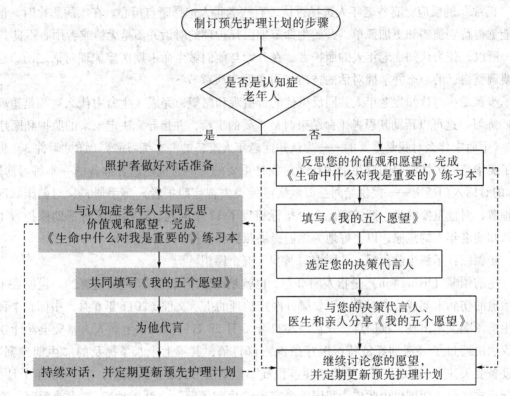

**图 14-2  制订预先照护计划的步骤**

步骤一：作为认知症老年人的照护者，在您准备与他进行生命末期医疗护理对话之前，您需要考虑或做些什么呢

我们已经多次提到，认知症是一种疾病，与其他癌症或心脏病不同的是，认知症会影响老年人的思维和行为。对于很多人来说，与所关心的人进行有关生命末期医疗护理的对话可能很困难，而如果他患有认知症，这个困难会更加突出，特别是当他已经开始丧失记忆力、日常生活自理能力和判断能力时。因此，在您准备与您照护的人讨论有关他们生命末期医疗护理的意愿之前，您首先必须整合好您自己的想法。

如果不敢提问怎么办？向您所照护的人暗示他们的心智在退化好像很无情，在这种情况下还要沟通"为生命末期提前做准备"会让您觉得无法开口，这样的担忧会使您产生"等下一次吧"的延迟心理，这是一种想保护自己和您所照护的人的恐惧情景，是很常见的。但是，为了您所关心的人，现在就开始对话是很重要的。

如果他不想对话怎么办？认知症老年人可能会怀疑为什么想要开始这种对话，这时需要引导他，对话是对所有人而不仅是针对他，或者询问他是否愿意由其他信任的人为他们做这些决定。

如果他出现负面反应该怎么办？认知症老年人对于他的病情没有所谓的可预测的思考或"正常"的反应。有些老年人选择否认，有些老年人选择暗自担心。在疾病恶化时，他可能觉得特别脆弱和更加孤单。开始生命末期医疗护理的对话并不是无情或者用心不良。

所以，作为认知症老年人的照护者，在开始与他们做生命末期医疗护理对话之前，您需要调整自己的心态并掌握对话的技巧（可参照沟通章节）。

步骤二：与认知症老年人共同反思他的价值观和愿望，完成《生命中什么对我是重要的》练习。这可以帮助其思考生命结束时最重要的事情，并指导您决定未来的照护和医疗

《生命中什么对我是重要的——为认知症老年人准备的一本练习簿》（详见附件3）借鉴了美华慈心关怀联盟的《生命中什么对我是重要的——为重症患者准备的一本练习簿》《你的对话入门指南——提供给阿兹海默病或他类失智症照护者》等手册，从对健康状况的理解、对他重要的事、照护意愿3个指标梳理了17个问题，这些问题将帮助照护者了解认知症老年人的意愿，以更好地为他们提供照护和支持。

步骤三：了解生前预嘱，共同填写《我的五个愿望》①

生前预嘱（living will）是指人们事先，也就是在健康或意识清醒时签署的，说明在不可治愈的伤病末期或临终时要或不要哪种医疗护理的指示文件。2011年6月，中国首个民间生前预嘱文本出现，推广尊严死亡。2022年6月23日，深圳市七届人大常委会第十次会议表决通过了《深圳经济特区医疗条例》修订稿，其第七十八条提及的"生前预嘱"制度备受关注②。这是我国首个将"生前预嘱"以立法形式确立的条款，于2023年1月1日起正式施行，深圳也由此成为我国首个实现"生前预嘱"立法的地区。"生前预嘱"有通行的标准模板，老年人跟随模板的引导，快速完成选择题，即可生成自己的生前预嘱文本。这个模板通常被称作"我的五个愿望"（见附件4），分别是："我要或者不要相关医疗服务""我希望使用或不使用生命支持治疗""我希望别人怎么对待我""我想让我的家人和朋友知道什么""我希望谁帮助我"。完成《我的五个愿望》后，复印并存放在安全的地方，将副本交给决策代言人。

步骤四：为他代言

当您对照护的认知症老年人有了充分的了解，知道什么对他们最重要以及他们对医疗护理的意愿，您（或其他人）就可以帮助他们代言。这意味着要确保他们的照护团队要知道什么事情对认知症老年人是重要的，照护团队包括医生、护士、养老机构的员工和其他

---

① 北京生前预嘱推广协会. 我的五个愿望［EB/OL］.（2023-06-25）［2023-07-06］. https://www.living will.org.cn.
② 深圳市人民代表大会常务委员会. 深圳经济特区医疗条例［EB/OL］.（2022-06-23）［2023-07-06］. http://www.szrd.gov.cn/mb/szfg/content/post_830853.html.

人员。

为认知症老年人代言需要完成：

（1）让大家了解他是什么样的人。帮助医护团队充分认识他，而不仅仅把他当成病人。

（2）明确表达他的意愿。帮助照护团队了解并尊重认知症老年人的意愿。比如，生前预嘱的告知和沟通。

为了尽可能确保您所照护的老年人的意愿得到了解和尊重，您必须经常在他们的照护团队面前为他代言，有时需要据理力争。

为认知症老年人代言需要注意：

（1）决策代言人一般是配偶/伴侣，成年子女、兄弟姐妹、堂兄弟姐妹，侄女/儿、外甥女/儿，朋友、邻居等，但是在养老机构跟认知症老年人相处最多、最熟悉的人是他的照护者（社会工作者、护士、医生等）。因此，共同参与完成预先照护计划的人员也可能是照护者，这就需要照护者做好一名代言人，以帮助其他人更好地了解并尊重认知症老年人的意愿。

（2）决策代言人原则上只做医疗照护决定，不做财务决定。

（3）清楚对于认知症老年人什么是重要的，清楚从照护开始直到生命末期想要的医疗护理意愿。

步骤五：持续对话，并定期更新预先照护计划

人们的偏好经常随着健康的变化或时间的推移而改变，认知症老年人也不例外。随着时间的推移和情况的变化照护者与老年人要持续对话，并每年至少更新一次《生命中什么对我是重要的》和《我的五个愿望》文本。如果更新文本，请归档并保留以前的版本。请注意旧副本被新副本替换的日期。

# 本章小结

在本章中，我们深入探讨了为什么认知症老年人的临终照护需要提前考虑、为他们制订临终照护方案、具体的临终照护措施以及制订预先照护计划。这些内容都是为了确保认知症老年人在临终阶段得到全面的照护和尊重。

首先，我们强调了为什么认知症老年人的临终照护需要提前考虑。认知症疾病对老年人的认知和功能产生了严重的影响，使他们在面对死亡和临终时面临独特的挑战。因此，提前考虑临终照护可以确保在老年人认知能力下降之前就能制订合适的照护计划，以满足他们的身体、心理和情感需求。

其次，我们介绍了为认知症老年人制订临终照护方案的重要性。这包括了评估老年人

的病情和需求，与医疗专业人员、家庭成员和照护者合作制订个性化的照护计划，以确保在临终阶段提供最佳的照护和支持。

接着，我们详细讨论了临终照护措施。这包括了疼痛控制、舒适照护、心理和情感支持、精神支持、家庭支持和指导等方面。这些措施旨在确保老年人在临终阶段得到全面的关怀和尊重。

最后，我们强调了制订预先照护计划的重要性。这些计划可以在老年人还能够表达自己意愿和做出决策的时候制订，包括了医疗护理、生活意愿、宗教信仰和法律事务等方面的决策。这样，当老年人丧失决策能力时，照护者可以根据预先计划来提供照护，确保老年人的意愿得到尊重。

综上所述，认知症老年人的临终照护需要提前考虑，制订临终照护方案，采取相应的临终照护措施，并制订预先照护计划。这些步骤的目的是确保认知症老年人在临终阶段得到全面的照护和尊重，同时帮助他们和家庭成员应对死亡和丧失的挑战。

# 第十五章 提供社会支持

## 学习目标

### 1. 为什么这一课很重要?

认知症是一种慢性进行性的神经系统疾病,会给老年人和他们的家庭带来生理、心理、社交等多方面的压力,因此,提供社会支持对于他们的生活质量和身心健康至关重要。通过学习这一章,人们可以了解如何评估认知症老年人的社会支持情况,以及如何从寻找资源,提供信息、培训和教育,提供心理支持和咨询,加强专业人员培养等方面去帮助认知症老年人和他们的照护者更好地应对认知症带来的挑战。

### 2. 这节课对我有什么帮助?

了解认知症老年人及其照护者面临的压力和挑战,熟悉认知症老年人社会支持的现状,掌握评估认知症老年人社会支持的方法以及构建社会支持系统的策略。这些知识可以提高您对认知症老年人和照护者的认识和理解。

提升您解决问题的能力,包括评估认知症老年人的社会支持情况、寻找认知症支持团体和组织、建立社交网络、提供情感支持等。这些技能将使你能够更好地为认知症老年人和他们的照护者提供支持和帮助。

提升情感素质,使您更能理解认知症老年人的情感需求,培养同理心、耐心和关怀的素质;培养您的人文关怀意识,激发您对社会公益事业的兴趣,提升您的社会责任感和道德观念。

### 3. 我能学到什么?

(1) 为什么要为认知症老年人提供社会支持?

(2) 如何评估认知症老年人的社会支持情况?

(3) 认知症老年人社会支持的现状。

(4) 如何为认知症老年人构建社会支持系统?

# 知识要点

（1）认知症老年人及其照护者面临诸多挑战和困难，提供社会支持能够帮助他们有效应对挑战，改善照护效果。

（2）为认知症老年人提供社会支持，首先要评估认知症老年人的社会支持情况，了解他们的关注点、困惑和需求，以便为他们提供针对性的支持。评估认知症老年人的社会支持情况，这主要从老年人自身、照护者、家庭成员、朋友/亲戚、社区/社会等维度进行。

（3）认知症老年人的社会支持主要存在家庭支持不足、社区缺乏资源、缺乏政策支持和指导、专业人员不足、社会认知和理解不足等问题。我们在构建社会支持系统时应着重解决上述问题。

（4）可以从匹配资源-寻找社区资源-建设认知症友好社区，提供信息、培训和教育，提供心理支持和咨询，加强专业人员培养，提高社会认知和理解，制定相关政策等方面为认知症老年人构建多元、全面的社会支持系统。

# 学习计划

| 内容 | 学习目标 | 课程活动 |
|---|---|---|
| 为什么要为认知症老年人提供社会支持 | ●理解认知症老年人和照护者面临的压力和挑战<br>●熟悉社会支持的定义 | 课前讨论：请结合案例回答 Q 爷爷及其儿子的生活面临哪些挑战？<br>知识讲解：为认知症老年人提供社会支持的原因 |
| 如何评估认知症老年人的社会支持情况 | ●掌握评估认知症老年人社会支持情况的方法 | 知识讲解：评估认知症老年人的社会支持情况 |
| 认知症老年人社会支持的现状 | ●分析和解释认知症老年人社会支持的现状 | 知识讲解：认知症老年人社会支持的现状<br>小问答：（1）社区中能够为认知症老年人及其家庭提供支持的资源或机构有哪些？<br>（2）这些资源或机构可以为认知症老年人及其家庭提供哪些支持？ |
| 如何为认知症老年人构建社会支持系统 | ●掌握为认知症老年人构建社会支持系统的策略 | 知识讲解：为认知症老年人构建社会支持系统的策略 |

　　在面对认知症这一严峻的挑战时，社会支持的重要性不可忽视。认知症老年人及其照护者需要得到社会的关注和支持，以帮助他们应对疾病所带来的各种困难和压力。本章将探讨为何为认知症老年人提供社会支持是至关重要的，如何评估老年人当前的社会支持情况，以及提供社会支持的现状和存在的问题。同时，本章还将提供一些建议和方法，以构建一个稳固的社会支持系统，为认知症老年人及其照护者提供必要的支持和关怀，图 15-1 呈现了为认知症老年人提供社会支持的整体思路。通过这些努力，我们希望能够创造一个包容的社会环境，让认知症老年人和他们的家人能够获得更好的生活质量和福祉。

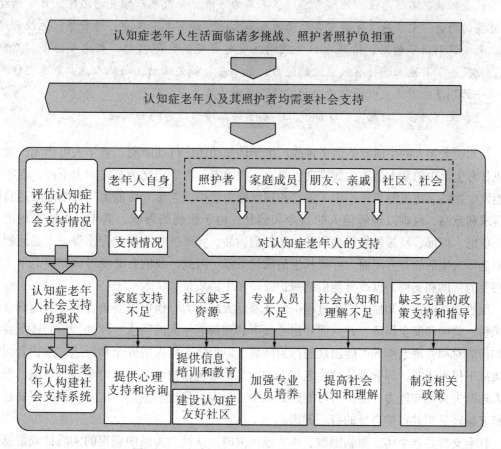

**图 15-1　为认知症老年人提供社会支持的思路**

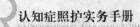

## 第一节　为什么要为认知症老年人提供社会支持

**【课前讨论】**

　　Q 爷爷，78 岁，三年前被诊断为阿尔茨海默病，丧偶，由独子照护。近两年来 Q 爷爷的身体状况不断恶化，他经常忘记最基本的事情，如亲属、朋友的名字，日常活动和重要的约会；无法独立完成日常生活的基本活动，如穿衣、洗澡、进食等；他经常迷路，无法找到回家的路；情绪也经常波动，有时会突然变得愤怒、焦虑或沮丧。渐渐地，他失去了与他人进行有效交流的能力，很难参与社交活动，与他人建立联系。Q 爷爷唯一的儿子也因为夜以继日地照护工作而精疲力竭。

　　结合案例内容，请思考：Q 爷爷及其儿子的生活面临着哪些挑战？

　　认知症老年人的生活面临诸多挑战。由于认知功能、行动障碍，老年人可能无法独立完成日常生活中的基本活动，如进食、穿衣、洗澡等；由于记忆力、定向力下降，老年人可能发生迷路、走失等意外；由于语言和理解能力受损，老年人可能无法有效地表达自己的需求和意愿，也难以理解他人的指令和信息；由于疾病的影响，老年人可能表现出冲动、焦虑、抑郁、易激怒等行为问题，如打翻物品、大声喧哗、拒绝合作等。上述问题会影响老年人生活的方方面面，导致其生活质量下降。因此，我们有必要对认知症老年人提供必要的帮助和支持，以改善他们的照护效果和生活质量。

　　照护者在照护认知症老年人过程中承受着巨大的压力。他们需要负责老年人的日常生活照料、监护和安全保障，并且需要耐心倾听和理解老年人的需求。此外，他们还需要学习如何应对和管理老年人可能出现的行为问题，以保障老年人的安全和舒适。照护者面临的挑战不仅限于照护和管理认知症老年人的行为，还包括情绪上的压力和心理负担。看到亲人逐渐失去认知能力，照护者可能感到无助、沮丧、焦虑和疲惫。因此，他们需要社会支持来减轻负担并保护自身的身心健康。

　　社会支持是指个体在面临困难、压力或挑战时，从社会关系中获得的实质性或情感上的支持。它可以来自家庭成员、朋友、邻居、社区组织、专业服务机构等各种社会关系。

## 第二节 如何评估认知症老年人的社会支持情况

认知症老年人的社会支持系统包括照护者、家庭、朋友和亲戚以及社区、社会等方面。认知症老年人的社会支持系统如图 15-2 所示。

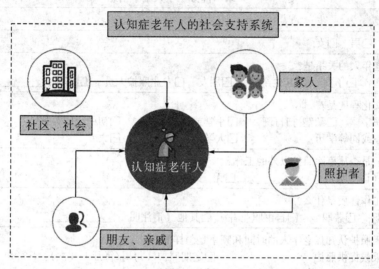

**图 15-2 认知症老年人的社会支持系统**

为认知症老年人提供社会支持,首先要评估认知症老年人的社会支持情况,了解他们的关注点、困惑和需求,以便为他们提供有针对性的支持。评估的维度和指标见表 15-1。

**表 15-1 评估认知症老年人社会支持系统的维度和指标(供参考)**

| 评估维度 | 评估指标 |
|---|---|
| 认知症老年人 | 身体健康状况、行为和功能、自我支持情况等 |
| 照护者 | 基本信息、对认知症的理解、照护方式、情感支持、照护自我效能、照护能力 |
| 家庭成员 | 照护参与程度、物质帮助、信息和资源、照护知识和能力、情感支持、心理慰藉 |
| 朋友、亲戚 | 物质帮助、实质性支持(如帮助照顾家务、购物等)、信息和资源、情感支持、心理慰藉等 |
| 社区、社会 | 社区资源、社区组织和活动、社区友好程度、社区教育和宣传、政策和法律、社会文化和价值观 |

### 1. 评估老年人自身支持情况

主要从身体健康状况、行为和功能、自我支持情况等方面的指标来进行评估,详见第五章《认知症评估》。

2. 评估照护者对认知症老年人的支持

主要从照护者的基本信息、对认知症的理解、照护方式、情感支持、照护自我效能、照护能力等指标来进行评估。照护者支持情况的评估问卷示例见表 15-2。

表 15-2　照护者支持评估问卷示例（供参考）

| 序号 | 第一部分　个人基本信息 |
|---|---|
| 1 | 年龄：＿＿＿＿＿＿岁 |
| 2 | 性别　□男　□女 |
| 3 | 您和老年人的关系是?<br>□配偶　□子女　□其他亲属　□朋友　□专业照护人员　□其他：＿＿＿＿ |
| 4 | 您的文化程度是?<br>□不识字　　□私塾/扫盲班　　□小学或同等学历　　□初中或同等学历<br>□高中或同等学历　　　　□大学本科及以上　　□大专 |
| 5 | 您目前是否从事除照护以外的工作?<br>□有（请注明）：＿＿＿＿＿＿＿　　□无 |
| 6 | 您的工作性质是什么?<br>□全职　□兼职　□自由职业者　□其他（请注明）：＿＿＿＿＿ |
| 7 | 您每天照护认知症老年人的时间和频率是怎样的?<br>□全天候提供照护　　　　□定期照护（每周/每月 1-4 次）<br>□部分时间照护（每天 2 个小时）　□临时照护 |
| 8 | 除您之外，还有其他人参与认知症老年人的照护吗?<br>□有，1 个人　　□有，2 个人　　□有，3 人及以上　　□无 |
| 序号 | 第二部分　对认知症的理解 |
| 1 | "认知症是自然衰老的过程，不用治疗"请问该说法是否正确?<br>□是　　　　□否 |
| 2 | 请根据实际情况选择适合您的选项。（多选题）<br>□我听说过认知症　　　　□我听说过痴呆　　□我觉得认知症就是痴呆<br>□患认知症的人会很狂躁　□患认知症的人都无药可救 |
| 3 | 认知症有哪些核心症状?（多选题）<br>□记忆障碍　□定向障碍　□失语　□失认　□妄想 |
| 4 | 您觉得以下哪些是认知症的症状?（多选题）<br>□会把东西放在不适当的地方，如把水果放在衣柜内，也会因为忘记摆放位置而认为东西被别人偷了。<br>□往往容易忘记一些近期发生的事，而且很难记起，就像从未发生过一样。<br>□需要多一点时间处理复杂的问题，例如账单。<br>□不能理解银行存折上的账目明细。<br>□以上均不是 |

表15-2（续）

| 序号 | |
|---|---|
| 5 | 您认为有什么方法可以预防认知症？（多选题）<br>□及时治疗疾病　　　□参加益智活动　　　□感官刺激训练<br>□参加规律运动　　　□健康饮食　　　　　□积极参加社交活动<br>□维持心理健康　　　□其他（请注明）：＿＿＿＿＿ |
| 序号 | **第三部分　照护方式** |
| 1 | 您为老年人提供了哪些日常生活照护？（多选题）<br>□饮食　□洗澡　□上厕所　□穿着和整理衣物　□其他（请注明）：＿＿＿＿ |
| 2 | 您会从哪些方面观察和报告老年人的日常健康状况？<br>□饮食和食欲情况　　　□排尿和排便情况　□疼痛或其他身体不适情况<br>□其他方面（请注明）：＿＿＿＿＿ |
| 3 | 您如何管理老年人的药物？<br>□确保正确的药物剂量和时间　　　　□监督和记录老年人的药物使用情况<br>□寻求专业医务人员的帮助<br>□其他方法（请注明）：＿＿＿＿＿ |
| 4 | 您如何记录和监测老年人的药物使用情况？<br>□记录药物剂量　　　□观察老年人服药后的不良反应<br>□留意药物的有效期　□记录服药时间 |
| 5 | 您通常使用哪些方式对老年人进行康复训练？（多选题）<br>□认知练习，如记忆游戏<br>□日常生活技能训练，如进食、穿衣、洗漱等<br>□运动和平衡训练，如散步、平衡练习等<br>□其他训练方式（请注明）：＿＿＿＿＿ |
| 6 | 您通常多久为老年人提供一次康复训练？<br>□每天　　　□每周　　　□每月　　　□根据老年人的能力和需求而定 |
| 7 | 您通常使用哪些方法和技巧为老年人提供心理支持？（多选题）<br>□耐心倾听和关怀　　　□提供情感安慰和安抚　□使用肯定和鼓励的语言<br>□提供信息和教育支持　□及时给予反馈 |
| 8 | 您如何帮助老年人管理情绪和表达情感？（多选题）<br>□鼓励老年人识别和表达情绪　□提供情绪调节和放松的技巧<br>□倡导积极的情感表达方式　　　□提供情感支持和安抚　□提供安全的环境 |
| 9 | 您如何鼓励老年人参加社交活动？（多选题）<br>□安排和促进社交互动　　　　□鼓励参与感兴趣的活动<br>□提供社交支持和陪伴　　　　□探索社区资源和支持网络 |
| 序号 | **第四部分　情感支持** |
| 1 | 您通常如何辨别老年人的情绪？<br>□观察其面部表情　　　□倾听其言语和声音变化<br>□观察其身体语言　　　□注意其情绪化的行为和反应 |

表15-2(续)

| 序号 | | |
|---|---|---|
| 2 | 当老年人出现悲伤、痛苦等不良情绪时，您会如何回应？（多选题）<br>□提供安抚和抚慰　　　　　□表达理解与支持<br>□提供安全和温暖的环境　　□理解老年人<br>□尝试满足其行为和反应背后的情感需求 | |
| 3 | 您通常如何体验与老年人情感的共鸣？<br>□通过倾听和观察老年人的情感表达<br>□想象自己处于老年人的情感体验中<br>□回忆和分享自己类似的情感体验<br>□其他方式（请注明）：＿＿＿＿＿＿ | |
| 4 | 您使用过哪些策略来促进老年人的情感健康？<br>□建立稳定的日常生活和情感环境　□提供参与有意义的活动和社交互动<br>□教授应对焦虑和抑郁的技巧　　　□其他策略（请注明）：＿＿＿＿＿＿ | |
| 5 | 您如何保护自己的情感健康并提供支持给老年人？<br>□寻求支持和理解的网络和资源　□制订并坚持自我关怀计划<br>□学习应对压力和情感疲劳的技巧　□其他方式（请注明）：＿＿＿＿＿＿ | |

| 序号 | 第五部分　照护自我效能 | | | | |
|---|---|---|---|---|---|
| 1 | 您对于有效照护认知症老年人的信心程度如何？<br>□非常有信心　　　□有信心　　　□一般　　　□没有信心　　　□非常没有信心 | | | | |
| 2 | 您认为自己能够应对照护过程中的挑战和困难吗？<br>□非常能够应对　　□能够应对　　□一般　　□不能应对　　□完全不能应对 | | | | |
| 3 | 您对于所照护老年人的喜好了解程度如何？<br>□非常了解　　　□了解　　　□一般　　□不了解　　□非常不了解 | | | | |
| 4 | 您认为自己能够平衡照护责任和个人生活需求吗？<br>□非常能够平衡　　□能够平衡　　□一般　　□不能平衡　　□完全不能平衡 | | | | |
| 5 | 您愿意主动寻求专业的认知症照护培训和指导吗？<br>□非常愿意寻求专业培训和指导　□愿意寻求专业培训和指导　　　□一般<br>□不愿意寻求专业培训和指导　　□非常不愿意寻求专业培训和指导 | | | | |
| 6 | 当您畅想未来的时光，您的感受如何？<br>□非常有希望　　□有希望　　□不清楚　　□没有希望　□完全没有希望 | | | | |

| 序号 | 第六部分　照护能力 | | | | | |
|---|---|---|---|---|---|---|
| | 您照护老年人的能力？ | 完全<br>不符合 | 比较<br>不符合 | 不清楚 | 比较<br>符合 | 非常<br>符合 |
| 1 | 1.1 能够照护老年人的日常起居（如进食、穿衣、洗澡等） | □ | □ | □ | □ | □ |
| | 1.2 能够为老年人进行生命体征测量（使用血压计、体温计等） | □ | □ | □ | □ | □ |
| | 1.3 能够应对老年人大小便失禁及其衣物和室内清洁 | □ | □ | □ | □ | □ |

表15-2（续）

| | | | | | |
|---|---|---|---|---|---|
| 1.4 能够与老年人正常沟通 | ☐ | ☐ | ☐ | ☐ | ☐ |
| 1.5 能够预防和应对老年人走失问题 | ☐ | ☐ | ☐ | ☐ | ☐ |
| 1.6 能够预防和应对安全事故 | ☐ | ☐ | ☐ | ☐ | ☐ |
| 1.7 能够应对老年人的幻觉和妄想等 | ☐ | ☐ | ☐ | ☐ | ☐ |
| 1.8 能够处理老年人的情绪问题（如唉声叹气、抑郁、焦虑等） | ☐ | ☐ | ☐ | ☐ | ☐ |
| 1.9 能够理解老年人需要您的陪伴，照护他需要占用您大量时间 | ☐ | ☐ | ☐ | ☐ | ☐ |
| 1.10 能够理解老年人可能会做出让您觉得尴尬、丢脸的事情（如在公共场所的失控行为等） | ☐ | ☐ | ☐ | ☐ | ☐ |
| 1.11 其他（请注明）＿＿＿＿＿＿ | | | | | |

| 2 | 您在照护认知症老年人方面还希望得到哪些援助？（多选题）<br>☐照护认知症老年人的技巧指导　　☐有人分担照护工作<br>☐能拥有便捷智能的机器或辅具　　☐能获得短暂休息<br>☐能获得舒缓心理压力的服务　　　☐能与其他照护者交流经验<br>☐经济补助　　　　　　　　　　　☐有倾诉的对象<br>☐其他（请注明）：＿＿＿＿＿＿ |
|---|---|

**【重点提要】**

照护者是认知症老年人生活中的重要力量，对于改善认知症老年人的生活质量起着关键作用。照护者在日常生活、情感支持和社会参与等方面为老年人提供了重要的支持。照护者对认知症的理解、照护方式、情感支持、照护自我效能和照护能力等因素都会影响他们对认知症老年人的支持力度。

3. 评估家庭成员对老年人的支持

主要从照护参与程度、物质帮助、信息和资源、照护知识和能力、情感支持、心理慰藉等方面的指标来进行评估。家庭成员支持情况的评估问卷示例见表15-3。

表 15-3　家庭成员支持情况评估问卷示例（供参考）

| 序号 | 问卷内容 |
|---|---|
| 1 | 您目前与谁一起居住？（多选）<br>☐配偶　　☐子女　　☐兄弟姐妹　　☐独居　　☐其他＿＿＿＿ |
| 2 | 请问您的配偶健在吗？　　☐是　　　☐否（跳答第 7 题） |
| 3 | 您配偶的年龄？＿＿＿＿＿周岁 |

表15-3（续）

| 序号 | 问卷内容 | | | | | |
|---|---|---|---|---|---|---|
| 4 | 您配偶的平均月收入？<br>□1 700 元以下　　□1 701~2 200 元　　□2 201~4 000 元<br>□4 001~6 000 元　　□6 001~10 000 元　　□10 000 元以上 | | | | | |
| 5 | 您从配偶处得到的支持？ | 无 | 极少支持 | 一般支持 | 比较支持 | 全力支持 |
| | 5.1 日常生活支持（如进食、洗漱、穿衣） | □ | □ | □ | □ | □ |
| | 5.2 医疗护理（如正确执行医嘱） | □ | □ | □ | □ | □ |
| | 5.3 情感支持（如倾听、安慰、理解） | □ | □ | □ | □ | □ |
| | 5.4 经济支持（如现金、购买实物） | □ | □ | □ | □ | □ |
| | 5.5 家务帮助（如打扫卫生、购物等） | □ | □ | □ | □ | □ |
| | 5.6 社交支持（如陪伴、交流、参与活动） | □ | □ | □ | □ | □ |
| | 5.7 紧急救助（如遇紧急情况时在身边） | □ | □ | □ | □ | □ |
| 6 | 总的来说，您与配偶的关系？<br>□非常好　　□好　　□一般　　□不好　　□非常不好 | | | | | |
| 7 | 您有几个子女？<br>□0 个（跳答第 12 题）　　□1 个　　□2 个　　□3 个及以上 | | | | | |
| 8 | 您子女的平均月收入？<br>□1 700 元以下　　□1 701~2 200 元　　□2 201~4 000 元<br>□4 001~6 000 元　　□6 001~10 000 元　　□10 000 元以上 | | | | | |
| 9 | 您子女的居住情况？<br>□都不与您在同一城市<br>□至少有一个与您在同一城市，但相互独立居住<br>□至少有一个与您住在一起 | | | | | |
| 10 | 您从子女处得到的支持？ | 无 | 极少支持 | 一般支持 | 比较支持 | 全力支持 |
| | 10.1 日常生活支持（如进食、穿衣等） | □ | □ | □ | □ | □ |
| | 10.2 医疗护理（如正确执行医嘱等） | □ | □ | □ | □ | □ |
| | 10.3 情感支持（如倾听、安慰、理解） | □ | □ | □ | □ | □ |
| | 10.4 经济支持（如现金、购买实物等） | □ | □ | □ | □ | □ |
| | 10.5 家务帮助（如打扫卫生、购物等） | □ | □ | □ | □ | □ |
| | 10.6 社交支持（如陪伴、参与活动等） | □ | □ | □ | □ | □ |
| | 10.7 紧急救助（如遇紧急情况在身边） | □ | □ | □ | □ | □ |
| 11 | 总的来说，您与子女的关系？<br>□非常好　　□好　　□一般　　□不好　　□非常不好 | | | | | |

表15-3(续)

| 序号 | 问卷内容 | | | | | |
|---|---|---|---|---|---|---|
| 12 | 您有几个兄弟姐妹（健在的）？<br>□没有　　　□1个　　□2个　　　□3个及以上 | | | | | |
| 13 | 您兄弟姐妹的居住情况？<br>□都不与您在同一城市<br>□至少有一个与您在同一城市，但相互独立居住<br>□至少有一个与您住在一起 | | | | | |
| 14 | 您从兄弟姐妹得到的支持？ | 无 | 极少支持 | 一般支持 | 比较支持 | 全力支持 |
| | 14.1 日常生活支持（如进食、穿衣等） | □ | □ | □ | □ | □ |
| | 14.2 医疗护理（如正确执行医嘱等） | □ | □ | □ | □ | □ |
| | 14.3 情感支持（如倾听、安慰、理解） | □ | □ | □ | □ | □ |
| | 14.4 经济支持（如现金、购买实物等） | □ | □ | □ | □ | □ |
| | 14.5 家务帮助（如打扫卫生、购物等） | □ | □ | □ | □ | □ |
| | 14.6 社交支持（如陪伴、参与活动等） | □ | □ | □ | □ | □ |
| | 14.7 紧急救助（如遇紧急情况在身边） | | □ | □ | □ | □ |
| 15 | 总体来说，您与兄弟姐妹的关系<br>□非常好　　　□好　　　　□一般　　□不好　　　□非常不好 | | | | | |
| 16 | 总的来说，您觉得家庭和睦吗？<br>□非常和睦　□和睦　　　□一般　　□不和睦　　□非常不和睦 | | | | | |
| 17 | 您对近几周来从家庭获得的帮助与支持？<br>□非常满意　□比较满意　□过得去　□不太满意　□很不满意 | | | | | |

4. 评估朋友、亲戚对老年人的支持

主要从物质帮助、实质性支持（如帮助做家务、购物等）、信息和资源、情感支持、心理慰藉等方面的指标来进行评估。朋友、亲戚支持情况的评估问卷示例见表15-4。

**表 15-4　朋友、亲戚支持情况评估问卷示例（供参考）**

| 序号 | 问卷内容 |
|---|---|
| 1 | 您有多少关系密切，可以得到支持和帮助的朋友？<br>□一个也没有——跳答第5题　□1~2个　□3~5个　□6个或6个以上 |
| 2 | 近一年内，您的朋友探望您的频率是？<br>□从来没有　□每天　□每周　□每月　□每三个月　□每半年　□随时需要时 |

表15-4(续)

| 序号 | 问卷内容 | | | | | |
|---|---|---|---|---|---|---|
| | 您从朋友处得到的支持? | 无 | 极少支持 | 一般支持 | 比较支持 | 全力支持 |
| 3 | 3.1 情感支持（如倾听、安慰、理解） | □ | □ | □ | □ | □ |
| | 3.2 家务帮助（如打扫卫生、购物等） | □ | □ | □ | □ | □ |
| | 3.3 照护支持（如帮助照护、康复训练等） | □ | □ | □ | □ | □ |
| | 3.4 经济支持（如遇到紧急情况时援助） | □ | □ | □ | □ | □ |
| | 3.5 信息支持（提供有益的信息和建议） | □ | □ | □ | □ | □ |
| | 3.6 社交支持（如陪伴、交流、参与活动等） | □ | □ | □ | □ | □ |
| 4 | 总体来说，您与朋友的关系？<br>□非常好　　□好　　□一般　　□不好　　□非常不好 | | | | | |
| 5 | 您有多少关系密切，可以得到支持和帮助的亲戚？<br>□一个也没有　□1~2个　　□3~5个　　□6个或6个以上 | | | | | |
| | 您从亲戚得到的支持? | 无 | 极少支持 | 一般支持 | 比较支持 | 全力支持 |
| 6 | 6.1 情感支持（如倾听、安慰、理解） | □ | □ | □ | □ | □ |
| | 6.2 家务帮助（如打扫卫生、购物等） | □ | □ | □ | □ | □ |
| | 6.3 照护支持（如帮助照护、训练等） | □ | □ | □ | □ | □ |
| | 6.4 经济支持（如遇紧急情况时援助） | □ | □ | □ | □ | □ |
| | 6.5 信息支持（提供有益的信息和建议） | □ | □ | □ | □ | □ |
| | 6.6 社交支持（如陪伴、参与活动等） | □ | □ | □ | □ | □ |
| 7 | 总体来说，您与亲戚的关系？<br>□非常好　　□好　　□一般　　□不好　　□非常不好 | | | | | |

5. 评估社区、社会对认知症老年人的支持

主要从社区资源、社区组织和活动、社区友好程度、社区教育和宣传、政策和法律、社会文化和价值观等方面的指标来进行评估。社区、社会支持情况的评估问卷示例见表15-5。

表15-5　社区、社会支持情况评估问卷示例（供参考）

| 序号 | 问卷内容 |
|---|---|
| 1 | 请填写您目前所在的社区名称：＿＿＿＿＿＿＿＿＿ |
| 2 | 您在社区中的角色是？<br>□普通居民　　　□社区志愿者　　　□专职社区工作者<br>□社区活动（如广场舞、太极社）的组织者<br>□兼职社区工作者（如社区楼栋长、网格员）<br>□社区领袖（例如业委会主任）　　　□其他：＿＿＿＿＿＿＿ |

表15-5(续)

| 序号 | 问卷内容 | | | |
|---|---|---|---|---|
| 10 | 您所在的社区是否具备以下资源或服务? | 是 | 否 | 不清楚 |
| | 3.1 有专门提供认知症照护的专业机构或人员 | □ | □ | □ |
| | 3.2 设立认知支持中心(如为老年人提供记忆训练、康复治疗等服务的场所) | □ | □ | □ |
| | 3.3 提供膳食供应、个人照护、保健康复等日间照料服务 | □ | □ | □ |
| | 3.4 提供有针对性的认知症筛查和初诊服务 | □ | □ | □ |
| | 3.5 开展认知症照护知识和技能培训(如疾病认知、行为管理、安全管理、认知症预防等) | □ | □ | □ |
| | 3.6 建立认知症照护者支持小组或提供认知症老年人同伴支持平台 | □ | □ | □ |
| | 3.7 建立认知症照护微信交流群或健康咨询热线 | □ | □ | □ |
| | 3.8 提供专业居家医疗护理服务(如注射、吸氧、导尿、鼻饲等) | □ | □ | □ |
| | 3.9 提供家庭访视服务(如健康管理、健康咨询等) | □ | □ | □ |
| | 3.10 提供家庭紧急救助服务(如噎食、跌倒等) | □ | □ | □ |
| | 3.11 组织志愿者队伍入户慰问、陪伴认知症老年人 | □ | □ | □ |
| | 3.12 开展社区活动,保持认知症老年人和社会的联系 | □ | □ | □ |
| | 3.13 帮助了解福利政策,获取经济支持(社会保险/资金支持/医保政策等) | □ | □ | □ |
| 4 | 近两个月内,您所在社区提供如下活动的次数为(单位:次) | | | 次数 |
| | 4.1 线上或线下认知症宣传科普活动 | | | ＿＿＿ |
| | 4.2 认知症筛查活动,包括认知功能自评和他评 | | | ＿＿＿ |
| | 4.3 认知症家庭支持课程(如照料者培训、家属增能坊或家属关爱沙龙等) | | | ＿＿＿ |
| | 4.4 组织志愿者队伍为认知症老年人及照护者提供帮助 | | | ＿＿＿ |
| 5 | 当认知症老年人遇到他们自己无法处理的情况时,您是否愿意施以帮助,例如,帮助迷路的老年人返回安全的地点?<br>□是　　　　　　□否　　　　　　□不确定 | | | |
| 6 | 当您遇到所在社区中的认知症老年人,您是否会主动回避或避开?<br>□是　　　　　　□否　　　　　　□不确定 | | | |
| 7 | 您是否认为患上认知症是一件令人羞耻的事?<br>□是　　　　　　□否　　　　　　□不确定 | | | |
| 8 | 当社区居民在照护家中认知症老年人遭遇困难时,您在多大程度上乐意提供帮助?<br>□非常愿意　□愿意　□一般　□不愿意　□非常不愿意 | | | |
| 9 | 若社区拟打造认知症友好社区环境建设,您在多大程度上支持该行动?<br>□非常愿意　□愿意　□一般　□不愿意　□非常不愿意 | | | |
| 10 | 您是否愿意参加认知症相关的社区志愿者活动?<br>□非常愿意　□愿意　□一般　□不愿意　□非常不愿意 | | | |

表15-5(续)

| 序号 | 问卷内容 |
|---|---|
| 11 | 您认为认知症老年人在社区中可以享受到的支持程度？<br>□无　　□极少支持　　□一般支持　　□比较支持　　□全力支持 |
| 12 | 您知道国家有哪些涉及认知症老年人的政策或法律？（多选）<br>□中华人民共和国老年人权益保障法　　　□认知症照护服务规范<br>□长期护理保险制度　　　　　　　　　　□关于加强新时代老龄工作的意见<br>□"十四五"国家老龄事业发展和养老体系建设规划<br>□都不知道　　　　　　　　　　　　　　□其他：_____ |
| 13 | 您认为现有政策或法律保障了认知症老年人的哪些权益？（多选）<br>□日常生活照料（如送餐上门、理发、助浴等）　　□医疗费用报销<br>□社交需求（如社区参与等）　　　□照护津贴　　　□环境友好<br>□法律咨询和援助　　　　　　　　□其他_____ |
| 14 | 在实施政策和法律方面，您认为哪些机构或组织应承担主体责任？（多选）<br>□政府部门　　□卫生保健部门　　□医疗机构　　　□专业照护机构<br>□专业协会　　□非营利组织（如社会工作机构等）　　□其他：_____ |
| 15 | 总的来说，您认为认知症友好理念的普及程度如何？<br>□无　　　□极少普及　　　□一般　　　□比较普及　　　□非常普及 |

根据评估结果，如果发现认知症老年人在自我支持、照护者支持、家庭成员支持、朋友和亲戚支持、社区及社会支持中的任何一个方面的支持较弱，我们就可以有针对性地加强这些方面的支持。

## 第三节　认知症老年人社会支持的现状

近年来政府和社会对认知症的关注度逐渐提高，主要体现在以下两个方面。

一方面，政府将认知症作为社会政策的关注重点，指出要为老年人提供综合性、连续性的认知症防治服务，保障认知症老年人和家庭的权益。例如，中共中央、国务院《关于加强新时代老龄工作的意见》中提出，要积极创建老年认知障碍友好社区示范点位，提高全民对老年人认知障碍的相关知识和识别水平[①]。国家卫生健康委办公厅《关于开展老年痴呆防治促进行动（2023—2025年）的通知》中指出，要宣传认知症防治科普知识，开展老年人认知功能筛查及早期干预，探索建立社区居委会、村委会、社区卫生服务中心、村卫生室、有关医疗机构、有关疾病预防控制机构、社会工作服务机构、老年健康服务志

---

① 中共中央，国务院. 关于加强新时代老龄工作的意见 ［EB/OL］.（2021-11-18）［2023-07-08］. https://www.gov.cn/gongbao/content/2021/content_5659511.htm.

愿者组织的合作机制和服务网络[①]。

另一方面，地方政府加大了对认知症照护的资金投入，建立了一些专门的照护机构和服务中心，提供了一些专业的照护服务和支持。例如，上海市自 2018 年起，在全国率先提出"认知障碍照护单元"理念，并进行了实践探索，出台《认知症照护床位设置工作方案（试行）》，推进建设养老机构标准化认知障碍照护床位近万张[②]；广东省民政厅发布《养老机构认知症老人照顾指南》《老年人照顾需求等级评定规范》[③][④]。上述这些实践都在推动认知症照护服务向高质量发展。

表 15-6 提供了部分政府发布的涉及认知症老年人及家庭支持的政策文件。

表 15-6　涉及认知症的政策文件（部分）

| 政策文件 | 发布单位 | 年份 |
| --- | --- | --- |
| 《关于开展老年痴呆防治促进行动（2023—2025 年）的通知》 | 国家卫生健康委办公厅 | 2023 |
| 《养老机构认知障碍照护单元设置和服务要求》 | 上海市民政局 | 2023 |
| 《关于加强新时代老龄工作的意见》 | 中共中央、国务院 | 2021 |
| 《探索老年痴呆防治特色服务工作方案》 | 国家卫生健康委办公厅 | 2020 |
| 《关于扩大长期护理保险制度试点的指导意见》 | 国家医保局、财政部 | 2020 |
| 《养老机构认知症老人照顾指南》 | 广东省民政厅 | 2020 |
| 《老年人照顾需求等级评定规范》 | 广东省民政厅 | 2020 |
| 《上海市深化养老服务实施方案（2019—2022）》 | 上海市人民政府 | 2019 |
| 《认知症照护床位设置工作方案（试行）》 | 上海市民政局、财政局 | 2018 |

虽然我国认知症老年人照护服务工作不断取得新进展，但仍存在家庭支持不足、社区缺乏资源、缺乏政策支持、专业人员不足、社会认知和理解不足等问题，认知症老年人和家庭仍面临着较大的困难和挑战。

（1）家庭支持不足

认知症老年人通常需要长期的照护和支持，但是家庭成员可能无法满足，因为他们可能没有足够的知识和技能来应对老年人的需求，或者他们自己也面临其他的责任和压力。

---

① 国家卫生健康委办公厅. 关于开展老年痴呆防治促进行动（2023—2025 年）的通知［EB/OL］.（2023-05-26）［2023-07-08］. https://www.gov.cn/zhengce/zhengceku/202306/content_6886277.htm.

② 上海市民政局、财政局. 认知症照护床位设置工作方案（试行）［EB/OL］.（2018-03-30）［2023-07-08］. https://www.shanghai.gov.cn/nw12344/20200813/0001-12344_55600.html.

③ 广东省民政厅. 养老机构认知症老人照顾指南：DB44/T 2232-2020［S］. 广东：广东省市场监督管理局，2020.

④ 广东省民政厅. 老年人照顾需求等级评定规范：DB44/T 2231-2020［S］. 广东：广东省市场监督管理局，2020.

（2）社区缺乏资源

在一些社区中，缺乏专门为认知症老年人提供支持和服务的机构，这使得老年人及其家庭难以获得必要的支持和帮助。

（3）缺乏完善的政策支持和指导

政府在认知症照护方面缺乏更加完善的政策支持和指导，这可能导致认知症照护服务缺乏规范。

（4）专业人员不足

认知症照护需要专业的知识和技能，但目前社会中缺乏足够数量和质量的专业人员，这导致照护服务的质量和覆盖范围受限。

（5）社会认知和理解不足

社会对于认知症老年人的认知和理解仍然存在一定的不足，这导致老年人及其家庭可能遭受歧视和排斥，缺乏社会的支持和关注。

为了解决认知症老年人和家庭面临的挑战，我们需要从加强家庭支持、提供社区资源、制定相关政策、加强专业人员培养和提高社会认知和理解等方面构建针对性的支持体系。

## 第四节　如何为认知症老年人构建社会支持系统

根据 WHO《走向一个包容认知症的社会》的建议，我们可以建立一个多元化、全面的社会支持网络，为认知症老年人提供情感支持、实用建议和实际帮助，以帮助他们应对认知症带来的挑战，让他们能够在一个尊重、尊严和全面参与的环境中生活[1]。图 15-3 提供了构建包容友好型认知症社会的思路。

结合图 15-3 的内容，为认知症老年人和照护者构建社会支持网络，可以采取以下措施。

### 一、匹配资源-寻找社区资源-建设认知症友好社区

首先，评估当地对认知症老年人的支持情况，并了解他们的具体需求。

然后，寻找社区中已有的资源，如医疗机构、社会组织、志愿者团体等，判断能否满足上述需求。如果发现现有资源不足以满足需求，可以考虑建设新的资源。

---

[1]　World Health Organization. Towards a dementia inclusive society［EB/OL］.（2021-08-09）［2023-07-08］. https://www.who.int/publications/i/item/9789240031531.

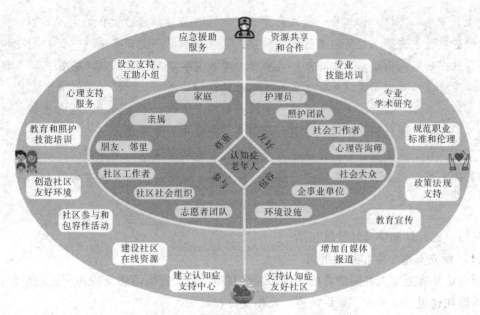

图15-3 构建包容友好的认知症社会

【课时讨论】

社区是汇聚政府、企业、医疗机构和专业社会组织等各个相关方的力量和智慧的理想场景。请思考：

1. 社区中能够为认知症老年人及其家庭提供支持的资源有哪些？

2. 这些资源可以为认知症老年人及其家庭提供哪些支持？

**解析：**（1）社区中能够为认知症老年人及其家庭提供支持的资源包括医疗机构、认知症支持组织、日间照料中心、社区活动中心、专业照护机构、康复中心，另外还有医生、护士、护理员、康复师、社会工作者、心理咨询师等专业人士。

（2）以上资源或机构能够为认知症老年人及其家庭提供的支持包括以下内容：

①诊断和医疗服务。认知症老年人需要接受诊断及专业的医疗服务，包括进行体格检查、认知功能评估等，以确定病情和病因。

②信息和教育。认知症老年人及其家人需要获得关于认知症的信息并接受相应的教育，包括病因、症状、治疗方式、照护技巧和策略等。这可以通过医疗机构、认知症支持组织、社区教育活动等渠道提供。

③情感支持。认知症老年人及其家人需要情感支持，以应对疾病带来的挑战和压力。这可以通过认知症支持组织、心理咨询服务、支持小组等提供。

④日常生活支持。认知症老年人需要日常生活的支持，包括饮食、个人卫生、居住环境的适应性改造等。这可以通过家庭照护、居家护理服务、日间照料中心等提供。

⑤社交和娱乐活动。认知症老年人需要参与社交和娱乐活动，以保持社交联系和提高生活质量。这可以通过认知症友好社区、社区活动中心、认知症支持组织等提供。

⑥照护服务。认知症老年人需要专业的照护服务，包括居家照护、临时照护、康复服务等。这可以通过照护机构、社区护理服务、康复中心等提供。

⑦法律和财务支持。认知症老年人及其家人可能需要法律和财务支持，以处理与疾病相关的问题，例如法律事务、遗产规划、保险等。这可以通过法律咨询服务、财务规划师、社会工作者等提供。

最后，建设认知症友好社区包括：

（1）设立支持小组和互助组织

建立认知症老年人和照护者的支持小组或互助组织，提供情感支持和交流的平台。照护者可以在这里分享经验、倾诉情感、互相支持和鼓励。

（2）建立认知症支持中心

在社区或医疗机构建立认知症支持中心，提供各种支持服务，如情感支持、实用建议、照护培训等。这样的中心可以成为认知症老年人及其家庭的重要支持机构，为其提供定期的支持小组、咨询服务和培训课程等。

（3）建立合作伙伴关系

与相关机构、社会组织和志愿者团体建立合作关系，共同为认知症老年人提供支持和帮助。这样可以整合各方资源，提供更全面的支持服务。

（4）建设在线资源

在线资源是供认知症老年人、家庭成员和社区居民获取相关信息和支持的平台。

①网站和应用程序。建设一个专门的网站或应用程序，提供认知症相关的信息、资源和支持。这个平台可以包括认知症的基本知识、症状和诊断、照护建议、社区活动和支持组织等。

②在线教育和培训。提供在线教育和培训课程，让社区居民、志愿者和社区工作人员可以随时随地学习认知症的相关知识和技能。

③社交媒体平台。建立认知症社交媒体平台，通过发布信息、分享老年人和家庭的故事、分享照护经验等方式，提供在线支持和交流机会。

④在线支持小组和论坛。建立在线支持小组和论坛，让认知症老年人、家庭成员和关注者可以在这里分享经验、交流感受、寻求支持。

⑤信息和资源库。建设一个在线的信息和资源库，收集和整理认知症相关的资料、研究和工具。

⑥在线咨询和辅导。提供在线咨询和辅导服务，让认知症老年人及其家庭成员、关注者可以通过网络与专业人士进行交流和咨询。

（5）创造友善环境

社区可以通过改善建筑环境和公共设施，提供更加友善和安全的环境，以满足认知症老年人的需求。例如，提供易于辨识的标识和导航系统，增加座椅和休息区域，改善照明和声音环境等。

（6）社区参与和包容性活动

社区可以举办各种适应认知症老年人的活动，如音乐活动、艺术工作坊、户外活动等。这些活动可以提供社交互动、刺激老年人的认知能力，促进其身心健康。

（7）培训志愿者和社区工作人员

社区可以提供认知症相关培训，增强志愿者和社区工作人员关于认知症的知识储备，培养志愿者和社区工作人员对认知症老年人的关怀意识。他们可以成为认知症友好社区的重要资源，为认知症老年人提供支持和关怀。

## 【重点提要】

认知症友好社区建设有三个核心维度，分别是意识、参与和支持。

第一个维度"意识"，指大范围的社会倡导。这包括公共健康教育，让更多人知道认知症，理解认知症对个体所造成的影响，也包括友好行动的倡导，以减少认知症的耻感和污名，鼓励更多人和认知症老年人接触，并为他们提供帮助。

第二个维度"参与"，指让认知症老年人能够像普通人一样，参与到社区生活当中。参与包括允许认知症老年人平等地使用社区或机构的各种设施，允许他们发挥现有功能甚至优势，为家庭和社区做出贡献。

第三个维度"支持"，指能够帮助认知症家庭在社区里继续生活的支持资源。认知症友好社区建设不仅要推动政府在社会福利、医疗卫生和养老服务领域出台相关政策，也要提升面向认知症老年人及其家庭的专业服务能力，以回应他们不断变化的需求。社区要配置相应的支持资源，包括面向认知症老年人的居家和社区服务，例如社区长者日间中心，也包括面向认知症家庭，尤其是非正式照护者的支持服务，例如喘息服务、家庭照护者支持小组等。

## 二、提供信息、培训和教育

社区通过提供认知症相关的信息、培训和教育，可以增加居民对认知症的认识，提高照护质量，促进社区的关怀和支持。

1. 信息传达

建立一个信息传达系统，包括网站、传单、社交媒体等，向社区居民提供认知症的基

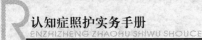
本知识、症状表现和诊断标准、照护建议等信息。这些信息可以通过文字、图片、视频等形式呈现，以便不同人群可以方便地获取和理解。

2. 培训和教育课程

社区可以面向社区居民、志愿者和社区工作人员组织与认知症相关的培训和教育课程。这些课程可以涵盖认识认知症、照护技巧、沟通技巧、认知症友好社区建设等内容，且可以通过线下培训、在线课程或混合模式进行。

3. 定期举办讲座和研讨会

定期举办认知症相关的讲座和研讨会，邀请专家和相关机构分享最新的研究成果和照护经验。社区可以提供一个交流和学习的平台，让居民和关注者可以深入了解认知症，并获得实用的知识、技能、建议和支持。

4. 志愿者培训

社区可以为志愿者提供认知症相关的培训，使他们能够更好地理解和支持认知症老年人及其家庭成员。培训内容可以包括认知症的基本知识、沟通技巧、照护技巧等，以提高志愿者的专业能力和服务质量。

5. 资源共享和合作

社区可以建立一个资源共享和合作的平台，让居民、志愿者和相关机构可以分享和交流有关认知症的信息、工具和资源。这样可以促进互相学习和合作，提高居民对认知症的认知度和支持水平。

### 三、提供心理支持和咨询

为认知症老年人及其家人提供心理支持和咨询是非常重要的。以下是一些建议和措施：

1. 心理支持服务

建立认知症老年人及其家人的心理支持服务，提供定期的心理咨询和支持服务小组，帮助他们应对情绪困扰和压力。政府可以组织培训专业心理咨询师和心理健康工作者，建立专门的服务热线，为老年人及其家人提供随时的心理支持。

2. 家庭教育和技能培训

为认知症老年人家庭提供教育和技能培训，帮助他们了解认知症的特点和进展，学习有效的照护技巧和沟通策略。社区可以定期开展照护技能培训课程，提供实际指导和建议，提高家庭照护者的信心和能力。

【重点提要】

为认知症老年人家庭提供教育和技能培训课程的内容可包括了解认知症、认知症照护理念、药物干预、沟通技巧、照护技巧、照护评估、照护计划制订、非药物干预、照护安全风险管控、行为和精神症状应对、认知症预防、缓解照护压力等方面。

3. 社区支持网络

建立认知症老年人及和家人的社区支持网络，促进彼此之间的交流和支持。社区可以组织定期的社区活动，如座谈会、支持小组和互助会，提供经验交流和情感支持的机会。

4. 教育资源和信息发布

提供认知症相关的教育资源和信息，帮助老年人和家人了解和处理认知症所带来的挑战。政府可以开设在线平台或建立专门网站，提供最新的认知症研究、治疗和照护技术的信息，提供在线咨询和问答服务。

5. 应急援助

建立认知症应急援助服务，为老年人及其家人提供紧急情况下的支持和援助，包括提供紧急联系人、紧急照护服务和危机干预计划，以应对困境和危险。

上述这些政策和措施可以为认知症老年人及其家人提供必要的心理支持和咨询，帮助他们应对认知症带来的挑战和困扰。政府可以与医疗机构、专业协会、非营利组织等合作，共同提供这些服务，并确保其覆盖面和服务质量。

### 四、加强专业人员培养

为了更好地满足认知症老年人及其家人的需求，加强专业人员的培养至关重要。以下是一些建议和措施：

1. 提供专业人员培训

建立认知症领域的专业人员培训计划，包括医生、护士、社会工作者、康复师等多个领域的专业人员。培训内容可以涵盖认知症的评估、诊断、治疗和照护等方面的知识和技能，以及沟通、危机处理和心理支持等方面的内容。

2. 支持专业学术研究

鼓励和支持在认知症领域开展专业学术研究，促进对认知症的深入理解和治疗方法的不断创新。政府可以提供经费和资源支持，鼓励医疗机构、大学和研究机构参与相关研究项目。

3. 创建知识共享平台

建立认知症知识共享平台，促进专业人员之间的知识交流和经验分享。政府可以通过在线论坛、研讨会等形式，让专业人员互相学习和借鉴，不断提升自己的专业素养。

4. 增加专业人员数量

增加认知症领域专业人员的数量，提高对认知症老年人及其家人的服务能力并扩大服务的覆盖范围。政府可以通过设立奖学金、提供补贴和就业优惠等措施，鼓励更多年轻人选择从事认知症相关的专业工作。

5. 建立专业机构和指导机构

建立认知症专业机构和指导机构，负责协调和指导专业人员的发展和服务质量。这些机构可以颁发相关的资质认证和培训证书，规范专业人员的工作标准和道德规范。

政府通过加强专业人员的培养，提升他们的专业素养和服务能力，可以更好地满足认知症老年人及其家人的需求，提供更加专业和有效地服务。政府可以与医疗机构、大学、专业协会等合作，共同制定和实施这些政策和措施。

### 五、提高社会认知和理解

加强公众对认知症的认知和理解，减少对老年人和家人的歧视和排斥。政府可以通过宣传教育活动、媒体宣传、社区活动等方式提高社会的认知度，促进社会的支持和关注。

#### 1. 教育宣传

开展广泛的教育宣传活动，提高公众对认知症的认知和理解。政府可以通过电视、广播、报纸、社交媒体等渠道，向公众传递认知症的相关知识和信息，包括病因、症状、治疗和照护等方面的内容。

#### 2. 社区活动

组织认知症相关的社区活动，如讲座、座谈会、健康咨询等，让公众有机会与认知症老年人及其家人互动和交流，增进对认知症的了解。

#### 3. 增加媒体报道

鼓励媒体加大对认知症的报道力度，提高公众对认知症的关注。相关媒体可以邀请专家学者、医生、认知症老年人及其家人分享他们的经验和观点，让公众更加深入地了解认知症所带来的影响和挑战。

#### 4. 支持认知症友好社区

政府可以鼓励和支持社区建设认知症友好社区，提供适应认知症老年人及其家人需求的环境和服务，包括但不限于提供易于导航的公共场所、培训社区工作人员和志愿者以及提供社交和支持活动等。

#### 5. 政策法规支持

政府可以制定和实施相关政策和法规，保护认知症老年人的权益和尊严，包括但不限于制定反歧视法律、加强对认知症老年人的法律保护以及提供相关的社会福利和医疗保障。

### 六、制定相关政策

政府应制定和实施相关政策，为认知症老年人及其家庭提供更多的支持和保障。这些政策可以包括补贴照护费用、提供经济援助和福利、发展专业人员队伍、提供法律保障和权益保护等。

#### 1. 补贴照护费用

政府可以提供经济支持，补贴认知症老年人的照护费用，包括补贴居家护理服务、康复治疗和护理机构的费用，以减轻老年人家庭的经济负担。

2. 经济援助和福利

政府可以提供特殊的经济援助和福利，以支持认知症老年人及其家庭，包括提供低收入补贴、残疾津贴、护理津贴和长期护理保险等，以帮助他们支付生活费用和护理费用。

3. 发展专业人员队伍

政府可以制定政策，鼓励和支持专业人员队伍的发展，包括医疗专业人员、护理人员、社会工作者和志愿者等。这将提高专业人员对认知症的认识和理解，以提供高质量的认知症护理和支持服务。

4. 创造友好的社区环境

政府应鼓励社区建设认知症友好型环境，包括提供无障碍的公共交通、友好的社区设施和服务、教育和宣传活动等，促进社会对认知症的理解和包容。

5. 法律保障和权益保护

政府应制定相关法律和政策，以保障认知症老年人的权益和利益，包括制定关于老年人权益和护理决策的法律，加强监管和监督机制等。

# 本章小结

这一章主要探讨了认知症老年人的社会支持问题，重点讲述了为什么要为认知症老年人提供社会支持、如何评估认知症老年人的社会支持情况、社会支持的现状以及如何为认知症老年人构建社会支持系统等内容。

针对认知症老年人的社会支持问题，这一章提出了一系列解决措施，包括寻找资源，提供信息、培训和教育，提供心理支持和咨询，加强专业人员培养等，帮助老年人和他们的照护者获取更全面和有效的社会支持，以更好地应对认知症带来的挑战。

在未来的工作中，人们需要不断探索如何增强认知症老年人的社会支持力量，结合现有的资源和服务，提供更加贴近老年人需求的社会支持。同时，科技和社交媒体也可以作为支持认知症老年人社会支持的工具，帮助老年人更好地融入社会，提高老年人的幸福感和生活质量。

# 第三部分

## 认知症的预防

# 第十六章 认知症的预防

## 学习目标

### 1. 为什么这一课很重要？

认知症已成为全球老年人健康的重要挑战，对个人、家庭和社会都带来了巨大的负担。学习本章可以帮助我们了解认知症的危险因素和预防措施，从而提高自身的健康意识和健康水平，提高对老年人的关爱和照护能力，为老年人提供更好的服务和支持，促进老年人的健康和幸福。

### 2. 这节课对我有什么帮助？

让您了解认知症的风险因素、预防措施等。这些知识将帮助您更好地认识和理解认知症，为自己和他人的预防提供指导。

让您提高预防认知症的能力，学会如何进行认知锻炼，提高自己的认知能力。这些能力将帮助您更好地保护自己和他人的认知健康。

增强对自身健康的关注和管理意识，养成良好的生活习惯，提高自己的健康水平。同时，您也将更加关注老年人的健康和福祉，积极参与到老年人的关爱和照顾中去，为社会做出贡献。这些素质将使您成为一个更全面、更有责任心的个体。

### 3. 我能学到什么？

（1）为什么要预防认知症。

（2）哪些危险因素会诱发认知症。

（3）如何针对不同情况预防认知症。

（4）社会层面应如何预防认知症。

# 知识要点

（1）预防认知症可以保护个人健康、减轻家庭负担、提高生活质量、降低社会经济成本、促进健康老龄化。

（2）可能诱发认知症的危险因素有脑力锻炼少、头部外伤、高血压、糖尿病、心脑血管疾病、听力下降、缺乏运动等可控因素以及年龄、遗传因素、性别、其他疾病等不可控因素。

（3）通过改变可控危险因素可以有效降低认知症的患病风险。

（4）对于没有认知功能障碍的健康人群，针对诱发认知症的危险因素采取相应的预防措施可以降低认知症的患病风险。

（5）对轻度认知功能障碍人群实施预防干预时，除了针对诱发认知症的危险因素采取相应的预防措施外，还需要开展认知功能康复训练。

（6）预防认知症不仅需要依靠个人和家庭的力量，更需要社会层面采取相应措施，例如，提供健康教育和宣传、加大认知症筛查力度、创造健康友好的环境、支持社交参与和心理健康、加强相关从业人员培训、提供照护支持和资源、鼓励科学研究和创新等。

# 学习计划

| 内容 | 学习目标 | 课程活动 |
| --- | --- | --- |
| 为什么要预防认知症 | ● 理解预防认知症的重要性 | 课前活动：结合上述内容，您认为为什么要预防认知症？<br>知识讲解：预防认知症的原因 |
| 哪些危险因素会诱发认知症 | ● 掌握认知症的发病因素 | 知识讲解：认知症的发病因素<br>小问答：判断以下关于诱发认知症的危险因素的说法正误 |
| 如何针对不同情况预防认知症 | ● 掌握没有认知功能障碍的健康人群预防认知症的方法<br>● 掌握轻度认知功能障碍的人群预防认知症的方法 | 知识讲解：没有认知功能障碍的健康人群预防认知症的方法<br>知识讲解：轻度认知功能障碍的人群预防认知症的方法<br>小问答：判断以下关于如何预防认知症的说法正误 |
| 社会层面如何预防认知症 | ● 理解社会层面预防认知症的方法 | 知识讲解：社会层面预防认知症的措施 |

认知症是一种导致老年人认知能力退化的疾病，主要表现为失忆、语言障碍、判断力和决策能力下降等症状，严重影响老年人的生活质量和独立生活能力。由于认知症的治疗难度较大，且多数情况下难以治愈，因此预防认知症变得尤为重要。本章将探讨认知症的危险因素，并提供针对不同情况的预防方法。同时，我们还将从社会层面探讨如何预防认知症，以便人们更好地了解认知症的预防方法，降低认知症的发病率。

## 第一节　为什么要预防认知症

【课前讨论】

上海在认知症预防方面做出了很多摸索和尝试，有部分社区已经启动认知症友好社区建设。上海剪爱公益发展中心汤彬主任表示，该中心通过认知症知识普及、早期筛查、早期干预等方式，使早期干预的有效性达到40%左右，也就是说，通过早期干预可有效提升老年人的认知能力。

结合上述内容，您认为为什么要预防认知症？

认知症是一种长期进展的疾病，病程长达8~10年甚至更长，目前尚无根治方法。认知症不仅会使老年人逐渐失去生活自理能力，影响其生活质量，还会增加家庭的照护压力和经济负担，也会给社会带来沉重的负担。

然而，我们通过早期预防，可以延缓认知症易发人群的发病时间，缓解早期症状，减缓病情进展，从而提高老年人的生活质量和独立生活能力。因此，预防认知症非常重要。对个人而言，预防认知症可以促进身体健康，降低患病风险，延长生活自理时间，提高生活质量；对家庭而言，预防认知症可以减轻照护负担、缓解精神压力、降低经济负担、促进家庭和谐；对社会而言，预防认知症可以降低社会经济成本，减少医疗资源占用，降低因认知症死亡的人数，促进健康老龄化。

## 第二节　哪些危险因素会诱发认知症

认知症的发病因素比较复杂，可以归纳为可控因素和不可控因素。可控因素包括心脑血管疾病、受教育程度低、缺乏运动、吸烟、过度饮酒、抑郁症、缺少社会交往、头部外伤等。不可控因素则包括年龄、性别、遗传因素、帕金森病和癫痫病等。具体内容见表16-1。

表 16-1　认知症的发病因素①

| 是否可控 | 发病因素 | 具体影响 |
|---|---|---|
| 可控因素 | 受教育程度低或脑力锻炼少 | 研究显示，受教育水平与认知症患病风险呈正相关关系，低教育水平增加了认知症的患病风险。这可能是因为受教育程度高的人用脑更活跃，经常思考、左右半球更均衡 |
| | 头部外伤 | 严重的头部外伤可能会增加认知症的患病风险 |
| | 高血压 | 高血压是患认知症的重要危险因素之一。高血压可能导致多种心脑血管疾病，或者导致脑内病理变化，从而引发认知症 |
| | 糖尿病 | 糖尿病是患认知症的重要危险因素之一。血糖控制不佳者或糖尿病病程较长者均与更大幅度的认知功能下降有关。此外，糖尿病的相关并发症也会增加患认知症的风险 |
| | 心脑血管疾病 | 心脑血管疾病是患认知症的重要危险因素之一。脑卒中、心血管疾病等均会增加认知症患病风险 |
| | 听力下降 | 听力损伤是患认知症的危险因素之一。临床发现，很多因听不清楚而感到痛苦的老年人同时也存在越来越健忘的问题 |
| | 缺乏运动和锻炼 | 缺乏运动习惯的人更易患认知症 |
| | 肥胖 | 与正常体质相比，中年期肥胖（$BMI \geq 30kg/m^2$）会增加认知症的患病风险 |
| | 长期饮酒 | 长期、过量饮酒可能会增加认知症的患病风险 |
| | 吸烟 | 吸烟会使血管性痴呆、阿尔茨海默病的患病风险增加 |
| | 抑郁 | 相比于正常人群，患抑郁症的人群认知症的发病率更高。长期的社交隔离、抑郁和心理压力可能会增加认知症的患病风险 |
| | 缺乏社会交往 | 缺少家人陪伴、独居（丧偶、离异）的老年人，因得不到相应的关爱与支持，从而导致情绪低落、情感淡漠、自我封闭，更容易患认知症 |
| | 环境因素 | 长期接触有害物质，如重金属和农药等，会增加认知症患病风险 |
| 不可控因素 | 年龄 | 认知症发病率随年龄增长而上升，80 岁以上人群高达 30% 左右，85 岁及以上老年人患病率与死亡率最高 |
| | 遗传因素 | 某些基因变异与认知症的发生有关 |
| | 性别 | 女性患病率和死亡率一般来说会高于男性 |
| | 其他疾病 | 其他疾病也可能会增加认知症的风险，如帕金森病和癫痫病等 |

尽管无法改变不可控风险因素，但通过改变可控制因素，如适度运动、均衡饮食、保持健康的生活方式、有效的健康管理、控制慢性疾病、进行认知锻炼、积极参与社交活动等，可以有效降低认知症的患病风险。此外，研究人员也在积极探索认知症的发病机制，

---

① 中国痴呆与认知障碍诊治指南写作组. 中国阿尔茨海默病一级预防指南（2020 版）[J]. 中华医学杂志，2020，100（35）：2721-2735.

并寻找新的预防和治疗方法。

**【重点提要】**

　　需要注意的是，以上危险因素不一定会导致认知症，而只是增加了患认知症的风险。如果您或您的亲人有认知症的症状或担忧，请咨询医生或专业医疗机构的建议。

**【课时练习】**

　　以下是一些关于诱发认知症的危险因素的描述，请在您认为正确的答案后面打"√"，在错误的答案后面打"×"。

　　1. 因为认知症的发病因素比较复杂，并且部分因素不可控，因此，认知症很难预防。（　　）

　　2. 认知症发病率随年龄增长而上升。（　　）

　　3. 相关研究表明，女性患认知症的概率和死亡率一般来说高于男性。（　　）

　　4. 饮酒会降低认知症的患病风险。（　　）

　　5. 心脑血管疾病是认知症的重要危险因素之一。（　　）

　　**解析：**上面的练习中，说法正确的是第2、3、5点，说法错误的是第1、4点。尽管无法改变认知症的不可控危险因素，但通过改变可控因素，如适度运动、均衡饮食、保持健康的生活方法、有效的健康管理、控制慢性疾病、进行认知锻炼、积极参与社交活动等，可以有效降低认知症的患病风险，故说法1错误；有研究表明，每天适度饮用红酒可以预防认知症，但是如果长期、过量饮酒则可能会增加认知症的患病风险，故说法4不准确。

# 第三节　如何针对不同情况预防认知症

　　从健康或轻度认知功能障碍状态到确诊为认知症通常需要经历较长时间，因此，提前采取有针对性的预防措施能够有效延缓人们患上认知症。而认知症的预防主要面向两类人群：一类是没有认知功能障碍的健康人群，另一类是有轻度认知功能障碍的人群。对于已经确诊的认知症老年人，更多采用生活照护、康复训练、药物治疗等方式进行干预，具体方法可以查看相应章节的内容。图16-1提供了针对不同情况预防认知症的思路。

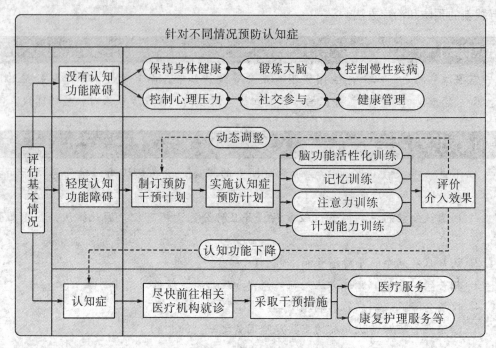

**图 16-1　针对不同情况预防认知症的思路**

## 一、没有认知功能障碍的健康人群

个体的认知功能往往在确诊认知症之前就已经下降，因此，对于没有认知功能障碍的健康人群，针对引发认知症的危险因素采取相应的预防措施可以帮助降低认知症的患病风险。以下是一些预防认知症的方法：

（1）保持身体健康。保持健康的生活方式，包括均衡饮食（控制盐分和动物脂肪摄入，经常吃富含维生素 B/C/E、胡萝卜素等的食物）、适度运动（每周 3 天以上有氧运动，加强腰腿部力量，如旅行、步行、游泳等）和充足睡眠（30 分钟以内的午休）。这些习惯有助于维持身体健康，保持良好的大脑功能。

（2）锻炼大脑。注意避免头部外伤，同时保持大脑活跃。参加具有挑战性的思维活动，如下围棋、下象棋、打麻将、做园艺、烹饪、解谜游戏、学习新技能（如何使用电脑等）、写/读文章等，这些活动有助于刺激大脑的神经连接，延缓认知功能下降。

（3）社交参与。保持社交活动和人际关系对大脑健康至关重要。参加社交活动、与家人和朋友保持联系、加入社区组织或志愿者工作，都可以提供认知刺激和情感支持。

（4）控制心理压力。长期处于高压状态下可能会增加患认知症的风险。积极应对压力、学会放松，有助于维持心理健康。人们可以采用冥想、呼吸练习、艺术创作等方式进行放松。

（5）控制慢性疾病。一些慢性疾病，如高血压、糖尿病等，与认知症的发病率有关。人们通过控制这些疾病的风险因素，如保持健康饮食、定期体检、按时服药等，有助于降低患认知症的风险。

（6）健康管理。定期进行健康检查，包括对血压、血糖、胆固醇等指标的监测。及早发现并治疗潜在的健康问题，有助于预防认知症的发展。

请注意，尽管上述措施可以降低认知症的患病风险，但并不能完全避免该疾病的发生。如果您或您的亲人有认知症的症状或担忧，请咨询医生或医疗机构寻求专业帮助。

## 二、轻度认知功能障碍人群

轻度认知功能障碍（mild cognitive impairment，MCI）是指处于健康和认知症中间的阶段。其通常是指认知功能出现问题，但对日常生活没有太大影响的状态。轻度认知障碍有以下几个特征：

（1）本人或家属反馈有记忆障碍。

（2）日常生活能力正常（例如，可以自己查电话号码打电话、可以存取存款、支付房租和公共费用、安排家庭开支等）。

（3）一般认知功能正常（定向力、注意力、思维能力等）。

（4）存在仅靠年龄和教育水平无法解释的记忆障碍。

（5）不是认知症。

轻度认知功能障碍人群是认知症预防的重点人群。我们在对这类人群实施认知症预防干预时，除了前面介绍的通用预防方法外，还需要进行认知功能康复训练，例如，脑功能活性化训练、记忆力训练、语言训练、注意力训练、计算力训练等。这些方法大多由康复治疗师、护士等受过训练的专业人员进行指导。

对于轻度认知功能障碍人群，我们在对其进行认知症预防时应按照评估—计划—实施—评价的步骤进行。

1. 评估基本情况

轻度认知障碍的老年人通常会出现行动管理能力障碍和记忆障碍，因此采用下面的问题进行初步筛查。

行动管理能力障碍可以借助下面的问题进行初步筛查：

（1）可以自己查电话号码打电话吗？

（2）可以自己存取存款吗？

（3）可以自己支付房租和公共费用吗？

（4）可以独立安排家庭开支吗？

对于上述选项，如果老年人的回答是肯定的，那代表其行动管理能力良好；但是，如果有一个及以上的回答是否定的，则代表其行动管理能力出现下降。

记忆障碍的评估可以通过下面的问题进行初步筛查：

（1）别人会说您健忘吗？比如"总是问同样的问题"吗？

（2）您会自己查电话号码、打电话吗？

（3）偶尔有不知道今天是几月几号的情况吗？

如果老年人对上述问题的回答中有任意一项为"是"，则初步判定老年人记忆障碍有一定程度下降。

若上述两个维度的评估均出现下降，接下来我们可以采用认知功能的筛查工具（MMSE、HDS-R 等）进一步进行评估，关于这些工具的使用可查看第五章认知症评估章节。

我们通过评估，如果发现老年人的认知功能已经到了认知症的水平，则需要尽快安排他们到相关医疗机构进行就诊，借助专业的医疗服务和康复措施进行干预；如果发现老年人只是轻度下降但并未达到认知症的程度，则可以按照下面的步骤采取相应的预防措施。

2. 制订预防干预计划

对于轻度认知功能障碍的老年人，我们在制订预防干预计划时，应结合老年人认知功能障碍情况，确定干预项目、具体内容、时间、频次等。除通用预防措施外，还应补充脑功能活性化训练、记忆力训练、注意力训练等干预措施。同时，制订的计划应符合老年人意愿、习惯及兴趣爱好等。

3. 实施认知症预防计划

按照制订的计划内容进行实施，过程中应做好相应的记录。

（1）脑功能活性化训练。如看电视、听广播、读报纸/杂志/书籍、打牌、下象棋、逛博物馆等。

（2）记忆力训练。回忆体验过的事情。例如，记家庭日常开销、写日记等。

（3）注意力训练。训练同时做多件事时分配注意的能力。例如，做饭的时候，同时做几道菜；和别人讲话的时候，除了讲话之外留意对方的情绪状态。

（4）计划能力训练。锻炼制订计划的能力。例如，制订旅游计划，制订高效购物计划等。

其他更多训练方法可参照第十二章康复训练章节。

4. 评价介入效果

预防介入之后，再次评估老年人的认知功能情况（可使用前期使用的评估工具），根据评估结果判断预防的效果，以此作为后续修改计划及调整预防措施的依据。

**【重点提要】**

需要注意的是，若评估之后发现老年人的认知功能已下降到认知症的水平，则我们需要安排其到相关医疗机构进行就诊，及时采取相应的干预措施，以免病情进一步恶化。

**【课时练习】**

以下是一些关于如何预防认知症的描述，请在您认为正确的答案后面打"√"，在错误的答案后面打"×"。

1. 认知症的预防主要面向两类人群，一类是没有认知功能障碍的健康人群，另一类是有轻度认知功能障碍的人群。（　　）

2. 轻度认知功能障碍的老年人通常会出现行动管理能力障碍和记忆障碍。（　　）

3. 对于轻度认知功能障碍的人群，针对引发认知症的危险因素采取相应的预防措施就可以有效降低认知症的患病风险。（　　）

解析：上面的练习中，说法正确的是第1、2点，说法错误的是第3点。对轻度认知功能障碍的人群进行认知症预防干预时，除了针对危险因素采取干预措施外，还需要结合改善认知功能的康复训练，才能达到有效预防认知症的目的。故说法3错误。

## 第四节　社会层面如何预防认知症

我国公众普遍缺乏认知症相关的科学知识，很多人将认知功能退化看作是衰老的自然现象，对预防和治疗采取消极被动的态度。2016年10月25日中共中央、国务院印发了《"健康中国2030"规划纲要》，明确提出"实现国民健康长寿，是国家富强、民族振兴的重要标志，也是全国各族人民的共同愿望"，而面对数量逐渐增加的认知症患病人群，仅仅依靠个人力量干预效果是非常有限的，这就需要社会层面采取相应措施，多措并举才能提升认知症预防的效果。

从社会的角度来预防认知症，我们可以采取以下措施[1][2]：

（1）提供健康教育和宣传。政府可以通过广泛的健康教育和宣传活动，借助互联网、移动客户端等新媒体和信息平台，向公众传播认知症的相关知识，包括危险因素、预防措施和早期症状等，帮助人们正确认识和理解认知症，从而促使他们采取积极的健康行为。

（2）加大认知症筛查力度。医院在老年医学科设立"认知症治疗中心"，配备有相应资质的专业医生、心理医生、护士和必需医疗设备，将老年人认知筛查作为必检项目，推动认知症"早发现—早诊断—早治疗"。

（3）创造健康友好的环境。政府可以为人们提供健康友好的环境，例如建设便利的公

---

[1] 朱光明，汪宁. 日本防治老年性痴呆症的综合对策及对中国的启示 [J]. 北京行政学院学报，2020（3）：82-89.

[2] 田香兰. 日本应对认知症政策及照护体系研究 [J]. 日本问题研究，2020，34（2）：33-40.

共交通、提供健康饮食选择、鼓励适度运动和开展认知训练活动等。这样可以使人们维持健康的身体功能和认知功能，从而预防或减缓患上认知症。

（4）支持社交参与和心理健康。政府可以鼓励人们积极参与社交活动，例如组织社区活动（茶话会、合唱团、吟诗会等）和志愿者活动（美化环境、整修道路、食堂帮厨）等。这样可以增加人们的社交互动，提升其心理健康水平，从而降低认知症的发病风险。

（5）加强相关从业人员培训。政府通过开展相应的针对性培训，帮助相关人员更加全面的看待认知症老年人，提高医疗从业人员、介护人员应对认知症的能力，从而提高医疗、介护的整体质量。

（6）提供照护支持和资源。政府可以给认知症老年人和他们的家庭提供照护支持和资源，例如提供照护培训、建立照护服务网络和提供信息咨询等。这样可以减轻照护者的负担，为其提供必要的支持和帮助。

（7）鼓励科学研究和创新。政府可以鼓励科学研究和创新，积极推进有关认知症预防、诊断、治疗、康复、照护等科学研究，加快相关科技成果应用转化，不断提高认知症的预防和管理水平。

总的来说，从社会的角度来预防认知症，需要全社会的共同努力。政府通过提供健康教育和宣传、加大认知症筛查力度、创造健康友好的环境、支持社交参与和心理健康、加强相关从业人员培训、提供照护支持和资源以及鼓励科学研究和创新，可以有效地降低认知症的发生和发展，促进社会的健康和福祉。

## 本章小结

在本章，我们探讨了预防认知症的重要性以及相应的措施。首先，我们明确了为什么要预防认知症。认知症是一种长期进展的疾病，会导致老年人失去生活自理能力，给个人、家庭和社会带来沉重的负担。我们通过早期预防，可以延缓易发人群的发病时间，缓解老年人的早期症状，减缓其病情进展，提高老年人的生活质量。

其次，我们讨论了哪些危险因素会诱发认知症。可能诱发认知症的危险因素包括脑力锻炼少、头部外伤、心脑血管疾病等可控因素以及年龄、性别、遗传因素、其他疾病等不可控因素。针对可控危险因素进行干预，可以延缓认知症易发人群的发病时间，缓解早期症状，减缓病情进展。

接着，我们探讨了如何针对不同情况进行认知症的预防。认知症的预防主要面向两类人群，一类是没有认知功能障碍的健康人群，另一类是有轻度认知功能障碍的人群。对于前者，针对可控因素进行干预可以降低认知症的患病风险；对于后者，除了干预可控因素外，还需开展认知功能训练。

最后，我们强调了社会层面的预防措施。这包括提供健康教育和宣传、加大认知症筛查力度、创造健康友好的环境、支持社交参与和心理健康、加强相关从业人员培训、提供照护支持和资源、鼓励科学研究和创新等。

我们通过综合的预防措施，可以减少认知症的发病风险，延缓病情进展，并提高老年人的生活质量和独立生活能力。预防认知症不仅对个人和家庭有益，也对社会和经济发展具有重要意义。

# 附件1 认知症老年人的照护计划（样例）

## 第一部分：基本信息

| 序号 | 维度 | 内容 |
|---|---|---|
| 1 | 姓名 | X 奶奶 |
| 2 | 性别 | 女 |
| 3 | 年龄 | 91 岁 |
| 4 | 亲属情况 | 丈夫 10 年前去世，有 1 个女儿、1 个儿子，都已各自成家，女儿在同一城市，儿子在其他城市 |
| 5 | 监护人 | 女儿 |
| 6 | 入住养老机构时间（第几年） | 6 |
| 7 | 入住原因 | 10 年前丈夫去世，后 X 奶奶被确诊为阿尔茨海默病，刚开始她自己独自居住，接受每周 2 次的上门介护服务和日间照料服务。她经常骑着三轮车四处游走，8 年前遭遇了一次车祸，之后住院治疗。出院之后，女儿将其送进了一家养老院，但是因为健忘加上理解能力下降，X 奶奶经常和其他老年人发生矛盾，加上她经常在楼层游走，还发生过一次走失，养老院表示无法继续提供服务。之后，女儿联系到了专门收治认知症老年人的 C 机构，X 奶奶办理入住 |
| 8 | 入住前的生活情况 | 结婚以前是小学教师，结婚后一边养育 2 个孩子一边工作，直到退休，工作了整整 40 年。退休后她和丈夫常邀请朋友到家里吃饭，唱歌跳舞，生活闲适。但是，81 岁时丈夫去世，其朋友跟女儿联系说："她的言行和以前不太一样，有些不对劲。"于是女儿带 X 奶奶去医院检查，被诊断为阿尔茨海默病。之后一段时间，X 奶奶自己生活，接受每周 2 次的上门介护和日间照料服务，她经常骑着三轮车四处游走，83 岁时遭遇车祸之后女儿将其送进养老院，后因各种原因敬老院不再提供服务，85 岁时入住专门收治认知症老年人的 C 机构 |
| 9 | 本人或亲属对入住的意愿 | 本人意愿：感觉还好，只要吃得好、过得开心就行。<br>女儿意愿：母亲入住机构后，对什么事都不感兴趣，与他人的交流也逐渐减少，吃完饭就待在房间里，吃完点心马上就睡，反复之后就变胖了很多。做事没有积极性，这种状态很让人担心。自己认为母亲还可以做很多事情，希望母亲和其他老年人友好相处，找到属于自己的社会角色，能够安心地生活下去 |
| 10 | 其他 | 无 |

## 第二部分：评估情况

| 序号 | 维度 | 评估项目 | 评估结果 |
|---|---|---|---|
| 1 | 身体健康状况 | 现有疾病诊断 | 阿尔茨海默病/高血脂/便秘 |
| | | 既往病史 | 脑梗 |
| | | 服药情况 | 高血脂治疗药物、便秘治疗药物 |
| | | 日常生命体征 | 体温：35.8~36.5℃　　脉搏：64~74 次/分　　血压：116~82 mmHg |
| | | 身高/体重 | 身高：148cm　　　　　　　　　体重：47.6kg |
| | | 饮食、营养状况 | 假牙不适用，较硬食物需要切碎才能吃，主食进食充足，蔬菜进食 70% 左右 |
| | | 排泄状态 | 白天每隔 1 小时排泄 1 次，夜间排泄 1~2 次，偶尔出现失禁，故使用纸尿裤 |
| 2 | 日常生活功能 | 日常生活自理能力 | 部分介护 |
| | | 穿衣 | 能完成穿衣动作，但经常在衣服外面多穿一层，照护人员提醒后能自行更换 |
| | | 移动 | 可以独立移动，但是转身时身体站不稳 |
| | | 家务 | 积极帮忙清扫卫生、叠衣服、做饭等，但需要提示后才能想起如何做 |
| | | 洗澡 | 一周洗澡四次，坐在淋浴椅上，能自己完成部分清洗，照护人员提供部分帮助 |
| | | 睡眠 | 夜间起床上厕所 1~2 次，可以安睡到早上 6 点左右 |
| | | 角色 | 乐于向他人提供帮助，和他人一起清扫卫生、叠衣服、做饭等 |
| 3 | 认知功能 | 定向力 | 地点定向障碍，有时会因为不知道自己的房间和厕所的位置而停下脚步。人物定向障碍，有时会认不出女儿 |
| | | 记忆力 | 健忘，每隔几分钟就会重复同样的谈话内容。忘记日常活动的步骤，忘记与女儿的约定等 |
| | | 理解力 | 理解事物有困难 |
| | | 每日情绪起伏 | 当别人说话语气强硬时，会感觉情绪低落 |
| | | 认知症阶段评估 | 中度认知功能障碍 |
| 4 | 行为精神症状 | 行为精神症状 | 无 |
| 5 | 安全 | 环境安全 | 居住环境是专门针对认知症老年人设计的，屋内也摆放的是老年人熟悉的家具 |
| | | 跌倒风险 | 存在跌倒风险，转身时身体会站不稳 |
| | | 走失风险 | 不存在走失风险 |
| | | 药物管理 | 不需要独立管理药物，故不存在风险 |
| | | 社交评估 | 社交能力良好，主要接触机构内部人员及子女，无社交风险 |
| | | 心理评估 | 心理健康状况良好 |

表（续）

| 序号 | 维度 | 评估项目 | 评估结果 |
|---|---|---|---|
| 6 | 个性 | 性格 | 平和、温柔，乐于助人 |
| | | 生活经历 | 出生于 B 地，因为战争疏散到现在所在的 C 地，然后在 C 地结婚。担任了 40 年的小学教师，育有一儿一女 |
| | | 与他人的关系 | 相处融洽 |
| | | 对疾病与照护的看法 | 持乐观态度 |
| | | 价值观 | 为自己从事了 40 年的教师职业引以为傲，不喜欢在背后议论他人 |
| | | 特长 | 唱歌、跳舞 |
| 7 | 照护支持 | 自我支持 | 经济状况良好，有退休金 |
| | | 照护者支持 | 照护人员专业技能扎实，有爱心，能及时评估老年人情况，积极应对 |
| | | 家庭支持 | 家庭支持良好，女儿每周见一次，儿子每年见面一次 |
| | | 朋辈支持 | 朋辈支持良好，和机构内老年人一起唱歌、跳舞。也经常和其他老人一起配合清扫卫生、叠衣服、做饭等 |
| | | 机构支持 | 安排定期健康检查，包括内科、牙科（每月 1 次）、皮肤科（3 个月 1 次）等 |

## 第三部分：照护计划制订、实施与评价

| 板块 | 内容 | | |
|---|---|---|---|
| 照护需求分析（需求+原因） | **需求** | | **可能原因** |
| | 自己能做的事情自己做，提高自信心 | | ☑记忆问题　　☑执行功能障碍 |
| | 能安全行走，不发生跌倒 | | ☑肌肉无力　☑平衡功能减退　☑鞋子不合适 |
| | 能到达目的地，不迷路 | | ☑定向力障碍　　☑记忆力障碍 |
| | 规律饮食，维持良好营养状况 | | ☑牙痛　　☑假牙不合适 |
| | 增加与其他入住者的交流和沟通 | | ☑语言和沟通障碍　☑不安、焦虑等情绪 |
| | 维持与家人的联系 | | ☑家人担心症状恶化无法应对　☑沟通不畅 |
| 照护原则 | 尊重和尊严、维持生活延续性、个性化照护、安全和保护、鼓励自立和参与、沟通和理解、支持和教育 | | |
| 长期目标（周期 6 个月） | 在机构内与其他入住者和服务人员进行交流，保持和家人的良好关系，确保生活安全、舒心 | | |

| 照护需求 | | 短期目标/周期 | 照护方向 | 具体措施 完成的措施打"√" | 执行记录及监测 | 评估结果 对应结果 打"√" |
|---|---|---|---|---|---|---|
| 需求 | 原因 相关原因前打"√" | | | | | |
| 独立完成力所能及的事提高信心 | ☑记忆障碍<br>☑执行功能障碍<br>□注意力减退<br>□处于困惑状态<br>□情绪/行为变化<br>□其他原因_____ | 在进行辅助的同时，独立完成力所能及的事/3 个月 | 1. 功能训练。<br>2. 提供辅助器具。<br>3. 挑选能自理的家务，减少心理负担 | ☑每天练习 30 min 功能性动作，如叠衣服。<br>☑烹饪时用辅助器具。<br>☑对于能独立完成的家务（如扫地）由其独立完成；复杂家务由照护者陪同完成 | 1. 每天练习叠衣服，直到掌握叠衣服的步骤。虽然有时叠不好，但能自己想办法尝试完成。<br>2. 借助辅助器具后能积极参与削皮、摘菜等活动。<br>3. 照护者与 X 奶奶区分了能自理的家务后，其消极情绪有所减少 | ☑完全达成<br>□部分达成<br>□未达成 |

表(续)

| 板块 | | | | 内容 | | |
|---|---|---|---|---|---|---|
| 安全行走不跌倒 | □疾病影响<br>□步态异常<br>☑肌肉无力<br>☑平衡功能减退<br>□精神状态差<br>□药物副作用<br>□地面不防滑<br>☑鞋子不合适<br>□其他原因____ | 不发生跌倒/3个月 | 1. 肌肉力量训练。<br>2. 平衡功能训练。<br>3. 更换鞋子 | ☑每天走30 min。<br>☑使用步行辅助器具。<br>☑每天做1 h肌肉力量训练和平衡训练。<br>☑将拖鞋更换为更合适、更防滑的鞋子。<br>☑协助行走、转移和上下楼梯等 | 1. 走廊步行练习后，积极性明显提高，可以在条件允许的情况下增加室外散步活动。<br>2. 肌肉力量训练和平衡训练初期，参与积极性较高，但有时会出现因太疲惫而不愿继续训练的情况，因此，后期可据疲劳情况和身体状况灵活调整训练量 | ☑完全达成<br>□部分达成<br>□未达成 |
| 能到达目的地不迷路 | ☑定向障碍<br>□环境设计不合理<br>□看不清标识<br>☑记忆障碍<br>□其他原因____ | 不发生迷路/2个月 | 1. 进行地点定向障碍训练。<br>2. 进行记忆训练 | ☑在房间门口挂上熟悉海报，卫生间门口贴上醒目标识，浴室挂上温泉图案门帘。<br>☑引导X奶奶回忆从房间到卫生间路线 | 1. 通过设置醒目标识，X奶奶能顺利到达目的地，未再发生迷路，活动也更积极，效果良好。<br>2. 刚开始时回忆效果不佳，随着不断强化，能准确回答方向 | ☑完全达成<br>□部分达成<br>□未达成 |
| 规律饮食维持良好营养状况 | □抑郁<br>□食欲下降<br>□忘记吃饭<br>□过食<br>☑牙痛<br>☑假牙不合适<br>□身体疼痛<br>□便秘<br>□腹泻<br>□其他原因____ | 维持良好营养状况/2个月 | 1. 调整假牙<br>2. 咨询营养师<br>3. 改进烹调方法 | ☑安排假牙调整诊断。<br>☑请营养师评估目前菜单的营养平衡状况。<br>☑每日1 500~2 000 ml饮水量。<br>☑每日提供多种食物，如鱼、蔬菜和水果。<br>☑向X奶奶确认容易/不易咀嚼的食物。<br>☑使用高压锅烹调 | 1. 评估发现假牙不合适，但因费用搁置，需再次接受牙科检查。<br>2. 营养师评估后表示目前菜单营养平衡，可以维持现状。<br>3. 在照护者提醒后会喝水，每天饮水维持在1 200~1 500 ml。<br>4. 改进烹调方法，使用高压锅，使食物更易咀嚼，同时改善装盘，使食物看上去更有食欲，X奶奶基本能吃光所有食物 | ☑完全达成<br>□部分达成<br>□未达成 |
| 增加与其他老年人的交流和沟通 | □记忆障碍<br>☑语言和沟通障碍<br>□失去活动兴趣<br>□社交环境变化<br>☑不安/焦虑等情绪<br>□身体限制<br>□其他原因____ | 每周与其他老人交流至少3次/2个月 | 1. 通过活动介入，营造社交氛围<br>2. 探索情绪低落的原因，调整心情 | ☑创造安全和舒适的环境，每周开展娱乐活动，如唱歌等。<br>☑鼓励X奶奶参与自己感兴趣的娱乐活动。<br>☑鼓励X奶奶发挥强项，参与唱歌跳舞等。<br>☑发现情绪低落时，耐心倾听，疏解情绪 | 1. 活动过程中，照护者鼓励X奶奶上台表演，其他老年人表扬"真棒啊"，大家边唱边打拍子，氛围轻松愉快，X奶奶积极性得到鼓励，变得更加有活力。<br>2. X奶奶逐渐回想起已经忘记的歌曲和民谣，能够与其他老年人聊起往事，社交互动增强。<br>3. X奶奶乐于助人的优点也被老年人接纳，被肯定后心情变愉快 | ☑完全达成<br>□部分达成<br>□未达成 |

表（续）

| 板块 | | | 内容 | | |
|---|---|---|---|---|---|
| 维持与家人的联系 | ☑家人担心无法应对<br>☑沟通不畅<br>□老年人对外出感到不安<br>□家庭矛盾<br>□其他原因＿＿＿ | 1. 每月与女儿外出 2 次/3 个月<br>2. 儿子沟通次数增加到半年 1 次/6 个月 | 1. 照护者协助家人完成外出准备。<br>2. 改善沟通状况。<br>3. 增加与儿子的见面机会 | ☑照护者帮忙做好出行前准备，详细解释要和谁一起外出、去哪里以便减轻其不安。<br>☑照护者倾听家人对于外出担忧，及时疏导，教会其沟通的方法，促进双方的沟通。<br>☑联系儿子前来探望 | 1. 准备外出时，照护者帮忙整理着装，详细地向 X 奶奶说明接下来要去哪里、做什么，提高她对外出的热情。X 奶奶安心外出并且回来后没有明显的疲惫感。<br>2. 照护者帮助家属疏解情绪，提供沟通建议，促进双方的沟通。<br>3. 儿子探望时 X 奶奶过了一段时间才认出，他们度过了愉快时光。儿子虽然因为母亲病情恶化难过，但是表示为了母亲病情改善，后面愿意增加探望的次数 | ☑完全达成<br>□部分达成<br>□未达成 |

对认知症老年人的照护是一个评估照护问题—确定照护原则和目标—制订照护计划—执行照护计划—评价照护效果和持续改进的循环过程。

# 附件2 安宁疗护实践指南（试行）

（国卫办医发〔2017〕5号）

安宁疗护实践以临终患者和家属为中心，以多学科协作模式进行，主要内容包括疼痛及其他症状控制，舒适照护，心理、精神及社会支持等。

**一、症状控制**

（一）疼痛

1. 评估和观察

评估患者疼痛的部位、性质、程度、发生及持续的时间，疼痛的诱发因素、伴随症状、既往史及患者的心理反应；根据患者的认知能力和疼痛评估的目的，选择合适的疼痛评估工具，对患者进行动态的连续评估并记录疼痛控制情况。

2. 治疗原则

（1）根据世界卫生组织癌痛三阶梯止痛治疗指南，药物止痛治疗五项基本原则如下。①口服给药。②按阶梯用药。③按时用药。④个体化给药。⑤注意具体细节。

（2）阿片类药物是急性重度癌痛及需要长期治疗的中、重度癌痛治疗的首选药物。长期使用时，首选口服给药，有明确指征时可选用透皮吸收途径给药，也可临时皮下注射给药，必要时患者自控镇痛泵给药。

（3）镇痛药物使用后，要注意预防药物的不良反应，及时调整药物剂量。结合病情给予必要的其他药物和或非药物治疗，确保临床安全及镇痛效果。同时要避免突然中断阿片类药物引发戒断综合征。

3. 护理要点

（1）根据疼痛的部位协助患者采取舒适的体位。

（2）给予患者安静、舒适环境。

（3）遵医嘱给予止痛药，缓解疼痛症状时应注意观察药物疗效和不良反应。

（4）有针对性地开展多种形式的疼痛教育，鼓励患者主动讲述疼痛，教会患者疼痛自评方法，告知患者及家属疼痛的原因或诱因及减轻和避免疼痛的其他方法，包括音乐疗法、注意力分散法、自我暗示法等放松技巧。

4. 注意事项

止痛治疗是安宁疗护治疗的重要部分，患者应在医务人员指导下进行止痛治疗，规律用药，不宜自行调整剂量和方案。

（二）呼吸困难

1. 评估和观察

（1）评估患者病史、发生时间、起病缓急、诱因、伴随症状、活动情况、心理反应和用药情况等。

（2）评估患者神志、面容与表情、口唇、指（趾）端皮肤颜色，呼吸的频率、

2. 治疗原则

（1）寻找诱因的同时应努力控制症状，无明显低氧血症的终末期患者给氧也会有助于减轻呼吸困难。

（2）呼吸困难最佳的治疗措施为治疗原发疾病，保持气道通畅，保证机体氧气供应。

（3）但在不可能做到的情况下，阿片类药物是使用最为广泛的具有中枢活性的治疗此类呼吸困难的药物，应明确告知呼吸抑制、镇静的作用机制。

3. 护理要点

（1）提供安静、舒适、洁净、温湿度适宜的环境。

（2）每日摄入适度的热量，根据营养支持方式做好口腔和穿刺部位护理。

（3）保持呼吸道通畅，痰液不易咳出者采用辅助排痰法，协助患者有效排痰。

（4）根据病情取坐位或半卧位，改善通气，以患者自觉舒适为原则。

（5）根据病情的严重程度及患者实际情况选择合理的氧疗。

（6）指导患者进行正确、有效的呼吸肌功能训练。

（7）指导患者有计划地进行休息和活动。

4. 注意事项

（1）呼吸困难通常会引发患者及照护者的烦躁、焦虑、紧张，要注意安抚和鼓励。

（2）呼吸困难时口服给药方式可能会加重患者的症状或呛咳，可考虑其他途径的给药方式。

（三）咳嗽、咳痰

1. 评估和观察

（1）评估咳嗽的发生时间、诱因、性质、节律、与体位的关系、伴随症状、睡眠等。

（2）评估咳痰的难易程度，观察痰液的颜色、性质、量、气味和有无肉眼可见的异常物质等。

（3）必要时评估生命体征、意识状态、心理状态等，评估有无发绀。

2. 治疗原则

（1）寻找咳嗽的病因并进行治疗，如激素及支气管扩张剂治疗哮喘，利尿剂治疗心力

衰竭，抗生素治疗感染，质子泵抑制剂及促动剂治疗胃食管反流，抗胆碱药物治疗唾液过多误吸，调整血管紧张素转化酶抑制剂等。

（2）在原发病不能控制的情况下，阿片类药物治疗有效，需告知呼吸抑制、恶心、呕吐、便秘等副作用。

（3）对于局部刺激或肿瘤所致咳嗽患者，可予以雾化麻醉剂治疗。

（4）给予高热量、高蛋白营养支持方式，嘱患者多次少量饮水。

3. 护理要点

（1）提供整洁、舒适、温湿度适宜的环境，减少不良刺激。

（2）保持舒适体位，避免诱因，注意保暖。

（3）对于慢性咳嗽者，给予高蛋白、高维生素、足够热量的饮食，多次少量饮水。

（4）促进有效排痰，包括深呼吸和有效咳嗽、湿化和雾化疗法，如无禁忌，可予以胸部叩击与胸壁震荡、体位引流以及机械吸痰等。

（5）记录痰液的颜色、性质、量，正确留取痰标本并送检。

（6）指导患者掌握正确的咳嗽方法，正确配合雾化吸入。

4. 注意事项

（1）根据具体情况决定祛痰还是适度镇咳为主，避免因为剧咳引起体力过度消耗影响休息或气胸、咯血等并发症。

（2）教育患者及照护者呼吸运动训练、拍背及深咳。咯血、气胸、心脏病风险较高的患者应谨慎拍背、吸痰。

（四）咯血

1. 评估和观察

（1）评估患者咯血的颜色、性状及量，伴随症状，治疗情况，心理反应，既往史及个人史。

（2）评估患者生命体征、意识状态、面容与表情等。

（3）了解血常规、出凝血时间等检查结果。

2. 治疗原则

（1）安宁疗护原则以积极控制少量咯血，预防再次咯血。

（2）尽力缓解大咯血引发的呼吸困难和窒息症状，避免刻意延长生命的抢救措施，如输血、气管插管，介入、手术等治疗措施。

3. 护理要点

（1）大咯血患者绝对卧床，取患侧卧位，出血部位不明患者取平卧位，头偏向一侧。

（2）及时清理患者口鼻腔血液，安慰患者。

（3）吸氧。

（4）观察、记录咯血量和性状。

（5）床旁备好吸引器等。

（6）保持排便通畅，避免用力。

4．注意事项

（1）避免用力拍背、频繁吸痰，注意言语及动作安抚，必要时使用镇静类药物。

（2）对有咯血风险的患者应加强预防性宣教及沟通，使其有一定的思想准备。

（3）咯血期间避免口服药物，可予以其他用药方式。

（五）恶心、呕吐

1．评估和观察

（1）评估患者恶心与呕吐发生的时间、频率、原因或诱因，呕吐的特点及呕吐物的颜色、性质、量、气味，伴随的症状等。

（2）评估患者生命体征、神志、营养状况，有无脱水表现，腹部体征。

（3）了解患者呕吐物或细菌培养等检查结果。

（4）注意有无水电解质紊乱、酸碱平衡失调。

2．治疗原则

寻找引发症状的诱因及病因，如消化、代谢、中枢神经系统疾病、药物不良反应等，有针对性地治疗。

3．护理要点

（1）出现前驱症状时协助患者取坐位或侧卧位，预防误吸、呕血。

（2）清理呕吐物，更换清洁床单。

（3）必要时监测生命体征。

（4）记录每日出入量、尿比重、体重及电解质平衡情况等。

（5）剧烈呕吐时暂禁饮食，遵医嘱补充水分和电解质。

4．注意事项

适度的言语或非言语安抚，协助清理呕吐物及患者肢体活动，尽早纠正诱因及使用对症处理药物，预防误吸、消化道出血、心脏事件等。

（六）呕血、便血

1．评估和观察

（1）评估患者呕血、便血的原因、诱因、出血的颜色、量、性状及伴随症状，治疗情况，心理反应，既往史及个人史。

（2）评估患者生命体征、精神和意识状态、周围循环状况、腹部体征等。

（3）了解患者血常规、凝血功能、便潜血等检查结果。

2．治疗原则

（1）寻找可能的诱因或病因，酌情停止可疑药物、肠内营养，避免误吸、窒息。

（2）避免大量出血时输血及有创抢救措施。

（3）可予以适度镇静处理。

3. 护理要点

（1）卧床，呕血患者床头抬高 10°～15°或头偏向一侧。

（2）及时清理呕吐物，做好口腔护理。

（3）监测患者神志及生命体征变化，记录出入量。

（4）判断有无再次出血的症状与体征，注意安抚。

4. 注意事项

（1）呕血、便血期间绝对禁止饮食，注意向患者及家属解释及安抚，使其有一定的思想准备和心理预期。

（2）避免胃镜、血管造影等有创性检查。

（七）腹胀

1. 评估和观察

（1）评估患者腹胀的程度、持续时间，伴随症状，腹胀的原因，排便、排气情况，治疗情况，心理反应，既往史及个人史。

（2）了解患者相关检查结果。

2. 治疗原则

寻找可能的诱因及可实施的干预措施如调整肠内营养种类、温度、可疑药物。

3. 护理要点

（1）根据病情协助患者采取舒适体位或行腹部按摩、肛管排气、补充电解质等方法减轻腹胀。

（2）遵医嘱给予相应治疗措施，观察疗效和副作用。

（3）合理饮食，适当活动。

（4）做好相关检查的准备工作。

4. 注意事项

非药物治疗如热敷、针灸、适度按摩，指导患者、家属及照护者观察反馈。

（八）水肿

1. 评估和观察

（1）评估水肿的部位、时间、范围、程度、发展速度，与饮食、体位及活动的关系，患者的心理状态，伴随症状，治疗情况，既往史及个人史。

（2）观察生命体征、体重、颈静脉充盈程度，有无胸腔积液、腹水征，患者的营养状况、皮肤血供、张力变化等。

（3）了解相关检查结果。

2. 治疗原则

（1）针对诱因及病因，调整药物及液体入量。

（2）避免安宁疗护的终末期肾病患者进行肾脏替代治疗及相关操作。

3. 护理要点

（1）轻度水肿患者限制活动，严重水肿患者取适宜体位卧床休息。

（2）监测体重和病情变化，必要时记录每日液体出入量。

（3）限制钠盐和水分的摄入，根据病情摄入适当蛋白质。

（4）遵医嘱使用利尿药或其他药物，观察药物疗效及副作用。

（5）预防水肿部位出现压疮，保持皮肤完整性。

4. 注意事项

（1）对患者、照护者进行饮食、活动指导。

（2）准确记录入量、尿量。

（3）注意皮肤护理。

（九）发热

1. 评估和观察

（1）评估患者发热的时间、程度及诱因、伴随症状等。

（2）评估患者意识状态、生命体征的变化。

（3）了解患者相关检查结果。

2. 治疗原则

控制原发疾病，以物理降温为主，谨慎使用退热药物，注意补充水分、热量及保持电解质平衡。

3. 护理要点

（1）监测体温变化，观察热型。

（2）卧床休息。

（3）高热患者给予物理降温或遵医嘱药物降温。

（4）降温过程中出汗时及时擦干皮肤，随时更换衣物，保持皮肤和床单清洁、干燥；注意降温后的反应，避免虚脱。

（5）降温处理30分钟后复测体温。

（6）做好口腔、皮肤护理。

4. 注意事项

（1）低热情况以擦浴等物理降温方式为主，中高热情况下适度使用退热药物，注意皮肤失水及电解质紊乱的纠正。

（2）高热或超高热可考虑冰帽、冰毯和/或冬眠疗法。

（十）厌食/恶病质

1. 评估和观察

（1）评估者进食、牙齿、口腔黏膜情况。

（2）评估患者有无贫血、低蛋白血症、消化、内分泌系统等疾病表现。

（3）评估患者皮肤完整性。

（4）评估有无影响患者进食的药物及环境因素。

2. 治疗原则

（1）根据具体病情及患者、家属意见选择喂养或营养支持方式，如经口、鼻饲、胃空肠造瘘管饲或静脉营养。

（2）可给予改善食欲的药物治疗。

（3）口腔疾病且可干预的患者可考虑治疗口腔疾病。

3. 操作要点

（1）每天或每餐提供不同的食物，增加食欲，在进餐时减少任何可能导致情绪紧张的因素。

（2）少量多餐，在患者需要时提供食物，将食物放在患者易拿到的位置。

（3）提供患者喜爱的食物，提供一些不需太过咀嚼的食物。

（4）遵医嘱予以营养支持。

4. 注意事项

（1）注意照护患者的情绪，循序渐进。

（2）充分与照护者及家属沟通，取得信任和配合。

（3）必要时考虑肠外营养逐步向肠内营养，经口进食过渡。注意食物的搭配与口感。

（十一）口干

1. 评估和观察

（1）评估患者口腔黏膜完整性及润滑情况，有无口腔烧灼感。

（2）评估患者有无咀嚼、吞咽困难或疼痛以及有无味觉改变。

（3）评估有无引起患者口干的药物及治疗因素。

2. 治疗原则

（1）调整居住环境。

（2）口腔局部治疗。

（3）药物改善症状。

3. 护理要点

（1）饮食方面鼓励患者少量多次饮水。

（2）增加病房中空气的湿度。

（3）口腔护理。

（4）必要时常规使用漱口剂。

4. 注意事项

避免粗暴的口腔护理操作，强行剥脱血痂、表面覆膜、警惕润滑液误吸情况。

（十二）睡眠/觉醒障碍（失眠）

1. 评估和观察

（1）评估患者性别、年龄、既往失眠史。

（2）评估患者失眠发生的药物及环境因素。

（3）评估患者有无不良的睡眠卫生习惯及生活方式。

（4）有无谵妄、抑郁或焦虑状态等精神障碍。

2. 治疗原则

了解患者睡眠节律，可能的诱因和病因，必要时行睡眠监测，行为心理治疗，避免使用非处方催眠药物。

3. 护理要点

（1）改善睡眠环境，减少夜间强光及噪声刺激。

（2）对于躯体症状如疼痛、呼吸困难等引发的失眠应积极控制症状。

（3）采取促进患者睡眠的措施，如：增加日间活动、听音乐、按摩双手或足部。

（4）定期进行失眠症防治的健康教育。

4. 注意事项

（1）注意观察、评估和沟通环节，贯穿治疗整个过程。如睡眠质量、睡眠时间改善，不必强行纠正已有的睡眠规律。

（2）警惕意识障碍发生，及早发现。

（3）在使用处方类镇静催眠药物时应告知并注意预防跌倒、低血压等副作用。

（十三）谵妄

1. 评估和观察

（1）评估患者意识水平、注意力、思维、认知、记忆、精神行为、情感和觉醒规律的改变。

（2）评估患者谵妄发生的药物及环境因素。

2. 治疗原则

（1）寻找病因并改变可能的危险因素至关重要，如感觉损害、药物等，监测并处理尿潴留、便秘、跌倒外伤等并发症。

（2）使用合适的约束，充分向患者家属告知病情。

（3）必要时小剂量使用苯二氮卓类或氟哌啶醇类镇静药物。

3. 护理要点

（1）保持环境安静，避免刺激。尽可能提供单独的房间，降低说话的声音，降低照明，应用夜视灯，使用日历和熟悉的物品，较少地改变房间摆设，以免引起不必要的注意力转移。

（2）安抚患者，对患者的诉说做出反应，帮助患者适应环境，减少恐惧。

4. 注意事项

（1）在诱因病因无法去除的情况下，应与家属及照护者沟通谵妄发作的反复性和持续性，争取理解、配合，保护患者避免外伤。

（2）约束保护的基础上可予以药物干预。

## 二、舒适照护

（一）病室环境管理

1. 评估和观察

（1）评估病室环境的空间、光线、温度、湿度、卫生。

（2）评估病室的安全保障设施。

2. 操作要点

（1）室内温度、湿度适宜。

（2）保持空气清新、光线适宜。

（3）病室物体表面清洁，地面不湿滑，安全标识醒目。

（4）保持病室安静。

3. 指导要点

（1）告知患者及家属遵守病室管理制度。

（2）指导患者了解防跌倒、防坠床、防烫伤等安全措施。

4. 注意事项

（1）病室布局合理，温馨。

（2）通风时注意保暖。

（3）工作人员应做到说话语气温和、走路轻、操作轻、关门轻。

（二）床单位管理

1. 评估和观察

（1）评估患者病情、意识状态、合作程度、自理程度、皮肤情况等。

（2）评估床单位安全、方便、整洁程度。

2. 卧床患者更换被单操作要点

（1）与患者沟通，取得配合。

（2）移开床旁桌、椅。

（3）将枕头及患者移向对侧，使患者侧卧。

（4）松开近侧各层床单，将其上卷于中线处塞于患者身下，清扫整理近侧床褥；依次铺近侧各层床单。

（5）将患者及枕头移至近侧，患者侧卧。

（6）松开对侧各层床单，将其内卷后取出，同法清扫和铺单。

（7）患者平卧，更换清洁被套及枕套。

（8）移回床旁桌、椅。

（9）根据病情协助患者取舒适体位。

（10）处理用物。

3. 指导要点

（1）告知患者床单位管理的目的及配合方法。

（2）指导患者及家属正确使用床单位辅助设施。

4. 注意事项

（1）评估操作难易程度，运用人体力学原理，防止职业损伤。

（2）操作过程中观察患者生命体征、病情变化、皮肤情况，注意保暖，保护患者隐私。

（3）操作中合理使用床挡保护患者，避免坠床。

（4）使用橡胶单或防水布时，避免其直接接触患者皮肤。

（三）口腔护理

1. 评估和观察

（1）评估患者的病情、意识、配合程度。

（2）观察口唇、口腔黏膜、牙龈、舌苔有无异常；口腔有无异味；牙齿有无松动，有无活动性义齿。

2. 操作要点

（1）核对患者，向患者解释口腔护理的目的、配合要点及注意事项，准备用物。

（2）选择口腔护理液，必要时遵医嘱选择药物。

（3）协助患者取舒适恰当的体位。

（4）颌下垫治疗巾，放置弯盘。

（5）擦洗牙齿表面、颊部、舌面、舌下及硬腭部，遵医嘱处理口腔黏膜异常。

（6）操作前后认真清点棉球，温水漱口。

（7）协助患者取舒适体位，处理用物。

3. 指导要点

（1）告知患者口腔护理的目的和配合方法。

（2）指导患者正确的漱口方法。

4. 注意事项

（1）操作时避免弯钳触及牙龈或口腔黏膜。

（2）昏迷或意识模糊的患者棉球不能过湿，操作中注意夹紧棉球，防止遗留在口腔内，禁止漱口。

（3）有活动性义齿的患者协助清洗义齿。

（4）使用开口器时从磨牙处放入。

（四）肠内营养的护理

1. 评估和观察

（1）评估患者病情、意识状态、营养状况、合作程度。

（2）评估管饲通路情况、输注方式，有无误吸风险。

2. 操作要点

（1）核对患者，准备营养液，温度以接近正常体温为宜。

（2）病情允许，协助患者取半卧位，避免搬动患者或可能引起误吸的操作。

（3）输注前，检查并确认喂养管位置，抽吸并估计胃内残留量，如有异常及时报告。

（4）输注前、后用约 30 毫升温水冲洗喂养管。

（5）输注速度均匀，根据医嘱调整速度。

（6）输注完毕包裹、固定喂养管。

（7）观察并记录输注量以及输注中、输注后的反应。

3. 指导要点

（1）携带喂养管出院的患者，告知患者及家属妥善固定喂养管，输注营养液或特殊用药前后，应用温开水冲洗喂养管。

（2）告知患者喂养管应定期更换。

4. 注意事项

（1）营养液现配现用，粉剂应搅拌均匀，配制后的营养液密闭放置在冰箱冷藏，24 小时内用完，避免反复加热。

（2）长期留置鼻胃管或鼻肠管者，每天用油膏涂拭鼻腔黏膜，轻轻转动鼻胃管或鼻肠管，每日进行口腔护理，定期（或按照说明书）更换喂养管，对胃造口、空肠造口者，保持造口周围皮肤干燥、清洁，定期更换。

（3）特殊用药前后用约 30 毫升温水冲洗喂养管，药片或药丸经研碎、溶解后注入喂养管。

（4）避免空气输注入胃，引起胀气。

（5）注意放置恰当的管路标识。

（五）肠外营养的护理

1. 评估和观察要点

（1）评估患者病情、意识、合作程度、营养状况。

（2）评估输液通路情况、穿刺点及其周围皮肤状况。

2. 操作要点

（1）核对患者，准备营养液。

（2）输注时建议使用输液泵，在规定时间内匀速输完。

（3）固定管道，避免过度牵拉。

（4）巡视、观察患者输注过程中的反应。

（5）记录营养液使用的时间、量、滴速及输注过程中的反应。

3. 指导要点

（1）告知患者及照护者输注过程中如有不适及时通知护士。

（2）告知患者翻身、活动时保护管路及穿刺点局部清洁干燥的方法。

4. 注意事项

（1）营养液配制后若暂时不输注，密闭冰箱冷藏，输注前室温下复温后再输，保存时间不超过24小时。

（2）等渗或稍高渗溶液可经周围静脉输入，高渗溶液应从中心静脉输入，明确标识。

（3）如果选择中心静脉导管输注，参照静脉导管的维护（PICC/CVC）。

（4）不宜从营养液输入的静脉管路输血、采血。

（六）静脉导管的维护（PICC/CVC）

1. 评估和观察要点

（1）评估患者静脉导管的固定情况，导管是否通畅。

（2）评估穿刺点局部及周围皮肤情况；查看敷料更换时间、置管时间。

（3）PICC维护时应每日测量记录双侧上臂臂围并与置管前对照。

2. 操作要点

（1）暴露穿刺部位，由导管远心端向近心端除去无菌透明敷料。

（2）打开换药包，戴无菌手套，消毒穿刺点及周围皮肤，消毒时应以穿刺点为中心擦拭至少2遍，消毒面积应大于敷料面积。

（3）使用无菌透明敷料无张力粘贴固定导管；敷料外应注明的置管及更换日期、时间和操作者签名。

（4）冲、封管遵循A-C-L原则：A导管功能评估；C冲管；L封管。每次输液前抽回血，确定导管在静脉内，给药前后生理盐水脉冲式冲管，保持导管的通畅。输液完毕使用生理盐水或肝素盐水正压封管，封管液量应2倍于导管+附加装置容积。

（5）输液接头至少每7天更换1次，如接头内有血液残留、完整性受损或取下后，应立即更换。

3. 指导要点

（1）告知患者及照护者保持穿刺部位的清洁干燥，如敷料有卷曲、松动或敷料下有汗液、渗血及时通知护士。

（2）告知患者妥善保护体外导管部分。

4. 注意事项

（1）静脉导管的维护应由经过培训的医护人员进行。

（2）出现液体流速不畅，使用 10 毫升及以上注射器抽吸回血，不可强行推注液体。

（3）无菌透明敷料应至少每 7 天更换 1 次，如穿刺部位出现渗血、渗液等导致的敷料潮湿、卷曲、松脱或破损时应立即更换。

（4）经输液接头进行输液或给药前，应使用消毒剂用力擦拭接头至少 15 秒。

（5）注意观察中心静脉导管体外长度的变化，防止导管脱出。

（七）留置导尿管的护理

1. 评估和观察要点

（1）评估患者年龄、意识状态、心理状况、自理能力、合作程度及耐受力。

（2）评估尿道口及会阴部皮肤黏膜状况。

2. 操作要点

（1）固定引流管及尿袋，尿袋的位置低于膀胱，尿管应有标识并注明置管日期。

（2）保持引流通畅，避免导管受压、扭曲、牵拉、堵塞等。

（3）保持尿道口清洁，女性患者每日消毒擦拭外阴及尿道口，男性患者消毒擦拭尿道口、龟头及包皮，每天 1~2 次。排便后及时清洗肛门及会阴部皮肤。

（4）及时倾倒尿液，观察尿液的颜色、性状、量等并记录，遵医嘱送检。

（5）定期更换引流装置、更换尿管。

（6）拔管前采用间歇式夹闭引流管方式。

（7）拔管后注意观察小便自解情况。

3. 指导要点

（1）告知患者及家属留置导尿管的目的、护理方法及配合注意事项。

（2）告知患者防止尿管受压、脱出的注意事项。

（3）告知患者离床活动时的注意事项。

4. 注意事项

（1）注意患者的主诉并观察尿液情况，发现尿液混浊、沉淀、有结晶时，应及时处理。

（2）避免频繁更换集尿袋，以免破坏其密闭性。

（八）会阴护理

1. 评估和观察

（1）了解患者的病情、意识、配合程度，有无失禁及留置导尿管。

（2）评估病室温度及遮蔽程度。

（3）评估患者会阴清洁程度，会阴皮肤黏膜情况，会阴部有无伤口，阴道流血、流液情况。

2. 操作要点

（1）向患者解释会阴护理的目的和配合要点，准备用物。

（2）协助患者取仰卧位，屈膝，两腿略外展。

（3）臀下垫防水单。

（4）用棉球由内向外、自上而下外擦洗会阴，先清洁尿道口周围，后清洁肛门。

（5）留置尿管者，由尿道口处向远端依次用消毒棉球擦洗。

（6）擦洗完后擦干皮肤，皮肤黏膜有红肿、破溃或分泌物异常时需及时给予特殊处理。

（7）协助患者恢复舒适体位并穿好衣裤，整理床单位，处理用物。

3. 指导要点

（1）告知患者会阴护理的目的及配合方法。

（2）告知女性患者观察阴道分泌物的性状和有无异味等。

4. 注意事项

（1）水温适宜。

（2）女性患者月经期宜采用会阴冲洗。

（3）为患者保暖，保护隐私。

（4）避免牵拉引流管、尿管。

（九）协助沐浴和床上擦浴

1. 评估和观察

（1）评估患者的病情、自理能力、沐浴习惯及合作程度。

（2）评估病室或浴室环境。

（3）评估患者皮肤状况。

2. 操作要点

（1）协助沐浴。

①向患者解释沐浴的目的及注意事项，取得配合。

②调节室温和水温。

③必要时护理人员护送进入浴室，协助穿脱衣裤。

④观察并记录患者在沐浴中及沐浴后病情变化及沐浴时间。

（2）床上擦浴。

①向患者解释床上擦浴的目的及配合要点。

②调节室温和水温。

③保护患者隐私，给予遮蔽。

④由上至下，由前到后顺序擦洗。

⑤协助患者更换清洁衣服。

⑥整理床单位，整理用物。

3. 指导要点

（1）协助沐浴时，指导患者及照护者使用浴室的呼叫器。

（2）告知患者及照护者沐浴时不应用湿手接触电源开关，不要反锁浴室门。

（3）告知患者及照护者沐浴时预防意外跌倒和晕厥的方法。

4. 注意事项

（1）浴室内应配备防跌倒设施（防滑垫、浴凳、扶手等）。

（2）床上擦浴时随时观察病情，注意与患者沟通。

（3）床上擦浴时注意保暖，保护隐私。

（4）保护伤口和管路，避免浸湿、污染及伤口受压、管路打折扭曲。

（十）床上洗头

1. 评估和观察

（1）评估患者病情、配合程度、头发卫生情况及头皮状况。

（2）评估操作环境。

（3）观察患者在操作中、操作后有无病情变化。

2. 操作要点

（1）调节适宜的室温、水温。

（2）协助患者取舒适、方便的体位。

（3）患者颈下垫毛巾，放置马蹄形防水布垫或洗头设施，开始清洗。

（4）洗发后用温水冲洗。

（5）擦干面部及头发。

（6）协助患者取舒适卧位，整理床单位，处理用物。

3. 指导要点

（1）告知患者床上洗头目的和配合要点。

（2）告知患者操作中如有不适及时通知护士。

4. 注意事项

（1）为患者保暖，观察患者病情变化，有异常情况应及时处理。

（2）操作中保持患者体位舒适，保护伤口及各种管路，防止水流入耳、眼。

（3）应用洗头车时，按使用说明书或指导手册操作。

（十一）协助进食和饮水

1. 评估和观察

（1）评估患者病情、意识状态、自理能力、合作程度。

（2）评估患者饮食类型、吞咽功能、咀嚼能力、口腔疾患、营养状况、进食情况。

（3）了解有无餐前、餐中用药，有无特殊治疗或检查。

2. 操作要点

（1）协助患者洗手，对视力障碍、行动不便的患者，协助将食物、餐具等置于容易取放的位置，必要时协助进餐。

（2）注意食物温度、软硬度。

（3）进餐完毕，协助患者漱口，整理用物及床单位。

（4）观察进食中和进食后的反应，做好记录。

（5）需要记录出入量的患者，记录进食和饮水时间、种类、食物含水量和饮水量等。

3. 指导要点

根据患者的疾病特点，对患者或照护者进行饮食指导。

4. 注意事项

（1）特殊饮食的患者，应制订相应的食谱。

（2）与患者及照护者沟通，给予饮食指导。

（3）患者进食和饮水延迟时，做好交接班。

（十二）排尿异常的护理

1. 评估和观察

（1）评估患者病情、意识、自理能力、合作程度，了解患者治疗及用药情况。

（2）了解患者饮水习惯、饮水量，评估排尿次数、量、伴随症状，观察尿液的性状、颜色、透明度等。

（3）评估膀胱充盈度、有无腹痛、腹胀及会阴部皮肤情况；了解患者有无尿管、尿路造口等。

（4）了解尿常规、血电解质检验结果等。

2. 操作要点

（1）尿量异常的护理。

①记录24小时出入液量和尿比重，监测酸碱平衡和电解质变化，监测体重变化。

②根据尿量异常的情况监测相关并发症的发生。

（2）尿失禁的护理。

①保持床单清洁、平整、干燥。

②及时清洁会阴部皮肤，保持清洁干爽，必要时涂皮肤保护膜。

③根据病情采取相应的保护措施，可采用纸尿裤、尿套、尿垫、集尿器或留置尿管。

（3）尿潴留的护理。

①诱导排尿，如调整体位、听流水声、温水冲洗会阴部、按摩或热敷耻骨上区等，保护隐私。

②留置导尿管定时开放，定期更换。

3. 指导要点

（1）告知患者尿管夹闭训练及盆底肌训练的意义和方法。

（2）指导患者养成定时排尿的习惯。

4. 注意事项

（1）留置尿管期间，注意尿道口清洁。

（2）尿失禁时注意局部皮肤的护理。

（十三）排便异常的护理

1. 评估和观察

（1）评估患者心脑血管、消化系统病情。

（2）了解患者排便习惯、次数、量，粪便的颜色、性状，有无排便费力、便意不尽等。

（3）了解患者饮食习惯、治疗和检查、用药情况。

2. 操作要点

（1）便秘的护理。

①指导患者增加纤维食物摄入，适当增加饮水量。

②指导患者按摩腹部，鼓励适当运动。

③指导患者每天训练定时排便。

④指导照护者正确使用通便药物，必要时灌肠处理。

（2）腹泻的护理。

①观察记录生命体征、出入量等。

②保持会阴部及肛周皮肤清洁干燥，评估肛周皮肤有无破溃、湿疹等，必要时涂皮肤保护剂。

③合理饮食，协助患者餐前、便前、便后洗手。

④记录排便的次数和粪便性状，必要时留取标本送检。

（3）大便失禁的护理。

①评估大便失禁的原因，观察并记录粪便的性状、排便次数。

②必要时观察记录生命体征、出入量等。

③做好会阴及肛周皮肤护理，评估肛周皮肤有无破溃、湿疹等，必要时涂皮肤保护剂。

④遵医嘱指导患者及照护者合理膳食。

⑤指导患者根据病情和以往排便习惯，定时排便，进行肛门括约肌及盆底肌肉收缩训练。

3. 指导要点

（1）指导患者合理膳食。

（2）指导患者养成定时排便的习惯，适当运动。

4. 注意事项

（1）大便失禁、腹泻患者，应注意观察并护理肛周皮肤情况。

（2）腹泻者注意观察有无脱水、电解质紊乱的表现。

（十四）卧位护理

1. 评估和观察

（1）评估患者病情、意识状态、自理能力、合作程度。

（2）了解诊断、治疗和护理要求，选择体位。

（3）评估自主活动能力、卧位习惯。

2. 操作要点

（1）平卧位。

①垫薄枕，头偏向一侧。

②昏迷患者注意观察神志变化，谵妄患者应预防发生坠床，必要时使用约束带。

③做好呕吐患者的护理，防止窒息，保持舒适。

④注意观察皮肤、压疮。

（2）半坐卧位。

①仰卧，床头支架或靠背架抬高 30°~60°，下肢屈曲。

②放平时，先放平下肢，后放床头。注意观察皮肤、压疮。

（3）端坐卧位。

①坐起，床上放一跨床小桌，桌上放软枕，患者伏桌休息；必要时可使用软枕、靠背架等支持物辅助坐姿。

②防止坠床，必要时加床挡，做好背部保暖。注意观察皮肤、压疮。

3. 指导要点

（1）协助并指导患者按要求采用不同体位，掌握更换体位时保护各种管路的方法。

（2）告知患者调整体位的意义和方法，注意适时调整和更换体位，如局部感觉不适，应及时通知医务人员。

4. 注意事项

（1）注意各种体位承重处的皮肤情况，预防压疮。

（2）注意各种体位的舒适度，及时调整。

（3）注意各种体位的安全，必要时使用床挡或约束带。

（十五）体位转换

1. 评估和观察

（1）评估病情、意识状态、皮肤情况，活动耐力及配合程度。

（2）评估患者体位是否舒适。

（3）翻身或体位改变后，检查各导管是否扭曲、受压、牵拉。

2. 操作要点

（1）协助患者翻身。

①检查并确认病床处于固定状态。

②妥善安置各种管路，翻身后检查管路是否通畅。

③轴线翻身时，保持整个脊椎平直，翻身角度不可超过 60°，有颈椎损伤时，勿扭曲或旋转患者的头部、保护颈部。

④记录翻身时间。

（2）协助患者体位转换。

①卧位到坐位的转换，长期卧床患者注意循序渐进，先半坐卧位，再延长时间逐步改为坐位。

②协助患者从床尾移向床头时，根据患者病情放平床头，将枕头横立于床头，向床头移动患者。

3. 指导要点

（1）告知患者及照护者体位转换的目的、过程及配合方法。

（2）告知患者及照护者体位转换时和转换后的注意事项。

4. 注意事项

（1）注意各种体位转换间的患者安全，保护管路。

（2）注意体位转换后患者的舒适；观察病情、生命体征的变化，记录体位调整时间。

（3）协助患者体位转换时，不可拖拉。

（4）注意各种体位受压处的皮肤情况，做好预防压疮的护理。

（十六）轮椅与平车使用

1. 评估和观察

（1）评估患者生命体征、病情变化、意识状态、活动耐力及合作程度。

（2）评估自理能力、治疗以及各种管路情况等。

2. 操作要点

（1）轮椅。

①患者与轮椅间的移动：使用前，检查轮椅性能，从床上向轮椅移动时，在床尾处备轮椅，轮椅应放在患者健侧，固定轮椅。护士协助患者下床、转身、坐入轮椅后，放好足踏板；从轮椅向床上移动时，推轮椅至床尾，轮椅朝向床头，并固定轮椅。护士协助患者站起、转身、坐至床边，选择正确卧位；从轮椅向坐便器移动时，轮椅斜放，使患者的健侧靠近坐便器，固定轮椅。协助患者足部离开足踏板，健侧手按到轮椅的扶手，护士协助其站立、转身，坐在坐便器上；从坐便器上转移到轮椅上时，按从轮椅向坐便器移动的程序反向进行。

②轮椅的使用：患者坐不稳或轮椅下斜坡时，用束腰带保护患者；下坡时，倒转轮椅，使轮椅缓慢下行，患者头及背部应向后靠；如有下肢水肿、溃疡或关节疼痛，可将足踏板抬起，并垫软枕。

（2）平车。

①患者与平车间的移动：能在床上配合移动者采用挪动法；儿童或体重较轻者可采用1人搬运法；不能自行活动或体重较重者采用2~3人搬运法；病情危重或颈、胸、腰椎骨折患者采用4人以上搬运法；使用前，检查平车性能，清洁平车；借助搬运器具进行搬运；挪动时，将平车推至与床平行，并紧靠床边，固定平车，将盖被平铺于平车上，协助患者移动到平车上，注意安全和保暖；搬运时，应先将平车推至床尾，使平车头端与床尾成钝角，固定平车，1人或以上人员将患者搬运至平车上，注意安全和保暖；拉起护栏。

②平车的使用：头部置于平车的大轮端；推车时小轮在前，车速适宜，拉起护栏，护士站于患者头侧，上下坡时应使患者头部在高处一端；在运送过程中保证输液和引流的通畅，特殊引流管可先行夹闭，防止牵拉脱出。

3. 指导要点

（1）告知患者在使用轮椅或平车时的安全要点以及配合方法。

（2）告知患者感觉不适时，及时通知医务人员。

4. 注意事项

（1）使用前应先检查轮椅和平车，保证完好无损方可使用；轮椅、平车放置位置合理，移动前应先固定。

（2）轮椅、平车使用中注意观察病情变化，确保安全。

（3）保护患者安全、舒适，注意保暖。

（4）遵循节力原则，速度适宜。

（5）搬运过程中，妥善安置各种管路和监护设备，避免牵拉。

### 三、心理支持和人文关怀

心理支持的目的是恰当运用沟通技巧与患者建立信任关系，引导患者面对和接受疾病状况，帮助患者应对情绪反应，鼓励患者和家属参与，尊重患者的意愿做出决策，让其保持乐观顺应的态度度过生命终期，从而舒适、安详、有尊严离世。

（一）心理社会评估

1. 评估和观察

评估患者的病情、意识情况，理解能力和表达能力。

2. 操作要点

（1）收集患者的一般资料。包括年龄、性别、民族、文化程度、信仰、婚姻状况、职业环境、生活习惯、嗜好等。

（2）收集患者的主观资料。包括患者的认知能力、情绪状况及行为能力，社会支持系统及其利用；对疾病的主观理解和态度以及应对能力。

（3）收集患者的客观资料。通过体检评估患者生理状况，患者的睡眠、饮食方面有无改变等。

（4）记录有关资料。

3. 注意事项

（1）与患者交谈时确立明确的目标，获取有效信息。

（2）沟通时多采用开放式提问，鼓励患者主动叙述，交谈后简单小结，核对或再确认交谈的主要信息。

（3）交谈时与患者保持适度的目光接触，注意倾听。

（4）保护患者的隐私权与知情权。

（5）用通俗易懂的语言解释与疾病相关的专业名词。

（二）医患沟通

1. 评估和观察

（1）患者的意识状态和沟通能力。

（2）患者和家属对沟通的心理需求程度。

2. 操作要点

（1）倾听并注视对方眼睛，身体微微前倾，适当给予语言回应，必要时可重复患者语言。

（2）适时使用共情技术，尽量理解患者情绪和感受，并用语言和行为表达对患者情感的理解和愿意帮助患者。

（3）陪伴时，对患者运用耐心、鼓励性和指导性的话语，适时使用治疗性抚触。

3. 注意事项

（1）言语沟通时，语速缓慢清晰，用词简单易理解，信息告知清晰简短，注意交流时机得当。

（2）非言语沟通时，表情亲切、态度诚恳。

（三）帮助患者应对情绪反应

1. 评估和观察

（1）评估患者的心理状况和情绪反应。

（2）应用恰当的评估工具筛查和评估患者的焦虑、抑郁程度及有无自杀倾向。

2. 操作要点

（1）鼓励患者充分表达感受。

（2）恰当运用沟通技巧表达对患者的理解和关怀（如：倾听、沉默、触摸等）。

（3）鼓励家属陪伴，促进家属和患者的有效沟通。

（4）指导患者使用放松技术减轻焦虑，如深呼吸、放松训练、听音乐等。

（5）帮助患者寻求团体和社会的支持。

（6）指导患者制订现实可及的目标和实现目标的计划。

（7）如患者出现愤怒情绪，帮助查找引起愤怒的原因，给予有针对性的个体化辅导。

（8）如患者有明显抑郁状态，请心理咨询或治疗师进行专业干预。

（9）如患者出现自杀倾向，应及早发现，做好防范，预防意外发生。

3. 注意事项

（1）提供安宁、隐私的环境，减少外界对情绪的影响。

（2）尊重患者的权利，维护其尊严。

（3）正确识别患者的焦虑、抑郁、恐惧和愤怒的情绪，帮助其有效应对。

（四）尊重患者权利

1. 评估和观察

（1）评估患者是否由于种族、文化和信仰的差异而存在特殊的习俗。

（2）评估患者知情权和隐私权是否得到尊重。

2. 操作要点

（1）对入院患者进行入院须知的宣教。

（2）为患者提供医疗护理信息，包括治疗护理计划，允许患者及其家属参与医疗护理决策、医疗护理过程。

（3）尊重患者的价值观与信仰。

（4）诊疗过程中保护患者隐私。

3. 注意事项

（1）尊重患者的权利和意愿。

（2）在诊疗护理过程中能平等地对待患者。

（五）社会支持系统

1. 评估和观察

（1）观察患者在医院的适应情况。

（2）评估患者的人际关系状况，家属的支持情况。

2. 操作要点

（1）对患者家属进行教育，让家属了解治疗过程，参与其中部分心理护理。

（2）鼓励患者亲朋好友多陪在患者身边，予以鼓励。

3. 注意事项

（1）根据患者疾病的不同阶段选择不同的社会支持方式。

（2）指导患者要积极地寻求社会支持，充分发挥社会支持的作用。

（六）死亡教育

1. 评估和观察

（1）评估患者对死亡的态度

（2）评估患者的性别、年龄、受教育程度、疾病状况、应对能力、家庭关系等影响死亡态度的个体和社会因素。

2. 操作要点

（1）尊重患者的知情权利，引导患者面对和接受当前疾病状况。

（2）帮助患者获得有关死亡、濒死相关知识，引导患者正确认识死亡。

（3）评估患者对死亡的顾虑和担忧，给予针对性的解答和辅导。

（4）引导患者回顾人生，肯定生命的意义。

（5）鼓励患者制订现实可及的目标，并协助其完成心愿。

（6）鼓励家属陪伴和坦诚沟通，适时表达关怀和爱。

（7）允许家属陪伴，与亲人告别。

3. 注意事项

（1）建立相互信任的治疗性关系是进行死亡教育的前提。

（2）坦诚沟通关于死亡的话题，不敷衍不回避。

（3）患者对死亡的态度受到多种因素影响，应尊重。

（七）哀伤辅导

1. 评估和观察

（1）观察家属的悲伤情绪反应及表现。

（2）评估患者家属心理状态及意识情况，理解能力和表达能力和支持系统。

2. 操作要点

（1）提供安静、隐私的环境。

（2）在尸体料理过程中，尊重逝者和家属的习俗，允许家属参与，满足家属的需求。

（3）陪伴、倾听，鼓励家属充分表达悲伤情绪。

（4）采用适合的悼念仪式让家属接受现实，与逝者真正告别。

（5）鼓励家属参与社会活动，顺利度过悲伤期，开始新的生活。

（6）采用电话、信件、网络等形式提供居丧期随访支持，表达对居丧者的慰问和关怀。

（7）充分发挥志愿者或社会支持系统在居丧期随访和支持中的作用。

3. 注意事项

（1）悲伤具有个体化的特征，其表现因人而异，医护人员应能够识别正常的悲伤反应。

（2）重视对特殊人群如丧亲父母和儿童居丧者的支持。

# 附件3 生命中对我重要的事

## ——为认知症老年人准备的一本练习簿

# 生命中对我重要的事

## ——为认知症老年人准备的一本练习簿

姓名：＿＿＿＿＿＿＿＿＿＿

日期：＿＿＿＿＿＿＿＿＿＿

　　设计这本练习簿是为了帮助认知症老年人准备好与他们的照护团队（医生、护士、社工、养老照护员、家属等）讨论生命当中什么事对他们来说是重要的。这本练习簿不是为了要做出具体的医疗决策，而是思考对您来说，什么事情是最重要的，并与您的照护团队分享您的目标和偏好。然后，你们可以一起选择适合的照护方式。

> **如果您是认知症老年人，请这样完成这本练习簿：**
>
> ♪ 独自或与他人一起完成这本练习簿。选择最适合您的方式。
>
> ♪ 慢慢完成。您无需一口气完成，可以跳过一些问题，或者稍后再完成。
>
> ♪ 与您的照护团队分享。在您下一次的约诊时，和照护团队讨论答案。
>
> ♪ 做好准备。做这份练习簿会帮助您理清生命中什么是重要的。

> **如果您是照护者，请这样帮助认知症老年人：**
>
> ❧　**解释为什么需要完成这本练习簿。** 可以告诉老年人："我想确保我们知道什么事情对您来说是最重要的，这样我们就可以与照护团队的其他人进行更有效的沟通。"
>
> ❧　**把练习簿分成小部分完成。** 跳过一个问题也无所谓。您甚至可以让老年人来挑选他们感兴趣的问题。如果感到疲倦或无法面对，可以请他们休息一下，稍后再回来做。
>
> ❧　**减少参与者。** 太多人在场会增加老年人的压力。让一两个人协助完成练习簿，然后与他人分享即可。

## 对自己健康状况的理解

这部分内容是了解认知症老年人关于目前自身健康状况的看法，以及对于医疗资讯的需求程度。

1. 您认为自己目前的健康状况如何。

2. 您希望您的医生提供多少有关您疾病的信息。

## 对他很重要的事

这一部分着重了解对认知症老年人来说，对生活、生命的期待是什么，有什么内容是即使在身体情况变差的时候，也希望完成的事项。

1. 美好的一天，对您来说是什么样子的。

（例如：起床，穿衣，逗逗宠物、打麻将、看电视，等等）

2. 困难的一天，对您来说是什么样子的。

（例如：无法起床，浑身不适，没有食欲、不想说话，等等）

3. 如果您的健康状况恶化，您最重要的目标是什么。

（例如：参加孩子的婚礼，能偶尔外出活动，等等）

4. 哪些人、事、物能帮助您度过困难时刻。

5. 对您而言，生命中最重要的是。

6. 在生命末期时，什么对您来说是重要的。

**照护意愿**

这部分是为了了解认知症老年人对于照护、医疗方面的期待和需求。

1. 随着疾病的进展，您想知道：

□最基本的病情和治疗相关信息　　　　　□所有的病情和治疗相关的详情

2. 如果必须做出医疗决定，您希望：

□医疗团队做他们认为对我最好的决定　　　□参与每一个医疗决定

3. 如果您同时有其他疾病，您想尝试多少程度的治疗？

☐我希望接受尽可能少的治，希望能够避免痛苦

☐我希望尝试任何治疗方法来延长我的寿命，即使这些治疗会造成痛苦

4. 您希望在哪里度过生命的末期

☐我非常希望待在医疗、照护机构

☐如果可能，我非常希望在自己家里度过生命末期

5. 在和他人分享有关我的疾病信息的方面，您的期待是：

☐不让和我近亲的人知道所有的细节　　　　☐希望和我亲近的人知道所有的细节

6. 假如您不能表达自己的意愿时候，您希望：

☐按照生前预嘱做医疗决策　　　　☐让亲人为您做医疗决策

7. 在我临终的时候，您希望：

☐一个人独处　　　　☐有他人的陪伴

8. 通过这些问题，您认为自己比较偏好的照护方式是：

_____

_____

_____

9. 为了便于家人以后为您做出最佳决定，还有没有其他需要告诉他们的事：

_____

_____

_____

# 附件4 我的五个愿望

# 我的五个愿望

我要或不要什么医疗服务

我希望使用或不使用生命支持治疗

我希望别人怎样对待我

我想让我的家人和朋友知道什么

我希望谁帮助我

_____

请在此用正楷填写姓名

_____

请在此填写出生日期

**什么是《我的五个愿望》？**

《我的五个愿望》是一份容易填写的表格式文件。当您因为伤病或年老无法对自己的医疗问题做决定的时候，它能帮您明确表达一些重要的医疗意见。譬如在什么情况下要或不要什么医疗服务，使用或不使用生命支持治疗等。

**我为什么填写《我的五个愿望》？**

填写《我的五个愿望》，是对生命尽头的重要事项预先做出安排，能使您在最后时刻保持更多尊严。虽然按照中国现行法律这些愿望并不能被保证百分之百执行，但您明确说出这些愿望是您的神圣权利。会有更多人由于您曾明确地表达过这些愿望而有效地帮助您。

**《我的五个愿望》如何帮助我和我的家人？**

由于问题都经过事先讨论，所以即使当您因伤病严重到不能为自己的医疗问题做决定时，您的家人也能通过这份文件明确知道您要或不要什么。这使他们在困难的时候能为您做出符合您本人愿望的正确选择。

**《我的五个愿望》的由来**

在美国，一份由非营利组织 Aging with Dignity 提供的名为"五个愿望"的文件正在帮助数以百万计的人，它由美国律师协会法律与老年人问题委员会（American Bar Association's commission on Law and Aging）和临终照护专家协商编写。《我的五个愿望》是北京生前预嘱推广协会在这个文件基础上，根据中国法律环境和使用者的特点做出修改后形成的。

**填写之前请明确：**

一、务请仔细阅读。如对其中陈述或术语不甚清楚，请弄清楚后再填。

二、您在这份表格中表达的愿望只有在以下两种情况同时发生时才被引用：

1. 您的主治医生判断您无法再为自己做医疗决定。

2. 另一位医学专家也认为这是事实。

三、无论您如何选择都是"对"的。没人能在伦理道德上批评您。

四、如您改变主意，文件中所有已填写的内容可随时修改和撤销。

五、填写和使用这份文件是您本人意愿。

六、填写和履行这份文件与"安乐死"无关。

七、填写和履行这份文件不违反任何中华人民共和国现行法律。

八、填写和使用这份文件免费。

## 第一个愿望：我要或不要什么医疗服务

我知道我的生命宝贵所以希望在任何时候都能保持尊严。当我不能为自己的医疗问题做决定时，我希望以下这些愿望得到尊重和实行。（请勾选，可复选）

□1. 我不要疼痛。希望医生按照世界卫生组织的有关指引给我足够的药物解除或减轻我的疼痛。即使这会影响我的神智，让我处在朦胧或睡眠状态。

□2. 我不要任何形式的痛苦，如呕吐、痉挛、抽搐、谵妄、恐惧或者有幻觉等等，希望医生和护士尽力帮助我保持舒适。

□3. 我不要任何增加痛苦的治疗和检查（如放疗、化疗、手术探查等），即使医生和护士认为这可能对明确诊断和改善症状有好处。

□4. 我希望在被治疗和护理时个人隐私得到充分保护。

□5. 我希望所有时间里身体保持洁净无气味。

□6. 我希望定期给我剪指甲、理发、剃须和刷牙。

□7. 我希望我的床保持干爽洁净，如果它被污染了请尽可能快速更换。

□8. 我希望给我的食物和饮水总是干净和温暖的。

□9. 我希望在有人需要和法律允许的情况下捐赠我的有用器官和组织。

（如以上内容不能表达您愿望的全部。请在以下空白中用文字补充或进一步说明。如果没有，可空着不填）

_____

_____

## 第二个愿望：我希望使用或不使用生命支持治疗

我知道生命支持治疗有时是维持我存活的唯一手段。但当我的存活毫无质量，生命支持治疗只能延长我的死亡过程时，我要谨慎考虑我是否使用它。注意！当我要求不使用生命支持治疗时它只包括（请勾选，可复选）

□1. 放弃心肺复苏术。

□2. 放弃使用呼吸机。

□3. 放弃使用喂食管。

□4. 放弃输血。

□5. 放弃使用昂贵抗生素。

以下是在三种具体情况下我对要或不要生命支持治疗（我已经在上面规范了它的范围）的选择。

**一、生命末期**

如果我的医生和另一位医疗专家都判定我已经进入生命末期（生命末期是指因病或因伤造成的，按合理的医学判断不管采取何种医疗措施，死亡来临时间不会超过六个月的情况），而生命支持治疗的作用只是推迟我死亡的时间。（请勾选，不可复选）

☐1. 我要生命支持治疗。

☐2. 我不要生命支持治疗，如果它已经开始，我要求停止它。

☐3. 如果医生相信生命支持治疗能缓解我的痛苦，我要它。但要求我的医生在认为对我已经没有缓解痛苦作用的时候停用它。

**二、不可逆转的昏迷状态**

如果我的医生和另一位医疗专家都判定我已经昏迷且按合理的医学判断没有改善或恢复的可能，而生命支持治疗的作用只是推迟我死亡的时间。（请勾选，不可复选）

☐1. 我要生命支持治疗。

☐2. 我不要生命支持治疗，如果它已经开始，我要求停止它。

☐3. 如果医生相信生命支持治疗能缓解我的痛苦，我要它。但要求我的医生在认为对我已经没有缓解痛苦的作用时停用。

**三、持续植物状态**

如果我的医生和另一位医疗专家都判定我由于永久严重的脑损害而处于持续植物状态，且按合理的医学判断没有改善或恢复的可能，而生命支持治疗的作用只是推迟我的死亡时间。（请勾选，不可复选）

☐1. 我要生命支持治疗。

☐2. 我不要生命支持治疗。如果它已经开始，我要求停止。

☐3. 如果医生相信生命支持治疗能缓解我的痛苦，我要它。但要求我的医生在认为对我已经没有缓解痛苦的作用时停用。

（如以上内容不能表达您愿望的全部。请在以下空白中用文字补充或进一步说明。如果没有，可空着不填）

_____

_____

_____

## 第三个愿望：我希望别人怎么对待我

我理解我的家人、医生、朋友和其他相关人士可能由于某些原因不能完全实现我写在这里的愿望，但我希望他们至少知道这些有关精神和情感的愿望对我来说也很重要。（请勾选，可复选）

☐1. 我希望当我在疾病或年老的情况下对我周围的人表示恶意、伤害或做出任何不雅行为的时候被他们原谅。

☐2. 我希望尽可能有人陪伴，尽管我可能看不见听不见也不能感受到任何接触。

☐3. 我希望有我喜欢的图画或照片挂在病房接近我床的地方。

☐4. 我希望尽可能多地接受志愿者服务。

☐5. 我希望任何时候不被志愿者打扰。

☐6. 我希望尽可能在家里去世。

☐7. 我希望临终时有我喜欢的音乐陪伴。

☐8. 我希望临终时有人和我在一起。

☐9. 我希望临终时有我指定的宗教仪式。

☐10. 我希望在任何时候不要为我举行任何宗教仪式。

（如以上内容不能表达您愿望的全部。请在以下空白中用文字补充或进一步说明。如果没有，可空着不填）

_____

_____

## 第四个愿望：我想让我的家人和朋友知道什么

请家人和朋友平静对待我的死亡，这是每人都必须经历的生命过程和自然规律。你们这样做可使我的最后日子变得有意义。（请勾选，可复选）

☐1. 我希望我的家人和朋友知道我对他们的关切至死不渝。

☐2. 我希望我的家人和朋友在我死后能尽快恢复正常生活。

☐3. 我希望丧事从简。

☐4. 我希望不开追悼会。

☐5. 我希望我的追悼会只通知家人和好友（可在下面写出他们的名字）。

（如以上内容不能表达您愿望的全部。请在以下空白中用文字补充或进一步说明。如果没有，可空着不填）

_____

_____

_____

## 第五个愿望：我希望谁帮助我

我理解我在这份文件中表达的愿望暂时没有现行法律保护它们的必然实现，但我还是希望更多人在理解和尊重的前提下帮我实现它们。我以我生命的名义感谢所有帮助我的人。

我还要在下面选出至少一个在我不能为自己做决定的时候帮助我的人。之所以这样做，是我要在他/她或他们的见证下签署这份《我的五个愿望》，以证明我的郑重和真诚。

（建议选择至少一位非常了解和关心您，能做出比较困难决定的成年亲属做能帮助您的人。关系良好的配偶或直系亲属通常是合适人选。因为他们最合适站在您的立场上表达意见并能获得医务人员的认可和配合。如果能同时选出两个这样的人当然更好。他们应该离您不太远，这样当您需要他们的时候他们能在场。无论您选择谁做能帮助您的人，请确认您和他们充分谈论了您的愿望，而他或她尊重并同意履行他们。）

我在由我选定的能帮助我的人的见证下签署这份文件。

我申明，在这份表格中表达的愿望在以下两种情况同时发生时才能被由我选定的能帮助我的人引用：

1. 我的主治医生判断我无法再做医疗决定，且；

2. 另一位医学专家也认为这是事实。

如果本文件中某些愿望确实无法实现，我希望其他愿望仍然能被不受影响地执行。

**被我选定的能帮助我并作见证的两个人是：**

**见证人1：**
姓名_____与我的关系_____
电话_____地址_____


**见证人2：**
姓名_____与我的关系_____
电话_____地址_____

签署人确认_____ 日期_____

**被选定的见证人声明：**

**见证人1**

本人兹声明该签署生前预嘱之人（以下称签署人）与本人充分讨论过这份文件中的所有内容，并于本人在场时签署并同意这份《我的五个愿望》。签署人神志清楚，未受到胁迫、欺骗或其他不当影响，特此证明。

见证人签名：_____ 日期_____

**见证人2**

本人兹声明该签署生前预嘱之人（以下称签署人）与本人充分讨论过这份文件中的所有内容，并于本人在场时签署并同意这份《我的五个愿望》。签署人神志清楚，未受到胁迫、欺骗或其他不当影响，特此证明。

见证人签名：_____ 日期_____

**使用须知：**

一、这份经过您慎重考虑和家人朋友充分讨论后达成共识，并经您和您选定的见证人签署后的《我的五个愿望》文件，作为您个性化的生前预嘱正本原件，请您和家人妥善保存。

二、请您或帮助您的人登录"选择与尊严"网站，将此文件内容上传至网站注册中心数据库，保存您的生前预嘱电子文本，请牢记并保存好您的用户密码，您和经您允许的人可通过密码查阅。

三、如果您以后改变主意，可以随时上网站修改您的生前预嘱文件。不过您要记得每次修改完后，您要重新下载打印，您和被您选定的见证人要重新签署文件形成新的生前预嘱正本原件，并请及时销毁您原先签署的旧文件。

四、无论怎样修改，请务必保证最新的正本原件与"选择与尊严"网站数据库中的电子文本表述一致，并且是您真实意图的表达。请使用手工签署正本、网上注册、密码查询的多重方式来保护您的权益完整统一。

五、如果您住进医院、养老院或退休者社区，将您已经签署《我的五个愿望》之事，尽可能详细地告诉您家人、医生、朋友和其他相关人士，必要时将原件的复印件给他们看，或请他们上网查阅电子文本，并建议医生把正本原件的复印件保存在您的医疗档案中。

六、您自行承担因使用不当、原件丢失、没有更新备份引起的后果。再次提醒您：请保存好这份签署好的生前预嘱正本原件和登录网站的用户密码信息。

签署人签名：_____

签署日期：_____

身份证号码：_____

电话：_____ 邮箱：_____

地址：_____

# 后记

　　《认知症照护实务手册》是一本为照护者设计的全面而实用的指南，无论是正式的照护者还是非正式的照护者，都可以从中获得许多有用的信息和建议。然而，这本手册对于认知症机构的运营管理方面的内容介绍并不充分。

　　我们意识到这一点，因此，计划在未来的工作中，通过大量的实践和案例积累，站在机构运营管理的角度，对这一主题进行深入研究。我们的目标是，为机构提供一本更加全面，更加贴近他们日常运营需求的实务手册。

　　这本新的手册将会包括如何有效管理和运营认知症照护机构，如何提高照护质量，如何进行有效的团队管理和培训，如何进行财务规划和管理，如何与家属和社区进行有效沟通等内容。

　　我们相信，这本新的手册将会为认知症照护机构的运营管理带来新的视角和实用的工具，帮助他们更好地服务于认知症老年人和他们的家庭。